Peter Naunheim

Aktiv-Kartei
Fitness-Training ohne Trott

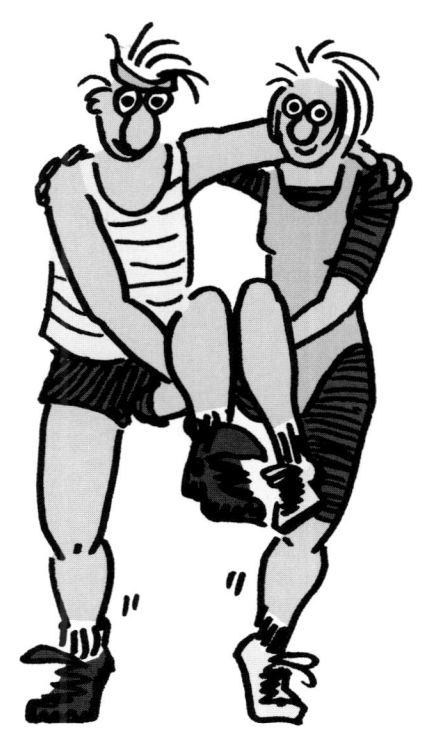

700 Übungen
für den dauerhaften Trainings-Spaß

in Gruppen oder einzeln, mit oder ohne Geräte, drinnen oder draußen

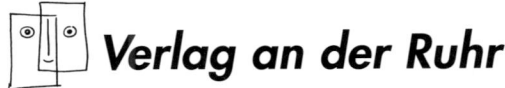

IMPRESSUM

Titel: Aktiv-Kartei: Fitness-Training ohne Trott
Autor: Peter Naunheim
Redaktion: Gregor Rauh
Umschlag: Rüdiger Heierhoff, Markus Krieger
Illustrationen: Susanne Kuhlendahl
Satz, Lay-out: Markus Krieger
Druck: Uwe Nolte, Iserlohn
Verlag: 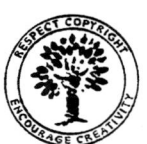 Verlag an der Ruhr
Postfach 10 22 51
45422 Mülheim an der Ruhr
Tel.: 0208/495040
Fax: 0208/4950495
e-mail: info@verlagruhr.de

© Verlag an der Ruhr 1996
ISBN 3-86072-229-8

Kopieren für die Schule und die Lerngruppe
Als Käufer dieses Materials erhalten Sie das Recht,
einmalig Kopien für Ihre Klassen und Lerngruppen zu ziehen.
Kopien zu anderen Zwecken oder in anderer Menge sind Raubkopien
und gefährden die Existenz des (Ihres) Verlags und seiner Mitarbeiter.
Wir hoffen auf Ihr Verständnis und danken dafür.

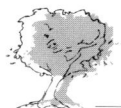

Dasselbe noch einmal juristisch:
Urheberrecht und Vervielfältigungen
Dieses Werk ist urheberrechtlich geschützt.
Alle Rechte der Wiedergabe, auch in Auszügen, in jeder Art
(Fotokopie, Übersetzungen, Mikroverfilmung,
elektronische Speicherung und Verarbeitung) liegen beim Verlag.
Der Verlag räumt dem Käufer dieses Werkes das Recht
zur einmaligen Kopie für die Stärke einer Lerngruppe ein.
Zuwiderhandlungen können strafrechtlich verfolgt werden
und berechtigen den Verlag zu Schadensersatzansprüchen.

Ein weiterer
Beitrag zum
Umweltschutz:

Das Papier, auf dem dieser Titel gedruckt ist, hat ca. **50% Altpapieranteil**, *der Rest sind* **chlorfrei** *gebleichte Primärfasern.*

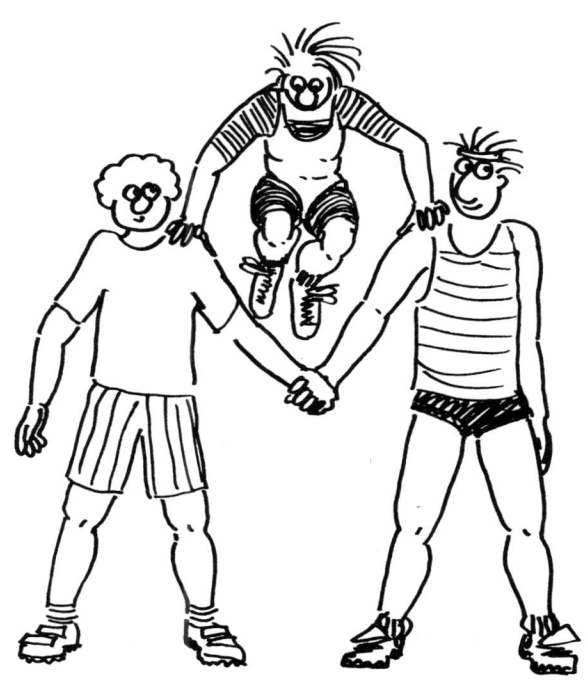

*Unter Fitness versteht man
die allgemeine Leistungsfähigkeit eines Menschen.
Sie bezieht sich auf den Ausprägungsgrad
der motorischen Grundeigenschaften und deren Mischformen,
auf den Organzustand sowie die psychische Komponente
der Leistungsbereitschaft.
Somit hat Fitness sowohl einen Bezug auf den Alltag,
als auch auf den Sport.
Sie stellt also stets einen Ist-Zustand dar,
der ständigen Änderungen unterliegt.*

Inhaltsverzeichnis

I	Einleitung	6
II	Trainingslehre	7

1) Kraft • 2) Schnelligkeit • 3) Ausdauer • 4) Flexibilität
• 5) Koordination • 6) Kraftausdauer • 7) Schnellkraft
• 8) Schnelligkeitsausdauer • 9) Trainingsaufbau

III	Übersichtsplan	12
IV	Muskel-Tabellen	16
V	Glossar	19

ÜBUNGEN

1 Erwärmung/Laufgymnastik 24
Gymnastiklauf • Sprungübungen • Laufübungen
• Übungen mit hohem Kraftaufwand • Gehgymnastik

2 Gymnastik
   2A Beweglichmachung 35
   2B Dehnung 38
   2C Kräftigung 50
   Übungen am Ort • Sprünge
   • Kräftigende Übungen der Laufgymnastik
   2D Lockerung 59

3 Stretching 62
Übungen im Stand • Übungen mit halbhohem Stand
• Übungen auf dem Boden

4 Aerobic 71

5 Übungen im Gelände 74
freies Gelände: leichte Steigung, starke Steigung, ebene Fläche,
Baumstümpfe, Steine, Äste • Sportplatz-Anlage: Rasenfläche,
Laufbahn, Platzumzäunung

6 Partnerübungen 87
Kräftigungsübungen am Ort • Kräftigungsübungen in der
Bewegung • Dehnübungen am Ort

7 Übungen in 3-er Gruppen 97

8 Übungen für große Gruppen 101
Ballspiele • Circuits • Gruppenübungen • Laufspiele

9 Übungen mit dem Springseil 112
Sprünge am Ort • schwierige Sprünge
• Sprünge in der Bewegung/im Lauf • Partnerübungen
• Übungen ohne Seilsprung

10 Übungen mit dem Schwungseil 120
Schwungseil einfach • Double-touch

11 Übungen mit dem Medizinball 125
Partnerübungen: rollen/stoßen/werfen, Schnellkraft, Dehnung,
Kräftigung • Einzelübungen: Dehnung, Kräftigung,
Sprungübungen, Technik, Schnellkraft

12 Übungen mit der Keule 136
Schwungübungen • anderweitige Nutzung

13	Übungen mit dem Gymnastikstab	139

Geschicklichkeit/Schnelligkeit • Balancieren
• Partnerübungen • Gymnastik

14	Übungen mit dem Reifen	145

kreisender Reifen • getriebener Reifen • rollender Reifen
mit Gegendrall • Sprünge • rotierender Reifen
• anderweitige Nutzung

15	Übungen mit den Gymnastikbändern	150
16	Übungen mit dem Gymnastikball	154

Einzelübungen: Prellen, Werfen und Fangen • Partnerübungen
• Übungen in großen Gruppen

17	Übungen an der Sprossenwand	164

Übungen im Hang • Übungen im Stand • Strecksitz
• Liegestütz • Ergänzungen

18	Übungen mit der Turnmatte	169

Bodenübungen • Kräftigung • Laufübungen
• Technik/Wettkämpfe

19	Übungen mit der Weichbodenmatte	173
20	Übungen mit der Turnbank	176

Einzelübungen • Gruppenübungen • Partnerübungen

21	Übungen mit dem kleinen Kasten	183

Einzelübungen • Partnerübungen • Gruppenübungen

22	Übungen mit dem Langkasten	189

Langkasten • Kastenteile

23	Übungen mit dem Bock	193
24	Übungen mit dem Luftballon	196

Einzelübungen • Partnerübungen • Gruppenübungen

25	Übungen mit alternativen Sportgeräten	200

Japan-Papierball • Frisbeescheibe • Indiaca
• Zauberschnur

26	Übungen mit dem Deuserband	207

freies Band • fixiertes Band: hüfthohe Fixierung,
kniehohe Fixierung, fußhohe Fixierung

27	Übungen mit selbst gemachten Sportgeräten	212

Stoßdämpfer • Plastikflaschen • Handroller • Fahrrad-
schlauch • Reissäckchen • Fahrradmantel • alte Eimer
• Sonnenschirmständer • Gummiband • Teppichfliesen
• Bierdeckel • Kunststoffrohr • Elektro-Tor • Besenstiel
• Heizrohr-Isolierverkleidung • Abschleppseil
• Plastik-Aschenbecher • Ballnetz

KURZPROGRAMME

A	sportartspezifische Programme für Freizeitsportarten	232

Fußball • Basketball • Volleyball • Rückschlagspiele
• Jogging • Schwimmen • Ski fahren • Radfahren

B	Programme für Sie und Ihn	241

Problemzonenbekämpfung für Sie und Ihn • Kleine Rückenschule • Seniorinnen und Senioren • Circuit für alle

C	Programme für unterwegs	250

Urlaubsreise • Klassenfahrt

1 Einleitung

Ziel dieses Buches ist es, auf knappem Raum ein möglichst breit gefächertes Übungsangebot anzubieten, ohne sich dabei in unüberschaubaren Variationsversuchen zu verzetteln.

Auf diese Weise soll LehrerInnen, TrainerInnen, ÜbungsleiterInnen sowie allen „freien" SportlerInnen eine Hilfestellung bei der Erstellung eines abwechslungsreichen Erwärmungs- und Konditionsprogrammes gegeben werden.

Dieser Fitness-Atlas bietet Einzelübungen und Übungskombinationen ebenso wie Gruppenübungen, Übungen mit und ohne Handgeräte, Übungen an und mit altbekannten Gerätschaften, Übungen mit alternativen und selbst gebastelten Geräten sowie Übungen mit Wettkampfcharakter. Diese Vielfältigkeit ermöglicht es, auch auf lange Sicht ein abwechslungsreiches Übungsangebot anbieten zu können. Viele Themenkreise können eine komplette Trainingseinheit ausfüllen.

Damit man bei der Trainingsvorbereitung schnell eine Übersicht über die Anzahl der Übungen erhält, die sich sinnvoll kombinieren oder nach gewählten Trainingsschwerpunkten zusammenstellen lassen, wurde ein Übersichtsplan (S. 12 ff.) erstellt.
Mit seiner Hilfe kann man z.B. schnell in Erfahrung bringen, wie viele Übungen im Stand mit dem Springseil angeboten werden etc.

Darüber hinaus wurde jedem einzelnen Kapitel eine Tabelle vorangestellt. Aus ihr kann man ersehen, welche Übungen sich auf welche Muskelgruppen beziehen und ob es sich dabei um eine Dehnung (D) oder Kräftigung (K) handelt.

Die einzelnen Übungen sind sprachlich einfach dargestellt, sodass sie *auch* für den nicht in einen Sportverein eingebetteten Hobbysportler eindeutig nachzuvollziehen sind. Die Übungen sind von einer oder mehreren Illustrationen begleitet, die das Verständnis erleichtern, ja vielleicht sogar das Lesen des Textes manchmal ersetzen können.

Weiterhin wurden diesem Buch einige fertige Kurzprogramme/Programmbeispiele angehängt. Diese sind in 3 Gruppen aufgeteilt:
A) sportartspezifische Programme für Freizeitsportarten,
B) Programme für Problembereiche,
C) Programme für unterwegs.

Aus diesem Grund ist der Fitness-Atlas ein Muss für Übungsleiter und Trainer und eine „willkommene Hilfestellung" für Gelegenheitssportler mit dem Anspruch auf eine abwechslungsreiche Freizeitgestaltung.

II
Trainingslehre

Unter Fitness versteht man die allgemeine Leistungsfähigkeit eines Menschen. Sie bezieht sich auf den Ausprägungsgrad der sportmotorischen Grundeigenschaften und deren Mischformen, auf den Organzustand sowie die psychische Komponente der Leistungsbereitschaft. Somit hat Fitness sowohl einen Bezug auf den Alltag, als auch auf den Sport. Es stellt also stets einen Ist-Zustand dar, der ständigen Veränderungen unterliegt.

Grafisch dargestellt erhält man schnell einen Eindruck über die Vielfältigkeit der an der Fitness beteiligten Faktoren:

Umgekehrt heißt das aber auch, dass eine Verschlechterung eines Faktors gleichzeitig eine Verschlechterung mehrerer anderer Faktoren bewirken kann.
So bewirkt z.B. übermäßiger Nikotingenuss eine Verkrampfung der Gefäßmuskulatur. Dies reduziert die Duchblutung von Herz, Hirn und Muskulatur sowie das Sauerstoffaufnahmevermögen.
Die Ausdauerleistungsfähigkeit nimmt ab!
Alkohol reduziert das Koordinationsvermögen. Übungen mit hohem koordinativem Anspruch können nicht mehr so exakt durchgeführt werden. (Mit Sportgerät: die Technik verschlechtert sich!)

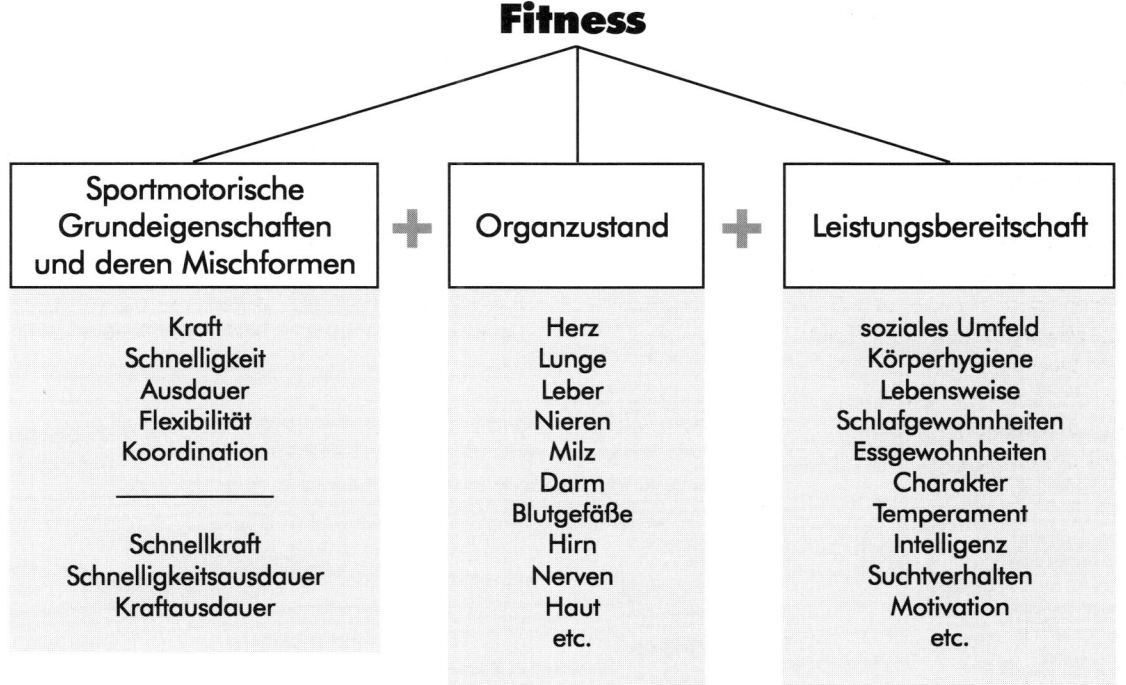

Man erkennt sofort, dass sich die Summe der einzelnen Faktoren (Fitness) ändert, wenn sich nur ein einziger Faktor verändert. Die Fitness zu steigern bedeutet also, einen oder mehrere Einzelfaktoren, die sie bedingen, verbessern zu müssen.

Häufig bewirkt die Verbesserung eines Faktors gleichzeitig eine Verbesserung von einem oder mehreren anderen Faktoren. So bewirkt z.B. eine Verbesserung der Ausdauer eine Veränderung der Blutmenge, eine Vergrößerung des Herzens, eine Verbesserung der Sauerstoffaufnahmefähigkeit und eine Verbesserung des Abbaus von Fetten zur Energiefreisetzung. Darüber hinaus verkürzt sich die Erholungsphase nach Belastungen.

Derjenige, der seine Fitness verbessern will, muss sich also in seiner gesamten Lebensführung und Trainingsweise auf breiter Front verantwortungsvoll verhalten. Wie man seine allgemeine Lebensweise zu Gunsten seiner Fitness verändern kann und ob man das will, muss jedem Menschen selbst überlassen bleiben! Wie zielgerichtet trainiert wird, ist Bestandteil dieses Buches.

Aus diesem Grunde ist nachfolgend beschrieben, wie die einzelnen sportmotorischen Grundeigenschaften und deren Mischformen trainiert werden sollen. Auch hier war das Bemühen groß, allgemein verständlich zu bleiben.

1) Kraft

Man unterscheidet a) statische Kraft und b) dynamische Kraft. Bei der statischen Kraft ist keine Bewegung sichtbar, die Muskulatur arbeitet gegen einen fixierten Gegenstand. Bei der dynamischen Kraft ist eine Bewegung sichtbar, d.h. die Muskulatur arbeitet gegen einen bewegbaren Widerstand.

Auf Grund naturgegebener Schutzreflexe kann der Mensch nicht seine gesamte potenziell vorhandene Maximalkraft freisetzen. Durch akustische Ereignisse (z.B. Knall – Startschuss, Schrei – beim Kugelstoßen) kann eine leichte Steigerung der Kraftfreisetzung erreicht werden.

Die statische Kraft kann bei entsprechendem Training etwa bis zum 50. Lebensjahr erhalten bleiben. Bei der dynamischen Kraft, insbesondere der Schnellkraft ist das nicht so, da im Alter ein hoher Verlust koordinativer Fähigkeiten erfolgt.

Eine entscheidende Voraussetzung für Krafterwerb ist die Reizstärke, die auf den Muskel wirkt. Je größer die Belastung ist, um so größer ist der Spannungsreiz; je größer der Spannungsreiz ist, um so besser wird das Dickenwachstum des Muskels gefördert; je dicker ein Muskel ist, um so mehr Kraft kann er entfalten.

Für das Krafttraining bedeutet dies, dass man mit ca. 70 – 90% der Maximalkraft trainieren sollte, und zwar in Serien von ca. 4 – 8 Wiederholungen. Nach einer solchen Belastung sollte man dem Muskel eine Ruhephase gönnen (Puls unter 100/Min.) und dann Lockerungs- und Dehnübungen machen, die sich auf denselben Muskel beziehen. Dabei ist es wichtig nie einen ermüdeten Muskel zu dehnen! Hat man ein solches Training über einen längeren Zeitraum durchgeführt, so hat sich die Maximalkraft erhöht, der Muskel ist hypertrophiert, d.h. es hat eine Volumenzunahme stattgefunden, der Muskel ist „dicker" geworden. Dann kann man die Gewichte, die ursprünglich 70 – 90% der Maximalkraft darstellten, erhöhen, denn nun entsprechen diese Gewichte niedrigeren Prozentzahlen.

Unter Maximalkraft versteht man dasjenige Gewicht, das man nur einmal bewältigen kann. In den Bodybuilding-Studios ist das für nahezu jeden Muskel bzw. Muskelgruppe an den einzelnen Geräten schnell und problemlos feststellbar. Wer Kraftzuwachs erreichen möchte, ohne gleichzeitig ein Dickenwachstum der Muskulatur zu erzielen, der sollte Übungsserien mit ca. 60 – 70% der Maximalkraft durchführen.

Aus gesundheitlichen Gründen sollte Hanteltraining über dem Kopf (stehend) vermieden werden. Ihre Wirbelsäule wird es Ihnen danken!

2) Schnelligkeit

Unter Schnelligkeit versteht man, einen bestimmten Weg (eine bestimmte Bewegung) in einer möglichst kurzen Zeiteinheit zurückzulegen (auszuführen). Die Last, die dabei bewegt wird, stellt das eigene Körpergewicht (als Teil oder in seiner Gesamtheit) dar. Krafttraining fördert die Schnelligkeit. Starkes Ausdauertraining, z.B. lange Schwimmstrecken, wirken sich negativ aus.

Insgesamt unterscheidet man vier Schnelligkeitsqualitäten:
a) die Reaktionszeit (vom Startschuss bis zur ersten sichtbaren Bewegung),
b) die Geschwindigkeit einer Einzelbewegung (wie schnell kann z.B. ein Handball-Torhüter den re./li. Arm ausstrecken?),
c) die Bewegungsfrequenz (z.B. wie viele Schritte macht ein Sprinter innerhalb von 10 Sek.?),
d) die Fortbewegungsgeschwindigkeit (wie schnell kann ein Sprinter den 100 m-Lauf beenden, wie hoch war seine Durchschnittsgeschwindigkeit, wie hoch war seine Höchstgeschwindigkeit?).

Zur Erzielung überdurchschnittlicher Schnelligkeit bedarf es spezieller genetischer Voraussetzungen des Nervensystems, da die Muskeln von den Nerven den Impuls erhalten sich zu bewegen. Eine Verbesserung der Schnelligkeit kann man allerdings durch Krafttraining und die Schulung des Koordinationsvermögens innerhalb der individuellen Möglichkeiten erreichen.

Schnelligkeitstraining darf auf Grund der hohen Belastung nur mit einer vorher gut erwärmten Muskulatur durchgeführt werden. Ermüdet die Muskulatur, muss man das Schnelligkeitstraining abbrechen.
Für den Sprinter empfehlen sich z.B. kurze Tempoläufe und Steigerungsläufe. Diese verbessern das Zusammenspiel von Muskeln und Nerven. Zwischen diesen Tempoläufen sollten Pausen bis zur vollständigen Erholung eingelegt werden.
Da die Schnelligkeit nur dann zur optimalen Entfaltung kommen kann, wenn Geschicklichkeit und Gewandtheit entsprechend ausgebildet sind, sollten daher auch Übungen der verschiedensten Bewegungsvorgänge zum Trainingsprogramm gehören.

Somit ist Schnelligkeitstraining sehr vielfältig und abwechslungsreich. Es beinhaltet Kräftigungsübungen ebenso wie Dehnübungen, Lockerungsübungen und Übungen zur Verbesserung der Koordination. Darüber hinaus sind Schnellkraftübungen und disziplinspezifische Koordinationsübungen unverzichtbar.

Wenn zu einseitig trainiert wird, schnellkraftfördernde Spezialübungen vernachlässigt werden oder mit einer ermüdeten Muskulatur gearbeitet wird, können Geschwindigkeitsbarrieren auftreten. Geschwindigkeitsbarrieren sind eingeschliffene Bewegungsmuster unterhalb der individuell möglichen Maximalgeschwindigkeit. Dann muss man von dem bisherigen Trainingsprogramm abgehen und Bergabläufe (mit leichtem Gefälle), Läufe mit Rückenwind oder Windschattenläufe machen. Das Gefälle bei Bergabläufen darf nur ganz gering sein, damit der betreffende Sportler keine „Bremskraft" entwickelt.

3) Ausdauer

Unter Ausdauer versteht man die Fähigkeit, über einen langen Zeitraum ein bestimmtes Arbeitspensum ohne Qualitätsveränderung durchführen zu können. Auf den Lauf übertragen bedeutet das, über einen langen Zeitraum mit gleicher Geschwindigkeit laufen zu können.

Das ist nur möglich, wenn während der Arbeit (Lauf) keine Sauerstoffschuld eintritt. Die geleistete Arbeit ist so dosiert, dass die Sauerstoffaufnahme (durch die Atmung) und der Sauerstoffverbrauch (durch die geleistete Arbeit) sich die Waage halten. In diesem Fall spricht man von aerober Muskelarbeit. Durch Ausdauertraining erzielt man eine Verbesserung der Sauerstoffaufnahme und der Atmung sowie eine Vergrößerung des Herzinnenraumes und des Herzmuskels. Darüber hinaus wird die Blutmenge – bei gleicher Konzentration – vermehrt. Ausdauertraining in extremen Höhenlagen (Höhentraining) bewirkt zusätzlich eine Erhöhung der Hämoglobinkonzentration und somit eine weitere Verbesserung der Sauerstoffaufnahme. Ein weiterer Effekt des Ausdauertrainings ist der, dass die Fettverbrennung zur Energiebereitstellung immer stärker die Kohlenhydratverbrennung ersetzt.

Dadurch, dass sich das Herz vergrößert, wird pro Pulsschlag mehr Blut in den Kreislauf gepumpt. Somit kann das Herz ökonomischer arbeiten und seinen Ruhepuls herabsetzen. Dieser Ruhepuls liegt beim gesunden, erwachsenen, nicht ausdauertrainierten Menschen bei 60 – 80 Pulsschlägen pro Minute. Je mehr ein Mensch ausdauertrainiert ist, um so stärker sinkt seine Minutenpulsfrequenz. Ein infolge ständigen Ausdauertrainings hypertrophierter (vergrößerter, dicker gewordener) Herzmuskel kann zu einer Gefährdung werden: Ist der Herzmuskel zu dick geworden, so besteht die Gefahr, dass die Kapillarisierung nicht mehr ausreicht, d.h. es kommt zu Durchblutungsstörungen. Diese können dann Verkrampfungen oder gar Herzmuskelrisse verursachen.

Ausdauerübungen sollten ca. 50% der Maximalbelastung fordern, um einen Trainingseffekt zu erzielen. Diese Prozentmarke errechnet man folgendermaßen: Der durchschnittliche Ruhepuls eines Menschen liegt bei ca. 70 Pulsschlägen pro Minute, hier ist die Arbeit = 0. Die maximale Pulsfrequenz liegt bei ca. 200 Pulsschlägen pro Minute, hier ist die Arbeit = 100%. Innerhalb der Spanne von 70 – 200 Pulsen/Min. (von Arbeit 0 bis Arbeit 100%) ist also jeder Pulswert durch die unterschiedliche Intensität der Arbeit erreichbar (=130 Pulse/Min.). 50% von diesen 130 Pulsen/Min. sind 65 Pulse/Min. Addiert man diese 65 Arbeitspulse zu den 70 Ruhepulsen, so ergibt sich eine Summe von 135 Pulsschlägen pro Minute, was dem theoretischen Durchschnittswert von „50% der Maximalbelastung" entspricht (vgl. Abb. des Zahlenstrahls). Die individuelle Minutenpulsfrequenz, die der Leistung von 50% des maximalen Leistungsvermögens entspricht, muss jeder Mensch für sich nach diesem Schema berechnen. Sie wird aber fast immer im Bereich von 130 – 140 Pulsen/Min. liegen! Weil bei älteren Menschen häufig eine Einschränkung der Leistungsfähigkeit der Koronararterien (Herzkranzgefäße) vorliegt, sollten diese darauf achten, dass z.B. während eines ausdauernden Laufes die Pulsfrequenz nicht über 180 minus Lebensalter steigt!

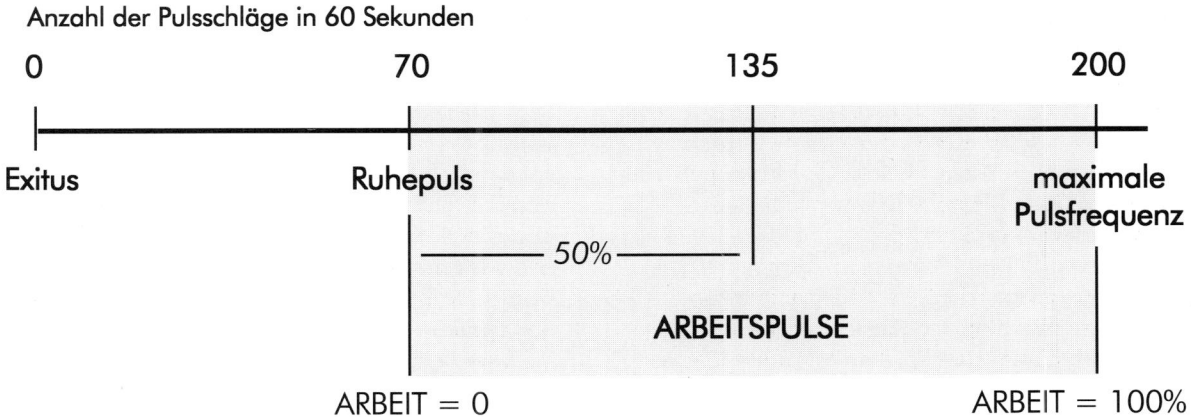

Die absolute Puls-Dauerleistungsgrenze eines Menschen liegt bei ca. 40 Arbeitspulsen.
D.h. für einen Menschen mit einem Ruhepuls von 70 (70 + 40) bei 110 Pulsen/Min. Das bedeutet, dass dieser Mensch nahezu unbegrenzt lange mit einer Minutenpulsfrequenz von 110 arbeiten/trainieren kann, ohne dass diese Arbeit an Qualität verliert.

Geeignete Methoden, die Ausdauer zu verbessern sind a) der Intervall-Dauerlauf, b) der Atmungslauf und c) der Dauerlauf als Dauermethode.
zu a) Beim Intervall-Dauerlauf läuft man eine längere Strecke, macht dann eine „lohnende Pause" (bis der Puls auf ca. 100 gesunken ist) und läuft dann mit einem Rest an Ermüdung weiter.
zu b) Der Atmungslauf ist ein Lauf über längere Strecken mit bewusster Schrittatmung zur Intensivierung der Atemtiefe (Rhythmisierung der Atmung). Dabei erfolgt die Ausatmung über mehr Schritte als die Einatmung!
zu c) Die Dauermethode ist ein Dauerlauf über sehr lange Strecken. Hier sollte man die Gelenke und die Muskulatur schonen und auf weichem Untergrund laufen (Wiesen, Wälder). Die Belastungsdauer sollte 30 Minuten nicht unterschreiten, für gut trainierte Personen sind auch 50 Minuten und mehr denkbar.

4) Flexibilität

Unter Flexibilität versteht man den Bewegungsumfang (die Bewegungsamplitude) in einem oder mehreren Gelenken. Auch hier unterscheidet man a) dynamische und b) statische Flexibilität.
Unter dynamischer Flexibilität versteht man die Beweglichkeit (die Größe der Bewegungsamplitude) im Zuge einer bestimmten Bewegung.
Unter statischer Flexibilität versteht man die Beweglichkeit (die Größe der Bewegungsamplitude) „aus dem Stand", wie man es vom Stretching oder manchen Partnerübungen her kennt.
Diese Bewegungsausmaße innerhalb bestimmter Bewegungen können in cm oder Winkelgraden gemessen werden. Darauf hier näher einzugehen würde den Rahmen dieses Buches sprengen.
Mit viel Übung kann man die Flexibilität bis maximal zum 30. Lebensjahr erhalten, danach kaum noch.

Kraftsportarten wie Bodybuilding, Gewichtheben etc. bewirken einen Verlust an Flexibilität. Dieser wird durch den Widerstand der Muskulatur sowie die Verkürzung der Bänder und Sehnen bewirkt.
Zur Entwicklung der Flexibilität muss ein bestimmter Bewegungsablauf mehrfach hintereinander ausgeführt werden. Erst nach mehreren Wiederholungen wird eine Vergrößerung der Bewegungsamplitude eintreten! Aus diesem Grunde werden dynamische Dehnübungen in Serien von 10 – 15 Wiederholungen durchgeführt. Entsprechend werden statische Dehnübungen über einen Zeitraum von 15 – 30 Sekunden durchgeführt.
Dynamische Dehnübungen sollten nur mit erwärmter Muskulatur durchgeführt werden, niemals mit kalter oder ermüdeter Muskulatur (Grund: Verletzungsgefahr).

5) Koordination

Unter Koordination versteht man das Zusammenwirken des Zentralnervensystems (ZNS) und der Skelettmuskulatur. Die Kontaktstellen zwischen Nerv und Muskel nennt man Synapsen.
Auch hier unterscheidet man 2 Aspekte:
a) die intramuskuläre Koordination und
b) die intermuskuläre Koordination.
Unter intramuskulärer Koordination versteht man das Zusammenwirken von Nerven und Muskelfasern. Unter intermuskulärer Koordination versteht man das Zusammenwirken verschiedener Muskelfasern innerhalb desselben Muskels. Die Summe dieser beiden Aspekte der Koordination ergibt die Gesamtkoordination.

Für die Qualität dieser Gesamtkoordination ist es von entscheidender Bedeutung, wie entgegengerichtet wirkende Muskeln (Agonisten und Antagonisten) miteinander harmonieren.
So wirkt z.B. der Bizeps (biceps brachii; Oberarm vorne) als Beuger auf das Ellbogengelenk, der Trizeps (triceps brachii; Oberarm hinten) als Strecker. Das Koordinationsvermögen erreicht sein Optimum etwa ab dem 20. Lebensjahr. Jenseits des 40. Lebensjahres nimmt es wieder ab.

Wenn man Koordinationsübungen anbietet, muss man bedenken, dass eine zunehmende Zahl von Reizen auch einen zunehmenden Gewinn an Koordination bewirkt. Die Wiederholungszahl der Übungen sollte nicht unter 20 liegen, denn bis zu 20 gesetzten Reizen findet ein sehr starker Anstieg des Gewinnes an Koordination statt. Setzt man mehr als ca. 150 Reize, so erfolgt ein Abfall der Koordination infolge von Ermüdung.

Bzgl. der Trainingsdauer und Trainingshäufigkeit eines bestimmten Bewegungsablaufes gilt:
Je komplizierter ein Bewegungsablauf ist, um so häufiger und intensiver muss er auch geübt werden!
Koordination mit einem Sportgerät, z.B. einem Ball, nennt man Technik.
Es gibt in diesem Buch einige Übungen, die ein hohes koordinatives Vermögen voraussetzen.
Sie beziehen sich auf „Gemeinplätze" und sind nicht sportartspezifisch!

6) Kraftausdauer

Unter Kraftausdauer versteht man die Fähigkeit eines Menschen, eine kraftraubende Arbeit über einen längeren Zeitraum ohne Qualitätsverlust durchführen zu können.
Eine typische Kraftausdauer-Sportart ist z.B. das Rudern.

Die Mischform Kraftausdauer ist natürlich von den beiden motorischen Grundeigenschaften Kraft und Ausdauer abhängig. Ausprägungsgrad und Wechselwirkung dieser beiden Faktoren bestimmen die Qualität ihrer Mischform.

Kraftausdauerübungen sollten mit ca. 40 – 60% der Maximalkraft durchgeführt werden.
Die Dauer sollte so dosiert sein, dass eine fast völlige Ermüdung erreicht wird. Außerdem sollten Kraftausdauerübungen immer sportartspezifisch sein. Das bedeutet, dass die sportartspezifischen Bewegungsabläufe zwar erschwert werden sollten, nicht aber verändert werden dürfen!
So kann z.B. der Läufer Bergaufläufe mit leichter Steigung machen oder ein über den Boden schleifendes Gewicht hinter sich herziehen etc.

7) Schnellkraft

Unter Schnellkraft versteht man die Fähigkeit eines Menschen, eine hohe dynamische Kraft innerhalb eines kurzen Zeitabschnittes entfalten zu können. Daher nennt man die Schnellkraft auch „Explosionskraft".

Diese Mischform wird grundlegend mitbestimmt durch den Ausprägungsgrad der beiden motorischen Grundeigenschaften Schnelligkeit und Kraft. Daher muss man auch diese beiden Eigenschaften gesondert verbessern, wenn man deren Mischform verbessern will. Eine gut ausgebildete Schnellkraft ist besonders in Sportarten mit direktem Gegnerkontakt wie z.B. Fußball, Handball, Basketball, etc. von Vorteil. Auch in den Wurf- und Sprungdisziplinen spielt sie eine große Rolle.

Zum Training der Schnellkraft eignet sich z.B. das Zirkeltraining (Circuit). Hier werden relativ kleine Gewichte oder Widerstände mit einer möglichst hohen Geschwindigkeit überwunden. Da ermüdete Muskulaturen nur verlangsamte Bewegungen ausführen können, muss man beim Aufbau des Circuit darauf achten, dass von Station zu Station die arbeitenden Muskelgruppen wechseln. Weiterhin sollte man darauf achten, zwischen den Übungsserien längere Pausen zu machen, damit bei der nächsten Übungsserie wieder die volle Leistungsfähigkeit entfaltet werden kann.

8) Schnelligkeitsausdauer

Unter Schnelligkeitsausdauer versteht man, schnelle Bewegungsausführungen über einen relativ langen Zeitraum ohne Qualitätsverlust aufrecht erhalten zu können. Dabei liegt die Schnelligkeit im Maximalbereich oder nur unwesentlich darunter.
Die lange Sprintstrecke 400 m ist eine typische Disziplin der Schnelligkeitsausdauer.

Hinter dieser Mischform verbirgt sich eine anaerobe Arbeitsweise, d.h. der Sauerstoffverbrauch ist wesentlich höher, als die Sauerstoffaufnahme durch die Atmung sein kann. Dadurch geht der Körper eine Sauerstoffschuld ein, die je nach Intensität der Arbeit früher oder später ihren Tribut fordert: man muss die Geschwindigkeit reduzieren, ggf. die Übung sogar abbrechen!

Schnelligkeitsausdauer wird trainiert, indem man die Wettkampfstrecke (z.B. 400 m) um mehr als 10% verlängert (ca. 450 m) und dann diese Strecke mit höchstmöglicher Geschwindigkeit läuft.
Die Erholungspause nach einer solchen Belastung muss sehr lang sein, damit die Muskulatur bei der nächsten Belastung wieder mit gleicher Qualität arbeiten kann.

9) Trainingsaufbau

Das Training der sportmotorischen Grundeigenschaften ist an gewisse Gesetzmäßigkeiten gebunden. Daraus ergibt sich für den Trainingsaufbau ein grobes Grundmuster, das eingehalten werden muss!

a) **Erwärmung**
(Stretching – Lauf – Gymnastik)
b) **Koordinationsübungen**
(mit Sportgerät: Techniktraining)
c) **Schnelligkeitsübungen**
(z.B. Spurts, Steigerungsläufe etc.)
d) **Krafttraining**
(z.B. bestimmte Partnerübungen etc.)
e) **Ausdauertraining**
(z.B. Waldlauf etc.)

Diese Abfolge zu verändern hätte zur Folge, dass kein dem Trainingsumfang entsprechender Leistungszuwachs erzielt würde. Außerdem ginge man Verletzungsrisiken ein!

Aktiv-Kartei: Fitness-Training ohne Trott
© Verlag an der Ruhr, Postfach 10 22 51, 45422 Mülheim an der Ruhr

III
Übersichtsplan

Kapitel	Übungsgruppen	Übungen	Seite
1 Erwärmung/Laufgymnastik	Gymnastiklauf	1 – 11	24 – 27
	Sprungübungen	12 – 16	28
	Laufübungen	17 – 33	29 – 31
	Übungen mit hohem Kraftaufwand	34 – 40	32 – 33
	Gehgymnastik	41 – 47	33 – 34
2A Gymnastik: Beweglichmachung		1 – 12	36 – 37
2B Gymnastik: Dehnung		1 – 46	39 – 49
2C Gymnastik: Kräftigung	Übungen am Ort	1 – 24	51 – 56
	Sprünge	25 – 31	56 – 57
	Kräftigende Übungen der Laufgymnastik	32 – 37	58
2D Gymnastik: Lockerung		1 – 10	60 – 61
3 Stretching	Übungen im Stand	1 – 18	63 – 66
	Übungen mit halbhohem Stand	19 – 24	67
	Übungen auf dem Boden	25 – 38	68 – 70
4 Aerobic		1 – 9	72 – 73
5 Übungen im Gelände	*freies Gelände:*		
	leichte Steigung	1 – 7	75 – 76
	starke Steigung	8 – 14	77 – 78
	ebene Fläche	15 – 21	78 – 79
	Baumstümpfe	22 – 25	80
	Steine	26 – 30	81 – 82
	Äste	31 – 32	82 – 83
	Sportplatz-Anlage:		
	Rasenfläche	33 – 37	83 – 84
	Laufbahn	38 – 40	85
	Platzumzäunung	41 – 43	86

Kapitel	Übungsgruppen	Übungen	Seite
6 Partnerübungen	Kräftigungsübungen am Ort	1 – 15	88 – 91
	Kräftigungsübungen in der Bewegung	16 – 27	92 – 94
	Dehnübungen am Ort	28 – 34	95 – 96
7 Übungen für Dreiergruppen		1 – 11	98 – 100
8 Übungen für große Gruppen	Ballspiele	1 – 7	102 – 103
	Circuits	8 – 11	104 – 105
	Gruppenübungen	12 – 18	105 – 106
	Laufspiele	19 – 37	107 – 111
9 Übungen mit dem Springseil	Sprünge am Ort	1 – 8	113 – 114
	schwierige Sprünge	9 – 12	115
	Sprünge in der Bewegung/im Lauf	13 – 21	116 – 117
	Partnerübungen	22 – 24	117
	Übungen ohne Seilsprung	25 – 33	118 – 119
10 Übungen mit dem Schwungseil	Schwungseil einfach	1 – 14	121 – 124
	Double-touch	15	124
11 Übungen mit dem Medizinball	*Partnerübungen:*		
	rollen/stoßen/werfen	1 – 10	126 – 128
	Schnellkraft	11 – 13	129
	Dehnung	14 – 16	129
	Kräftigung	17 – 19	130
	Einzelübungen:		
	Dehnung	20 – 27	131 – 132
	Kräftigung	28 – 32	133
	Sprungübungen	33 – 36	134
	Technik	37 – 39	135
	Schnellkraft	40 – 41	135
12 Übungen mit der Keule	Schwungübungen	1 – 6	137 – 138
	anderweitige Nutzung	7 – 10	138
13 Übungen m. d. Gymnastikstab	Geschicklichkeit/Schnelligkeit	1 – 15	140 – 142
	Balancieren	16 – 19	142 – 143
	Partnerübungen	20 – 24	143 – 144
	Gymnastik	25	144
14 Übungen mit dem Reifen	kreisender Reifen	1 – 8	146 – 147
	getriebener Reifen	9	147
	rollender Reifen mit Gegendrall	10 – 11	147
	Sprünge	12 – 14	148
	rotierender Reifen	15	149
	anderweitige Nutzung	16 – 17	149

Kapitel	Übungsgruppen	Übungen	Seite
15 Übungen mit den Gymnastikbändern		1 – 11	151 – 153
16 Übungen mit dem Gymnastikball	*Einzelübungen:*		
	Prellen	1 – 12	155 – 157
	Werfen und Fangen	13 – 16	158
	Partnerübungen	17 – 29	159 – 162
	Übungen in großen Gruppen	30 – 36	162 – 163
17 Übungen an der Sprossenwand	Übungen im Hang	1 – 6	165 – 166
	Übungen im Stand	7 – 13	166 – 167
	Strecksitz	14 – 15	168
	Liegestütz	16 – 17	168
	Ergänzungen	18	168
18 Übungen mit der Turnmatte	Bodenübungen	1	170
	Kräftigung	2 – 3	170
	Laufübungen	4 – 10	171 – 172
	Technik/Wettkämpfe	11 – 14	172
19 Übungen mit der Weichbodenmatte		1 – 8	174 – 175
20 Übungen mit der Turnbank	Einzelübungen	1 – 17	177 – 180
	Gruppenübungen	18 – 24	180 – 181
	Partnerübungen	25 – 27	182
21 Übungen mit dem kleinen Kasten	Einzelübungen	1 – 12	184 – 186
	Partnerübungen	13 – 17	186 – 187
	Gruppenübungen	18 – 22	188
22 Übungen mit dem Langkasten	Langkasten	1 – 6	190 – 191
	Kastenteile	7 – 14	191 – 192
23 Übungen mit dem Bock		1 – 6	194 – 195
24 Übungen mit dem Luftballon	Einzelübungen	1 – 5	197
	Partnerübungen	6 – 11	198 – 199
	Gruppenübungen	12 – 13	199
25 Übungen mit alternativen Sportgeräten	Japan-Papierball	1 – 6	201 – 202
	Frisbeescheibe	7 – 13	202 – 204
	Indiaca	14 – 19	204 – 205
	Zauberschnur	20 – 21	206

Kapitel	Übungsgruppen	Übungen	Seite
26 Übungen mit dem Deuserband	freies Band	1 – 8	208 – 209
	fixiertes Band:		
	hüfthohe Fixierung	9 – 13	209 – 210
	kniehohe Fixierung	14 – 16	210 – 211
	fußhohe Fixierung	17 – 19	211
27 Übungen mit selbst gemachten Geräten	Stoßdämpfer	1	213
	Plastikflaschen	2 – 6	214 – 215
	Handroller	7	215
	Fahrradschlauch	8 – 9	216
	Reissäckchen	10	217
	Fahrradmantel	11 – 13	217 – 218
	alte Eimer	14 – 16	218 – 219
	Sonnenschirmständer	17	219
	Gummiband	18	220
	Teppichfliesen	19 – 23	220 – 221
	Bierdeckel	24 – 26	222
	Kunststoffrohr	27 – 28	223
	Elektro-Tor	29	223 – 224
	Besenstiel	30 – 34	224 – 225
	Heizrohr-Isolierverkleidung	35	226
	Abschleppseil	36 – 41	226 – 228
	Plastik-Aschenbecher	42	228
	Ballnetz	43 – 45	229 – 230
zusätzliche Übungen in den Kurzprogrammen	*sportartspezifische Programme für Freizeitsportarten:*		
	Volleyball: Erwärmung mit Ballgewöhnung		235
	Schwimmen: Einschwimmen		238
	Rad fahren: Übungen mit dem Fahrrad		240
	Programme für Sie und Ihn:		
	Kleine Rückenschule		243 – 244
	Seniorinnen und Senioren: Erwärmung		245
	Seniorinnen und Senioren: Übungen mit dem Stuhl		245 – 246
	Circuit für alle: Dehnungsübungen		247 – 248
	Circuit für alle: Kräftigungsübungen		248 – 249
	Programme für unterwegs		
	Die Urlaubsreise – auf der Autobahnraststätte		251
	Die Klassenfahrt: Spiele im Freien		252 – 253
	Die Klassenfahrt: Spiele im Gebäude		253 – 254

IV
Muskel-Tabellen

Der menschliche Körper besteht aus einer Vielzahl von Muskeln unterschiedlichster Form und Größe. Einige sind oberflächlich, andere tiefer liegend. Die Wirkungsweise eines Muskels ist abhängig von seinem Ursprung, seinem Ansatz und seiner Lage zu dem Gelenk. Die meisten Muskeln wirken nur auf ein Gelenk, manche sehr lange Muskeln wirken auf zwei Gelenke gleichzeitig.

Es gibt verschiedene Möglichkeiten, einen Muskel sprachlich darzustellen:
a) die lateinische Bezeichnung
   (z.B.: musculus quadriceps femoris),
b) die deutsche Bezeichnung
   (vierköpfiger Schenkelstrecker),
c) seine Wirkweise auszudrücken
   (Unterschenkelstrecker) und
d) seine Lage zu beschreiben
   (Oberschenkel vorne).

Aus Gründen der Allgemeinverständlichkeit fiel hier die Entscheidung auf die Lagebeschreibung. Außerdem umgeht man auf diese Weise der möglichen Kritik, einige Muskeln nicht entsprechend berücksichtigt zu haben, wenn man nur den Wichtigsten nennt. Wenn man z.B. bedenkt, dass allein die Bauchwand aus hauptsächlich 6 Muskeln besteht (transversus abdominis – querer Bauchmuskel; obliquus externus abdominis – äußerer schräger Bauchmuskel; obliquus internus abdominis – innerer schräger Bauchmuskel; rectus abdominis – gerader Bauchmuskel; quadratus lumborum – viereckiger Lendenmuskel; pyramidalis – Pyramidenmuskel) und sogar 20 Muskeln genannt werden müssen, die auf das Hüftgelenk wirken, muss man zu dem Schluss kommen, dass für rein sportliche Belange eine Vereinfachung notwendig ist!

So allgemeine Begriffe wie Gesamtkörper, Beine, Oberschenkel, Arme, Rumpf und Wirbelsäule bedürfen sicherlich keiner weiteren Erläuterungen. Die übrigen Kategorien der Muskeltabellen sollen nun hier dargestellt werden:

1) Oberschenkel vorne
Auf der Oberschenkel-Vorderseite befinden sich vornehmlich Muskeln, die für die Streckung des Kniegelenkes/des Unterschenkels verantwortlich sind. Der Wichtigste und Größte ist der vierköpfige Schenkelstrecker (quadriceps femoris). Er besteht aus a) dem geraden Schenkelmuskel, b) dem inneren Schenkelmuskel, c) dem äußeren Schenkelmuskel und d) dem mittleren Schenkelmuskel. Der vierköpfige Schenkelstrecker ist der schwerste Muskel des Körpers.

2) Oberschenkel hinten
Auf der Oberschenkel-Rückseite befinden sich vornehmlich Muskeln, die für die Beugung des Kniegelenkes/des Unterschenkels verantwortlich sind. Hier wären z.B. zu nennen: a) der zweiköpfige Schenkelmuskel, b) der Halbsehnenmuskel, c) der Plattsehnenmuskel und d) der Kniekehlenmuskel. Der Halbsehnenmuskel, der Plattsehnenmuskel und der Kniekehlenmuskel beteiligen sich auch an der Innenrotation, der zweiköpfige Schenkelmuskel dagegen an der Außenrotation.

3) Oberschenkel außen
Auf der Oberschenkel-Außenseite befinden sich a) ein Teil des äußeren Schenkelmuskels, b) der Verstärkungszug der Schenkelbinde, der mit dem mittleren Gesäßmuskel und dem Schenkelbindenspanner verbunden ist und c) ein Teil des kurzen Kopfes des zweiköpfigen Schenkelmuskels. Der äußere Schenkelmuskel ist ein Teil des vierköpfigen Schenkelstreckers und somit für die Streckung verantwortlich, der kurze Kopf des zweiköpfigen Schenkelmuskels bewirkt eine Beugung und Außenrotation des Unterschenkels. Der mittlere und der kleine Gesäßmuskel sind für die Abduktion im Hüftgelenk verantwortlich.

4) Adduktoren
Zu den Adduktoren zählen a) der Kamm-Muskel, b) der große Schenkelanzieher, c) der lange Schenkelanzieher, d) der kurze Schenkelanzieher und e) der Schlankmuskel. Der Kamm-Muskel und der kurze Schenkelanzieher befinden sich im oberen Teil der Oberschenkel-Vorderseite. Der Schlankmuskel, der lange Schenkelanzieher und der große Schenkelanzieher befinden sich auf der Oberschenkel-Innenseite. Hier sind darüber hinaus noch Teile des Plattsehnenmuskels, des Schneidermuskels und des inneren Schenkelmuskels zu finden.

5) Schienbein außen

Unter „Schienbein außen" wird hier die vordere Schienbein-Außenseite verstanden. Als Muskeln der vorderen Schienbein-Außenseite sind vornehmlich a) der vordere Schienbeinmuskel und b) der lange Zehenstrecker zu nennen. Der vordere Schienbeinmuskel ist in erster Linie für das Heben des Vorderfußes verantwortlich (das Anziehen der Fußspitze zur Schienbein-Vorderseite).

6) Wade

Der Zwillingswadenmuskel befindet sich auf der Unterschenkel-Rückseite. Er besteht aus zwei Köpfen, die in ihrem oberen Teil sehr muskulös und dick sind, nach unten hin schmaler werden und in die lange und kräftige Achillessehne auslaufen. Der Zwillingswadenmuskel überlagert den oberen Teil des Schollenmuskels. Der Zwillingswadenmuskel bewirkt eine Streckung des Fußes, wie man es vom Hochzehengang her kennt.

7) Oberarm vorne

Auf der Oberarm-Vorderseite findet man den zweiköpfigen Armmuskel (Bizeps) und den darunter liegenden Armbeuger. Beide Muskeln bewirken eine Beugung im Ellbogengelenk. Darüber hinaus wirkt der lange Kopf des zweiköpfigen Armmuskels im Schultergelenk abduzierend (abspreizend), während der kurze Kopf adduzierend (anziehend) wirkt.

8) Oberarm hinten

Auf der Oberarm-Rückseite befindet sich der Armstrecker (Trizeps). Er ist ein dreiköpfiger Muskel mit einem äußeren, einem langen und einem inneren Kopf. Seine Hauptaufgabe besteht in der Streckung des Ellbogengelenkes. Somit ist er an allen Stützarbeiten maßgeblich beteiligt. Der Trizeps wirkt als ein zweigelenkiger Muskel auch auf das Schultergelenk.

9) Unterarm innen

Auf der Unterarm-Innenseite befinden sich unter anderem a) der oberflächliche Fingerbeuger, b) der tiefe Fingerbeuger und c) der lange Hohlhandmuskel. Der oberflächliche Fingerbeuger und der tiefe Fingerbeuger sind für die Beugung der Fingergelenke verantwortlich, der lange Hohlhandmuskel für die Beugung im Handgelenk (die Handfläche wird zur Unterarm-Innenseite hin angewinkelt).

10) Unterarm außen

Auf der Unterarm-Außenseite befinden sich unter anderem a) der Ellenhandstrecker und b) der Fingerstrecker. Die Fingerstrecker (Fingerstrecker, Zeigefingerstrecker, Kleinfingerstrecker) bewirken eine Streckung der Finger.
Darüber hinaus findet man hier noch Muskeln, die auf das Handgelenk wirken und für das Anziehen des Handrückens zur Unterarm-Außenseite hin verantwortlich sind.

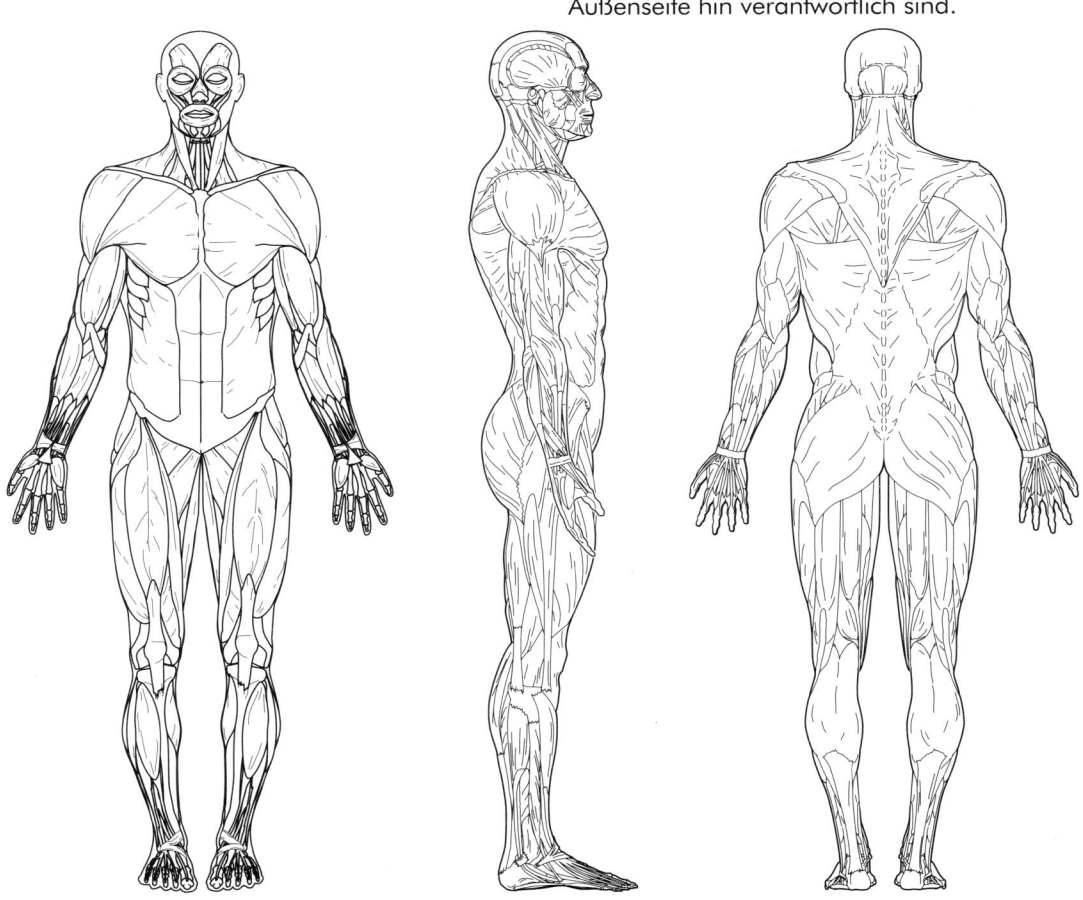

11) Bauchmuskel

Unter Bauchmuskulatur wird hier der gerade Bauchmuskel verstanden. Der gerade Bauchmuskel ist eine sehr flächige und starke Muskelplatte. Diese bewirkt eine kleine Beugung des Rumpfes nach vorne. Stärkere Beugungen (Zusammenführungen von Oberschenkel und Oberkörper) werden dann von anderen Muskeln übernommen.

12) schräge Bauchmuskulatur

Hier unterscheidet man a) den äußeren schrägen Bauchmuskel und b) den inneren schrägen Bauchmuskel. Sie bewirken sowohl eine Neigung des Oberkörpers zur Seite als auch eine Drehbewegung des Oberkörpers. Der ebenfalls noch vorhandene Pyramidenmuskel wirkt auch als ein Atemhilfsmuskel.

13) Brustmuskel

Der große Brustmuskel ist ebenso wie der gerade Bauchmuskel eine großflächige Muskelplatte. Er zählt zu der auf den Rumpf übergreifenden Gliedmaßenmuskulatur. Er ist ein dreigeteilter Muskel und spaltet sich auf a) in einen Schlüsselbeinteil, b) einen Brustbein-Rippenteil und c) einen Bauchteil. Die Funktion des großen Brustmuskels besteht darin, den Oberarm nach vorne und innen zu führen. Damit besitzt er große Bedeutung beim Brustschwimmen und bei allen Wurf- und Stoßbewegungen.

14) Hüfte

Auf das Hüftgelenk wirken insgesamt 20 Muskeln. Sie werden in 5 Gruppen eingeteilt. Bei der ersten Gruppe handelt es sich um innere Hüftmuskeln; sie sind Außenrotatoren. Bei der zweiten Gruppe handelt es sich um Adduktoren. In der dritten Gruppe befinden sich die 3 Gesäßmuskeln. Zur vierten Gruppe gehören die zweigelenkigen Muskeln, die auf das Hüftgelenk und das Kniegelenk gleichermaßen wirken. Die fünfte Gruppe besteht aus einem Muskel, dem Hüft-Lenden-Muskel.

15) Hüft-Lenden-Muskel

Der Hüft-Lenden-Muskel (iliopsoas) ist ein zusammengesetzter Muskel. Er besteht a) aus dem großen Lendenmuskel und b) dem Darmbeinmuskel. Er ist im Hüftgelenk der stärkste Beuger (führt den Oberschenkel zum Oberkörper) und an allen Bewegungen wie Gehen, Laufen und Springen maßgeblich beteiligt. Daher nennt man ihn auch den „Sprintermuskel".

16) Gesäß

Die Gesäßmuskulatur besteht aus a) dem großen Gesäßmuskel, b) dem mittleren Gesäßmuskel, und c) dem kleinen Gesäßmuskel. Der große Gesäßmuskel streckt das Hüftgelenk und führt den Oberschenkel nach hinten. Der mittlere und der kleine Gesäßmuskel arbeiten gleich gerichtet. Sie sind für die Abduktion im Hüftgelenk verantwortlich. Damit kommt allen dreien eine besondere Bedeutung beim Gehen und Stehen zu.

17) seitliche Rumpfmuskulatur

Hierzu zählt die a) äußere schräge Bauchmuskulatur, b) der vordere Sägemuskel und c) gewisse Abschnitte des breiten Rückenmuskels. Die seitliche Rumpfmuskulatur wird bei Seitwärtsneigungen des Oberkörpers beansprucht.

18) Rücken

Die größten Rückenmuskeln sind der Kapuzenmuskel (trapezius – Trapezmuskel) und der breite Rückenmuskel. Beide sind sehr großflächig und verdecken somit andere Rückenmuskeln teilweise oder vollständig. Der Kapuzenmuskel ist in drei Abschnitte aufgeteilt: Er hat einen absteigenden, einen quer verlaufenden und einen aufsteigenden Teil. Somit kann dieser Muskel in sehr vielfältiger Weise auf den Schultergürtel wirken. Der breite Rückenmuskel ist der flächenmäßig größte Muskel des menschlichen Körpers. Er zieht einen hochgehobenen Arm wieder herunter.

19) Schulter

Zu den eigentlichen Schultermuskeln zählen a) der Obergrätenmuskel, b) der Untergrätenmuskel und c) der kleine Rundmuskel. Sie halten mit ihrem Muskelzug den Gelenkkopf des Oberarmknochens in der Gelenkpfanne der Schulter. Somit werden sie bei allen Bewegungen des Schultergelenkes beansprucht. Für die Bewegungen selbst sind jedoch andere Muskeln maßgeblicher verantwortlich: der große Brustmuskel, der Deltamuskel, der breite Rückenmuskel, der große Rundmuskel, etc.

20) Nacken

Die Nackenmuskulatur besteht unter anderem aus dem oberen Teil des Kapuzenmuskels, des langen Rückenmuskels und den Muskeln der Halswirbelsäule. Sie bewirken z.B. ein Zurückneigen des Kopfes im Stand bzw. Heben des Kopfes aus der Bauchlage.

Glossar

Abduktion/Abduktoren
Abduktoren sind Oberschenkelspreizer. Sie bewirken das Auseinanderführen (Abduktion) der Beine zur Seite (z.B. in den Grätschstand). Sie befinden sich auf der Oberschenkel-Außenseite.

Adduktion/Adduktoren
Adduktoren sind Schenkelanzieher. Sie bewirken, dass man die Beine seitlich zusammenführen kann. Sie befinden sich auf der Oberschenkel-Innenseite.

Armseithalte
Die Arme werden so weit seitlich angehoben, bis sie mit dem Rumpf einen rechten Winkel bilden. Dabei sind dann beide Arme auf einer Linie. Diese Armseithalte ist im Stand ebenso möglich wie in der Bauch- oder Rückenlage.

Außenristgang
Gang auf den Fußaußenkanten (der Kleinzehenseite des Fußes). Dadurch ergibt sich eine O-förmige Beinhaltung.

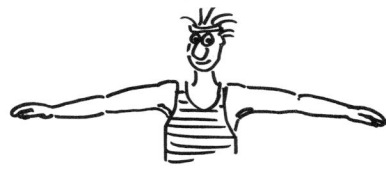

Baggerhaltung
Eine Hand umfasst die andere Hand von der Handrückenseite her und zieht diesen Handrücken zur Unterarm-Außenseite hin. Dabei sind beide Arme gestreckt, ihre Unterarm-Innenseiten zeigen nach vorn-unten.

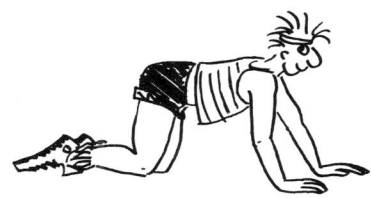

Bankstellung
Aus dem Kniestand heraus vorbeugen und die Handflächen so auf den Boden setzen, dass die Oberschenkel und die Arme senkrecht zum Boden stehen. Der Oberkörper bleibt gestreckt, die Finger zeigen nach vorn-außen.

Fersensitz
Setzt man sich aus dem Kniestand heraus auf die Fersen, so befindet man sich im Fersensitz. Die Füße sind gestreckt, die Fußspitzen leicht nach innen rotiert. Der Oberkörper ist aufrecht.

Finte
Bei der Finte läuft man auf einen bestimmten Punkt zu (bei Ballspielen auf einen Gegenspieler), täuscht dann mit einem Schritt eine Richtungsänderung an, läuft aber letztendlich genau in die entgegengesetzte Richtung. Diese Lauffinte muss schnellstmöglich ausgeführt werden. Sie kann mit und ohne Ball erfolgen.

Give and go
„Give and go" ist ein Begriff aus dem Basketball. (Dem Handballer ist es als „Sperren mit Absetzen" bekannt). Man versteht darunter ein spezielles Doppelpassspiel aus der Bewegung, mit Laufbewegung.

Grätschsitz
Wie beim Strecksitz sind die Beine gestreckt und die Knie durchgedrückt, der Oberkörper ist senkrecht zum Boden. Die Beine sind jedoch gegrätscht, d.h. die Füße haben einen mehr als schulterbreiten Abstand zueinander.

Grätschstand
Stand mit seitlich gegrätschten Beinen. Die Knie sind durchgedrückt, die Fußspitzen zeigen nach vorne, das Körpergewicht ruht gleichmäßig auf beiden Beinen. Die Arme hängen locker neben dem Körper herab.

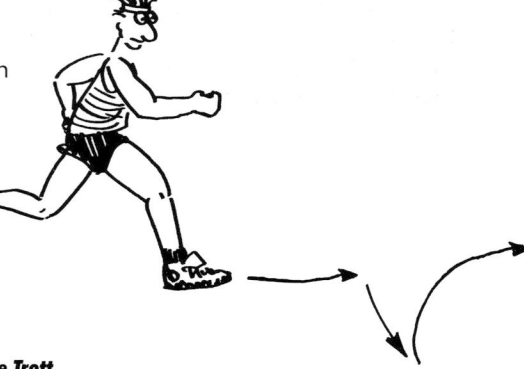

Grätschwinkelstand

Aus dem Grätschstand heraus wird der Oberkörper so weit vorgebeugt, bis er parallel zum Boden ist. Der Rücken bleibt dabei gerade, die Blickrichtung geht nach unten. Die Arme können dabei a) senkrecht zum Boden herunterhängen oder b) am Rumpf angelegt werden.

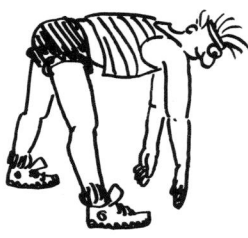

Heuschrecke

Bauchlage auf dem Boden; die Arme liegen neben dem Körper, die Handflächen liegen auf dem Boden. Arme und Beine sind gestreckt. Dann wird ein Bein rückwärts gestreckt, dabei etwas vom Boden abgehoben und so gehalten.

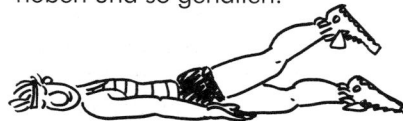

Hinkeln

Einbeiniges Hüpfen. Aus dem Schlussstand heraus wird ein Bein (Spielbein, Schwungbein) etwas angehoben. Das gesamte Körpergewicht ruht auf dem Standbein (Sprungbein). Nun springt man auf diesem Sprungbein vorwärts. Der Oberkörper ist dabei aufrecht, die Arme unterstützen die Sprünge durch schwungartige Bewegungen nach vorn-oben.

Hocksitz

Aus dem Strecksitz heraus werden die Füße so weit wie möglich an den Körper herangezogen, die Knie leicht geöffnet. Die Fußsohlen liegen komplett auf dem Boden auf. Der Oberkörper bleibt senkrecht zum Boden.

Hockstand

Aus dem Schlussstand heraus geht man in die Hocke. Die Fußsohlen liegen auf dem Boden auf, die Knie werden leicht geöffnet. Zur besseren Balance werden die Arme gestreckt nach vorne genommen. Bei der **Kniebeuge** dagegen heben sich die Fersen vom Boden ab und die Arme hängen seitlich neben dem Körper locker herab.

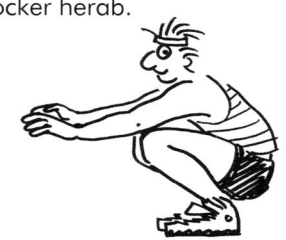

Hockwenden/ Hockwendsprünge

Beidbeinige Seitwärtssprünge mit Oberkörper-Vorbeuge und Armstütz auf einer erhöhten Position (z.B. einer Bank). Die Hände stützen sich dabei auf der Bank ab, die Beine springen hinter dem Körper geschlossen von li. nach re. und umgekehrt.
Bei aufrechter Körperhaltung ohne Armstütz nennt man diese Sprünge **Seithops**.

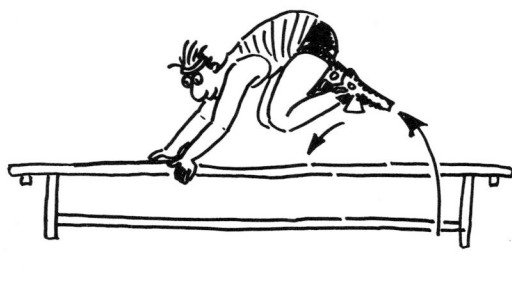

Hürdensitz

Beim Hürdensitz entsteht eine Scherbelastung im Kniegelenk. Er sollte nur im aufgewärmten Zustand und mit gut trainierter Beinmuskulatur eingenommen werden. Der Oberkörper bleibt immer aufrecht!

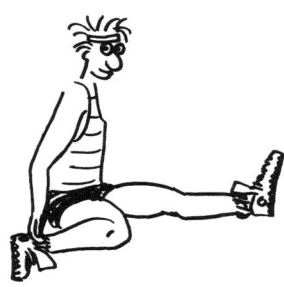

Kammgriff

Beim Hang am Reck, Barren oder der Sprossenwand umfasst man die Haltesprosse/Reckstange derart, dass die Handrücken nach vorne, die Handflächen nach hinten zeigen. Die kleinen Finger liegen nebeneinander.

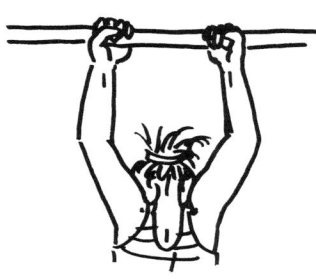

Kerze

Bei der Kerze liegen die Nackenwirbelsäule und die Ellbogen auf dem Boden auf. Der Körper ist so weit wie möglich gestreckt; der Kopf ist tief, die Beine sind hoch. Die Hände stützen den Körper an der seitlichen Rumpfmuskulatur/Hüfte ab und gewährleisten so einen relativ sicheren Stand.

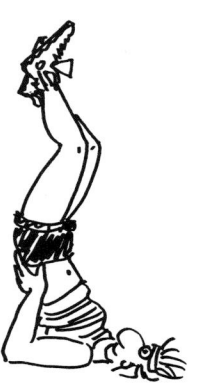

Kniestand

Man kniet mit leicht geöffneten Knien auf dem Boden. Oberschenkel und Rumpf befinden sich auf einer Linie und sind senkrecht zum Boden. Die Unterschenkel sind parallel zum Boden, die Füße sind gestreckt. Die Arme hängen locker neben dem Körper herab.

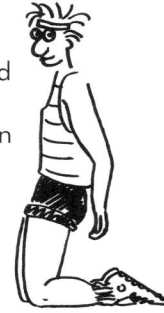

Kolben

Schneller Vorlauf mit max. Geschwindigkeit über 3 - 4 Meter mit ebensolchem Rücklauf. Das Tempo des Rücklaufes ist aber etwas reduziert.

Pendellauf

Der Pendellauf ist eine endlose Ablösestaffel mit drei Personen auf zwei Wegen, bei dem stets nur eine Person arbeitet. Zwei Personen A und B stehen auf der einen Seite, die dritte Person C in einigem Abstand gegenüber. Person A läuft zur gegenüberstehenden Person C und nimmt dessen Position ein. C läuft zur gegenüberstehenden Person B und nimmt dessen Position ein. B läuft zur gegenüberstehenden Person A und nimmt dessen Position ein. A läuft ... etc.

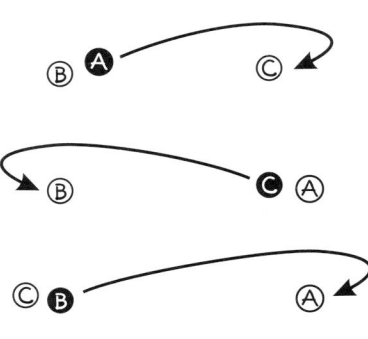

Reitersitz

Aus dem Fersensitz heraus werden die Füße und Knie so weit geöffnet, dass das Gesäß auf dem Boden durchsitzen kann. Der Oberkörper ist senkrecht zum Boden. Die Füße sind entweder lang gestreckt oder im 90°-Winkel zum Unterschenkel. Letzteres stellt eine Steigerung zur lang gestreckten Position dar.

Ristgriff

Im Gegensatz zum Kammgriff umfasst man hier die Haltesprosse o. Ä. so, dass die Handrücken nach hinten, die Handflächen nach vorne zeigen. Die Zeigefinger liegen nebeneinander.

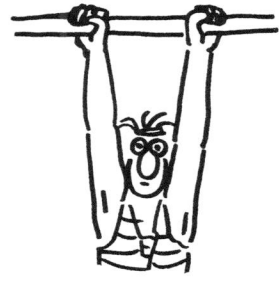

Schlusssprung

Aus dem Schlussstand heraus springt man mit geschlossenen Beinen vorwärts oder rückwärts. Dabei entsteht beim Aufsprung eine minimale abfedernde Kniebeugung.

Als Seitwärtssprünge nennt man es **Sidehops**.

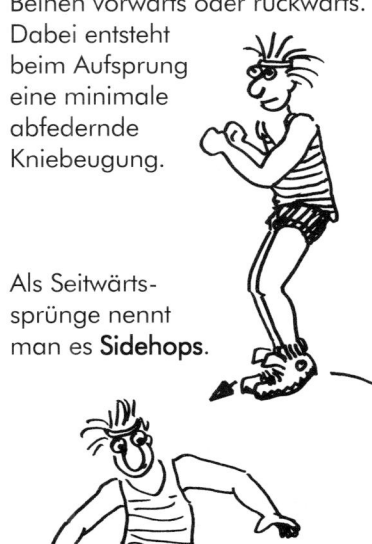

Schlussstand

Aufrechter Stand. Die Beine sind geschlossen, die Knie durchgedrückt, die Fußspitzen leicht geöffnet. Die Arme hängen locker neben dem Körper herab. Das Körpergewicht ruht auf beiden Beinen zu gleichen Teilen.

Schockwurf

Beim Schockwurf handelt es sich um einen harten, einhändigen Pass oder Torwurf. Dabei wird der Unterarm mit großer Geschwindigkeit (schockartig) aus dem Ellbogengelenk, der gesamte Arm aus dem Schultergelenk heraus bewegt. Zumeist erfolgt er in Hüfthöhe. Dabei stemmt der Gegenfuß (also bei Rechtshändern der linke Fuß) ein und stoppt die vorausgegangene Vorwärtsbewegung ab.

Schrittstellung

Geht man aus dem Schlussstand heraus einen Schritt nach vorne, so befindet man sich in der Schrittstellung. Das Körpergewicht ist auf beide Beine gleichmäßig verteilt, die Knie sind durchgedrückt. Die Arme hängen locker neben dem Körper herab.

Schwebesitz

Aus dem Strecksitz heraus wird der Oberkörper leicht nach hinten geneigt, die Hände stützen in der Nähe des Gesäßes auf dem Boden ab. Dann werden die Füße etwas vom Boden abgehoben, die Beine bleiben dabei gestreckt.

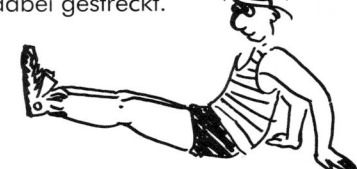

Seitgalopp/ Sidesteps

Seitwärtsbewegung aus dem Grätschstand heraus. Z.B. nach links: li.-re., li.-re., ist das linke Bein das Sprungbein; nach rechts entsprechend das rechte Bein. In der Flugphase werden die Fersen zusammengeführt und man befindet sich in der Schlussstand-Position, allerdings einige cm über dem Boden.

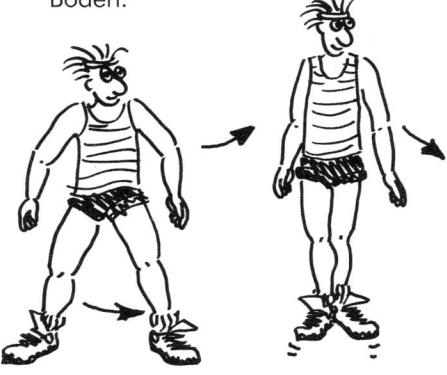

Seitwärtslauf

Wie beim Seitgalopp ist der Seitwärtslauf eine Seitwärtsbewegung aus dem Grätschstand heraus. Beim Seitgalopp jedoch werden die Fersen nur zusammengeführt, beim Seitwärtslauf werden die Füße überkreuzt; und zwar kreuzt das Nachziehbein im Wechsel vorne/hinten! Z.B. nach links: links-seit, rechts kreuzt vorne, links-seit, rechts kreuzt hinten, links-seit, rechts kreuzt vorne, ...etc.

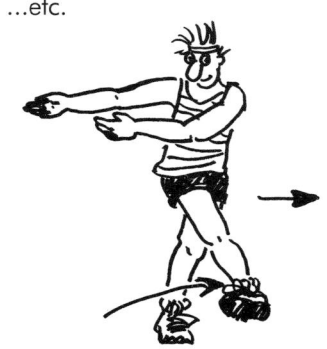

Skippings

Läufe mit hoher Ausführungsgeschwindigkeit ohne bzw. mit wenig Raumgewinn – Laufen auf der Stelle. Dabei kann a) die Kontrolle der Richtigkeit der Bewegungsausführung im Vordergrund stehen oder b) die Geschwindigkeit der Bewegungsausführung.

Sprunglauf

Der Sprunglauf ist wie ein normaler Lauf mit ständigen re.-li.-re.-li. Beinwechseln, bei dem jedoch jeder Schritt zu einem kleinen Sprung umfunktioniert wird. Beim Hopserlauf dagegen hat man Absprung und Landung auf demselben Bein (z.B. rechts), dann Beinwechsel (auf li.) und dann wieder Absprung und Landung auf demselben Bein (li.). Also: Absprung re. – Landung re. – Absprung li. – Landung li. – Absprung re. – etc.

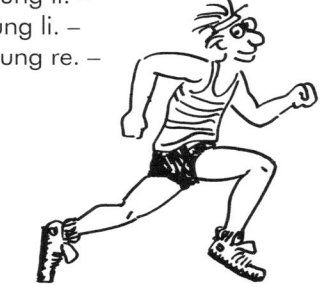

Standwaage

Bei der Standwaage steht man auf einem Bein (Standbein). Das andere Bein und der Oberkörper bilden (auf einer Linie) einen rechten Winkel zum Standbein. Die Arme sind seitlich am Rumpf angelegt, die Handteller zeigen zum Oberschenkel.

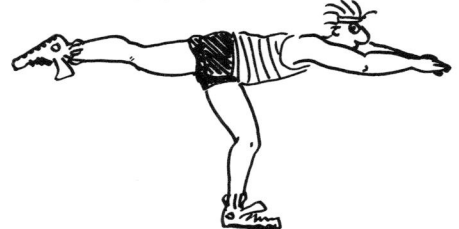

Sternschritt

Der Sternschritt ist ein Begriff aus dem Basketball. Er besagt, dass man ein Bein beliebig oft bewegen darf, ohne dass es als Schritt gezählt wird, sofern das andere Bein ständigen Bodenkontakt behält.

Strecksitz

Sitz mit gestreckten Beinen. Knie und Fersen sind geschlossen und liegen auf dem Boden. Der Oberkörper ist senkrecht zum Boden und bildet mit den Oberschenkeln einen 90°-Winkel.

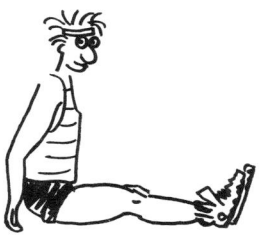

Wechselhüpfen

Beim Wechselhüpfen befindet sich das ganze Körpergewicht auf einem Bein (Standbein), der Körper ist aufrecht. Das andere Bein befindet sich auf einer erhöhten Position (z.B. Treppe, Bank, kl. Kasten etc). Dann springt man so ab, dass das erhöhte Bein und das Standbein ihre Positionen wechseln können. Der Oberkörper bleibt dabei aufrecht.

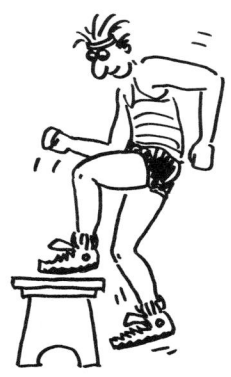

ÜBUNGEN

Erwärmung / Laufgymnastik

Die hier aufgelisteten Übungen
eignen sich besonders zur Ganzkörpererwärmung.
Ein hervorzuhebender Vorteil dieser Übungen ist,
dass sie ohne Geräte immer und überall durchführbar sind.
Je nach ihrer „Dosierung" sind sie sowohl zur Erwärmung
als auch zum Konditionstraining geeignet.

Aktiv-Kartei: Fitness-Training ohne Trott
© Verlag an der Ruhr, Postfach 10 22 51, 45422 Mülheim an der Ruhr

Erwärmung / Laufgymnastik

MUSKEL-TABELLE
Teil 1

Übung / Muskelgruppe	Gesamtkörper	Beine	Oberschenkel	Obersch. vorne	Obersch. hinten	Obersch. außen	Adduktoren	Unterschenkel	Schienb. außen	Wade	Arme	Oberarm vorne	Oberarm hinten	Unterarm innen	Unterarm außen	Bauchmusk.	schräge Bauchm.	Brustmusk.	Hüfte	Hüft-Lenden-M.	Gesäß	Rumpf	seitl. Rumpfmusk.	Rücken	Schulter	Nacken	Wirbelsäule
1				D						K																	
2			K									K							K								
3					K	K																					
4						K										D	D	K									
5			K																								
6																									D		
7																									D		
8	K	K																							D		
9																K				K	D						
10			K														D										
11	K		K		K											K				D							
12			K	K						K																	
13			K						K																K	K	
14			K	K						K																	
15			K	K						K																	
16			K	K																				K			
17	K									K																	
18	K	K								K																	
19	K	K																									
20	K	K																									
21	K	K								K										K							
22	K	K																		K							
23	K	K	K																								
24	K	K																									

D = Dehnung   K = Kräftigung

Aktiv-Kartei: Fitness-Training ohne Trott
© Verlag an der Ruhr, Postfach 10 22 51, 45422 Mülheim an der Ruhr

Erwärmung / Laufgymnastik

MUSKEL-TABELLE
Teil 2

Übung / Muskelgruppe	Gesamtkörper	Beine	Oberschenkel	Obersch. vorne	Obersch. hinten	Obersch. außen	Adduktoren	Unterschenkel	Schienb. außen	Wade	Arme	Oberarm vorne	Oberarm hinten	Unterarm innen	Unterarm außen	Bauchmusk.	schräge Bauchm.	Brustmusk.	Hüfte	Hüft-Lenden-M.	Gesäß	Rumpf	seitl. Rumpfmusk.	Rücken	Schulter	Nacken	Wirbelsäule
25	K	K														K/D			K								
26	K	K	K							K											K						
27	K																										
28	K	K																			K						
29	K	K																									
30	K	K	K																		K						
31	K			K																	D						
32				K					K																		
33	K			K																	K		K				
34				K					K																		
35		K	K				K																				
36				K							K		K												K		
37	K			K			D		K																		
38	K								K				K								K						
39	K																										
40	K			K																	D						
41		K		D																							
42				D																	D			D			
43									D																		
44									K																		
45										K														D			
46			K/D																D								
47			D															D			D						

D = Dehnung   K = Kräftigung

Aktiv-Kartei: *Fitness-Training ohne Trott*
© Verlag an der Ruhr, Postfach 10 22 51, 45422 Mülheim an der Ruhr

---

Erwärmung / Laufgymnastik

Gymnastiklauf

1 ▶ Anfersen
(Oberschenkel vorne, Wade)

Lauf mit kleinen, schnellen Schritten, bei denen die Fersen bis an das Gesäß geführt werden.

2 ▶ Kniehebelauf
(Oberschenkel vorne, Bauchmusk., Hüft-Lenden-Musk.)

Andere Bezeichnung: Spanische Hofreitschule. Lauf mit aufrechtem Oberkörper, bei dem die Knie bis zur Waagerechten gehoben werden.

3 ▶ Seitgalopp
(Oberschenkel außen, Adduktoren)

a) Sidesteps mit Richtungswechseln
b) Sidesteps mit max. Geschwindigkeit
c) Sidesteps mit Hampelmann-Armbewegung

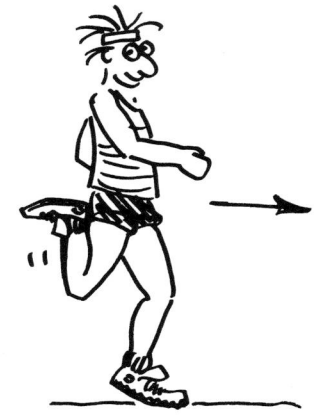
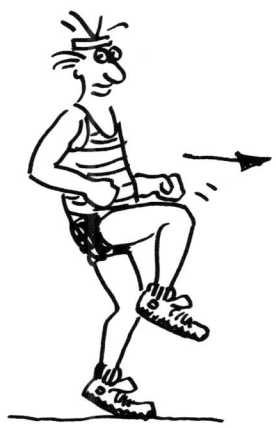
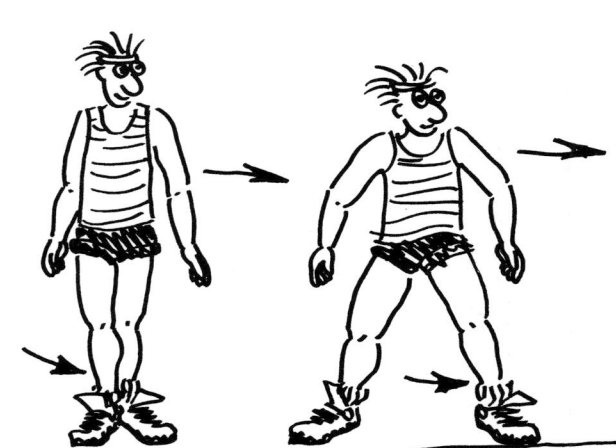

Aktiv-Kartei: *Fitness-Training ohne Trott*
© Verlag an der Ruhr, Postfach 10 22 51, 45422 Mülheim an der Ruhr

Erwärmung / Laufgymnastik
Gymnastiklauf

4 ▶ Seitwärtslauf

(Adduktoren, Hüfte, schräge Bauchmusk., Brustmusk.)

Schrittfolge (z.B. nach links):
linkes Bein seit – rechtes Bein kreuzt vorne – linkes Bein seit – rechtes Bein kreuzt hinten ...
Immer, wenn das re. Bein vorne kreuzt, schwingen die Arme nach hinten; immer wenn das re. Bein hinten kreuzt, schwingen die Arme nach vorne. Dabei sind die Arme bodenparallel und in Brusthöhe. So ergibt sich ein Oberkörper-Gegenschwung, der die Hüfte in leichte Drehbewegungen bringt.

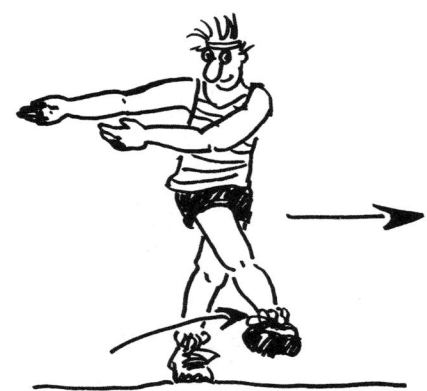

5 ▶ Rückwärtslauf

(Oberschenkel vorne)

Hierbei sollte man darauf achten, dass der Armeinsatz nicht unterschlagen wird.

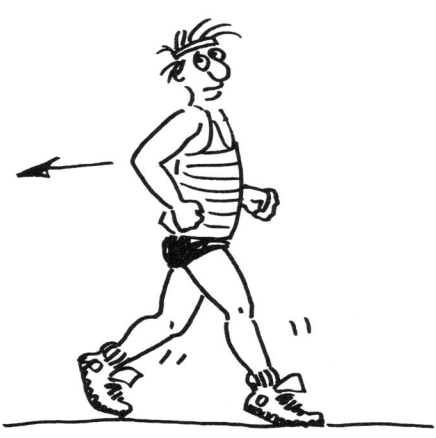

Erwärmung / Laufgymnastik
Gymnastiklauf

6 ▶ Lauf mit Armkreisen

(Schulter)

Der Arm wird aus dem Schultergelenk heraus gekreist.
a) linker Arm
b) rechter Arm
c) mit beidseitigem Armkreisen
d) a, b + c in den Variationen vorwärts + rückwärts

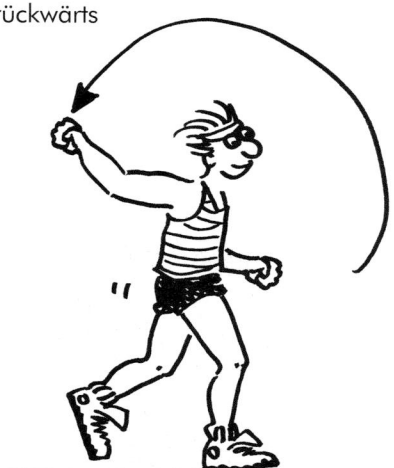

7 ▶ Lauf mit Gegenkreisen

(Schulter)

Dabei kreist ein Arm nach vorne, der andere zurück. Diese Übung stellt relativ hohe Ansprüche an das Koordinationsvermögen des Sportlers.

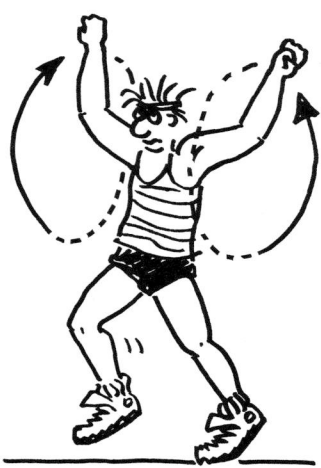

Erwärmung / Laufgymnastik
Gymnastiklauf

8 ▶ Hopserlauf
(Gesamtkörper, Beine, Schultern)

Hierbei muss man darauf achten, dass der Gegenarm zum Schwungbein nach vorne geführt wird.
a) lockernder Hopserlauf – geringer Kraftaufwand
b) steigernder Hopserlauf: locker anfangen, die Sprungkraft allmählich steigern und am Ende mit maximaler Sprungkraft arbeiten
c) Hopserlauf mit Parallelarmschwung: immer, wenn man abspringt, schwingen beide Arme gleichzeitig nach hinten-oben

9 ▶ Knie hochschnellen
(Bauch, Hüft-Lenden-Musk., Gesäß)

Aus dem lockeren Lauf heraus wird abwechselnd das rechte/linke Bein im 3-er Rhythmus möglichst schnell zur Brust angerissen.

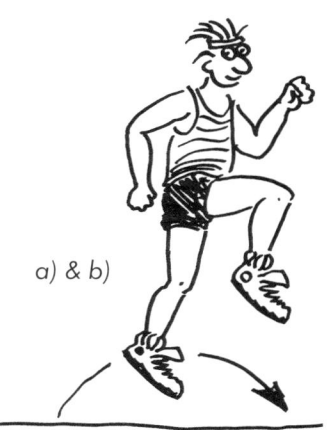
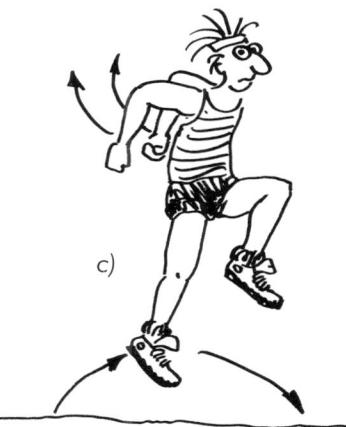
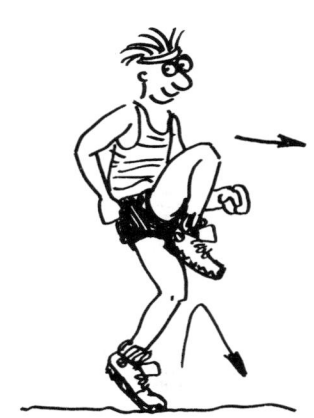

Erwärmung / Laufgymnastik
Gymnastiklauf

10 ▶ Lauf mit Drehungen
(Beine, schräge Bauchmusk.)

Aus dem lockeren Lauf heraus werden 360°-Drehungen durchgeführt.
a) im Uhrzeigersinn
b) entgegengesetzt zum Uhrzeigersinn
c) a + b direkt hintereinander ohne Unterbrechung

11 ▶ Bücken
(Gesamtkörper, Oberschenkel vorne, Oberschenkel hinten, Bauch, Hüfte)

Aus dem Lauf heraus fiktiven Gegenstand aufheben.
a) linke Seite
b) rechte Seite
c) a + b direkt aufeinander folgend

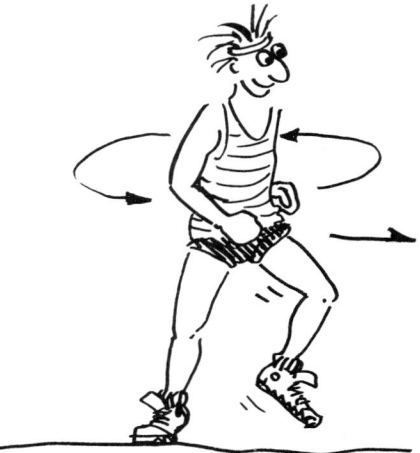
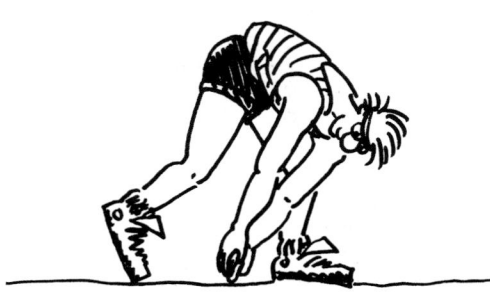

Erwärmung / Laufgymnastik
Sprungübungen

12 ▶ Hinkeln
(Beine, Oberschenkel vorne, Wade)

Einbeiniges Hüpfen mit Raumgewinn.
a) auf dem rechten Bein
b) auf dem linken Bein
c) a und b mit großem/ kleinen Raumgewinn

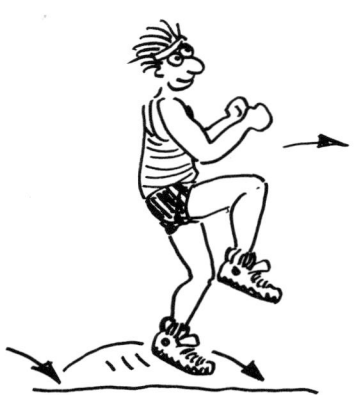

13 ▶ Hampelmann
(Beine, Arme, Schulter, Nacken)

Der Hampelmann kann am Ort und in der Bewegung durchgeführt werden.
a) Grätschstand + Hände an die Oberschenkel, Schlussstand + Hände über Kopf zusammen
b) im Seitgalopp
c) in der frontalen Vorwärtsbewegung mit abwechselnden Schluss-/Grätschsprüngen

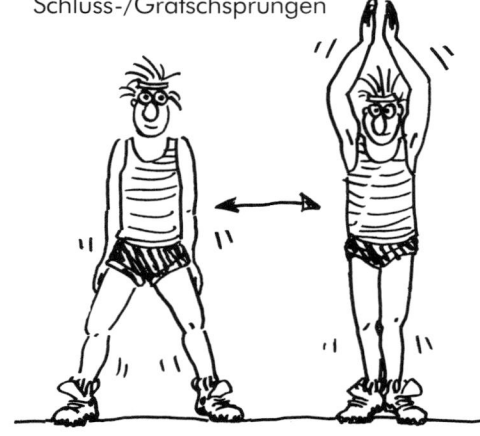

14 ▶ Schlusssprünge
(Beine, Oberschenkel vorne, Wade)

Bei den Schlusssprüngen handelt es sich um beidbeinige Sprünge mit geschlossenen Füßen.
Sie können durchgeführt werden:
a) vorwärts,
b) seitwärts,
c) rückwärts,
d) sowie als beliebige Kombinationen aus a, b + c,
e) seitwärts re./li. alternierend (als Skifahrerschwung).

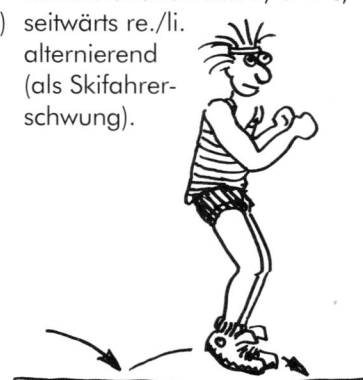

Aktiv-Kartei: *Fitness-Training ohne Trott*
© Verlag an der Ruhr, Postfach 10 22 51, 45422 Mülheim an der Ruhr

---

Erwärmung / Laufgymnastik
Sprungübungen

15 ▶ Sprunglauf
(Beine, Oberschenkel vorne, Wade)

Beim Sprunglauf wird jeder Schritt zu einem kleinen Sprung.
So kann man mit möglichst wenig Schritten eine bestimmte Distanz überwinden.

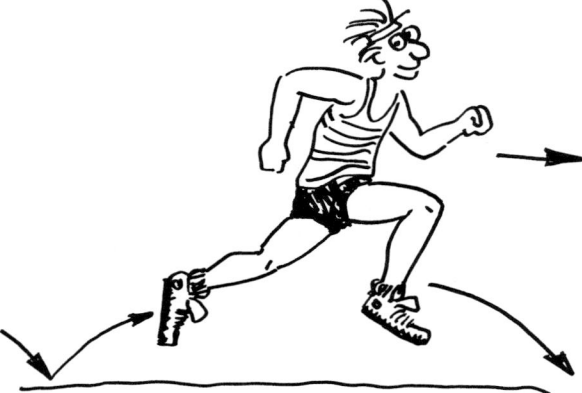

16 ▶ Seitwärtssprünge
(Beine, Oberschenkel vorne, seitl. Rumpfmusk.)

Ähnlich dem Sprunglauf wird aus jedem Schritt ein kleiner Sprung gemacht, allerdings mit wenig Vorwärtsbewegung und viel Seitwärtsbewegung. Dabei wird der Oberkörper etwas zur Seite des Landebeines heruntergebeugt.
Diese Übung eignet sich besonders zur Verbesserung von Finten in den Ballsportarten Handball, Fußball und Basketball ...

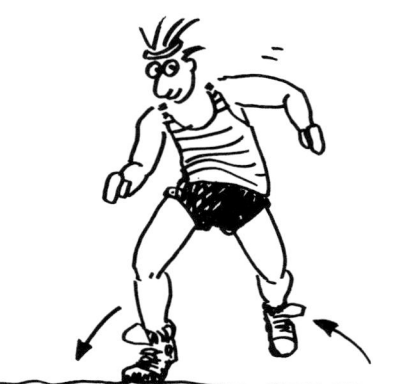

Aktiv-Kartei: *Fitness-Training ohne Trott*
© Verlag an der Ruhr, Postfach 10 22 51, 45422 Mülheim an der Ruhr

Erwärmung / Laufgymnastik
Laufübungen

17 ▸ Führungsskippings
(Gesamtkörper, Wade)

Die Skippings werden nicht mit maximaler Bewegungsgeschwindigkeit ausgeführt, haben nur geringen Raumgewinn und es wird vornehmlich auf zielgerichtete (nach vorne) Bewegungen der Extremitäten geachtet.

18 ▸ Skippings am Ort
(Gesamtkörper, Beine, Wade)

Skippings ohne Raumgewinn werden über einen vorher festgelegten kurzen Zeitraum mit max. Geschwindigkeit durchgeführt.

19 ▸ Steigernder Bahnenlauf
(Gesamtkörper, Beine)

Nach jeder Bahn wird das Lauftempo erhöht ... bis hin zum Spurt, z.B.:
Jogging – Dauerlauf – Tempolauf – Spurt; anschließend 1 Bahn gehen / Hopserlauf zur Erholung.

20 ▸ Kommandolauf
(Gesamtkörper, Beine)

Nach jedem Signal findet ein Wechsel der Laufgeschwindigkeiten statt. Die Art des Signals bestimmt, ob die Geschwindigkeit zunimmt oder abnimmt. Man benötigt also zwei Signale.

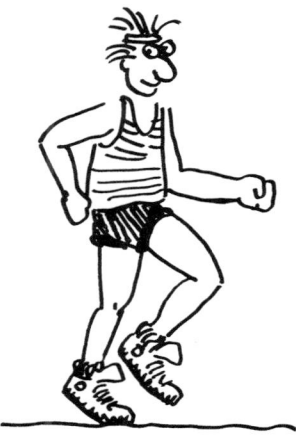

Aktiv-Kartei: Fitness-Training ohne Trott
© Verlag an der Ruhr, Postfach 10 22 51, 45422 Mülheim an der Ruhr

---

Erwärmung / Laufgymnastik
Laufübungen

19 - 22:
Hier sind verschiedene Organisationsformen möglich!
Hintereinander, nebeneinander, als Staffel, ...

21 ▸ Skipping mit anschließendem Spurt
(Gesamtkörper, Beine, Wade, Hüft-Lenden-Musk.)

Aus dem Skipping heraus wird – auf Signal, z.B. Pfiff – Raumgewinn erzielt ... Spurt.

22 ▸ Steigerungslauf
(Gesamtkörper, Beine, Hüft-Lenden-Musk.)

Aus dem anfangs langsamen Lauf steigert man sich kontinuierlich bis hin zum Spurt.

23 ▸ Kurze Antritte
(Gesamtkörper, Beine, Oberschenkel vorne)

Aus dem lockeren Lauf entsprechend vorgegebener Bodenmarkierungen in den Spurt über einige Meter; anschließend locker auslaufen.

24 ▸ Tempolauf
(Gesamtkörper, Beine)

Der Tempolauf ist ein Lauf mit weiten, raumgreifenden Schritten und relativ hohem Tempo.

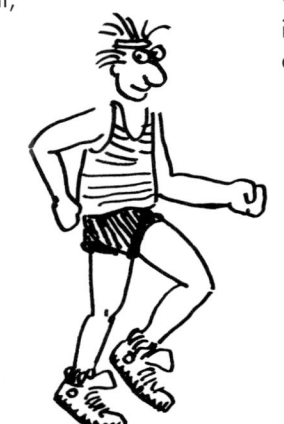

Aktiv-Kartei: Fitness-Training ohne Trott
© Verlag an der Ruhr, Postfach 10 22 51, 45422 Mülheim an der Ruhr

Erwärmung / Laufgymnastik
Laufübungen

25 ▶ Wendespurt
(Gesamtkörper, Beine, Hüft-Lenden-Musk., schräge Bauchmusk.)

Spurt mit einigen 180°-Wenden. So kann man auf kleinem Raum die Laufstrecke vergrößern und die Antrittsschnelligkeit schulen. Z.B. innerhalb der Spielfeldbegrenzungen eines Volleyball-Spielfeldes: Von der Grundlinie zur ersten Angriffszonenlinie, zurück zur Grundlinie, vor zur Mittellinie und zurück, vor zur nächsten Angriffszonenlinie, zurück zur Grundlinie, vor zur gegenüberliegenden Grundlinie, zurück zur Grundlinie/Startlinie.

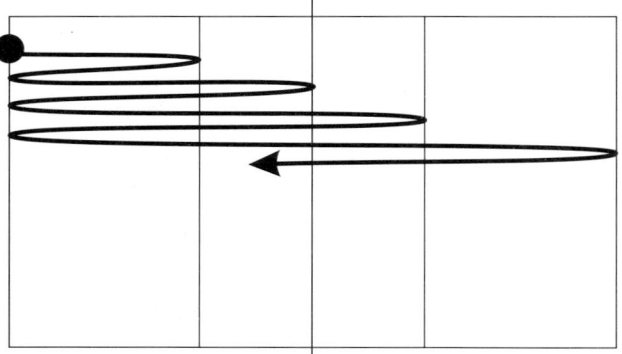

26 ▶ Lauf vorwärts-rückwärts
(Gesamtkörper, Beine, Oberschenkel vorne, Wade, Gesäß)

Entsprechend vorgegebener Bodenmarkierungen bzw. Signale findet ein ständiger Wechsel zwischen Vorwärts- und Rückwärtslauf statt.

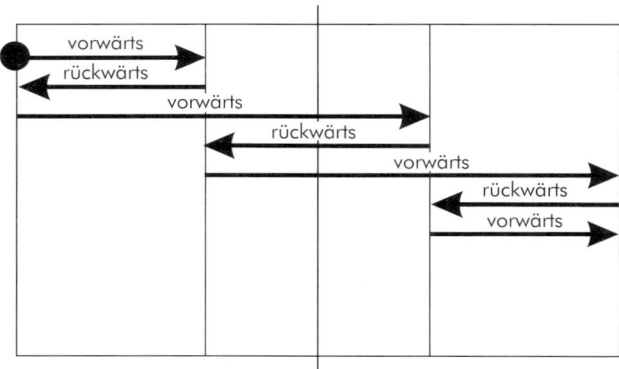

Erwärmung / Laufgymnastik
Laufübungen

27 ▶ Hindernislauf
(Gesamtkörper)

Als Hindernisse eignen sich Bänke, kleine Kästen und Matten; weiterhin Kastenteile und Böcke ... Einige Vorschläge:

- Bänke – als Hindernisse überspringen, Seithops, Hockwenden;
- Matten – Rolle vorwärts, Rolle rückwärts, Matte überspringen;
- Kleiner Kasten – vom Kasten mit li./re. Bein abspringen.

28 ▶ Bergaufläufe
(Gesamtkörper, Beine, Hüft-Lenden-Musk.)

Bergaufläufe sind Läufe im Gelände mit Steigung. Diese Steigung darf unterschiedlich stark sein.

29 ▶ Bergabläufe
(Gesamtkörper, Beine)

Bergabläufe sind Läufe im Gelände mit Gefälle. Dieses Gefälle darf unterschiedlich stark sein. Benötigt man es als Trainingsmittel zur Überwindung der Geschwindigkeitsbarriere, so muss man mit vollem Tempo laufen können, d.h. hier darf nur ein sehr geringes Gefälle vorliegen! Bei zu starkem Gefälle würde der Sportler Bremskraft entwickeln.

30 ▶ Treppenläufe
(Gesamtkörper, Beine, Oberschenkel vorne, Hüft-Lenden-Musk.)

a) jede Stufe einzeln mit max. Geschwindigkeit
b) nur jede 2./3./4. Stufe betreten
c) beliebige Stufenzahl, aber Tempo!
d) Stufen einzeln hinaufhinkeln – re./li.
e) Schlusssprünge die Stufen hinauf
f) mit Partner als Fremdgewicht ... etc.

Erwärmung / Laufgymnastik
Laufübungen

31 ▸ Hockstellung
(Gesamtkörper, Oberschenkel vorne, Gesäß)

Aus dem Lauf heraus anhocken – z.B. auf Signal – und dann weiterlaufen.

32 ▸ Strecksprung
(Oberschenkel vorne, Wade)

Aus dem Lauf heraus abspringen und die Arme nach oben reißen, als ob man einen Ball fangen wollte.
a) Absprung mit dem rechten Bein
b) Absprung mit dem linken Bein

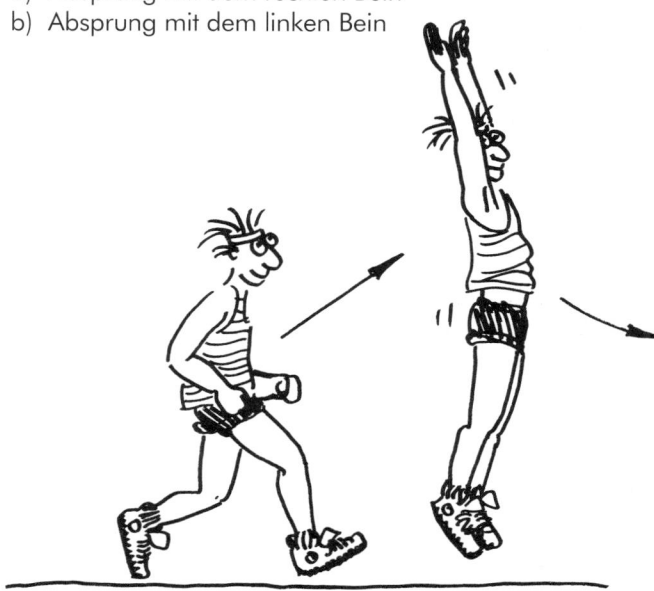

Erwärmung / Laufgymnastik
Laufübungen

33 ▸ Hocke-Strecksprung
(Gesamtkörper, Oberschenkel vorne, Gesäß, Rücken)

Kombination der Übungen 31 + 32 :
Aus dem Lauf heraus in die Hocke, Strecksprung mit beidbeinigem Absprung und weiterlaufen.

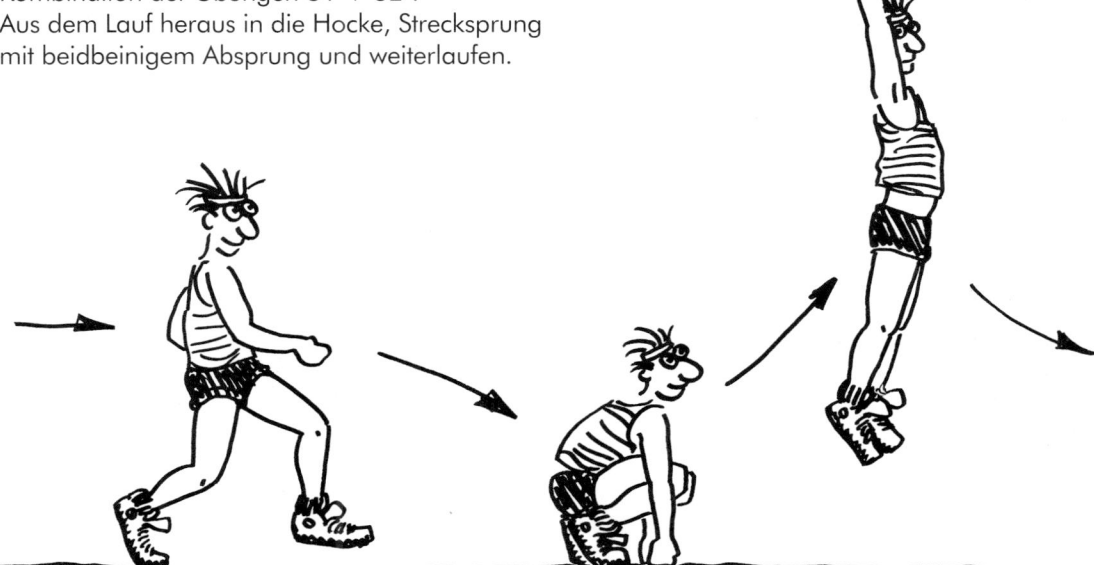

Erwärmung / Laufgymnastik
Übungen mit hohem Kraftaufwand

34 ▶ Froschhüpfen
(Oberschenkel vorne, Wade)

Aus der Hockposition hüpft man kleine Sprünge vorwärts, überwiegend aus den Fußgelenken. Allerdings sollte nicht in den tiefen Hockstand gesprungen werden (s. Abb.).

35 ▶ Entengang
(Beine, Adduktoren, Oberschenkel vorne)

Ausgangsposition ist die Hocke. Man geht in dieser Position Schritt für Schritt vorwärts.
In der Aufwärmphase geht man nicht in die tiefe Hocke, sondern hält zwischen Wade und Oberschenkel einen 90°-Winkel.

36 ▶ Spinnegang
(Oberschenkel vorne, Bauchmusk., Rücken, Oberarm hinten)

Der Spinnegang ist ein Vierfüßlergang rücklings.
a) mit den Händen voran
b) mit den Füßen voran

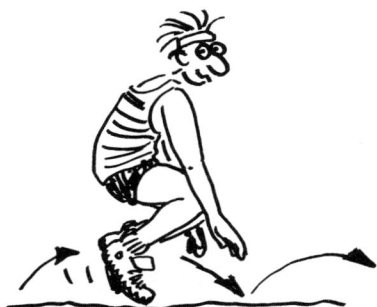
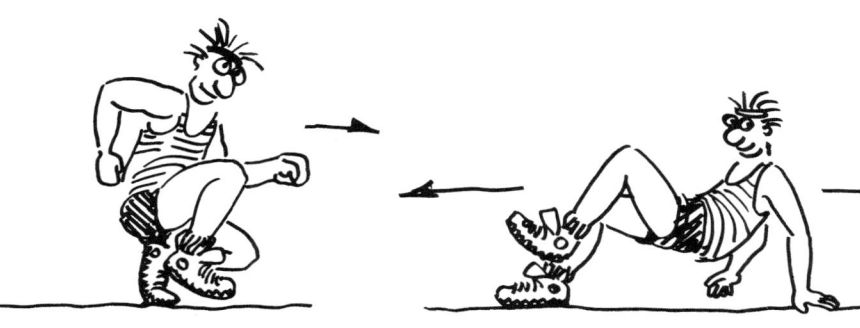

Erwärmung / Laufgymnastik
Übungen mit hohem Kraftaufwand

37 ▶ Has-hüpf
(Gesamtkörper, Oberschenkel vorne, Arme, Adduktoren)

Ausgangsposition ist die Liegestützhaltung: Beine anhocken, Sprung in die Liegestützhaltung, Beine angrätschen, Sprung in die Liegestützhaltung etc.

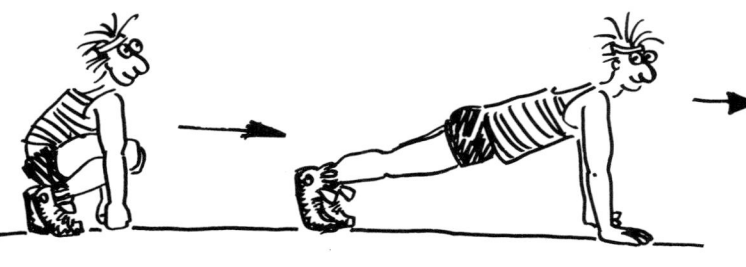
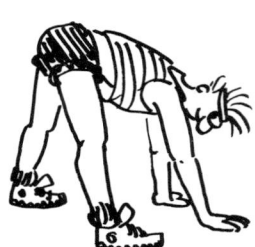

38 ▶ Robbe (Liegestützlauf)
(Gesamtkörper, Arme, Rumpf, Bauchmusk.)

Liegestützhaltung, gestreckter Körper, Füße lang und leicht nach innen rotiert, dann mit den Händen laufen.

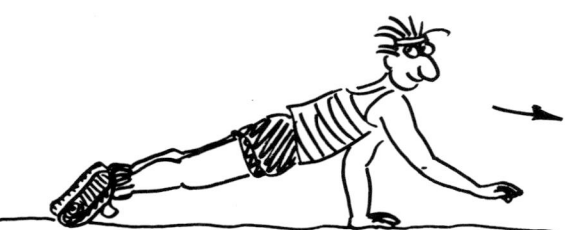

Erwärmung / Laufgymnastik

Übungen mit hohem Kraftaufwand

39 ▸ Vierfüßlergang
(Gesamtkörper)
Auf allen Vieren fortbewegen.

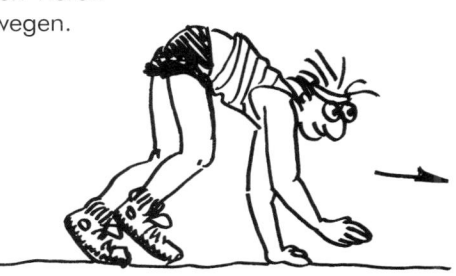

40 ▸ Kängurus
(Gesamtkörper, Oberschenkel vorne, Hüft-Lenden-M.)
Hock-Streck-Hock-Sprünge in der Vorwärtsbewegung.

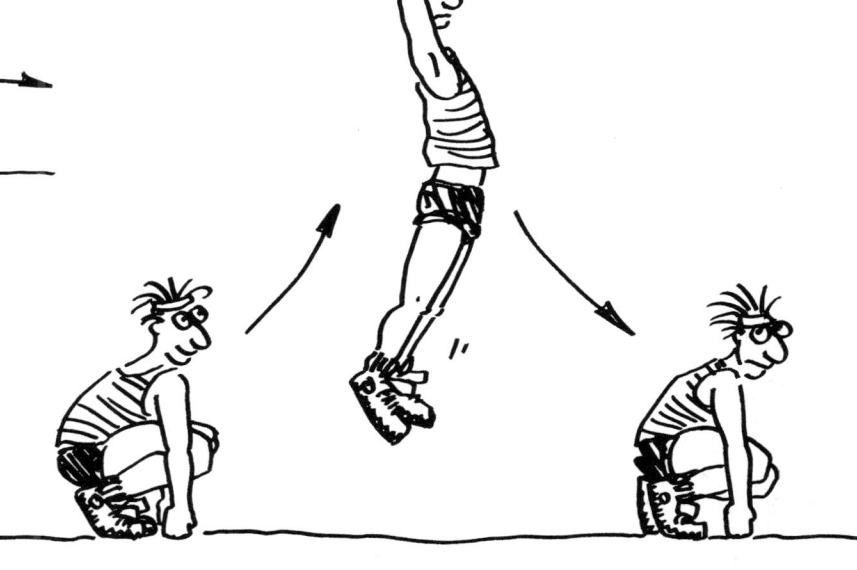

Erwärmung / Laufgymnastik

Gehgymnastik

41 ▸ Bein hoch
(Beine, Oberschenkel hinten)
Aus dem Gehen linkes/rechtes Bein im 3-er Rhythmus zur diagonalen Hand hochschwingen.

42 ▸ Abfedern
(Oberschenkel hinten, Gesäß, Rücken)
Oberkörper abfedern und die Hände auf den Boden bringen, Knie nach hinten durchdrücken und mit kleinen Schritten vorwärts gehen und federn.

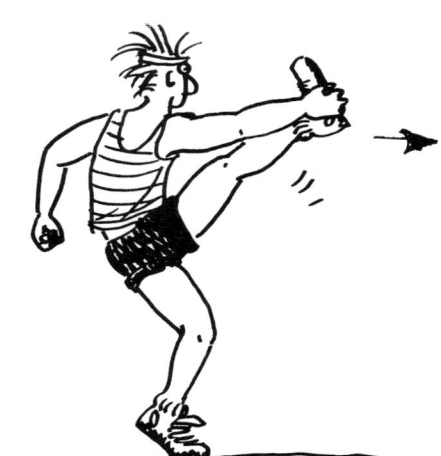
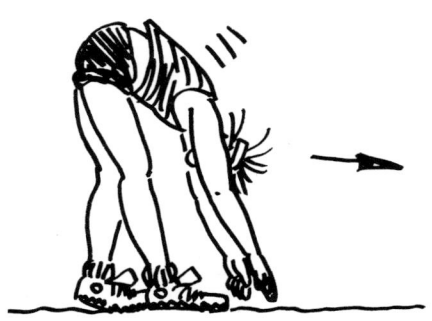

Erwärmung / Laufgymnastik
Gehgymnastik

43 ▶ Außenristgang
(Schienbein-Außenseite)
Der Außenristgang ist ein Gang auf den Fußaußenseiten. Dabei ergibt sich eine O-förmige Beinhaltung.

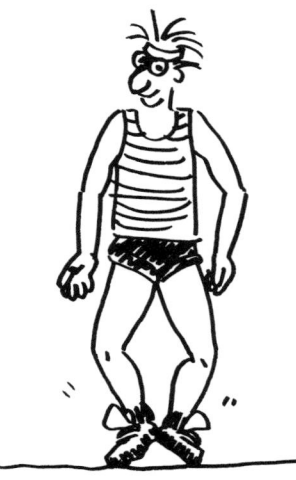

44 ▶ Fersengang
(vordere Schienbein-Außenseite)
Der Fersengang ist ein Gang auf den Fersen, bei dem die Fußspitzen hochgezogen werden.

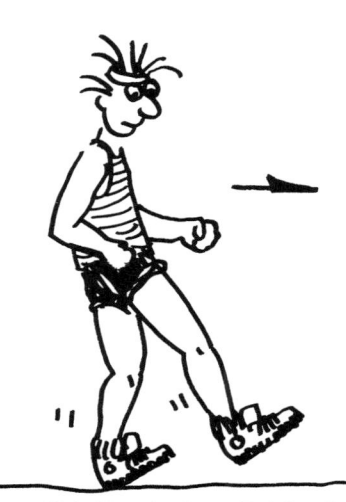

45 ▶ Hochzehengang
(Wade, Rumpf)
Der Hochzehengang ist ein Gang auf den Zehenspitzen. Dabei kann man ggf. noch mit den Händen diagonal so weit wie möglich nach oben greifen und so den gesamten Körper strecken.

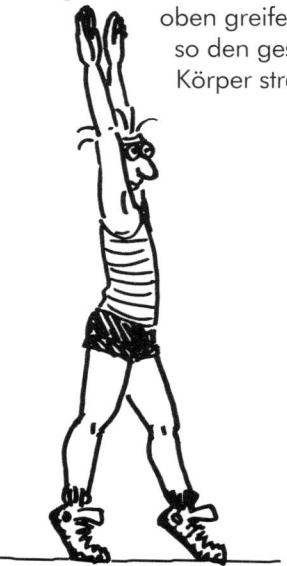

Aktiv-Kartei: Fitness-Training ohne Trott
© Verlag an der Ruhr, Postfach 10 22 51, 45422 Mülheim an der Ruhr

---

Erwärmung / Laufgymnastik
Gehgymnastik

46 ▶ Spreizschritte
(Hüfte, Oberschenkel vorne)
Weite Schrittstellung: Das Knie des vorderen Beines über die vordere Fußspitze schieben und nachfedern.
a) mit frontaler Beckenhaltung
b) mit seitlicher Beckenhaltung
Personen mit Kniegelenksbeschwerden sollten diese Übung meiden.

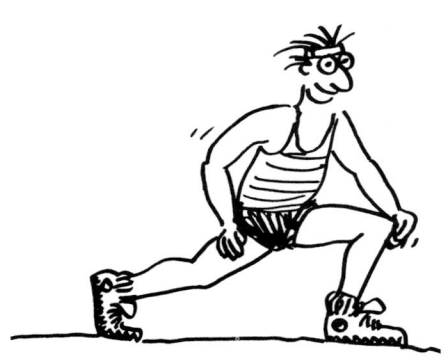

47 ▶ Körperdrehungen
(Oberschenkel vorne, schräge Bauchmusk., seitl. Rumpfmusk.)
Normale Schrittstellung, Hände im Nacken verschränken und den Oberkörper langsam und kontrolliert um die Körperlängsachse in beide Richtungen drehen, ohne nachzufedern.

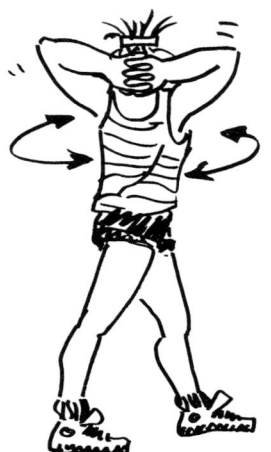

Aktiv-Kartei: Fitness-Training ohne Trott
© Verlag an der Ruhr, Postfach 10 22 51, 45422 Mülheim an der Ruhr

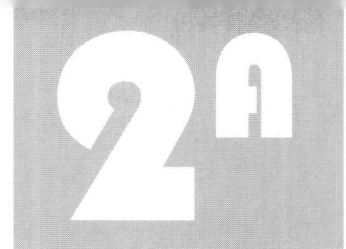

Gymnastik: Beweglichmachung

Die Übungen der Beweglichmachung beziehen sich auf die Gelenke.
Es sind daher vornehmlich Dreh-, Kreis- und Pendelbewegungen.
So wird die Produktion von Gelenkschmiere angeregt.
Die Beweglichmachung sollte zu Beginn einer Gymnastik durchgeführt werden.

Die Übungsfrequenz liegt bei 20.

Aktiv-Kartei: *Fitness-Training ohne Trott*
© Verlag an der Ruhr, Postfach 10 22 51, 45422 Mülheim an der Ruhr

---

Gymnastik: Beweglichmachung
GELENK-TABELLE

Übung \ Gelenke	Wirbelsäule	Nacken-WS	Schultergelenk	Hüftgelenk	Kniegelenk	Fußgelenk	Handgelenk	Daumengrundgel.	Fingergelenke
1		•							
2			•						
3			•						
4			•						
5			•						
6	•			•					
7	•								
8					•	•			
9							•		
10								•	
11								•	
12							•		•

Aktiv-Kartei: *Fitness-Training ohne Trott*
© Verlag an der Ruhr, Postfach 10 22 51, 45422 Mülheim an der Ruhr

Gymnastik: Beweglichmachung

1 ▶ Kopfrollen
(Nacken-Wirbelsäule)

Grätschstand – Hände in die Hüften, Schultern hängen lassen. Diese Übung sollte vorsichtig und langsam als eine kontrolliert geführte Bewegung durchgeführt werden, wobei der Kopf in der Rollbewegung nur leicht nach hinten geneigt wird.

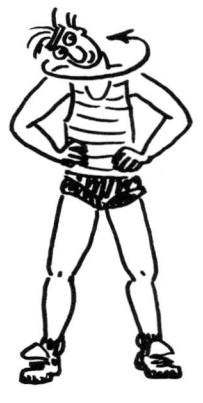

2 ▶ Schulterkreisen
(Schultergelenk)

Beim Schulterkreisen liegen die Daumen in der Schlüsselbeingrube, die Ellbogen bewegen sich auf einer Kreisbahn.
a) vorwärts
b) rückwärts

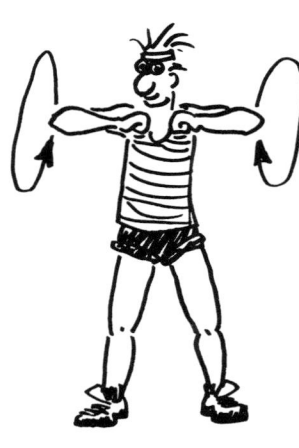

3 ▶ Paralleles Armkreisen
(Schultergelenk)

a) vorwärts
b) rückwärts

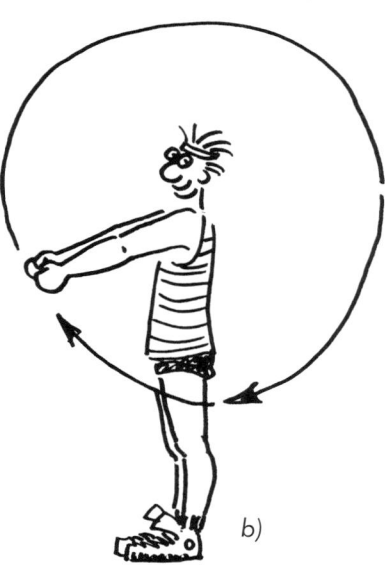

b)

Aktiv-Kartei: Fitness-Training ohne Trott
© Verlag an der Ruhr, Postfach 10 22 51, 45422 Mülheim an der Ruhr

---

Gymnastik: Beweglichmachung

5 ▶ Armgegenkreisen
(Schultergelenk)

a) aus dem Pendel heraus immer höher, bis die Arme dann „überschlagen"
b) von oben herab fallen lassen, einen Arm nach vorne, den anderen nach hinten
c) ein Arm kreist in eine Richtung, der andere kommt später hinzu und kreist entgegengesetzt – diese Variation fordert ggü. b) ein erhöhtes Koordinationsvermögen.

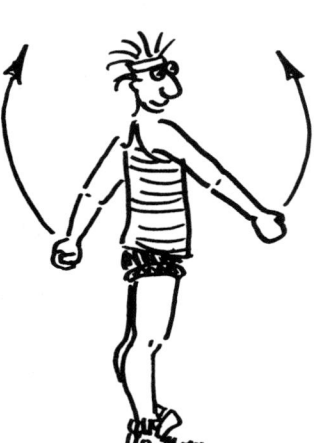

4 ▶ Armkreisen
(Schultergelenk)

Hier befinden sich beide Arme auf einer Linie, d.h. sie sind um 180° verschoben.
a) vorwärts
b) rückwärts

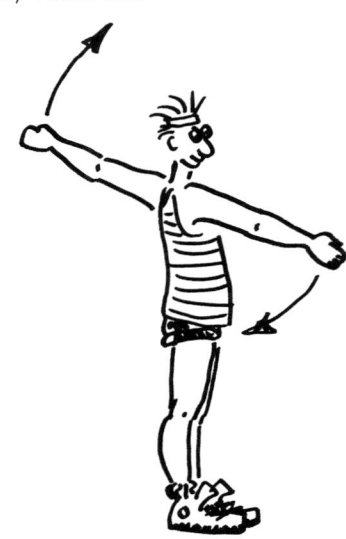

6 ▶ Hüftkreisen
(Hüftgelenk, Wirbelsäule)

Beim Hüftkreisen bleibt die Schulterebene möglichst unbewegt.

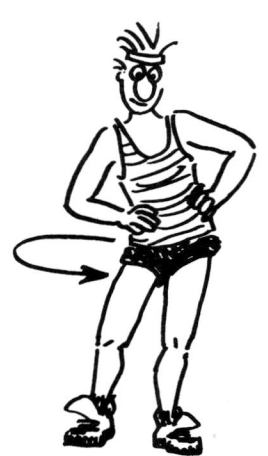

Aktiv-Kartei: Fitness-Training ohne Trott
© Verlag an der Ruhr, Postfach 10 22 51, 45422 Mülheim an der Ruhr

Gymnastik: Beweglichmachung

7 ▶ Rumpfkreisen
(Wirbelsäule)

Der Kopf wird zwischen die Arme genommen, die eigenen Daumen der gefalteten Hände werden angesehen. Personen mit Wirbelsäulenbeschwerden sollten bei dieser Übung keine Rückbeuge machen, sondern sich nur nach oben strecken.

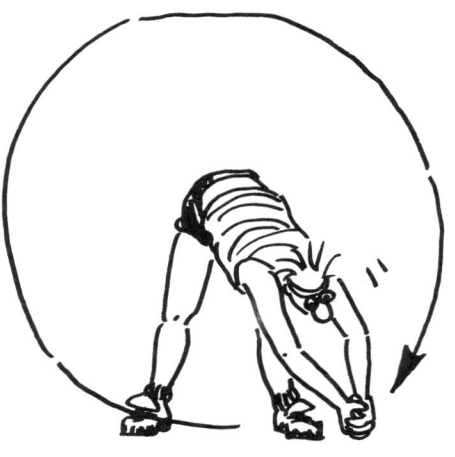

8 ▶ Beinpendel
(Hüftgelenk, Kniegelenk)

Hierbei beschreiben die Fußspitzen die Form einer flachgeschwungenen 8.

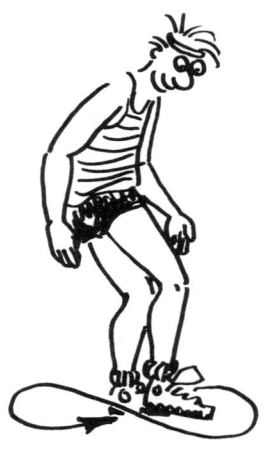

9 ▶ Fußkreisen
(Fußgelenk)

a) links herum
b) rechts herum

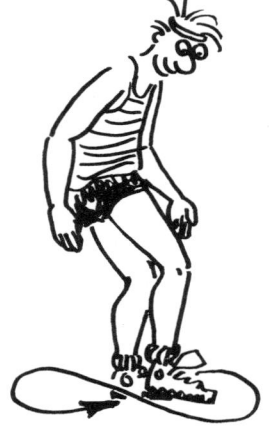

Aktiv-Kartei: *Fitness-Training ohne Trott*
© Verlag an der Ruhr, Postfach 10 22 51, 45422 Mülheim an der Ruhr

---

Gymnastik: Beweglichmachung

10 ▶ Handkreisen
(Handgelenk)

a) links herum
b) rechts herum

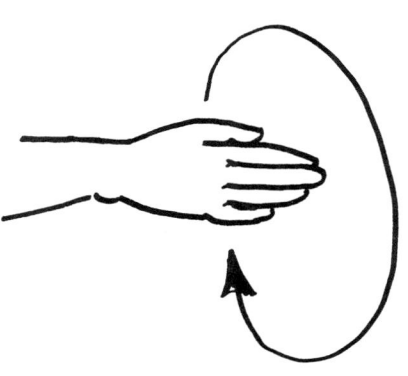

11 ▶ Daumenkreisen
(Daumen-Grundgelenk)

a) links herum
b) rechts herum

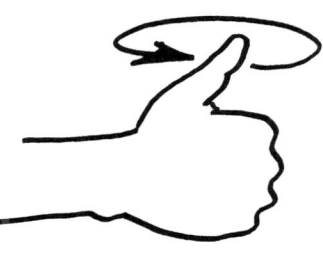

12 ▶ Wellenbewegung
(Fingergelenke, Handgelenk)

Hände falten, Unterarme sind bodenparallel und beschreiben Wellenbewegungen.

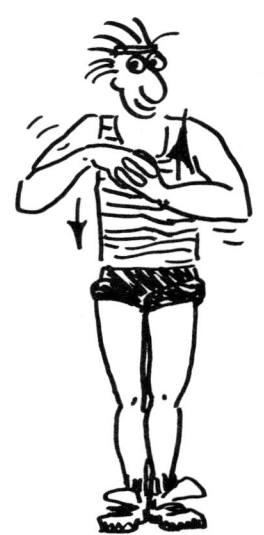

Aktiv-Kartei: *Fitness-Training ohne Trott*
© Verlag an der Ruhr, Postfach 10 22 51, 45422 Mülheim an der Ruhr

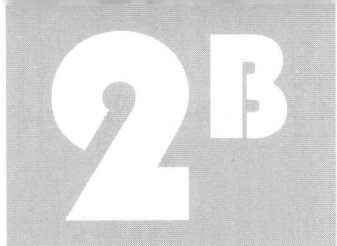

Gymnastik: Dehnung

*Dehnungsübungen beziehen sich auf die Muskulatur sowie auf Bänder und Sehnen.
Sie können statisch oder dynamisch durchgeführt werden
und müssen mehrfach wiederholt werden.*

Übungsfrequenz: 16 – 20

statische Dehnung: 5 – 10 Sek.

*Auf Grund der Arbeitsweise der Agonisten und Antagonisten
können Dehnungsübungen für die eine Muskelgruppe
gleichsam wie Kräftigungsübungen für eine andere Muskelgruppe wirken.
Unter einer dynamischen Dehnung versteht man
das Bewegungsausmaß im Zuge einer Bewegung,
unter einer statischen Dehnung
das Drücken oder Ziehen in eine bestimmte Position.*

Aktiv-Kartei: *Fitness-Training ohne Trott*
© Verlag an der Ruhr, Postfach 10 22 51, 45422 Mülheim an der Ruhr

---

Gymnastik: Dehnung

MUSKEL-TABELLE
Teil 1

Übung \ Muskelgruppe	Gesamtkörper	Beine	Oberschenkel	Obersch. vorne	Obersch. hinten	Obersch. außen	Adduktoren	Unterschenkel	Schienb. außen	Wade	Arme	Oberarm vorne	Oberarm hinten	Unterarm innen	Unterarm außen	Bauchmusk.	schräge Bauchm.	Brustmusk.	Hüfte	Hüft-Lenden-M.	Gesäß	Rumpf	seitl. Rumpfmusk.	Rücken	Schulter	Nacken	Wirbelsäule
1																										D	
2																		D									
3																									D		
4										K										D							
5				D		D														D							
6																D	D				D						
7																				D	D						
8																				D	D						
9				D		D																					
10			K													D		D									
11														D													
12														D													
13										D																	
14										D																	
15										D																	
16																D									D		
17															D							D					D
18														D	D							D					D
19					D											D	D										
20					D																						
21				D																	K			D	D		
22				D		D															D						
23			D	D		D																					
24				D		D															D						

D = Dehnung   K = Kräftigung

Aktiv-Kartei: *Fitness-Training ohne Trott*
© Verlag an der Ruhr, Postfach 10 22 51, 45422 Mülheim an der Ruhr

Gymnastik: Dehnung

MUSKEL-TABELLE
Teil 2

Übung / Muskelgruppe	Gesamtkörper	Beine	Oberschenkel	Obersch. vorne	Obersch. hinten	Obersch. außen	Adduktoren	Unterschenkel	Schienb. außen	Wade	Arme	Oberarm vorne	Oberarm hinten	Unterarm innen	Unterarm außen	Bauchmusk.	schräge Bauchm.	Brustmusk.	Hüfte	Hüft-Lenden-M.	Gesäß	Rumpf	seitl. Rumpfmusk.	Rücken	Schulter	Nacken	Wirbelsäule
25				D	D		D																				
26										D																	
27									D	D										D							
28	D																								D		
29				D	K											D											
30				D												D			K								
31					K											D	D		K		K						
32																						D					
33					K														K	D						D	D
34				D	D	D														D							
35				D																D							
36				K						K						D											D
37										D															K		
38								D																			
39										D																	
40										D														K		K	
41				D														D	D								
42				D														D									
43		K			D																						
44				D												D					D						
45																D	D								D		D
46										D																D	

D = Dehnung   K = Kräftigung

Gymnastik: Dehnung

1 ▸ Nicken
(Nacken)

Kopf vorsichtig vorwärts und leicht rückwärts nicken. Desgleichen bei zur Seite geneigtem Kopf. Man sollte darauf achten, dass derartige Bewegungen stets vorsichtig und kontrolliert durchgeführt werden.

2 ▸ Arme nach hinten federn
(Brustmusk.)

Die Arme nicht schnell, nicht ruckartig und auf keinen Fall mit Gewalt so weit wie möglich nach hinten federn!
a) die Arme befinden sich auf der Diagonalen
b) die Arme befinden sich auf derselben Höhe
Bei dieser Übung sollten die Höhen verändert werden, damit alle 3 Teile der Brustmuskulatur angesprochen werden.

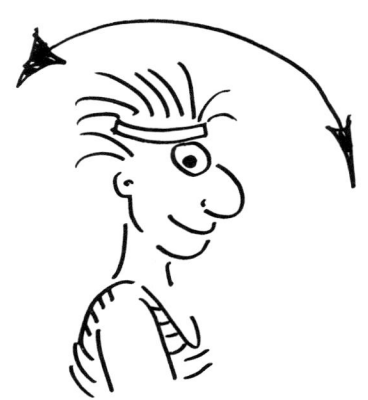

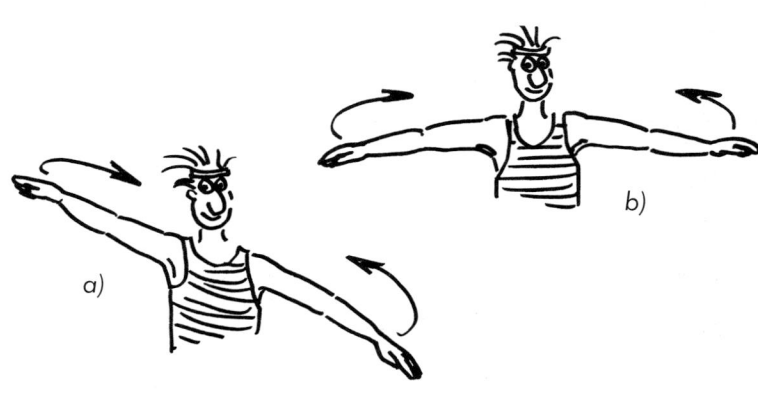

Gymnastik: Dehnung

3 ▶ Arme federn
(Schulter)

Die gestreckten Arme werden bodenparallel nach vorne gestreckt und dann überkreuzt. (nachfedern)

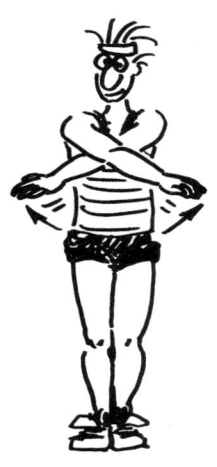

4 ▶ Hochzehengang
(Wade, Rumpf)

Hochzehengang auf der Stelle, dabei diagonal nach oben greifen und den gesamten Körper strecken.

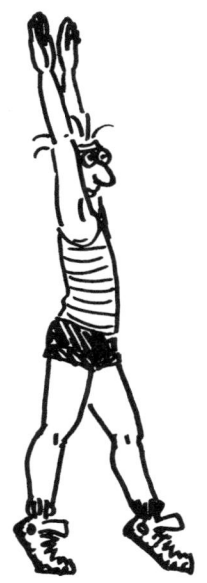

5 ▶ Winkeldehnung
(Oberschenkel hinten, Adduktoren, Rumpf)

Grätschstand – Oberkörper im Wechsel zum re./li. Knie kontrolliert herunterführen, ohne nachzufedern; dazwischen voll aufrichten.
Wichtig ist, dass der Rücken immer gerade bleibt.

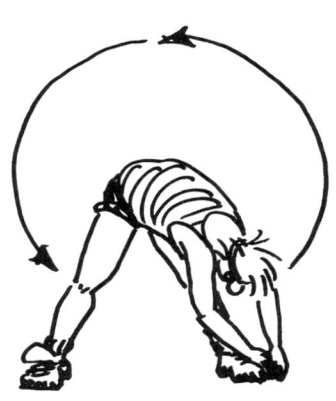

Aktiv-Kartei: Fitness-Training ohne Trott
© Verlag an der Ruhr, Postfach 10 22 51, 45422 Mülheim an der Ruhr

---

Gymnastik: Dehnung

6 ▶ Windmühle
(schräge Bauchmusk., Brustmusk., seitl. Rumpfmusk.)

Grätschstand – Oberkörper mit geradem Rücken vorbeugen und mit der linken Hand zum rechten Fuß drehen, und umgekehrt. Die Übung muss ruhig und ohne Schwung durchgeführt werden, um die Lendenwirbel zu schonen.

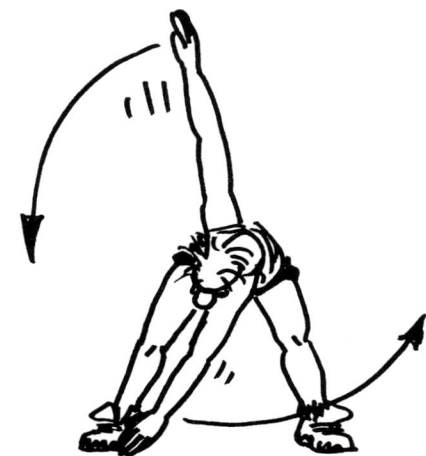

7 ▶ Holz hacken
(Rumpf)

Grätschstand – Hände falten, Arme gestreckt in Über-Kopf-Halte und Oberkörper zurückbeugen, dann vorbeugen und mit den Händen zwischen den Füßen langsam hindurchführen. Bei dieser Übung werden stets die Daumen angesehen.
Diese Übung kann die Lendenwirbel belasten: Personen mit Wirbelsäulenbeschwerden sollten auf diese Übung verzichten.

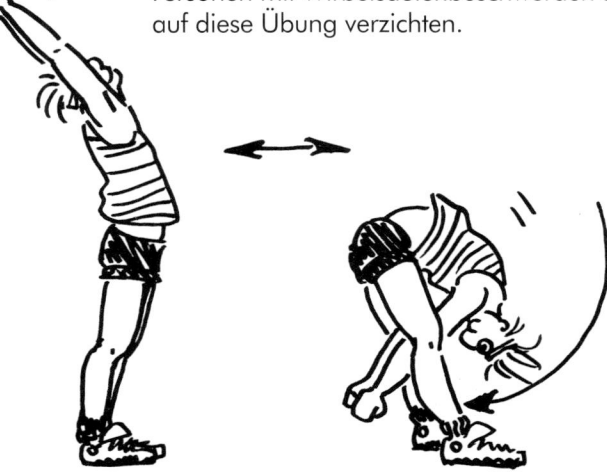

Aktiv-Kartei: Fitness-Training ohne Trott
© Verlag an der Ruhr, Postfach 10 22 51, 45422 Mülheim an der Ruhr

Gymnastik: Dehnung

8 ▸ Seitbeuge
(seitl. Rumpfmusk.)

Grätschstand – den Oberkörper seitlich kontrolliert herunterdehnen. Dabei wird der Arm der gedehnten Seite fast aufs Ohr gelegt bzw. zur Seite weggestreckt. Das Becken bleibt frontal.
Diese Übung sollte langsam durchgeführt werden.

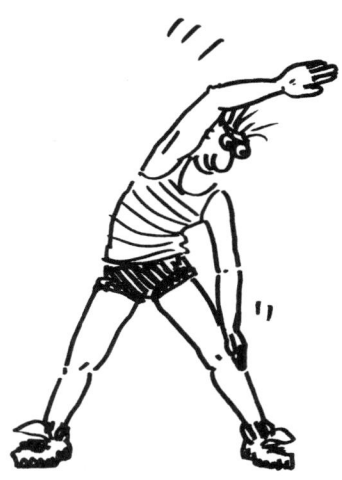

9 ▸ Ellbogenfassung
(Oberschenkel hinten, Adduktoren)

Grätschstand – rechte Hand umfasst linken Ellbogen und umgekehrt. Beide Ellbogen zum Boden federn und bei jeder Federung die Grätschstellung etwas vergrößern. In der Endstellung dann die Handflächen auf den Boden legen, weiter federn und die durchgedrückten Beine langsam bis zur Schlussstellung zusammenlaufen lassen. Die Federbewegung erfolgt langsam, ruhig und mit möglichst geradem Rücken: nicht mit Schwung und Kraft in die dehnende Federung!

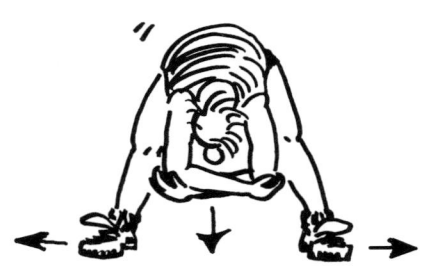

Gymnastik: Dehnung

10 ▸ Bogenspannung
(Oberschenkel vorne, schräge Bauchmusk., Hüft-Lenden-Musk.)

Zehenstand – Rückbeuge und hinter dem Rücken in Richtung der entgegengesetzten Ferse greifen. Personen mit Wirbelsäulenbeschwerden sollten diese Übung meiden.

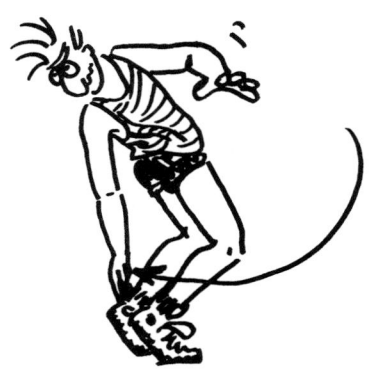

11 ▸ Unterarmdehnung
(Unterarm außen)

Eine Hand umfasst die andere und drückt den Handrücken zur Unterarm-Innenseite:
Z.B. der rechte Arm ist gestreckt und zeigt nach unten, die Unterarm-Innenseite zeigt nach vorne/oben. Die linke Hand ergreift die rechte Hand und zieht sie nach oben zur Unteram-Innenseite.

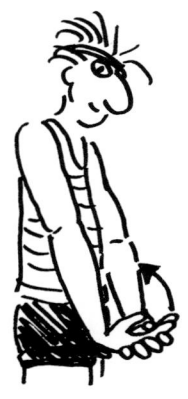

Gymnastik: Dehnung

12 ▸ Winkelgreifen
(Unterarm außen)

Armseithalte, die Ellbogen sind durchgedrückt, die Handflächen zeigen zur Decke und werden dann zum Unterarm hin angewinkelt; kräftig greifen.

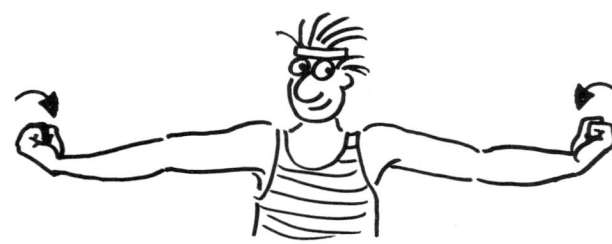

13 ▸ Fingerpresse
(Unterarm innen)

Unterarme parallel zum Boden, Fingerkuppen gegeneinander legen und vorsichtig federnd gegeneinander pressen.

14 ▸ Fingerdehnung
(Unterarm innen)

Hände falten und mit zum Boden zeigenden Handflächen nach unten federnd durchdrücken.

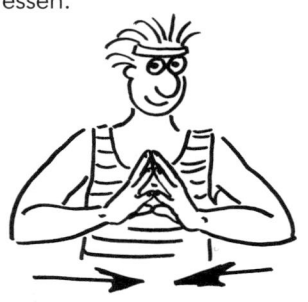

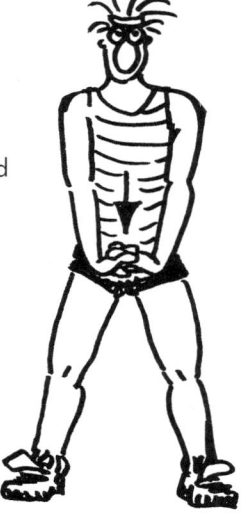

Aktiv-Kartei: Fitness-Training ohne Trott
© Verlag an der Ruhr, Postfach 10 22 51, 45422 Mülheim an der Ruhr

---

Gymnastik: Dehnung

15 ▸ Fingerkneten
(Unterarm außen)

Die Finger der einen Hand mit der anderen Hand von den Grundgelenken zu den Fingerspitzen hin auskneten.

17 ▸ Oberkörper drehen
(schräge Bauchmusk., seitl. Rumpfmusk., Wirbelsäule)

Schrittstellung mit Nackenhalte – Oberkörper in beide Bewegungsrichtungen langsam und kontrolliert um die Körperlängsachse drehen, ohne nachzufedern.

16 ▸ Rückensäge
(Brustmusk., Schulter)

Hinter dem Rücken
– eine Hand kommt über
die Schulter, die andere Hand
diagonal von unten –
Hände verschränken und
wechselseitig ziehen.

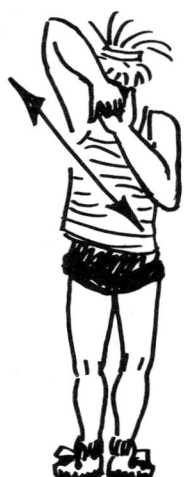

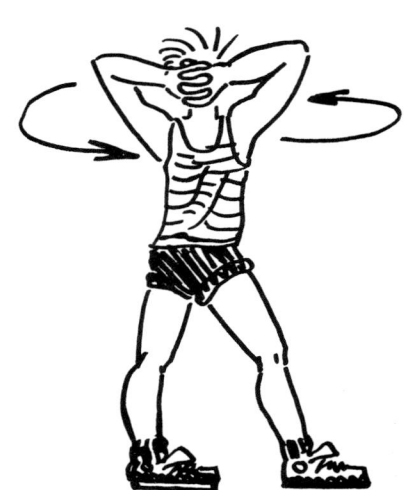

Aktiv-Kartei: Fitness-Training ohne Trott
© Verlag an der Ruhr, Postfach 10 22 51, 45422 Mülheim an der Ruhr

Gymnastik: Dehnung

18 ▶ Rumpfdrehen
(schräge Bauchmusk., Brustmusk., seitl. Rumpfmusk., Wirbelsäule)

Grätschstand – Arme bodenparallel, Körper kontrolliert um die Körperlängsachse drehen. Die Blickrichtung wird stets mitgenommen, d.h. der Daumen der nach hinten geführten Hand wird angesehen. Die Dehnung erfolgt ohne Schwung und der Arm wird hinten kurz gehalten, bevor er zurückgeführt wird.

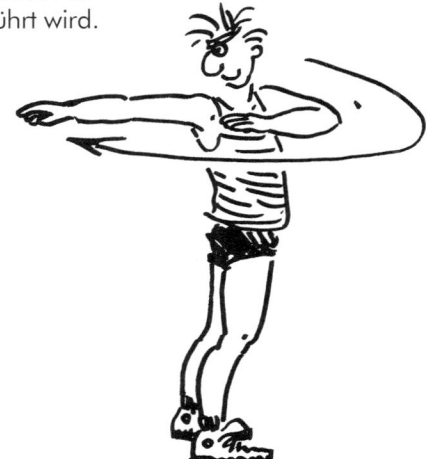

19 ▶ Weite Schrittstellung
(Adduktoren, Hüfte, Hüft-Lenden-Musk.)

Weite Schrittstellung – das Knie des vorderen Beines über die eigene Fußspitze nach vorn schieben und nachfedern.
a) dabei frontale Beckenhaltung
 (dabei Hände auf dem Knie des vorderen Beines)
b) dabei seitliche Beckenhaltung
 (ein Hand auf vorderem Knie, eine auf hinterem Oberschenkel)

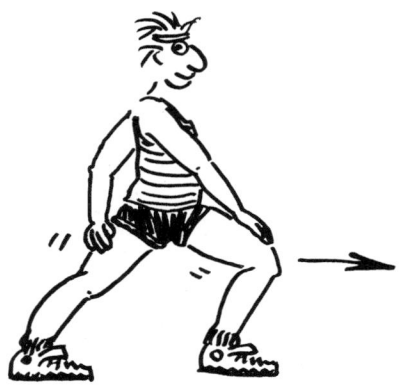

Aktiv-Kartei: Fitness-Training ohne Trott
© Verlag an der Ruhr, Postfach 10 22 51, 45422 Mülheim an der Ruhr

---

Gymnastik: Dehnung

20 ▶ Hocksitz
(Adduktoren)

Sitz mit angehockten Beinen – Hände umfassen die Fußspitzen – Knie vorsichtig nach unten drücken. Darauf achten, dass der Rücken gerade bleibt! Es kommt hier zu einer Scherbelastung im Kniegelenk. Daher ist diese Übung nur nach einer Aufwärmphase und sehr vorsichtig durchzuführen.

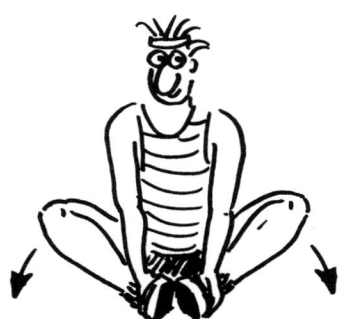

21 ▶ Strecksitz-Durchroller
(Oberschenkel hinten, Rumpf, Rücken, Hüft-Lenden-Musk.)

Strecksitz – Oberkörper nach vorne beugen und Kopf langsam und kontrolliert auf die Knie zuführen. Die Übung bitte nur nach einer Aufwärmphase durchführen, denn sie belastet die Lendenwirbel und dehnt das Längsband. Die Dehnübung in der Illustration ist nur für sehr austrainierte SportlerInnen zur Nachahmung zu empfehlen. Bitte führen Sie diese Übung mit Feingefühl im Rahmen ihrer Möglichkeiten durch!

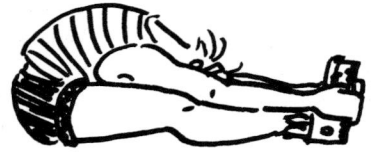

Aktiv-Kartei: Fitness-Training ohne Trott
© Verlag an der Ruhr, Postfach 10 22 51, 45422 Mülheim an der Ruhr

Gymnastik: Dehnung

22 ▶ Grätschsitz
*(Oberschenkel hinten, Adduktoren,
schräge Bauchmusk., seitl. Rumpfmusk.)*

Grätschsitz – Rumpfvorbeuge und Kopf zum linken Knie,
zum rechten Knie, zur Mitte Richtung Boden.
Auch diese Übung belastet bei starker Beugung die Lendenwirbel
und das Längsband. Bitte führen Sie die Übung nur gut aufgewärmt durch. Beugen und dehnen Sie langsam, ohne nachzufedern und im Rahmen Ihrer Möglichkeiten.

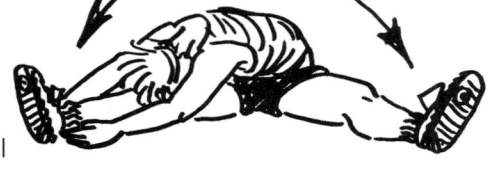

23 ▶ Hürdensitz
*(Oberschenkel vorne,
Oberschenkel hinten, Adduktoren)*

Hürdensitz – Winkel zwischen den Beinen sollte
ca. 90° betragen.
Bitte beachten Sie unsere Warnung zum Hürdensitz auf S. 20!

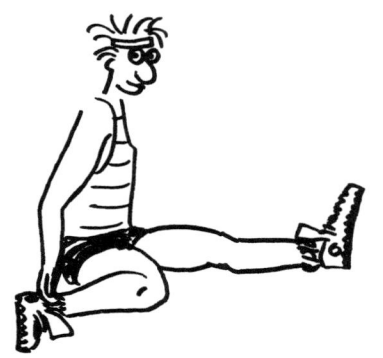

Gymnastik: Dehnung

24 ▶ Hürdensitz-Durchroller
*(Oberschenkel hinten,
Adduktoren, Rumpf)*

Aus dem Hürdensitz über die Bauchlage
über die Seite des langen Beines in den
Hürdensitz der anderen Seite gelangen.
Bitte beachten Sie unsere Warnung zum
Hürdensitz auf S. 20!

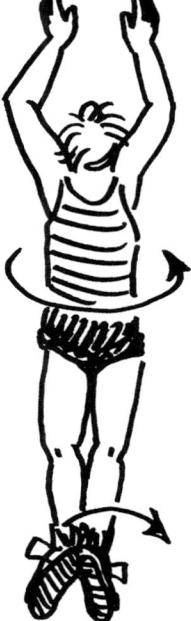

Draufsicht

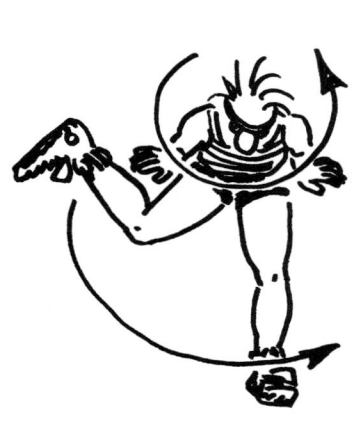

Gymnastik: Dehnung

25 ▶ Hürdensitz-Aufsteh-Wechsel
(Oberschenkel vorne, Oberschenkel hinten, Adduktoren)

Aus dem Hürdensitz hochstemmen, 180° Oberkörperdrehung um die Längsachse und in den Hürdensitz der anderen Seite herunter. Bitte beachten Sie unsere Warnung zum Hürdensitz auf S. 20!

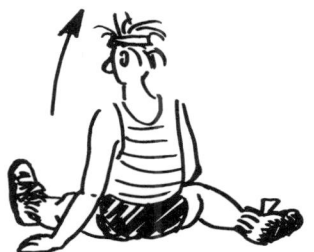 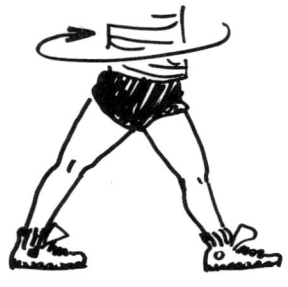 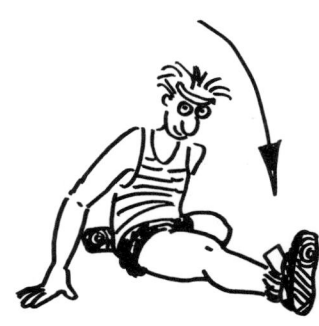

26 ▶ Hocke
(Wade)

Hockstand – die Fußsohlen bleiben stets auf dem Boden aufliegend – herunter in die Hocke und zur Balance die Arme weit nach vorne strecken.

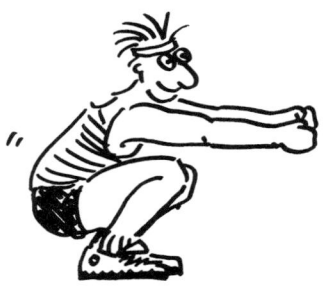

Aktiv-Kartei: Fitness-Training ohne Trott
© Verlag an der Ruhr, Postfach 10 22 51, 45422 Mülheim an der Ruhr

---

Gymnastik: Dehnung

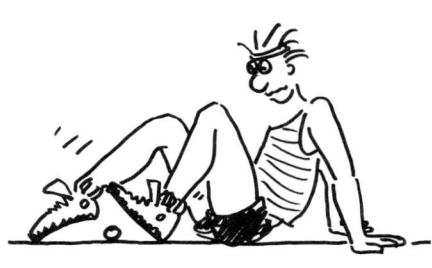

27 ▶ Spitze/Hacke
(Schienbein vorne-außen, Wade)

Hocksitz – der Stab liegt vor den Füßen. Der linke Fuß berührt mit der Ferse den Boden diesseits des Stabes, der rechte Fuß berührt mit der Spitze den Boden jenseits des Stabes. Danach umgekehrt. Wer dies gut hinbekommt, kann die Übung dann mit hohem Tempo durchführen.
Diese Übung stellt hohe koordinative Ansprüche.

28 ▶ Fang den Ball
(Gesamtkörper, Schulter)

Ball hochwerfen, hinsetzen, im Sitz fangen.
Ball im Sitz hochwerfen, aufstehen, im Stand fangen ...

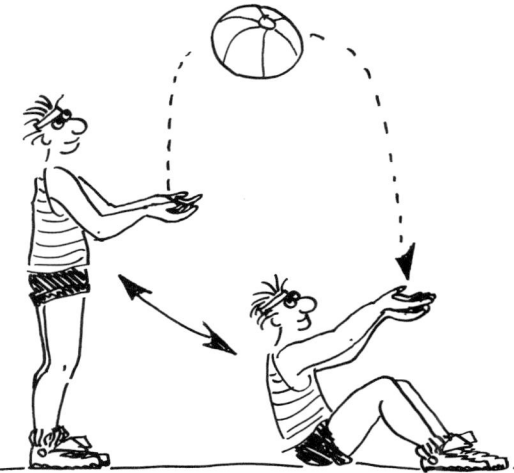

Aktiv-Kartei: Fitness-Training ohne Trott
© Verlag an der Ruhr, Postfach 10 22 51, 45422 Mülheim an der Ruhr

Gymnastik: Dehnung

29 ▶ Bauchlagendrehung
(Oberschenkel vorne, Oberschenkel hinten, schräge Bauchmusk.)

Bauchlage – Arme seitlich vom Körper weggestreckt auf dem Boden liegend – rechter Fuß zur linken Hand und umgekehrt.

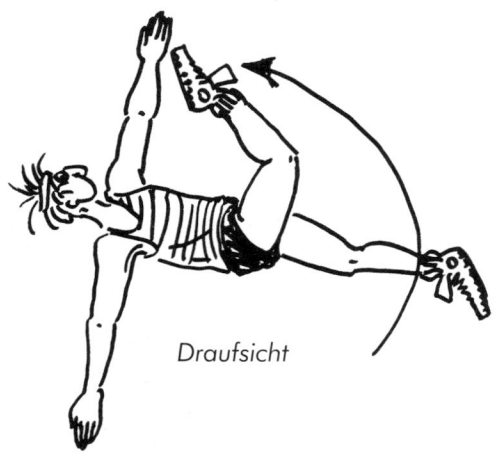
Draufsicht

30 ▶ Rückendrehung
(Oberschenkel hinten, schräge Bauchmusk., Hüft-Lenden-Musk.)

Rückenlage – Arme seitlich vom Körper weggestreckt auf dem Boden liegend – rechter Fuß zur linken Hand und umgekehrt.
Der Fuß wird immer langsam und kontrolliert zur Hand geführt.

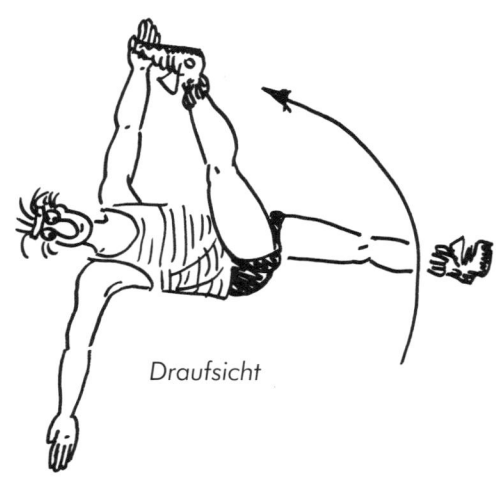
Draufsicht

Gymnastik: Dehnung

31 ▶ Große Bauchschaukel
(Bauchmusk., Oberschenkel hinten, Brustmusk., Gesäß, Rücken)

Bauchlage – Oberkörper mit den Armen leicht hochdrücken, dann Hände vorstrecken und die Beine leicht nach hinten-oben wegstrecken. So ergibt sich eine sanfte schaukelnde Bewegung. Eine extreme Hohlkreuzhaltung ist zu vermeiden!

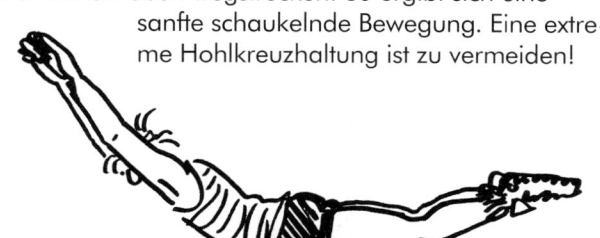

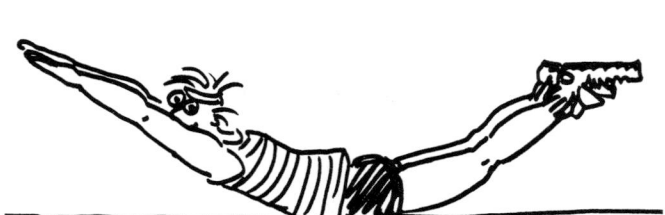

32 ▶ Rumpfdehnung
(Rumpf)

Sitz auf einem Stuhl – Strecken des Rückens, Nachhintenziehen der Schultern, leichtes Beugen des Kopfes nach hinten: tief einatmen. Mit dem Ausatmen zurück in eine schlaffe Sitzhaltung.

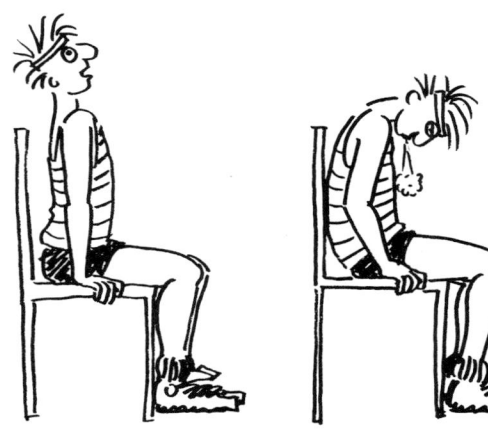

Gymnastik: Dehnung

33 ▶ Einseitige Bankstellung
(Oberschenkel hinten, Gesäß, Rumpf, Nacken, Wirbelsäule)

Aus der Bankstellung linkes Knie zur Brust und Kinn auf die Brust, dann linkes Bein ohne ein Hohlkreuz dabei zu bilden nach hinten-oben wegstrecken; desgleichen dann mit dem anderen Bein.

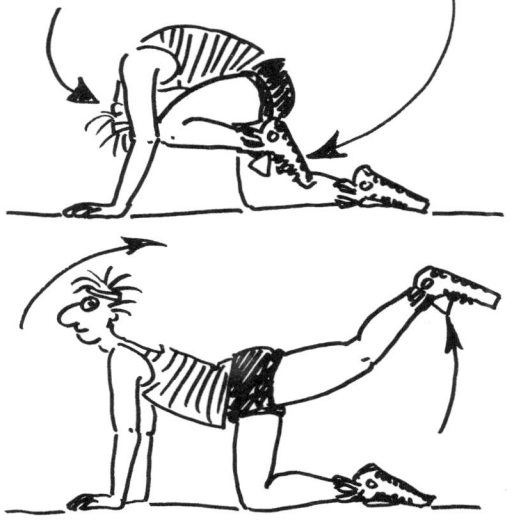

34 ▶ Kerze
(Oberschenkel vorne, Oberschenkel hinten, Adduktoren)

a) vorwärts-rückwärts scheren
b) seitwärts scheren
c) mit der Unterstützung leicht angewinkelter Beine das Becken nach links/rechts drehen.

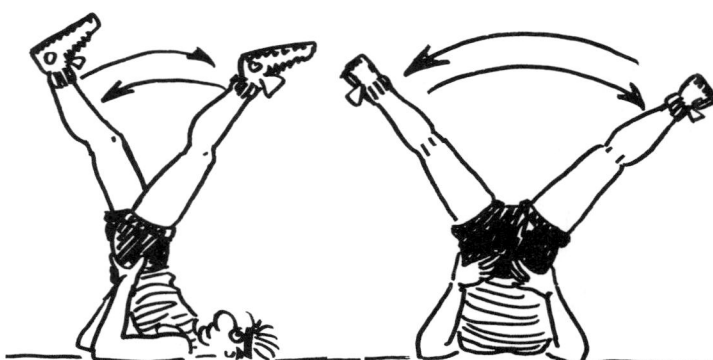

Gymnastik: Dehnung

35 ▶ Hürdensitz-Rückenlage
(Oberschenkel vorne, Hüft-Lenden-Muskel)

Hürdensitz – nach hinten beugen und in die Rückenlage gehen. Dabei kommt das Knie des angewinkelten Beines hoch und muss nun zum Boden gefedert/gedrückt werden.

Draufsicht

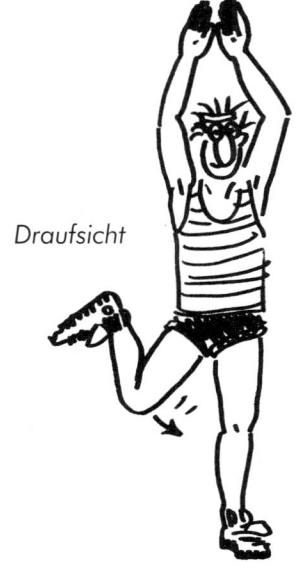

36 ▶ Drehsprünge
(Oberschenkel vorne, Wade, schräge Bauchmusk., Wirbelsäule)

Schlusssprünge mit Oberkörperdrehung um die Körperlängsachse entgegengesetzt zur Drehung des Oberkörpers.

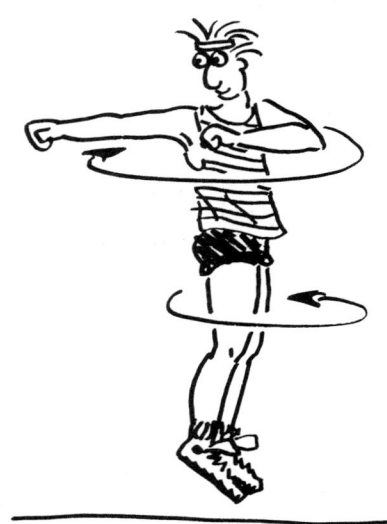

Gymnastik: Dehnung

37 ▶ Liegestütz mit hohem Gesäß
(Wade, Schulter)

Der Liegestütz mit hohem Gesäß ist ein Vierfüßlerstand mit gestreckten Extremitäten und abgewinkelt in der Hüfte. Abwechselnd wird die linke/rechte Ferse vom Boden abgehoben und das entsprechende Knie dabei leicht gebeugt.

38 ▶ Fußdehnung
(Unterschenkel)

Schrittstellung – Fußspitze des hinteren Beines strecken. Nur die Fußspitze hat noch Bodenkontakt hinter dem Körper. Fußrücken nun vorsichtig nach vorne drücken.

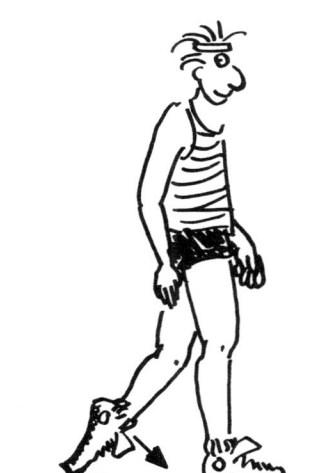

39 ▶ Wand hoch
(Wade)

Schrittstellung vor der Wand, Vorderfuß an der Wand hochstellen – Kniegelenk desselben Beines strecken und Hüfte nach vorne schieben.

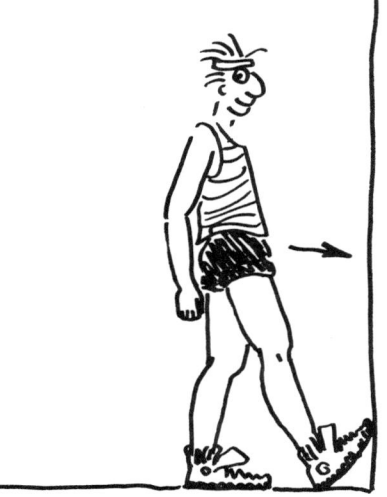

Gymnastik: Dehnung

40 ▶ Liegestütz-Wanderung
(Wade, Rumpf, Schulter)

Aus dem Liegestütz mit gestreckten Beinen so weit mit den Händen nach hinten wandern, bis eine leichte Spannung spürbar wird. Dann die Fersen Richtung Boden senken, bis die Waden spannen.

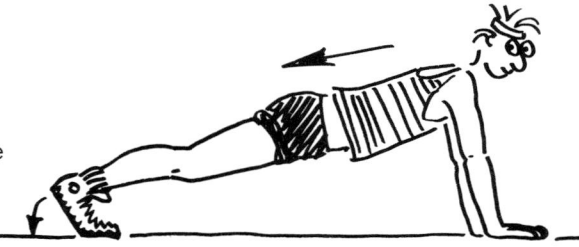

41 ▶ Knie hoch
(Oberschenkel hinten, Gesäß, Hüfte)

Stand – mit beiden Händen das rechte/linke Knie hoch zur Brust anziehen.

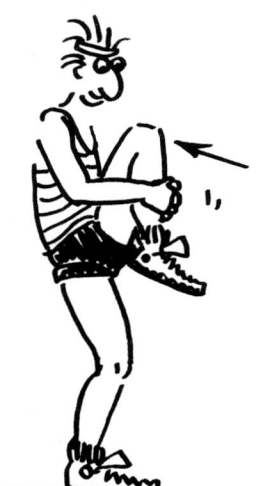

42 ▶ Beinstreckung
(Oberschenkel hinten, Hüfte)

Rückenlage – beide Hände umfassen den Oberschenkel des rechten/linken Beines und ziehen ihn zum Körper. Dann das gebeugte Knie des herangezogenen Beines langsam durchstrecken.

Gymnastik: Dehnung

43 ▸ Seitgrätsche
(Oberschenkel vorne, Adduktoren)

Weite Grätschstellung – Gewicht auf ein Bein verlagern und dieses dabei beugen. Der Fuß des nun gestreckten Beines hält den Bodenkontakt. Dann hoch und zur anderen Seite herunter. Personen mit Kniegelenkschäden sollten diese Übung meiden.

44 ▸ Schräge Vorbeuge
(Oberschenkel hinten, schräge Bauchmusk., Rumpf)

Strecksitz – rechtes Bein kreuzt angewinkelt über linkes Bein; Oberkörpervorbeuge mit dem Kopf außen am gebeugten Knie vorbei und langsam nachfedern.

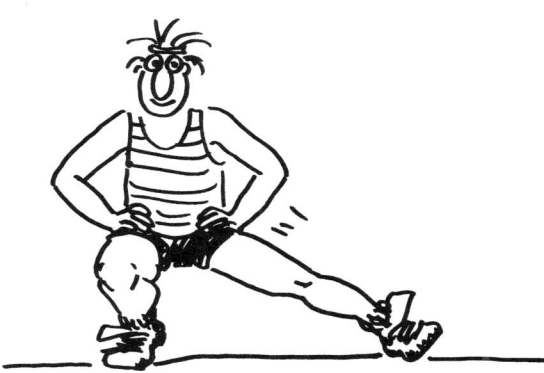
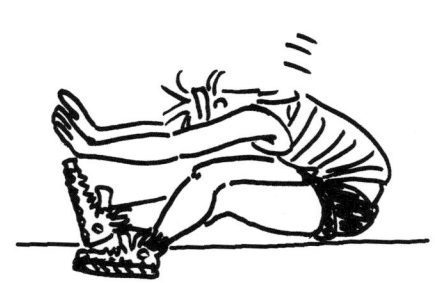

Gymnastik: Dehnung

45 ▸ Hüftdrehung
(schräge Bauchmusk., Hüfte, Wirbelsäule)

Rückenlage – die Knie sind angewinkelt, die Hände hinter dem Kopf verschränkt. Nun werden beide Knie im Wechsel nach links/rechts zum Boden geführt. Dabei bleiben die Schulterblätter stets auf dem Boden, die Beine sind stets parallel.

46 ▸ Würger
(Schulter, Oberarm hinten)

Stand – die linke Hand umfasst den rechten Ellbogen (re. Arm ist gebeugt und bodenparallel) und drückt ihn in Halshöhe zum Körper hin.

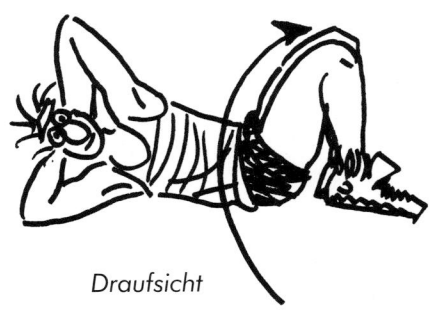

Draufsicht

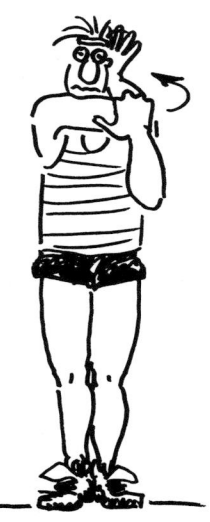

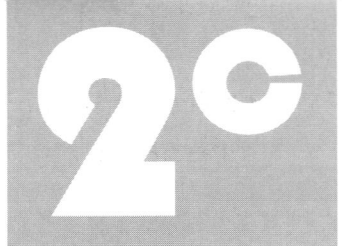

Gymnastik: Kräftigung

Bei Kräftigungsübungen muss eine gewisse Reizschwelle
der Muskulatur überschritten werden,
um einen Kraftzuwachs zu erzielen (Alles-oder-Nichts-Gesetz).
Den Kräftigungsübungen sollten Dehnungsübungen vorausgegangen sein,
Lockerungsübungen und Dehnübungen nachgehängt werden.
Kräftigungsübungen können statischer und dynamischer Natur sein:
Bei dynamischen Kräftigungsübungen verändert sich die Winkelstellung
des Gelenkes, auf das die zu kräftigenden Muskeln wirken.
Es ist also eine Bewegung sichtbar.
Bei statischen Kräftigungsübungen wird in einer bestimmten Position
gegen einen fixierten Gegenstand Kraft entwickelt.
Es kommt also zu keiner Winkelveränderung im Gelenk,
es ist keine Bewegung erkennbar.

Aktiv-Kartei: *Fitness-Training ohne Trott*
© Verlag an der Ruhr, Postfach 10 22 51, 45422 Mülheim an der Ruhr

---

Gymnastik: Kräftigung

MUSKEL-TABELLE
Teil 1

Übung	Gesamtkörper	Beine	Oberschenkel	Obersch. vorne	Obersch. hinten	Obersch. außen	Adduktoren	Unterschenkel	Schienb. außen	Wade	Arme	Oberarm vorne	Oberarm hinten	Unterarm innen	Unterarm außen	Bauchmusk.	schräge Bauchm.	Brustmusk.	Hüfte	Hüft-Lenden-M.	Gesäß	Rumpf	seitl. Rumpfmusk.	Rücken	Schulter	Nacken	Wirbelsäule
1			K		K											K			K								
2												K															
3												K	K														
4												K	K														
5												K	K	K													
6				K								K				K			K						K		
7												K						K							K		K
8												K	K														
9		K										K							K						K		
10				K								K							K								
11												K												K	K		
12												K	K												K		
13			K							K															K		
14			K										K														
15			K										K														
16													K						K								
17			K																								
18				K														D	K					K			
19				K															K					K	K		
20													K						K	K							
21														D					K								
22																								K	K		
23	K				K	K				K	K														K	K	
24			D							K						K											

D = Dehnung   K = Kräftigung

Aktiv-Kartei: *Fitness-Training ohne Trott*
© Verlag an der Ruhr, Postfach 10 22 51, 45422 Mülheim an der Ruhr

Gymnastik: Kräftigung

MUSKEL-TABELLE
Teil 2

Übung \ Muskelgruppe	Gesamtkörper	Beine	Oberschenkel	Obersch. vorne	Obersch. hinten	Obersch. außen	Adduktoren	Unterschenkel	Schienb. außen	Wade	Arme	Oberarm vorne	Oberarm hinten	Unterarm innen	Unterarm außen	Bauchmusk.	schräge Bauchm.	Brustmusk.	Hüfte	Hüft-Lenden-M.	Gesäß	Rumpf	seitl. Rumpfmusk.	Rücken	Schulter	Nacken	Wirbelsäule
25			K							K						K				K							
26			K	D						K						K				K							
27		K	K							K															D		
28			K						K							K				K					K		
29									K																		
30			K																						K		K
31			K													K				K							
32			K	K																							
33			K							K						K								K	K		
34			K						K												K						
35			K		D					K																	
36			K							K																	
37																K				K					K		

D = Dehnung   K = Kräftigung

Gymnastik: Kräftigung

Übungen am Ort

1 ▸ Schwebesitz
(Oberschenkel vorne, Adduktoren, Bauchmusk., Hüft-Lenden-Musk.)

a) Füße anziehen/strecken

b) Beine scheren

c) Füße beschreiben Außenkreise

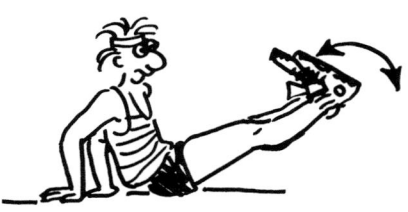
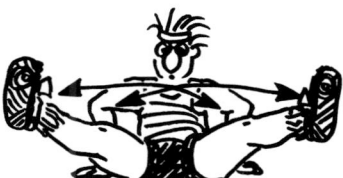
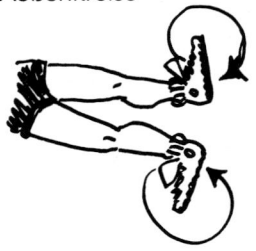

d) Füße beschreiben Innenkreise

e) geschlossene Beine kreisen

f) fiktives Rudern

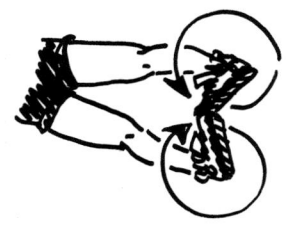
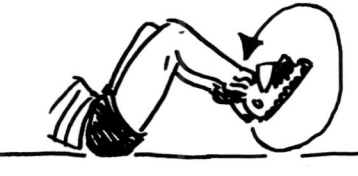
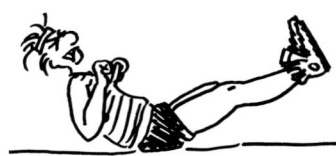
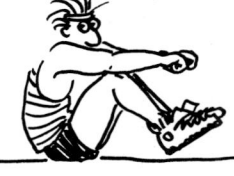

Gymnastik: Kräftigung
Übungen am Ort

2 ▶ Handstand an der Wand
(Oberarme hinten)

Der Körper wird hochgedrückt und wieder abgesenkt – pumpen.

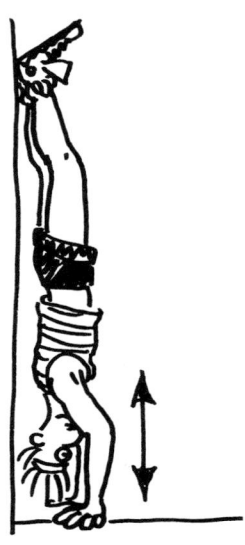

3 ▶ Liegestütz
(Oberarm hinten, Bauch)

Beim Liegestütz haben nur Hände und Füße Bodenkontakt. Der Körper bleibt gestreckt (kein Hohlkreuz!). Dann werden die Arme gebeugt und gestreckt. Der etwas leichtere Knie-Liegestütz stellt eine alternative Einstiegsübung dar. Dabei haben die Hände und die Knie Bodenkontakt.

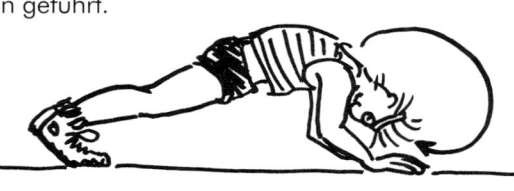

4 ▶ Liegestütz-Durchroller
(Oberarm hinten, Bauch)

Kopf- und Schulterpartie werden auf einer nach vorne gerichteten Kreisbahn geführt.

Aktiv-Kartei: Fitness-Training ohne Trott
© Verlag an der Ruhr, Postfach 10 22 51, 45422 Mülheim an der Ruhr

---

Gymnastik: Kräftigung
Übungen am Ort

5 ▶ Finger-Liegestütz
(Oberarm hinten, Unterarm innen, Bauch)

Ganz normaler Liegestütz, bei dem nicht die Handteller, sondern die Fingerspitzen Bodenkontakt haben.

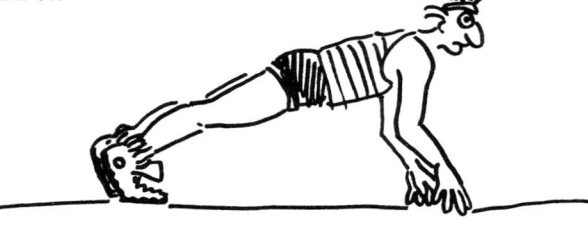

6 ▶ Liegestütz mit kurzer Flugphase
(Oberschenkel hinten, Oberarm hinten, Bauch, Gesäß, Schulter)

a) Am Ende der schnellen Streckung der Arme wird der Körper so weggedrückt, dass die Hände kurz keinen Bodenkontakt mehr haben. Dabei wird schnell in die Hände geklatscht.
b) Hände **und** Füße haben kurzfristig keinen Bodenkontakt.

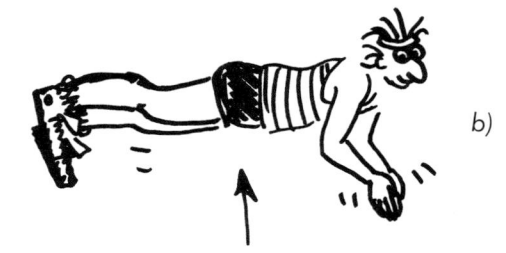

7 ▶ Einarmige Liegestütze
(Oberarm hinten, seitliche Rumpfmusk., schräge Bauchmusk., Wirbelsäule)

Liegestütz auf einer Hand – der zweite Arm wird auf den Rücken gelegt (kein Hohlkreuz!). Zur besseren Balance empfiehlt sich eine weite Grätschstellung der Beine.

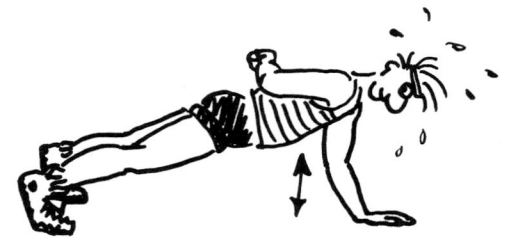

Aktiv-Kartei: Fitness-Training ohne Trott
© Verlag an der Ruhr, Postfach 10 22 51, 45422 Mülheim an der Ruhr

Gymnastik: Kräftigung
Übungen am Ort

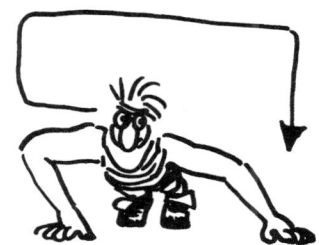

8 ▸ Liegestütz im Hufeisen
(Oberarm hinten, Bauchmusk.)
Dabei wird der Großteil des Körpergewichtes im fließenden Wechsel auf den rechten bzw. linken Arm verlagert: links herunter – nach rechts hinüber – rechts hoch ...

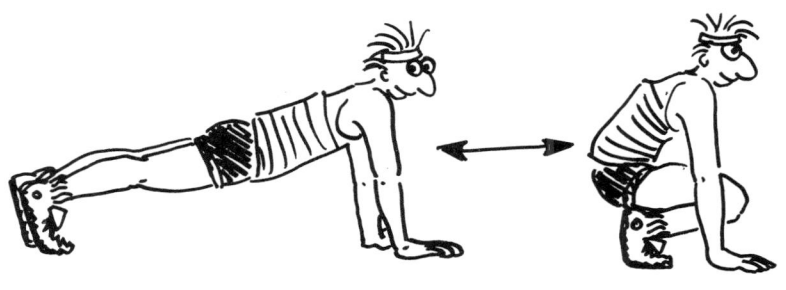

9 ▸ Anhocken/wegstrecken
(Bauch, Hüft-Lenden-Musk., Schulter, Oberschenkel vorne)
In der Liegestützhaltung Beine anhocken bzw. angrätschen und wieder wegstrecken.

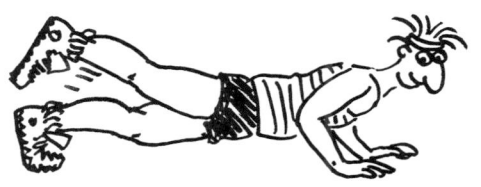

10 ▸ Bein hoch
(Oberschenkel hinten, Gesäß, Oberarm hinten)
Liegestütz mit gleichzeitigem Heben eines Beines nach hinten-oben.

Gymnastik: Kräftigung
Übungen am Ort

11 ▸ Liegestütz rücklings
(Oberarm hinten, Rücken, Schulter)
Die Rückseite des Übenden zeigt nach unten, dann Liegestütz, auch mit wechselnder Belastung der Arme möglich.

12 ▸ Kreisen
(Oberarm hinten, Bauch, Schulter)
Liegestützhaltung – Hände laufen einen Kreis.

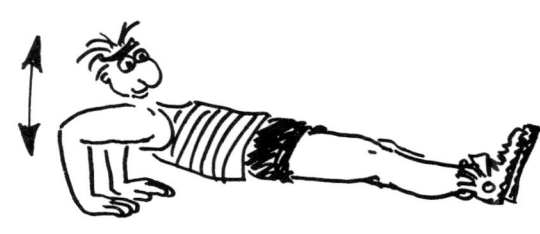

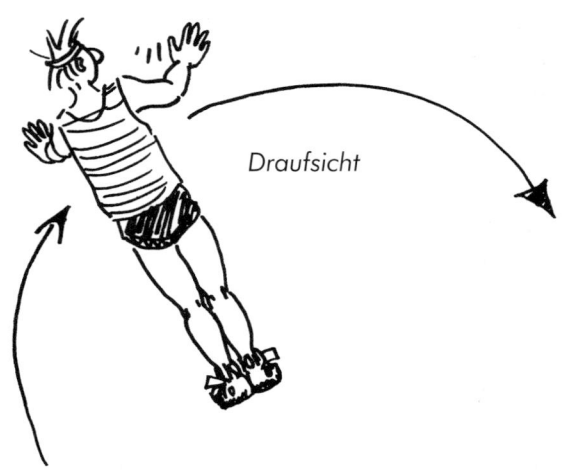

Draufsicht

Gymnastik: Kräftigung
Übungen am Ort

13 ▸ Kreishüpfen
(Oberschenkel vorne, Schulter, Arme)
Liegestützhaltung – geschlossene Beine hüpfen auf einer Kreisbahn.

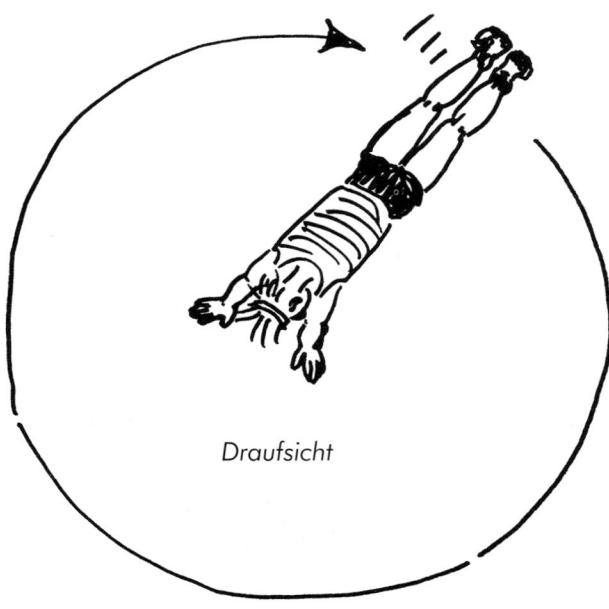

Draufsicht

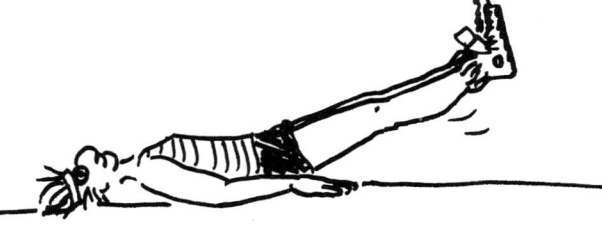

14 ▸ Schwebende Beine
(Bauchmusk., Oberschenkel vorne)
Rückenlage – alle Übungen der Übung 1 (Schwebesitz).

Aktiv-Kartei: *Fitness-Training ohne Trott*
© Verlag an der Ruhr, Postfach 10 22 51, 45422 Mülheim an der Ruhr

---

Gymnastik: Kräftigung
Übungen am Ort

15 ▸ Rückenlage
(Bauchmusk., Oberschenkel vorne)
a) Beine geschlossen langsam heben und senken

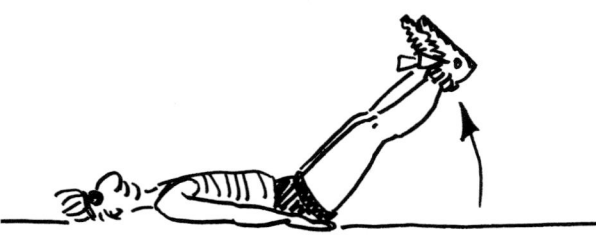

b) Kopf langsam heben, halten und senken

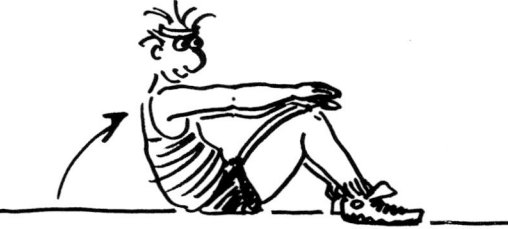

16 ▸ Aufrichten
(Bauch, Hüft-Lenden-Musk.)
Rückenlage – Knie beugen, Arme in Vorhalte und Kopf zu den Knien bringen.

Aktiv-Kartei: *Fitness-Training ohne Trott*
© Verlag an der Ruhr, Postfach 10 22 51, 45422 Mülheim an der Ruhr

Gymnastik: Kräftigung
Übungen am Ort

17 ▶ Kniebeugen
(Oberschenkel vorne)

Bei den Kniebeugen wird das Körpergewicht aus den Knien heraus nach oben gedrückt und anschließend wieder abgesenkt. Der Oberkörper bleibt dabei aufrecht, der Rücken bleibt gerade.
Bei Knieproblemen sollte der Beugewinkel nicht kleiner als 90° werden.

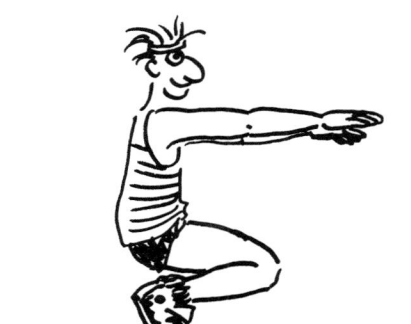

18 ▶ Große Bauchschaukel
(Bauchmusk., Oberschenkel hinten, Brustmusk., Gesäß, Rücken)

Bauchlage – Oberkörper mit den Armen leicht hochdrücken, dann Hände vorstrecken und die Beine leicht nach hinten-oben wegstrecken. So ergibt sich eine sanfte schaukelnde Bewegung. Eine extreme Hohlkreuzhaltung ist zu vermeiden!

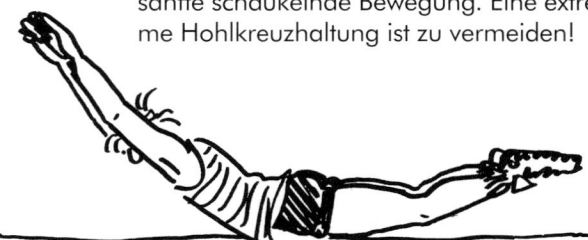

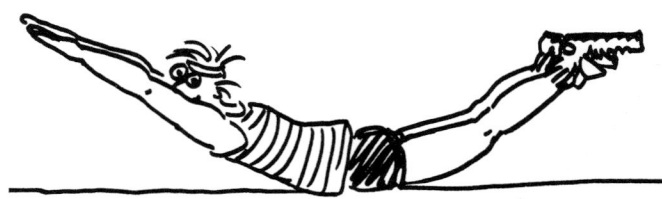

Aktiv-Kartei: Fitness-Training ohne Trott
© Verlag an der Ruhr, Postfach 10 22 51, 45422 Mülheim an der Ruhr

---

Gymnastik: Kräftigung
Übungen am Ort

19 ▶ Diagonale
(Oberschenkel hinten, Gesäß, Rücken, Schulter)

Bauchlage – linkes Bein und rechten Arm heben und so halten, dann umgekehrt. Der Kopf wird dabei nicht in den Nacken genommen, der Blick bleibt auf den Boden gerichtet!

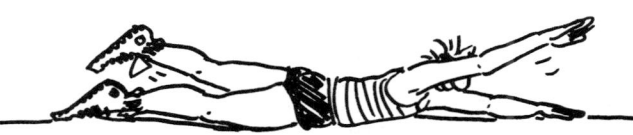

21 ▶ Handpresse vorne
(Brustmusk., Unterarm innen)

Hände vor dem Körper gegeneinander pressen. Die Unterarme sind dabei bodenparallel.

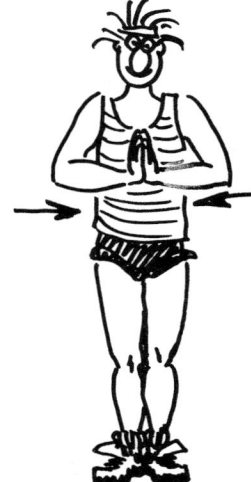

20 ▶ Knie hochschnellen
(Bauch, Hüft-Lenden-Musk., Gesäß)

Aus dem lockeren Lauf heraus wird abwechselnd das rechte/linke Bein im 3-er Rhythmus möglichst schnell zur Brust angerissen.

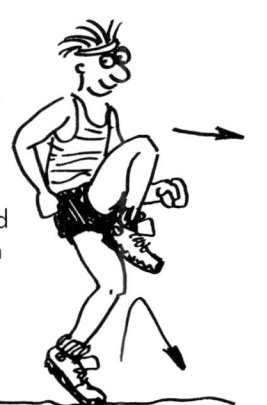

22 ▶ Handpresse hinten
(Rücken, Schulter)

Handinnenflächen hinter dem Körper auf Gesäßhöhe gegeneinander pressen.

Aktiv-Kartei: Fitness-Training ohne Trott
© Verlag an der Ruhr, Postfach 10 22 51, 45422 Mülheim an der Ruhr

Gymnastik: Kräftigung
Übungen am Ort

23 ▶ Hampelmann
(Beine, Oberschenkel außen, Adduktoren, Wade, Arme, Schultern, Nacken)

Der Hampelmann besteht aus einem ständigen Wechsel zwischen zwei Positionen. Diese Positionen sehen folgendermaßen aus:
a) die Beine sind gegrätscht, die Arme hängen,
b) die Füße sind geschlossen, die Hände befinden sich über dem Kopf.

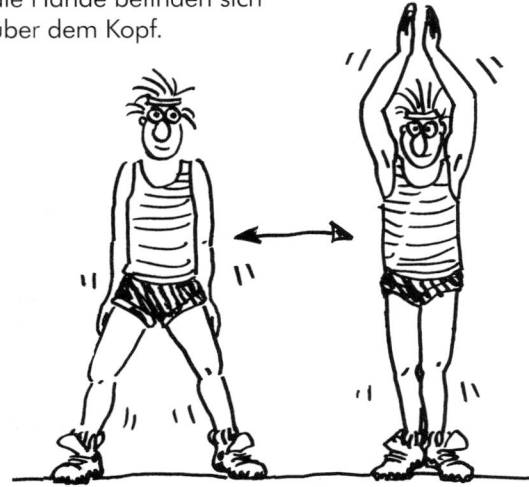

24 ▶ Torwart-Hampelmann
(Wade, schräge Bauchmusk., Oberschenkel hinten)

Seitlich den re. Fuß zur re. Hand, dann den li. Fuß zur li. Hand bringen; federnd.

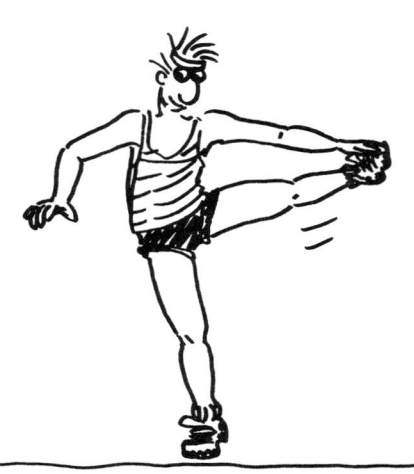

Aktiv-Kartei: Fitness-Training ohne Trott
© Verlag an der Ruhr, Postfach 10 22 51, 45422 Mülheim an der Ruhr

---

Gymnastik: Kräftigung
Sprünge

25 ▶ Hocksprünge
(Oberschenkel vorne, Wade, Bauch, Hüft-Lenden-Musk.)

Bei den Hocksprüngen werden die Knie hoch zur Brust angezogen.

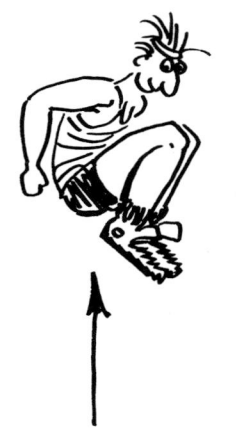

26 ▶ Grätschristsprünge
(Oberschenkel vorne, Oberschenkel hinten, Wade, Bauch, Hüft-Lenden-Musk.)

Bei den Grätschristsprüngen werden die gestreckten Beine bodenparallel hochgebracht und gegrätscht. Die Hände werden zu den Füßen geführt.

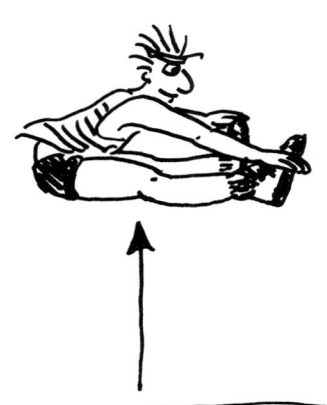

27 ▶ Schlusssprünge
(Oberschenkel vorne, Wade, Schulter)

a) mit Parallelarmschwung vorwärts
b) mit Parallelarmschwung rückwärts

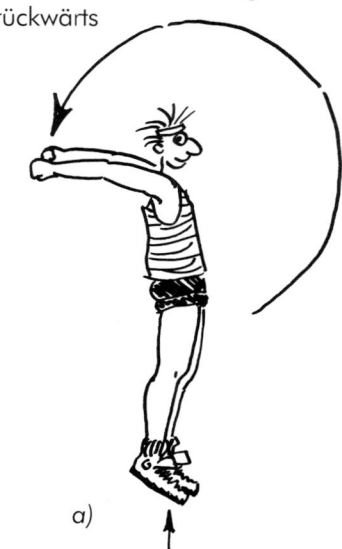

Aktiv-Kartei: Fitness-Training ohne Trott
© Verlag an der Ruhr, Postfach 10 22 51, 45422 Mülheim an der Ruhr

Gymnastik: Kräftigung
Sprünge

28 ▶ Kombination
(Oberschenkel vorne, Oberarm hinten, Bauch, Hüft-Lenden-Musk., Rücken)

Liegestützhaltung – Beine anhocken, Strecksprung, in der Hocke landen, Beine wieder wegstrecken, in die Ausgangsposition usw.

29 ▶ Hochzehenstand
(Wade)

Hochzehenstand mit extremer Streckung – ggf. können die Arme hochgenommen werden und der Gesamtkörper nach oben gestreckt werden. In dieser Position einige Sekunden halten, dann absenken.

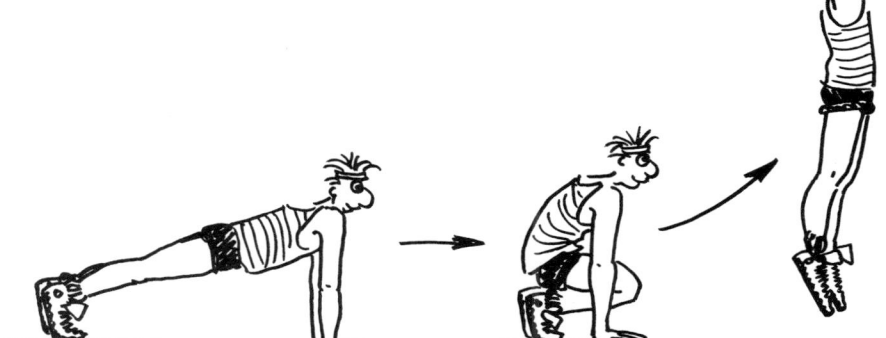
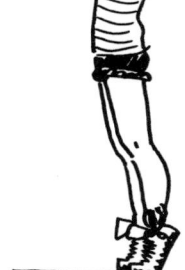

Aktiv-Kartei: *Fitness-Training ohne Trott*
© Verlag an der Ruhr, Postfach 10 22 51, 45422 Mülheim an der Ruhr

Gymnastik: Kräftigung
Sprünge

30 ▶ Standwaage
(Oberschenkel vorne, Rücken, Wirbelsäule)

Standwaage mit Kniebeugebewegung – hierbei muss man darauf achten, dass der Rücken gerade gehalten wird und der Oberkörper mit dem hohen Bein eine Linie bildet.

31 ▶ Einbeinige Kniebeugen
(Oberschenkel vorne, Bauch, Hüft-Lenden-Musk.)

Einbeinige Kniebeugen, wobei das Spielbein nach vorne weggestreckt wird.

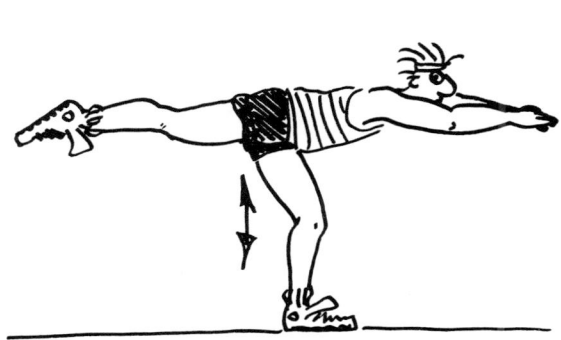
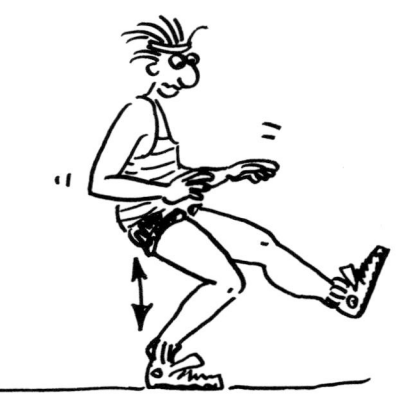

Aktiv-Kartei: *Fitness-Training ohne Trott*
© Verlag an der Ruhr, Postfach 10 22 51, 45422 Mülheim an der Ruhr

Gymnastik: Kräftigung

Kräftigende Übungen der Laufgymnastik

32 ▶ Entengang
(Oberschenkel vorne, Adduktoren)

Beim Entengang läuft man in der Hocke vorwärts. Der Entengang ist nur in gut aufgewärmtem Zustand durchzuführen. Anstrengender, aber schonender für die Knie ist es, nicht ganz runter in die Hocke zu gehen.

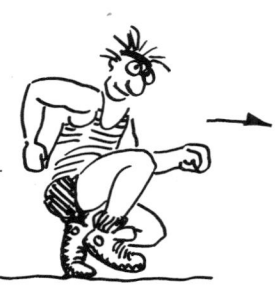

33 ▶ Spinnegang
(Oberschenkel vorne, Oberarm hinten, Bauch, Rücken, Schulter)

Beim Spinnegang zeigt die Körperrückseite zum Boden, nur die Hände und die Füße haben Bodenkontakt, vorwärts und rückwärts bewegen (auch als Sitzfußballspiel).

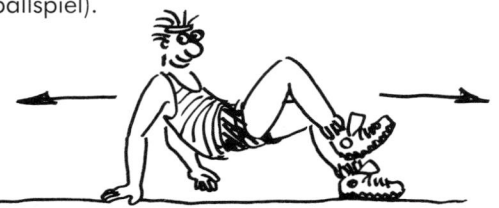

34 ▶ Kängurus
(Oberschenkel vorne, Wade, Rumpf)

Bei den Kängurus springt man aus der Hocke über den Strecksprung mit leichter Bogenspannung wieder in die Hocke. Es ist also ein Hock-Streck-Hocksprung.

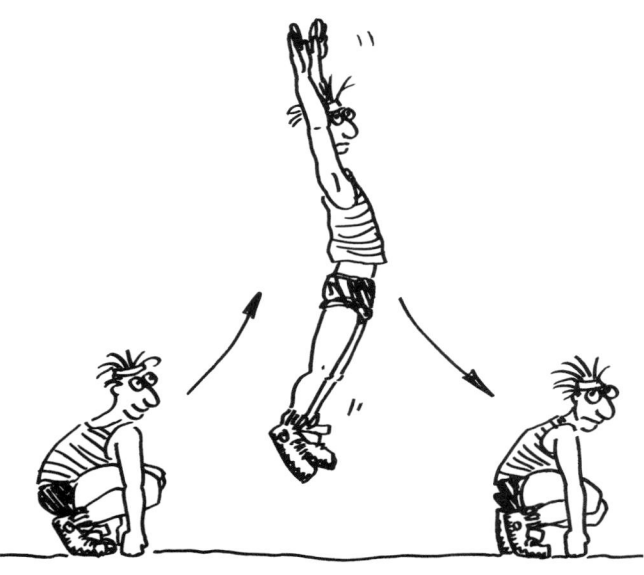

Aktiv-Kartei: Fitness-Training ohne Trott
© Verlag an der Ruhr, Postfach 10 22 51, 45422 Mülheim an der Ruhr

---

Gymnastik: Kräftigung

Kräftigende Übungen der Laufgymnastik

35 ▶ Hasen-Hüpfen
(Oberschenkel vorne, Oberarm hinten, Adduktoren)

Ausgangsposition ist die Hocke, wobei die Hände auf dem Boden abstützen. Dann kleiner Sprung nach vorne, der von den Händen abgefangen wird. Dann werden die Beine in die Hockposition nachgezogen.
a) Beine anhocken
b) Beine angrätschen
c) Hocke/Grätsche im Wechsel

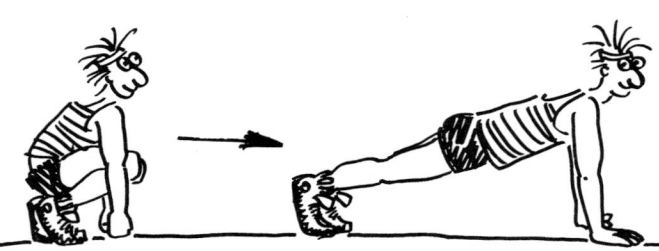

36 ▶ Froschhüpfen
(Oberschenkel vorne, Wade)

Beim Froschhüpfen ist die Ausgangsposition die Hocke, die Hände stützen auf dem Boden ab. Dann hüpft man in dieser Position vorwärts. Der Hauptimpuls soll dabei aus den Fußgelenken kommen!

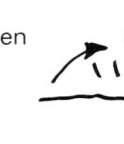

37 ▶ Robbe
(Oberarm hinten, Bauch, Schulter)

Schubkarre ohne Partnerhilfe, dabei sind die Beine gestreckt und die Füße leicht nach innen gedreht. Dann läuft man mit den Händen vorwärts.

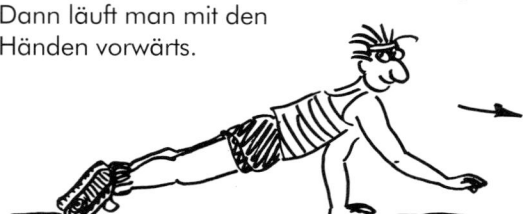

Aktiv-Kartei: Fitness-Training ohne Trott
© Verlag an der Ruhr, Postfach 10 22 51, 45422 Mülheim an der Ruhr

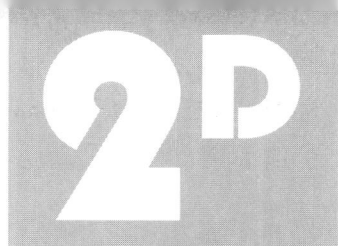

Gymnastik: Lockerung

Die Variationsmöglichkeiten der Lockerung
sind sehr eingeschränkt.
Lockerungsübungen beseitigen
Verkrampfungen und Verspannungen der Muskulatur.
Sie sind daher – ebenso wie Dehnübungen –
besonders nach Kräftigungsübungen
angebracht, um den Muskel zu entspannen.

Gymnastik: Lockerung

MUSKEL-TABELLE

Übung	Gesamtkörper	Beine	Oberschenkel	Obersch. vorne	Obersch. hinten	Obersch. außen	Adduktoren	Unterschenkel	Schienb. außen	Wade	Arme	Oberarm vorne	Oberarm hinten	Unterarm innen	Unterarm außen	Bauchmusk.	schräge Bauchm.	Brustmusk.	Hüfte	Hüft-Lenden-M.	Gesäß	Rumpf	seitl. Rumpfmusk.	Rücken	Schulter	Nacken	Wirbelsäule
1											•														•		
2		•																									
3		•																									
4			•																								
5								•																			
6		•																									
7		•										•															
8		•										•															
9																						•					
10																						•					

Gymnastik: Lockerung

1 ▸ Obere Extremitäten lockern
(Arme, Schulter)
Oberkörper abhängen lassen, Arme und Schultergürtel auslockern.

2 ▸ Standlockerung
(Beine)
Im Stand rechtes/linkes Bein lockern durch sanftes „Ausschütteln".

3 ▸ Oberschenkellockerung
(Beine)
Strecksitz – Beine leicht anwinkeln und durch leichte Schwingungen der Knie die Muskulatur auslockern.

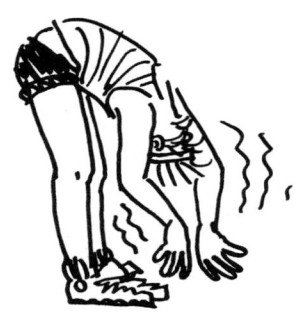
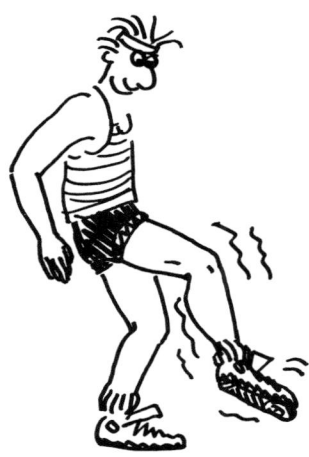
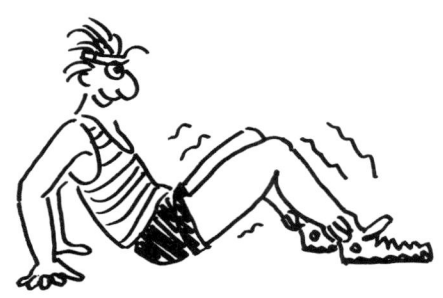

Gymnastik: Lockerung

4 ▸ Oberschenkel ausschlagen
(Oberschenkel)
Strecksitz – Beine leicht anwinkeln und die Beine abwechselnd strecken und dabei auf dem Boden ausschlagen.

5 ▸ Unterschenkel lockern
(Unterschenkel)
Bauchlage – die Unterschenkel sind senkrecht zum Boden und werden durch entspanntes „Schlackern" der Füße gelockert.

6 ▸ Kerze
(Beine)
Kerze – Beine werden gelockert, indem die Füße leicht Richtung Decke treten.

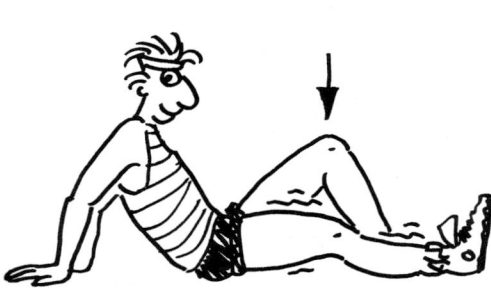
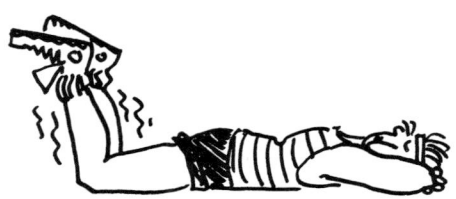
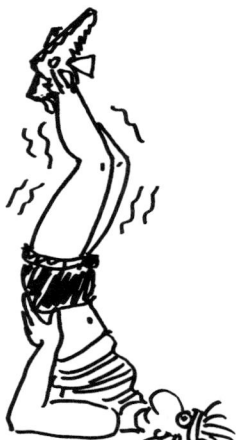

Gymnastik: Lockerung

7 ▶ Alle viere hoch
(Beine, Arme)

Rückenlage – alle 4 Extremitäten sind senkrecht zum Boden und werden durch ruhige, rüttelnde Bewegungen gelockert.

8 ▶ Partnerhilfe
(Beine, Arme)

Ein Partner kann dem Übenden die Extremitäten durch Schütteln lockern. Dabei fasst er an Handgelenk bzw. Fußgelenk.

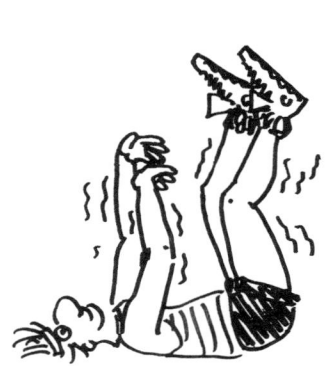
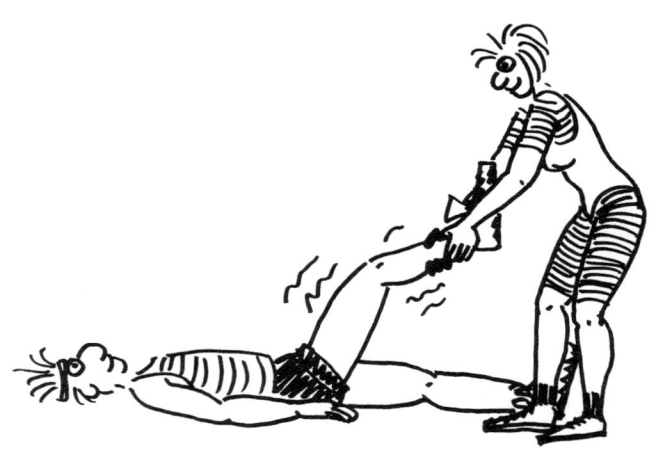

Gymnastik: Lockerung

Bei den Übungen 9 und 10, wo es darum geht,
einen großen Teil des Partnergewichtes zu bewegen,
sollte die helfende Person darauf achten,
mit geradem Rücken zu arbeiten!

9 ▶ Rumpflockerung
(Rumpf)

Ein Partner fasst den auf dem Rücken Liegenden an den Hüften, zieht ihn etwas hoch und schüttelt ihn sachte aus.

10 ▶ Rumpflockerung rückw.
(Rumpf)

Ein Partner fasst den auf dem Bauch Liegenden an den Hüften, zieht ihn etwas hoch und schüttelt ihn aus.

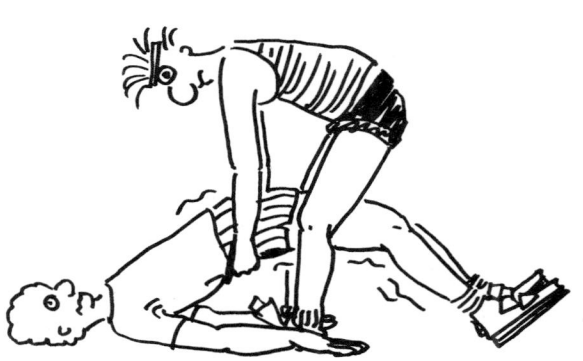
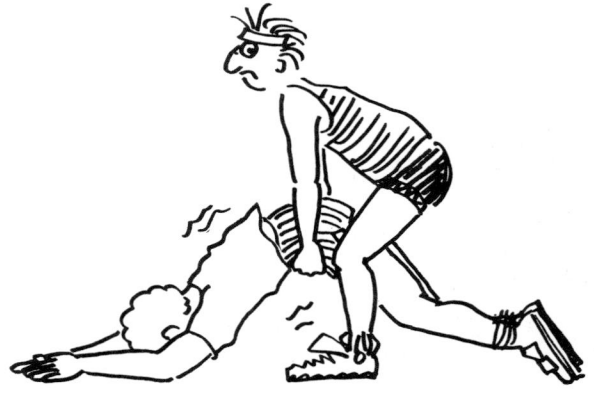

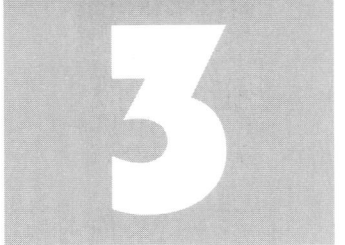

Stretching

Das Grundprinzip des Stretching besteht darin,
dass der zu bearbeitende (dehnende) Muskel
zumeist auch eine statische Spannung erfährt.

Die Übungsdauer sollte je Übung
mindestens 15 Sekunden oder mehr betragen.

Anders als in der herkömmlichen Gymnastik
werden keine dynamischen Federungsbewegungen ausgeführt.
Dadurch wird so sanft gedehnt, dass man Stretching
auch vor einer Gesamtkörpererwärmung durchführen kann.

Aktiv-Kartei: *Fitness-Training ohne Trott*
© Verlag an der Ruhr, Postfach 10 22 51, 45422 Mülheim an der Ruhr

---

Stretching

MUSKEL-TABELLE
Teil 1

Übung \ Muskelgruppe	Gesamtkörper	Beine	Oberschenkel	Obersch. vorne	Obersch. hinten	Obersch. außen	Adduktoren	Unterschenkel	Schienb. außen	Wade	Arme	Oberarm vorne	Oberarm hinten	Unterarm innen	Unterarm außen	Bauchmusk.	schräge Bauchm.	Brustmusk.	Hüfte	Hüft-Lenden-M.	Gesäß	Rumpf	seitl. Rumpfmusk.	Rücken	Schulter	Nacken	Wirbelsäule
1				D		D											D										
2				D																					D		
3								D	K																		
4				D																					D		
5								D																			
6								D																			
7			K					D												D					D		
8				D																					D		
9			D																								
10												D						D						D			
11													D											D			
12														D													
13												D															
14													D														
15												D															
16																		D						D			
17												D												D			
18							D																				
19					D		K	D																			
20			D																						D		
21					D																			D			
22																				D							
23			D														D										
24										D																	

D = Dehnung   K = Kräftigung

Aktiv-Kartei: *Fitness-Training ohne Trott*
© Verlag an der Ruhr, Postfach 10 22 51, 45422 Mülheim an der Ruhr

Stretching

MUSKEL-TABELLE
Teil 2

Muskel-gruppe / Übung	Gesamtkörper	Beine	Oberschenkel	Obersch. vorne	Obersch. hinten	Obersch. außen	Adduktoren	Unterschenkel	Schienb. außen	Wade	Arme	Oberarm vorne	Oberarm hinten	Unterarm innen	Unterarm außen	Bauchmusk.	schräge Bauchm.	Brustmusk.	Hüfte	Hüft-Lenden-M.	Gesäß	Rumpf	seitl. Rumpfmusk.	Rücken	Schulter	Nacken	Wirbelsäule
25																					D						
26				D																					D		
27				D								D															
28					D	D													D		D						
29									K	D																	
30				D																							
31								D																			
32								D																	D		
33					D			D																D			
34										D																K	
35			D																								
36			D	K															D	K							
37						D															D						
38				D																	D						

D = Dehnung   K = Kräftigung

Stretching

Übungen im Stand

1 ▶ Kopf zum Knie
(Oberschenkel hinten, Adduktoren, schräge Bauchmusk.)

Grätschstand – Oberkörper mit geradem Rücken abwechselnd zum linken bzw. rechten Knie ziehen.

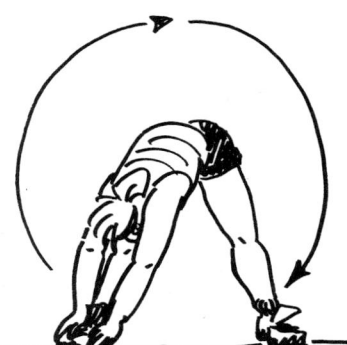

2 ▶ Oberkörper abhängen lassen
(Oberschenkel hinten, Rücken)

Schlussstand – geraden Oberkörper bei durchgedrückten Knien abhängen lassen (ca. 3 x 15-20 Sekunden). Das ist nur nach gründlicher Aufwärmung zu leisten.

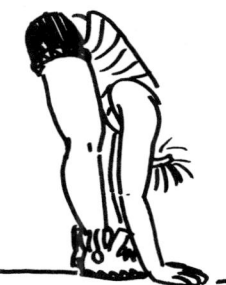

3 ▶ Liegestützlauf
(Wade, Arme)

Schlussstand – Oberkörper vorbeugen, Hände auf den Boden setzen. Die Hände laufen in die Liegestützhaltung und wieder zurück, dabei werden die Fersen stets nach unten gedrückt.

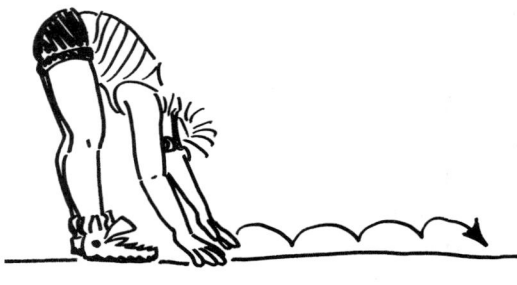
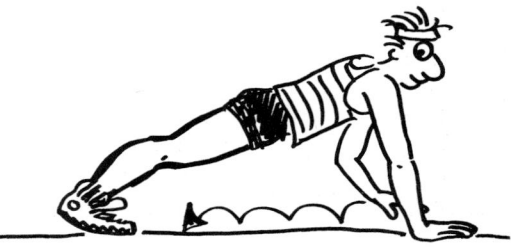

3 Stretching
Übungen im Stand

4 ▶ Kopf zu den Knien
(Oberschenkel hinten, Rücken)

Schlussstand – Oberkörper vorbeugen, die Hände fassen an die Rückseite der Beine. Dann den Kopf vorsichtig in Richtung der Knie ziehen. Die Übung bitte nur gründlich aufgewärmt durchführen.

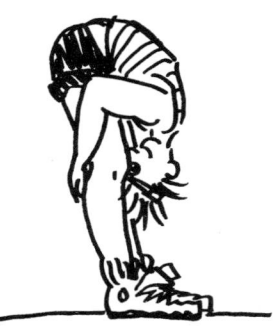

5 ▶ Hocke
(Wade)

Schlussstand – die Fußsohlen bleiben stets auf dem Boden, dann in die Hocke gehen.

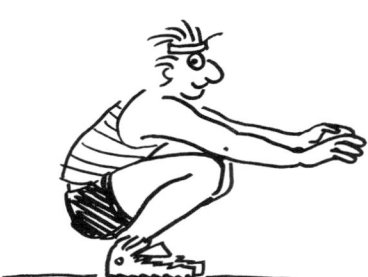

6 ▶ Wand wegschieben
(Wade)

Schrittstand vor einer Wand – die Wand „wegdrücken". Dann die Hüfte nach vorn verschieben. Die Fußsohle des hinteren Beines hat dabei kompletten Bodenkontakt, die Fußspitze zeigt nach vorne.

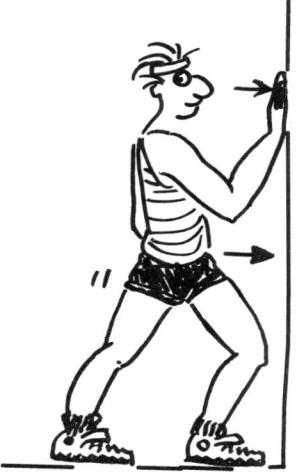

Aktiv-Kartei: Fitness-Training ohne Trott
© Verlag an der Ruhr, Postfach 10 22 51, 45422 Mülheim an der Ruhr

---

3 Stretching
Übungen im Stand

7 ▶ Weite Schrittstellung
(Wade, Hüft-Lenden-Musk., Oberschenkel vorne)

Weiter Schrittstand – die Fußspitze des hinteren Beines zeigt nach vorne, die Ferse ist angehoben – nun langsam das Körpergewicht auf das hintere Bein verlagern bis die Fußsohle ganz aufliegt. Dann den Körper leicht nach vorne verschieben, dabei muss die Fußsohle des hinteren Beines kompletten Bodenkontakt behalten.

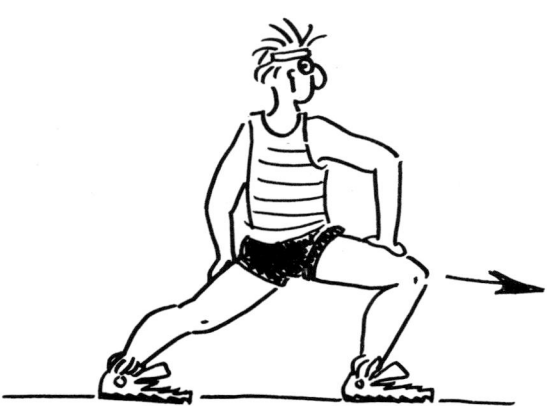

8 ▶ Bein durchdrücken
(Oberschenkel hinten, Rücken)

Kreuzstand – die Hände sind auf dem Rücken, Oberkörper weit absenken und hinteres Bein kräftig nach hinten durchstrecken. Diese Übung bitte nicht durchführen, wenn man nicht sehr gut aufgewärmt ist.

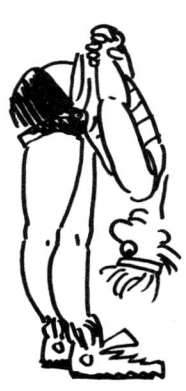

Aktiv-Kartei: Fitness-Training ohne Trott
© Verlag an der Ruhr, Postfach 10 22 51, 45422 Mülheim an der Ruhr

Stretching
Übungen im Stand

9 ▶ Fuß zum Gesäß
(Oberschenkel vorne)

Beliebiger Stand.
a) Fuß am Fußgelenk zum Gesäß ziehen
b) Fußspitze zum Gesäß ziehen
c) wie b, aber Fuß nach hinten-oben wegstrecken
Der Zug hat mit Gefühl und nicht mit Gewalt zu erfolgen, da die Bänder des Kniegelenks stark belastet werden.
Die Übungen a, b und c stellen in dieser Reihenfolge nicht nur Steigerungen dar, sondern es treten auch unterschiedliche Spannungen auf.

10 ▶ Schulterdehnung
(Oberarm vorne, Brustmusk., Schulter)

Beliebiger Stand vor einer Wand – Arm in Schulterhöhe an der Wand anlegen, Handteller zur Wand – Oberkörper in der Weise von der Wand herausdrehen, dass die 2. Hand in die Nähe der „Wandhand" kommt.

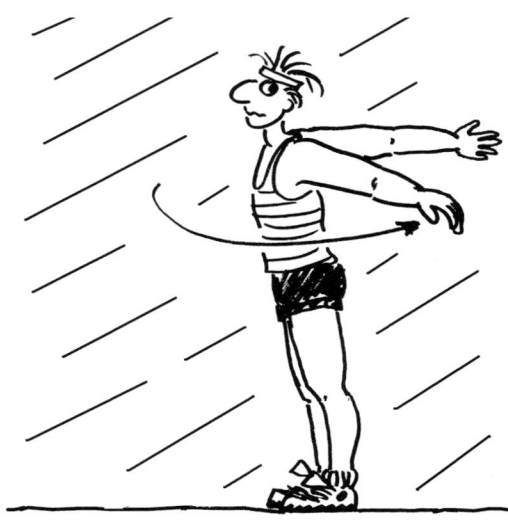

Aktiv-Kartei: *Fitness-Training ohne Trott*
© Verlag an der Ruhr, Postfach 10 22 51, 45422 Mülheim an der Ruhr

---

Stretching
Übungen im Stand

11 ▶ Arm hinter Kopf
(Oberarm hinten, Schulter)

Beliebiger Stand – die li. Hand ergreift das re. Handgelenk über dem Kopf und zieht den re. Arm hinter dem Kopf zur Seite, dann umgekehrt.

12 ▶ Unterarm-Außenseiten-Dehnung
(Unterarm außen)

Beliebiger Stand – Arm-Seithalte – die Ellbogen sind durchgedrückt, die Handflächen zeigen nach oben, die Hände werden zur Unterarm-Innenseite hin 90° angewinkelt. Dann mit den Händen kräftig greifen.

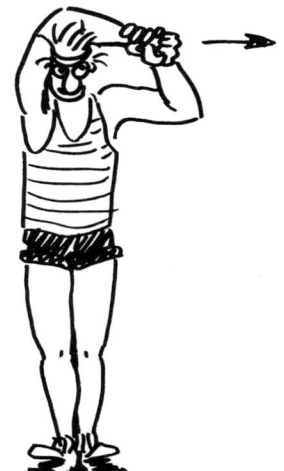
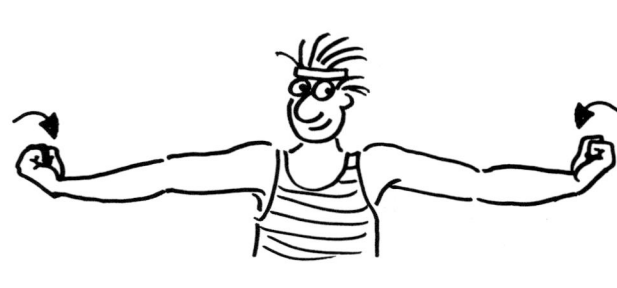

Aktiv-Kartei: *Fitness-Training ohne Trott*
© Verlag an der Ruhr, Postfach 10 22 51, 45422 Mülheim an der Ruhr

Stretching
Übungen im Stand

13 ▶ Hände falten
(Unterarm innen)

Beliebiger Stand – Hände falten und die Arme parallel zum Boden, mit den Handflächen nach außen, nach vorne durchstrecken.

14 ▶ Unterarmdehnung
(Unterarm außen)

Beliebiger Stand – eine Hand umfasst die andere – dabei den Handrücken zum Unterarm ziehen.

15 ▶ Fingerpresse
(Unterarm innen)

Beliebiger Stand – die Unterarme sind parallel zum Boden, dann werden die Fingerkuppen gegeneinander gepresst. Wenn die Handflächen aufeinander liegen, Ellbogen leicht hochziehen!

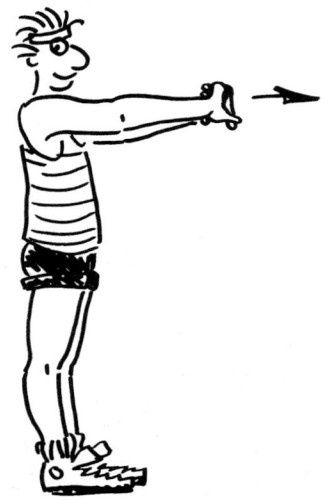
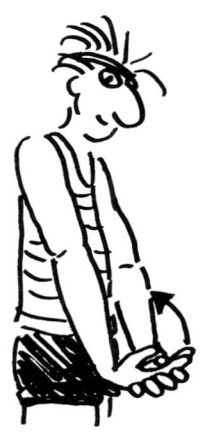
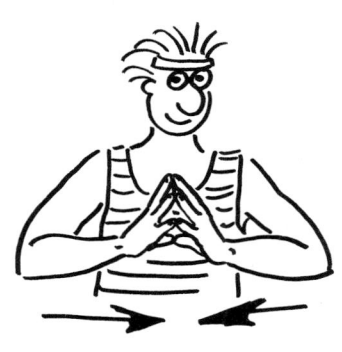

Stretching
Übungen im Stand

16 ▶ Rückensäge
(Brustmusk., Schulter)

Beliebiger Stand – Handfassung hinter dem Rücken: ein Arm kommt von oben, der andere von unten. Nun vorsichtig in beide Richtungen abwechselnd ziehen.

17 ▶ Arm nach hinten drücken
(Oberarm hinten, Schulter)

Beliebiger Stand – der rechte Oberarm zeigt neben dem Kopf zur Decke, der rechte Ellbogen ist gebeugt. Die linke Hand drückt nun den rechten Ellbogen nach hinten.

18 ▶ Fußrücken-Dehnung
(Schienbein vorne-außen)

Stand – die re./li. Fußspitze wird hinter dem Körper auf den Boden gesetzt. Dann wird die Vorderseite des Fußgelenkes nach vorn-unten gedrückt.

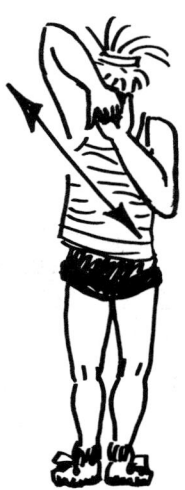
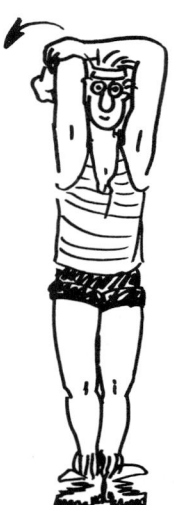
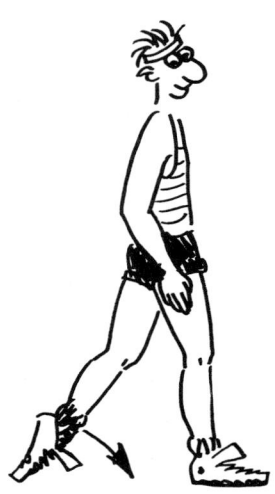

3 Stretching
Übungen mit halbhohem Stand

19 ▸ Adduktoren-Dehnung
(Adduktoren, Wade, Schienbein vorn-außen)

Einseitiger Hockstand seitwärts – 2. Bein wird seitlich weggestreckt – dann die Fußspitze nach hinten drehen, dabei ist die Fußspitze zum Schienbein hin angezogen.
Bei Knieproblemen nicht ganz in die Hocke gehen.

20 ▸ Kniestand-Vorbeuge
(Oberschenkel hinten, Rücken)

Einseitiger Kniestand vorwärts – dann Oberkörper langsam vorbeugen und den Kopf sachte zum Knie ziehen.

21 ▸ Seitbeuge
(Adduktoren, seitliche Rumpfmusk.)

Einseitiger Kniestand seitwärts – die Fußspitze anziehen und über oben nach hinten drehen. Arme über den Kopf, dann den Oberkörper zur Seite des langen Beines herunterbeugen.

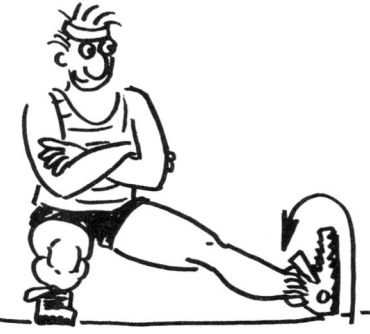
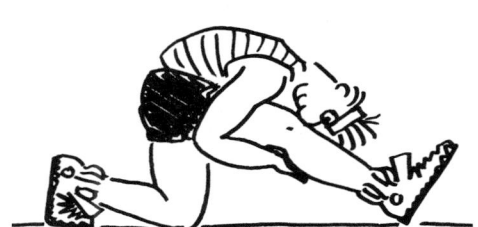
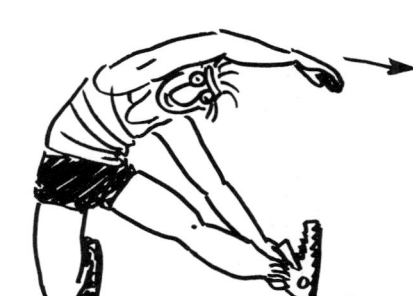

Aktiv-Kartei: Fitness-Training ohne Trott
© Verlag an der Ruhr, Postfach 10 22 51, 45422 Mülheim an der Ruhr

---

3 Stretching
Übungen mit halbhohem Stand

22 ▸ Katze
(Brustmusk.)

Katze, Kniestand mit vorgebeugtem Oberkörper – Hände so weit wie möglich vorstrecken. Nun Oberkörper bzw. Brust zum Boden durchdrücken, dabei kann die Winkelstellung der Arme verändert werden.

23 ▸ Statische Bogenspannung
(Oberschenkel vorne, Bauch)

Kniestand – Arme in Über-Kopf-Halte, Gesäß leicht nach vorne schieben und Rumpf-Rückbeuge. Diese Position halten. Dann die Hände auf den Boden setzen und so weit nach hinten beugen, bis es im Oberschenkel spannt.

24 ▸ Unterarm-Innenseiten-Dehnung
(Unterarm innen)

Bankstellung – die Fingerspitzen werden über außen nach hinten gedreht. Anschließend vorsichtige Positionsverschiebung des Körpers nach hinten.

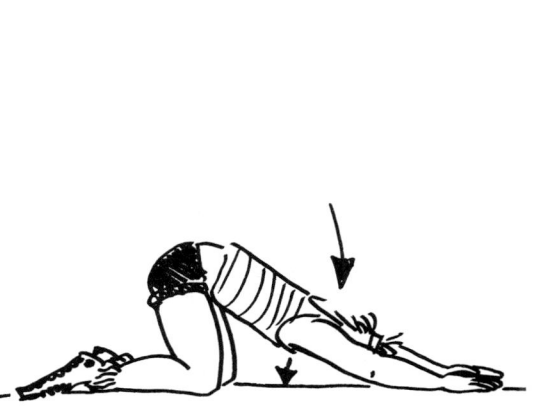
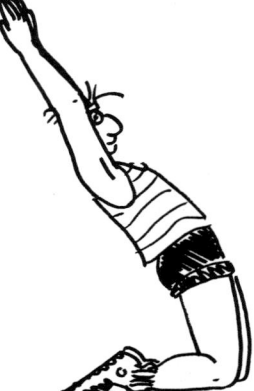
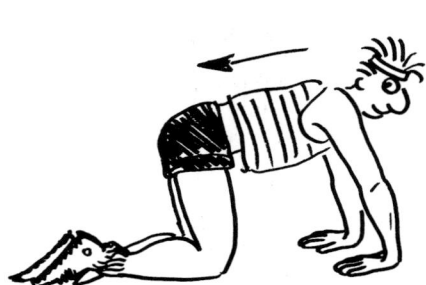

Aktiv-Kartei: Fitness-Training ohne Trott
© Verlag an der Ruhr, Postfach 10 22 51, 45422 Mülheim an der Ruhr

3 Stretching
Übungen auf dem Boden

25 ▶ Gesäßmuskulatur-Dehnung
(Gesäß)

Strecksitz – rechtes Bein kreuzt angewinkelt über gestrecktes linkes Bein. Dann re. Knie mit li. Ellbeuge aufnehmen und sachte zur li. Schulter ziehen. Dann gesamten Oberkörper gegen den Uhrzeigersinn drehen (entsprechend zur anderen Seite).

26 ▶ Strecksitz-Vorbeuge
(Oberschenkel hinten, Rücken)

Strecksitz – die Hände umfassen die Fußgelenke und ziehen den Kopf langsam und kontrolliert in Richtung der Knie.
Die in der Illustration dargestellte Position ist nur in gut erwärmtem und austrainiertem Zustand erreichbar.

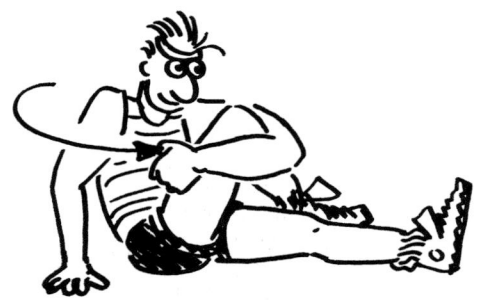
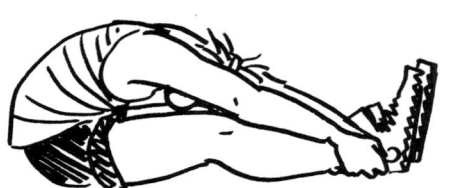

Aktiv-Kartei: *Fitness-Training ohne Trott*
© Verlag an der Ruhr, Postfach 10 22 51, 45422 Mülheim an der Ruhr

---

3 Stretching
Übungen auf dem Boden

27 ▶ Einseitige Rückbeuge
(Oberschenkel vorne, Bauch)

Einseitiger Strecksitz – der Fuß des gebeugten Beines liegt neben dem Gesäß. Nun zurückbeugen und den Rücken auf den Boden legen. Das Knie des gebeugten Beines wird vorsichtig nach unten gedrückt.
Diese Bewegung muss langsam und gefühlvoll durchgeführt werden, da sie die Bänder des Kniegelenks sehr stark dehnt.

28 ▶ Unterschenkel zur Brust
(Oberschenkel außen, Oberschenkel hinten, Hüfte, Gesäß)

Strecksitz – li./re. Bein an Fuß und Knie fassen und den Unterschenkel zur Brust ziehen.
Auch bei dieser Übung entsteht eine Scherbelastung im Kniegelenk. Sie muss mit Gefühl und ohne Schwung oder gar Gewalt durchgeführt werden.

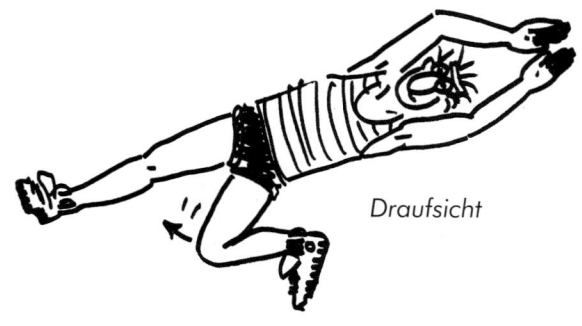
Draufsicht

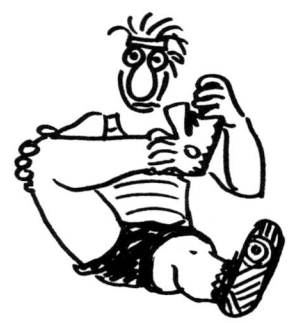

Aktiv-Kartei: *Fitness-Training ohne Trott*
© Verlag an der Ruhr, Postfach 10 22 51, 45422 Mülheim an der Ruhr

3 Stretching
Übungen auf dem Boden

29 ▶ Fußspitzen rotieren
(Wade, Schienbein vorne-außen)

Grätschsitz – Fußspitzen anziehen und nach innen bzw. außen drehen.

30 ▶ Schwebesitz-Streckung
(Oberschenkel hinten)

Grätschsitz mit gebeugten Knien – linke Hand umfasst li. Fuß, rechte Hand umfasst re. Fuß. In den Schwebesitz gehen und die Beine langsam strecken.

31 ▶ Knie zum Boden
(Adduktoren)

Sitz – Füße an den Körper heranziehen und die Fußflächen aneinander drücken. Nun die Knie nach außen Richtung Boden drücken.
Steigerung:
a) nur mit der Beinkraft,
b) mit den Ellbogen vorsichtig nachdrücken,
c) Hände auf die Knie legen und vorsichtig drücken.

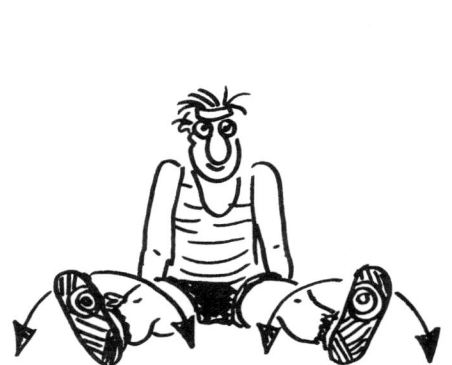
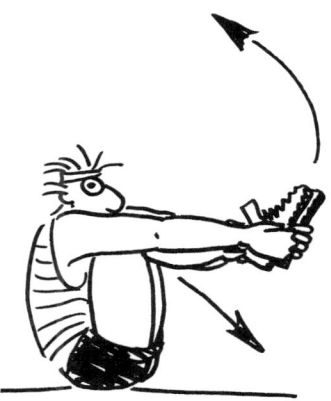
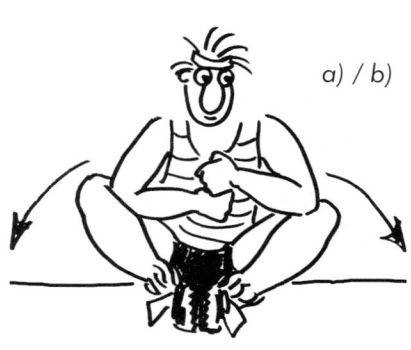

3 Stretching
Übungen auf dem Boden

32 ▶ Kopf zu den Füßen
(Adduktoren, Rücken)

Sitz mit angezogenen Beinen – die Hände von innen unter den Knien herschieben und die Fußaußenriste derselben Seite umfassen. Dann den Oberkörper vorbeugen und den Kopf in Richtung Füße ziehen.

33 ▶ Hürdensitz-Vorbeuge
(Oberschenkel hinten, Adduktoren, seitliche Rumpfmusk.)

Hürdensitz – Oberkörper vorbeugen und die Fußspitze des gestreckten Beines umfassen und in dieser Reihenfolge:
a) Fußspitze zum Unterschenkel (Schienbein) ziehen,
b) Kopf zum Knie des gestreckten Beines ziehen,
c) Oberkörper/Kopf zum gebeugten Knie ziehen.

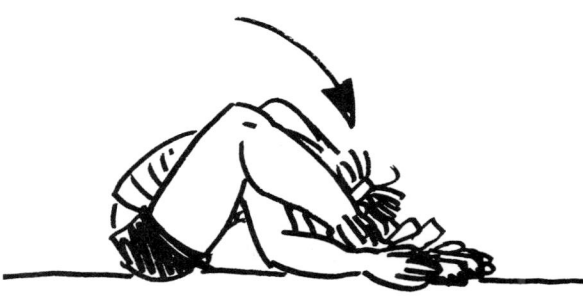
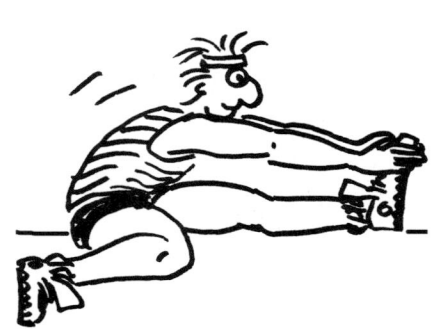

Stretching
Übungen auf dem Boden

34 ▶ Liegestütz mit hohem Gesäß
(Wade, Schulter)

Liegestützhaltung – Liegestütz mit hohem Gesäß, dabei stets die Fersen herunterdrücken.

35 ▶ Bauchlage
(Oberschenkel vorne)

a) beide Hände umfassen einen Fuß und ziehen ihn nach oben
b) für Fortgeschrittene ist das auch beidseitig gleichzeitig möglich

In beiden Fällen ist darauf zu achten, dass kein Hohlkreuz entsteht und keinesfalls bis an die Schmerzgrenze gezogen wird.

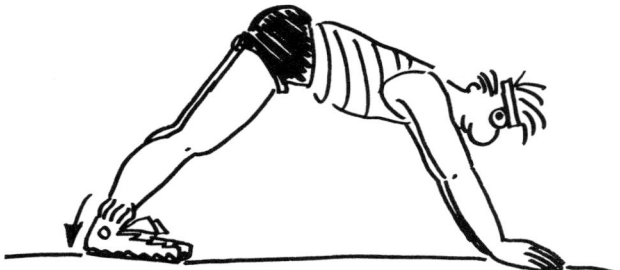
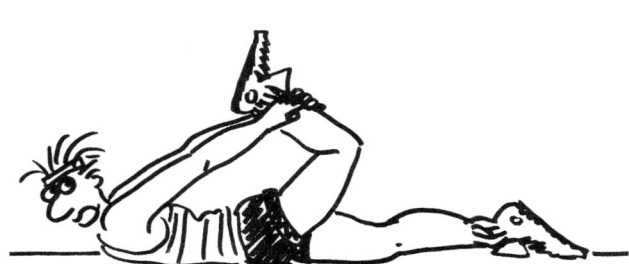

Stretching
Übungen auf dem Boden

36 ▶ Heuschrecke
(Oberschenkel vorne, Hüft-Lenden-Musk., Oberschenkel hinten, Gesäß)

Bauchlage – die Arme liegen längs des Körpers, das linke bzw. rechte Bein ist gestreckt:
Dieses jetzt nach hinten hochheben und in dieser Position halten. Die Heuschrecke ist eine Yoga-Übung.

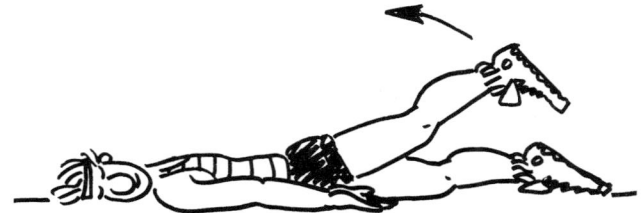

37 ▶ Schlafstellung
(Adduktoren, Hüfte)

Bauchlage – ein Bein wird in Hüfthöhe gebeugt (90°-Winkelstellungen). Dabei kommt diese Hüftseite automatisch etwas hoch. Nun die angehobene Hüftseite des gebeugten Beines zum Boden drücken.

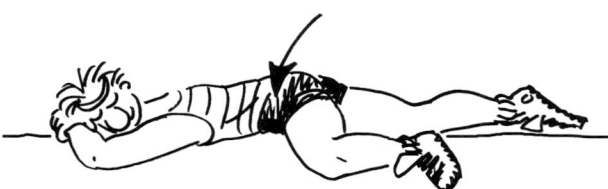

38 ▶ Knie zur Brust
(Oberschenkel hinten, Gesäß)

Rückenlage – li./re. Knie hoch zur Brust führen, mit beiden Händen umklammern, kräftig gegen die Brust ziehen und so halten.

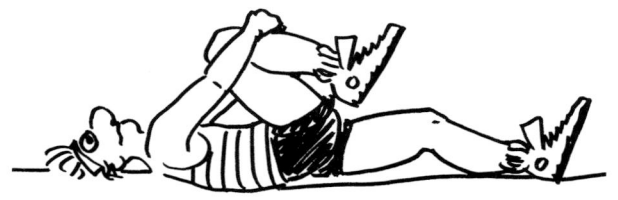

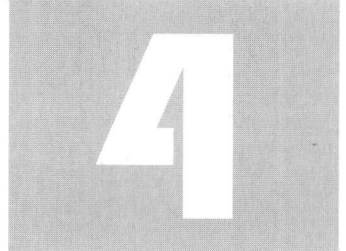

Aerobic

*Beim Aerobic werden Übungen
im Tempo der vorgegebenen Musik durchgeführt.
Die musikalische Untermalung erhöht die Freude an der Gymnastik
und damit die Bereitschaft sich anzustrengen.*

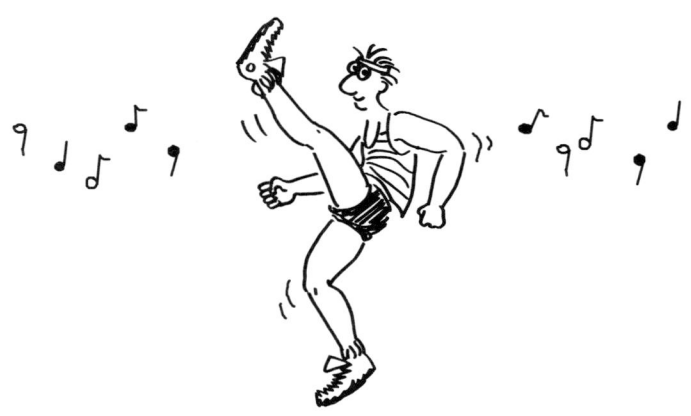

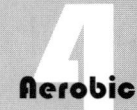

Aerobic

Aerobic gliedert sich in 4 Blöcke:

1) Dehnung – **Stretching**
2) Aufwärmen – **Jogging**
3) Übungen im Liegen – **Lying-down**
4) Entspannen – **Cooling-down**

Die Reihenfolge dieser 4 Übungsblöcke darf nicht grundlegend verändert werden!

Die folgende Aufteilung von Aerobic-Übungsabschnitten ist eine gängige Variante:

1) Warm-up
2) Jogging
3) Stretching
4) Work-out
5) Cool-down

Dabei ist 1) Warm-up und 3) Stretching lediglich als ein in zwei Teile aufgesplittetes Stretching (wie wir es z.B. von Sydne Rome her kennen) anzusehen.
Work-out ist eine andere Bezeichnung für „Übungen im Liegen" (Lying down).

Insgesamt muss man sagen, dass dem freien Erfindungsgeist bzgl. der Auswahl der Musik sowie der Auswahl der Übungen keine Grenzen gesetzt sind.

Nachfolgend werden einige Übungsformen dargestellt, mit denen Aerobic unsere Gymnastiklandschaft bereichert hat und die als Aerobic-typisch einzustufen sind.
Das hindert jedoch nicht daran, andere Übungen aus dem Bereich der Gymnastik ebenso einbauen zu können.

Aerobic

MUSKEL-TABELLE

Muskelgruppe / Übung	Gesamtkörper	Beine	Oberschenkel	Obersch. vorne	Obersch. hinten	Obersch. außen	Adduktoren	Unterschenkel	Schienb. außen	Wade	Arme	Oberarm vorne	Oberarm hinten	Unterarm innen	Unterarm außen	Bauchmusk.	schräge Bauchm.	Brustmusk.	Hüfte	Hüft-Lenden-M.	Gesäß	Rumpf	seitl. Rumpfmusk.	Rücken	Schulter	Nacken	Wirbelsäule
1				K	D																			D			
2					D					K										K							
3												K	K														
4																								K	K		
5				K			D																				
6				K																				K			
7																K				K							
8						K																					
9		K					K																				

D = Dehnung K = Kräftigung

Aerobic

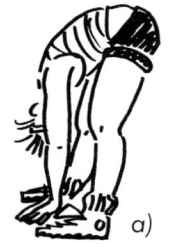 a) 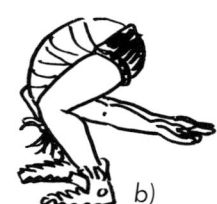 b)

1 ▶ Tiefer Rückstrecker
(Oberschenkel vorne, Oberschenkel hinten, Rücken)

Im Wechsel a) und b) durchführen:
a) Grätschstand-Vorbeuge mit gestreckten Beinen –
   die Hände werden dabei zu den Füßen derselben Seite geführt.
b) Knie beugen und Arme durch die Beine nach hinten durchstrecken.
   Beide Übungsschnitte bitte langsam und nicht federnd durchführen.

2 ▶ Cancan
(Oberschenkel hinten, Wade, Hüft-Lenden-Musk.)

Abwechselnd Knie hoch, gestrecktes Bein hoch
– li. Knie hoch, runter,
  li. Bein gestreckt hoch, runter
– re. Knie hoch, runter,
  re. Bein gestreckt hoch, runter
… etc.

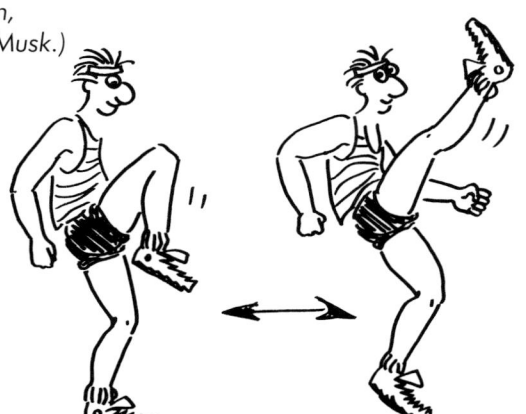

3 ▶ Armbeuger
(Oberarm vorne, Oberarm hinten)

Grätschstand – bodenparallele Armseithalte:

a) re. Hand auf die re. Schulter tippen,
b) li. Hand auf die li. Schulter tippen,
c) re./li. alternierend,
d) re. + li. synchron.

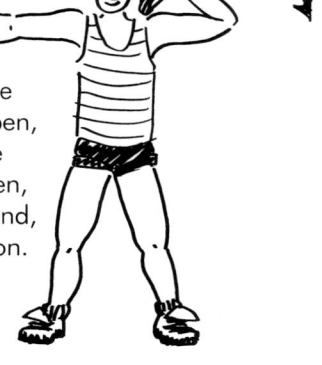

Aerobic

4 ▶ Rückenschere
(Rücken, Schulter)

Grätschstand – den Oberkörper leicht vorbeugen, bis er parallel zum Boden ist. Dann die Arme hinter dem Rücken scheren.

5 ▶ Halber Spagat
(Oberschenkel vorne, Adduktoren)

Sehr weite Grätschstellung – re. Knie beugen und den Oberkörper nach re. und unten verlagern, beide Hände stützen auf dem Boden ab. Nun leicht nachfedern.

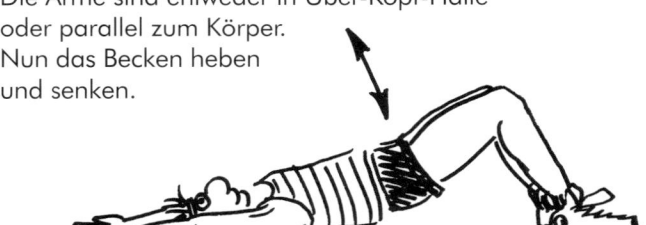

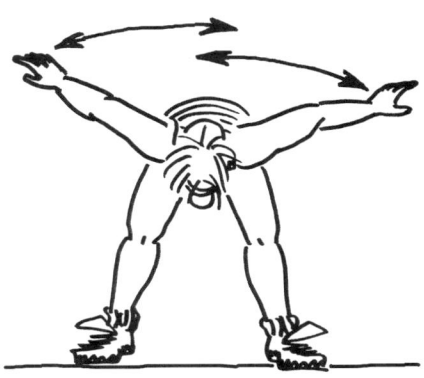

6 ▶ Beckenheber
(Oberschenkel vorne, Rücken)

Rückenlage – die Beine sind gegrätscht und angewinkelt. Die Arme sind entweder in Über-Kopf-Halte oder parallel zum Körper. Nun das Becken heben und senken.

Aerobic

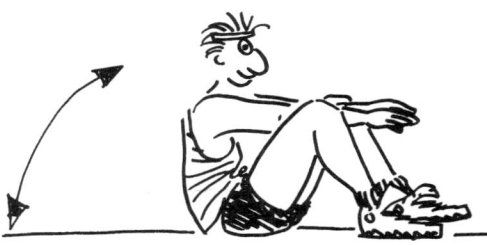

7 ▶ Aufrichten
(Bauch, Hüft-Lenden-Musk.)

Rückenlage – Beine gegrätscht und gebeugt, Arme in Über-Kopf-Halte. Nun Oberkörper aufrichten, die gestreckten Arme durch die Beine nach vorne durchstrecken und den Oberkörper schließlich wieder in Rückenlage bringen.

8 ▶ Oberer Beinheber
(Oberschenkel außen, Abduktoren)

Seitlage – der Oberkörper stützt auf dem Ellbogen des unteren Armes, der obere Arm stützt vor dem Körper mit der Hand auf dem Boden. Nun oberes Bein gestreckt seitlich heben und senken.

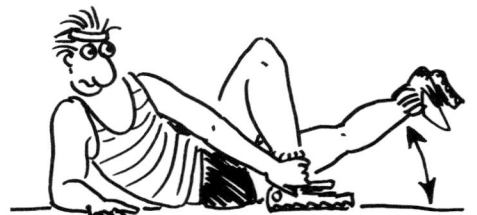

9 ▶ Unterer Beinheber
(Adduktoren)

Seitlage – Oberkörper stützt auf dem Ellbogen des unteren Armes. Das obere Bein kreuzt nach vorne angewinkelt über das untere und wird am Fußgelenk von der Hand des oberen Armes festgehalten. Dann unteres Bein seitwärts leicht heben und senken.

Übungen im Gelände

Der Themenkreis „Übungen im Gelände"
ist aufgeteilt in folgende Untergruppen:

freies Gelände:

A) leichte Steigung
   (bzw. leichtes Gefälle),
B) starke Steigung
   (bzw. starkes Gefälle),
C) ebene Fläche,
D) Baumstümpfe,
E) Steine,
F) Äste.

Sportplatz-Anlage:

G) Rasenfläche,
H) Laufbahn,
I) Platzumzäunung.

Aktiv-Kartei: Fitness-Training ohne Trott
© Verlag an der Ruhr, Postfach 10 22 51, 45422 Mülheim an der Ruhr

---

Übungen im Gelände

MUSKEL-TABELLE
Teil 1

Übung \ Muskelgruppe	Gesamtkörper	Beine	Oberschenkel	Obersch. vorne	Obersch. hinten	Obersch. außen	Adduktoren	Unterschenkel	Schienb. außen	Wade	Arme	Oberarm vorne	Oberarm hinten	Unterarm innen	Unterarm außen	Bauchmusk.	schräge Bauchm.	Brustmusk.	Hüfte	Hüft-Lenden-M.	Gesäß	Rumpf	seitl. Rumpfmusk.	Rücken	Schulter	Nacken	Wirbelsäule
1	K	K																		K							
2	K	K																		K							
3	K	K																		K							
4	K			K																							
5	K			K						K																	
6	K			K						K																	
7	K	K																							K		
8	K			K						K										K							
9		K		K																							
10				K						K										K							
11		K				K																					
12		K	K							K																	
13	K	K	K																								
14	K	K	K																	K							
15										K	K							K							K		
16	K																										
17	K	K																K									
18	K	K								K																	
19	K																										
20	K																										
21	K																										
22	K			K																							
23	K			K																							
24	K	K																			K						

D = Dehnung   K = Kräftigung

Aktiv-Kartei: Fitness-Training ohne Trott
© Verlag an der Ruhr, Postfach 10 22 51, 45422 Mülheim an der Ruhr

Übungen im Gelände

MUSKEL-TABELLE
Teil 2

Übung \ Muskelgruppe	Gesamtkörper	Beine	Oberschenkel	Obersch. vorne	Obersch. hinten	Obersch. außen	Adduktoren	Unterschenkel	Schienb. außen	Wade	Arme	Oberarm vorne	Oberarm hinten	Unterarm innen	Unterarm außen	Bauchmusk.	schräge Bauchm.	Brustmusk.	Hüfte	Hüft-Lenden-M.	Gesäß	Rumpf	seitl. Rumpfmusk.	Rücken	Schulter	Nacken	Wirbelsäule
25				K												K		K		K							
26	K			K								K					K				K						
27		K		K					K																		
28										K							K								K		
29	K			K						K							K								K		
30				K													K	K									
31	K																										
32		K																									
33	K																										
34	K																										
35	K																										
36	K																										
37	K	K																		K							
38	K	K																									
39	K	K																									
40	K	K																									
41	K											K			K					K							
42	K	K	K																					K			
43	K			K						K																	

D = Dehnung   K = Kräftigung

Übungen im Gelände

freies Gelände: leichte Steigung

A) leichte Steigung (bzw. leichtes Gefälle)

Kurz gefasst kann man sagen, dass sich ein leichtes Gefälle dazu eignet, Geschwindigkeitsbarrieren zu überwinden, eine leichte Steigung dagegen den Kraftstatus (bzgl. der Ausführung der betreffenden Übungen) in positivem Sinne verändert. Alle der hier aufgelisteten Übungen sind daher geeignet, sowohl bergauf als auch bergab gelaufen zu werden. Sie beziehen sich vornehmlich auf die Ausbildung der Beine.

1 ▸ Steigerungsläufe
(Gesamtkörper, Beine, Hüft-Lenden-Musk.)

Bei Steigerungsläufen läuft man ganz langsam an und steigert dann allmählich bis zur Maximalgeschwindigkeit. Dabei sollen die Bewegungsabläufe anfangs locker sein und die Gesamtbewegung kontrolliert werden.

2 ▸ Spurts
(Gesamtkörper, Beine, Hüft-Lenden-Musk.)

Die Spurts können aus unterschiedlichen Startsituationen heraus durchgeführt werden. Mögliche Startsituationen vor dem Spurt:
a) aus dem Dauerlauf heraus plötzlich antreten,
b) aus der Bauchlage,
c) aus der Rückenlage,
d) aus dem Liegestütz,
e) aus dem Hockstand,
f) aus dem Hochstart,
g) aus dem Tiefstart,
h) … etc.

3 ▸ Antritte
(Gesamtkörper, Beine, Hüft-Lenden-Musk.)

Aus dem Dauerlauf heraus antreten und Spurt über ca. 10 – 15 m, dann auslaufen und den nächsten Antritt vorbereiten.

Übungen im Gelände

freies Gelände: leichte Steigung

4 ▸ Steigerungssprünge
(Gesamtkörper, Oberschenkel vorne)

Bei Steigerungssprüngen beginnt man ganz locker und ohne großen Krafteinsatz. Man steigert sich dann immer mehr bis man die Sprünge schließlich mit Maximalkraft ausführt.

Zu solchen Steigerungssprüngen eignen sich:
a) Hopserlauf, b) Sprunglauf.

5 ▸ Hinkeln
(Gesamtkörper, Oberschenkel vorne, Wade)

Aus kurzem Anlauf heraus beginnt man mit der Hinkelbahn. Wenn das li. Bein ermüdet ist, wechselt man auf das re. Bein. Wenn dieses dann auch ermüdet ist, wechselt man wieder auf das li. Bein ... etc. Dies ist jedoch nur dann notwendig, wenn die zu überwindende Hinkelbahn eine Länge von mindestens 100 m hat. Personen mit Kniegelenks- oder Sprunggelenksbeschwerden sollten diese Übung meiden.

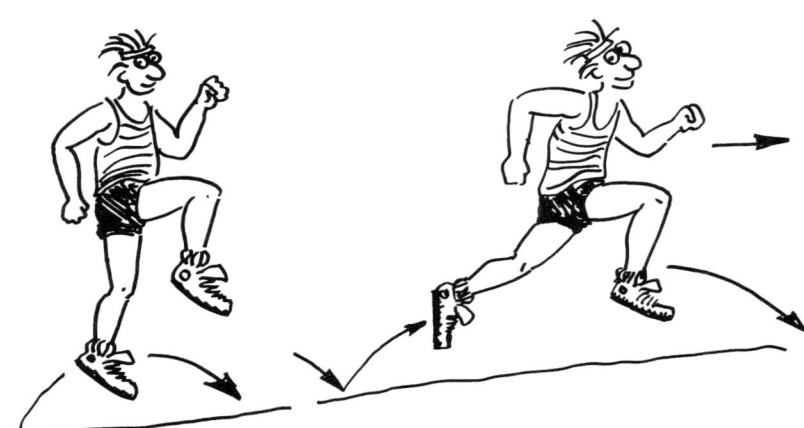

Aktiv-Kartei: Fitness-Training ohne Trott
© Verlag an der Ruhr, Postfach 10 22 51, 45422 Mülheim an der Ruhr

---

Übungen im Gelände

freies Gelände: leichte Steigung

6 ▸ Kängurus
(Gesamtkörper, Oberschenkel vorne, Wade)

Kängurus sind Hock-Streck-Hocksprünge. Sie sind sehr kraftraubend. In der Vorwärtsbewegung sollte man auf maximale Sprungweite achten.

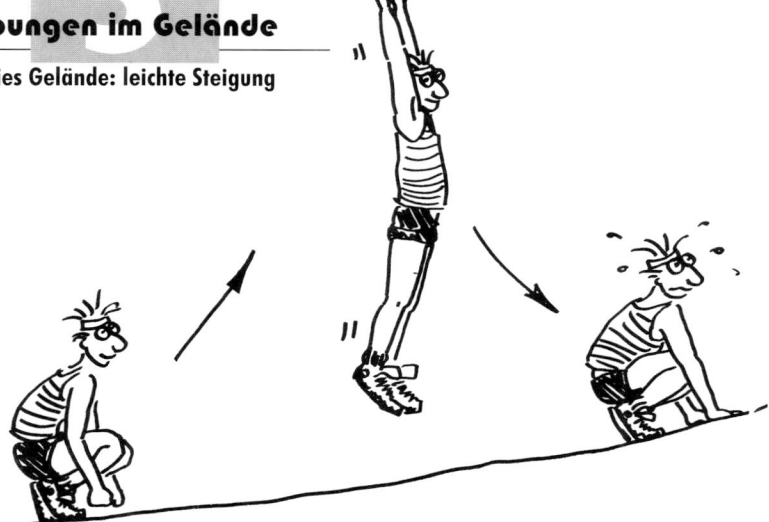

7 ▸ Finten
(Gesamtkörper, Beine, seitliche Rumpfmusk.)

Vor allem in den Ballspielen sind Finten ein unverzichtbares Angriffsmittel, um sich gegen die Abwehrspieler durchzusetzen. Diesbezüglich den Kraftstatus und die Geschwindigkeit zu erhöhen kann sich nur positiv auf die entsprechende Spielleistung auswirken!

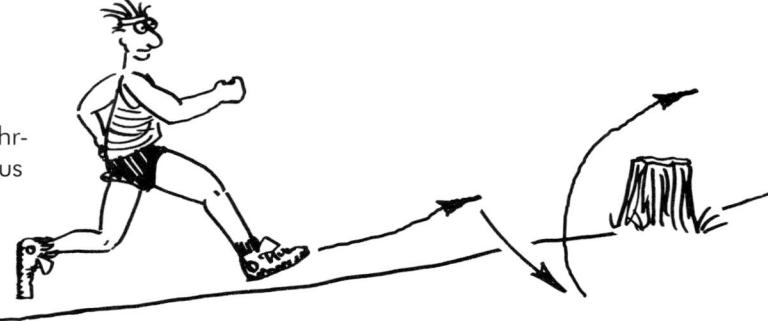

Aktiv-Kartei: Fitness-Training ohne Trott
© Verlag an der Ruhr, Postfach 10 22 51, 45422 Mülheim an der Ruhr

Übungen im Gelände

freies Gelände: starke Steigung

B) starke Steigung

Das Training an starken Steigungen stellt eine gute Trainingsmethode dar, den Kraftstatus der Beine erheblich zu verbessern.
Das Übungsangebot ist jedoch begrenzt.
Aus diesem Grunde beziehen sich auch die hier aufgelisteten Übungen vornehmlich auf die Ausbildung der Beine.

8 ▸ Spurt vorwärts
(Gesamtkörper, Oberschenkel vorne, Wade, Hüft-Lenden-Musk.)

Auch hier können die Spurts aus verschiedenen Startpositionen heraus durchgeführt werden:
a) Start auf ebener Fläche und dann in die Steigung hineinspurten,
b) Start auf der Steigung.

9 ▸ Rückwärtslauf
(Beine, Oberschenkel vorne)

Der Rückwärtslauf ermüdet die vordere Oberschenkelmuskulatur ganz erheblich. Man sollte daher anschließend Lockerungsübungen für die Oberschenkelmuskulatur durchführen.

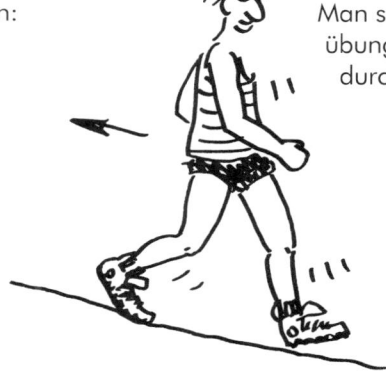

Aktiv-Kartei: *Fitness-Training ohne Trott*
© Verlag an der Ruhr, Postfach 10 22 51, 45422 Mülheim an der Ruhr

---

Übungen im Gelände

freies Gelände: starke Steigung

10 ▸ Sprunglauf
(Oberschenkel vorne, Wade, Hüft-Lenden-Musk.)

Beim Sprunglauf bergauf sollte man neben der Vorwärtsbewegung auch stets die Aufwärtsbewegung kontrollieren. Je nach Steigung sollte man ggf. sogar die Sprunghöhe der Sprungweite vorziehen.

12 ▸ Hinkeln
(Beine, Oberschenkel vorne, Wade)

Auch beim Hinkeln sollte man keine allzu langen Strecken wählen. Wie schon beim Sprunglauf, so sollte auch hier die Sprunghöhe der Sprungweite vorgezogen werden.

11 ▸ Sidesteps
(Beine, Adduktoren)

Die Sidesteps gehen bei starken Steigungen schnell in ein Seitsteigen über. Man sollte daher die zu überwindende Strecke nicht zu lang wählen. Man sollte besser eine kürzere Strecke mehrmals laufen und dabei das vordere Bein von Mal zu Mal wechseln.

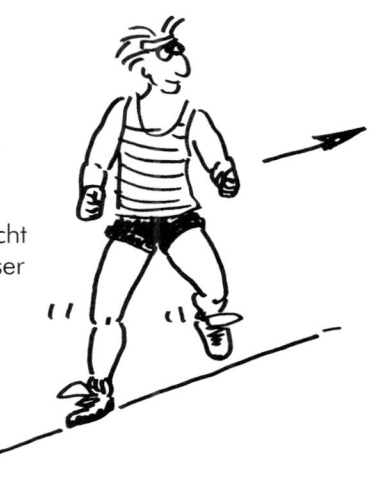
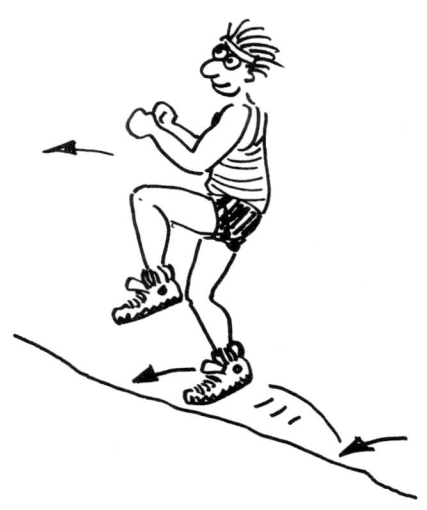

Aktiv-Kartei: *Fitness-Training ohne Trott*
© Verlag an der Ruhr, Postfach 10 22 51, 45422 Mülheim an der Ruhr

Übungen im Gelände

freies Gelände: starke Steigung

13 ▶ Partnerübung

(Gesamtkörper, Beine, Oberschenkel vorne)

Partner A trägt Partner B als Fremdgewicht den Hang hinauf. Anschließend trägt Partner B Partner A. Die Ausführungsgeschwindigkeit hängt u.a. vom Grad der Steigung ab.

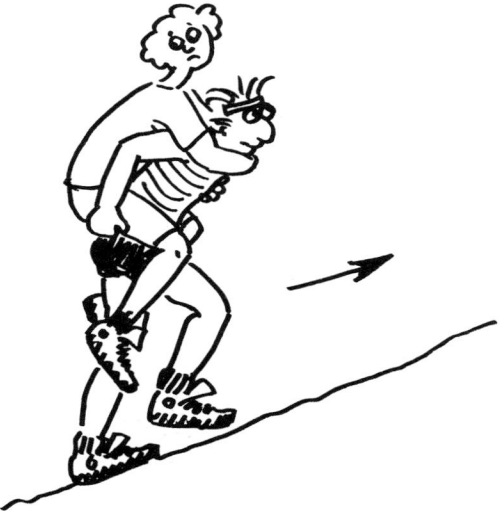

14 ▶ Treppe

(Beine, Oberschenkel vorne, Hüft-Lenden-Musk.)

Eine besondere Form starker Steigung stellt die Treppe dar. Man findet sie auch oft in bewaldeten Freizeitgebieten und Stadtrand-Anlagen.
a) jede Treppenstufe einzeln nehmen
b) jede zweite Treppenstufe nehmen
c) jede dritte Treppenstufe nehmen
d) hohes Tempo bei wechselnden Treppenweiten
e) Partner A trägt Partner B als Fremdgewicht und nimmt jede Stufe einzeln – langsam!
f) hinkeln, jede Stufe einzeln
g) hinkeln, jede zweite Stufe nehmen
h) f) und g) mit re. und li.
i) Hocksprünge, jede Stufe einzeln
j) Hocksprünge, jede zweite Stufe nehmen
k) ... etc.

Aus Sicherheitsgründen darf hier die Belastung nur bergauf stattfinden. Der Weg bergab dient der Erholung!

Übungen im Gelände

freies Gelände: ebene Fläche

C) ebene Fläche

15 ▶ Liegestützserie

(Arme, Oberarm hinten, Brustmusk., Schulter)

Man macht nach einer bestimmten Anzahl von Liegestützen dieselbe Anzahl von Gehschritten. Dabei erholt und lockert man sich.

10 Liegestütze – 10 Schritte
 9 Liegestütze –   9 Schritte
 8 Liegestütze –   8 Schritte

   ... – ...

 2 Liegestütze –   2 Schritte
 1 Liegestütze – 20 m-Spurt – auslaufen.

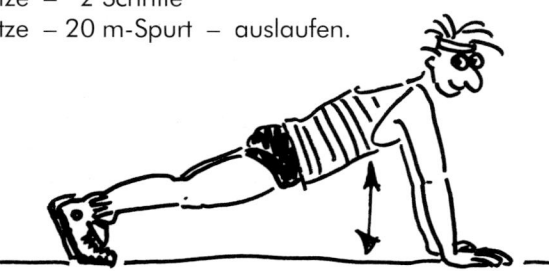

16 ▶ Laufschule

(Gesamtkörper)

Man achtet dabei auf einen technisch sauberen Laufstil. Besondere Beachtung finden:
a) Beinarbeit,
b) Armführung,
c) Körperhaltung.

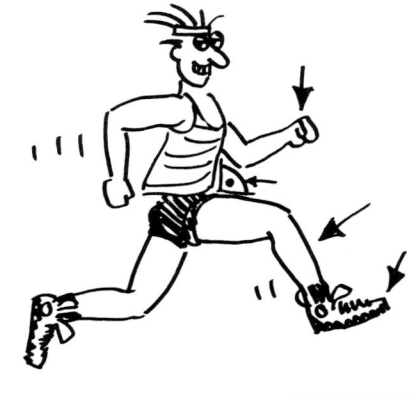

Übungen im Gelände

freies Gelände: ebene Fläche

17 ▸ Überholspurts
(Gesamtkörper, Beine, Hüft-Lenden-Musk.)

Bei Überholspurts läuft die Übungsgruppe einzeln hintereinander in Reihe. Jeder lässt ca. 2 – 3 m Platz zum Vordermann. Der Letzte läuft schnell an der Gruppe vorbei, setzt sich an die Spitze und ist dann für kurze Zeit der Tempomacher, mögliche Varianten:

a) Spurt seitlich an der Gruppe vorbei,

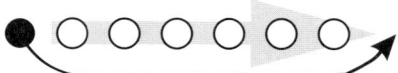

b) Slalomspurt um die Gruppenmitglieder herum.

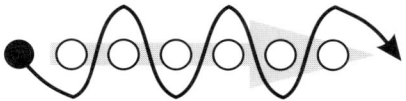

18 ▸ Hantellauf
(Gesamtkörper, Beine, Oberarm vorne)

Die Gruppe läuft im Dauerlauf und bleibt eng zusammen. Person A trägt zwei Hand-Hanteln, die Arme werden in normaler Laufhaltung gehalten und geführt. Nach ca. 50 – 100 Laufschritten werden die Hanteln an Person B weitergegeben. Diese Hanteln sollten ein Gewicht von je 5 kg nicht überschreiten.

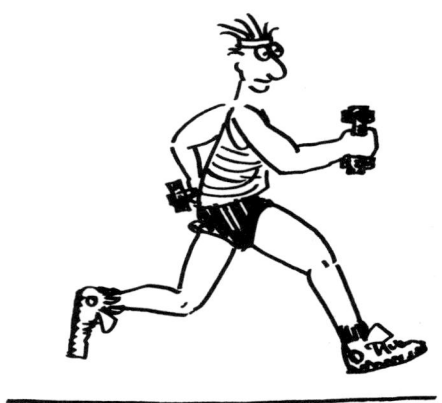

Übungen im Gelände

freies Gelände: ebene Fläche

19 ▸ Boxerlauf
(Gesamtkörper)

Lockerer Trab und während des Laufens Schattenboxen mit fiktivem Gegner. So wird daraus eine recht asynchrone und daher sauerstoffverbrauchende Übung.

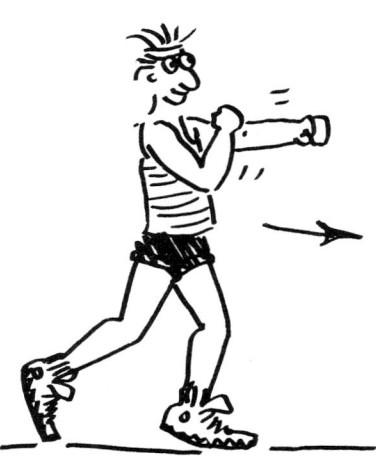

20 ▸ Konditionslauf
(Gesamtkörper)

Lockerer Lauf, wobei alle 100 – 300 m Belastungsübungen durchgeführt werden. Deren Wiederholungszahl liegt bei 20.
a) Liegestütz
b) Hampelmann
c) Hopserlauf auf der Stelle mit starkem Abdruck
d) Hocksprünge
e) vorw. – rückw. auf Tempo über ca. 5 m
f) ... etc.

21 ▸ Lauf-Atem-Koordination
(Gesamtkörper)

Langsamer Lauf, der es einem ermöglicht, im 4-er Rhythmus auszuatmen (ca. 5 min.), dann leichte Geschwindigkeitssteigerung, sodass man im 3-er Rhythmus ausatmet, (ebenfalls ca 5 min.), dann nächste Steigerung, bis man im 2-er Rhythmus ausatmet (5 min). Anschließend so lange lockerer Trab, bis man wieder im 4-er Rhythmus ausatmen kann.

5 Übungen im Gelände

freies Gelände: Baumstümpfe

D) Baumstümpfe

Manchmal findet man im Freigelände ca. 40-50 cm hohe Baumstümpfe.
Auch diese kann man zu einigen Übungen benutzen.
Häufig besteht auch eine Übung eines Trimm-Dich-Parcours aus dieser Station.

22 ▶ Strecksprünge
(Gesamtkörper, Oberschenkel vorne)

Die Strecksprünge werden mit Absprung vom Baumstumpf ausgeführt.
a) Absprung mit re.
b) Absprung mit li.
c) Sprungserie über denselben Baumstumpf mit einer 180°-Drehung nach jedem Sprung
d) Sprungserie über mehrere Baumstümpfe

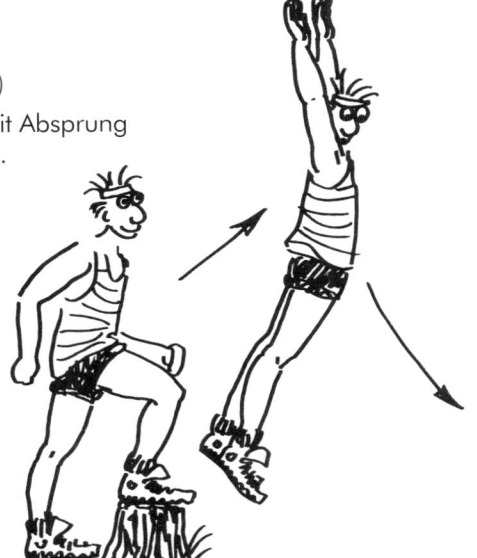

23 ▶ Grätsch-Kängurus
(Gesamtkörper, Oberschenkel vorne)

Aus der Hocke über den Strecksprung mit gegrätschten Beinen in die Hocke. Der gegrätschte Strecksprung findet über dem Baumstumpf statt.

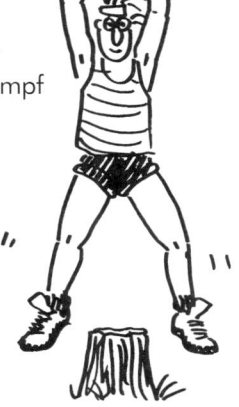

---

5 Übungen im Gelände

freies Gelände: Baumstümpfe

24 ▶ Haken schlagen
(Gesamtkörper, Beine, Rumpf)

Auf den Baumstumpf zulaufen und dann einen Haken schlagen und nach li. bzw. re. weg auslaufen.

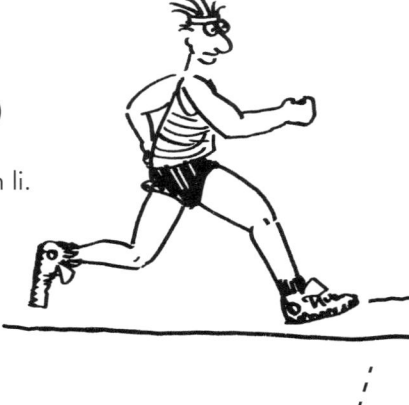

25 ▶ Sit-ups
(Oberschenkel vorne, Bauch, Hüft-Lenden-Musk.)

A sitzt auf dem Baumstumpf und streckt die Füße vor. B fixiert die Füße von A auf dem Boden. A macht Sit-ups. Die Rückbeuge sollte nicht bis zur Bodenparallelen gehen.

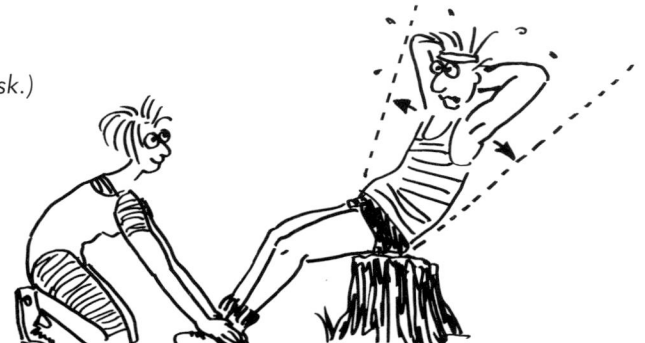

Übungen im Gelände

freies Gelände: Steine

E) Steine

Die dicken Steine sollten ein Gewicht zwischen 5 und 15 kg haben.
Bei allen Übungen mit Steinen müssen entsprechende Sicherheitsvorkehrungen getroffen werden.
Diese beziehen sich a) auf den Leistungsstand der Sportler
und b) auf die jeweiligen Abstände zueinander.
Sollten – durch die Benutzung von Steinen in bestimmten Übungen –
Beschädigungen irgendeiner Art entstehen können, so muss man darauf verzichten.

26 ▶ Kugelstoßen

(Gesamtkörper, Oberschenkel vorne, Oberarm hinten, schräge Bauchmusk., Gesäß)

Die Ausgangsposition wird markiert. Dann Stoß mit dem re. Arm. Von dort aus weiter und Stoß mit dem li. Arm. Nun lockernd zur Ausgangsposition zurück. Von hier aus Belastungsübung zur zweiten Stoßposition. Diese Belastungsübungen können sein:
a) Entengang,
b) Kängurus,
c) hinkeln re. oder li.,
d) Hampelmann in der Vorwärtsbewegung,
e) Hocksprünge vorwärts,
f) ... etc.

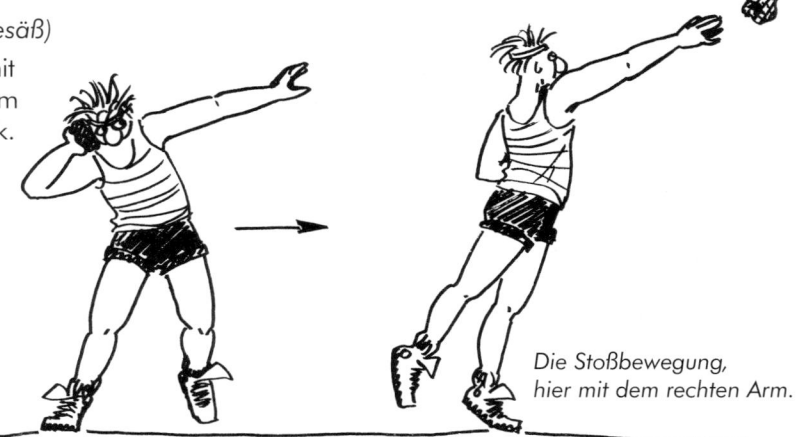

Die Stoßbewegung, hier mit dem rechten Arm.

Übungen im Gelände

freies Gelände: Steine

27 ▶ Sidehops

(Beine, Oberschenkel vorne, Wade)

Man legt den Stein auf den Boden und macht darüber Sidehops. Man kann sich auch hinter den Stein stellen und um die Körperseitenachse vorw./rückw. kippen.

28 ▶ Träger

(Arme, Brustmusk., Schulter)

Der Übende hält den Stein in beidhändiger Vorhalte und läuft in dieser Haltung eine Strecke von ca. 100 m. Eine Erweiterung dieser Übung ist, das Gewicht (Medizinball, Stein) im Wechsel anzuziehen und vorzustrecken.

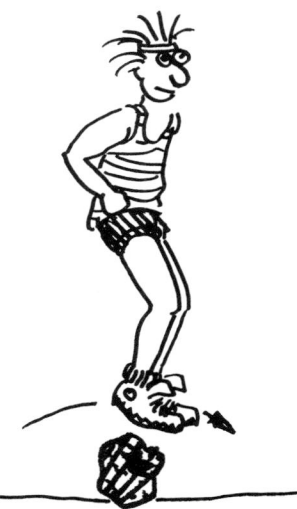
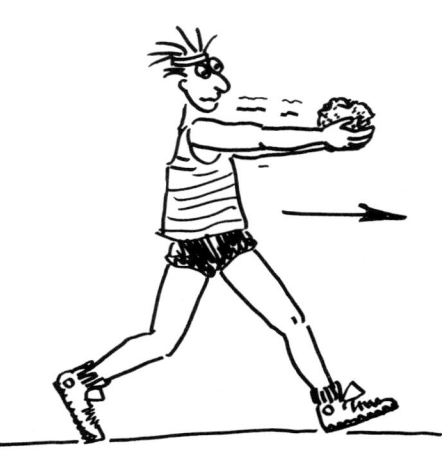

Übungen im Gelände

freies Gelände: Steine

29 ▸ Hock-Strecksprünge
(Gesamtkörper, Arme, Brustmusk., Oberschenkel vorne, Schulter)

Die Hock-Strecksprünge werden mit dem Fremdgewicht des Steines in Beidhandfassung durchgeführt.
Der Stein sollte das Gewicht von 7 kg dabei nicht überschreiten.
Dabei sollte der Stein aus Sicherheitsgründen höchstens bis in Brusthöhe geführt werden.

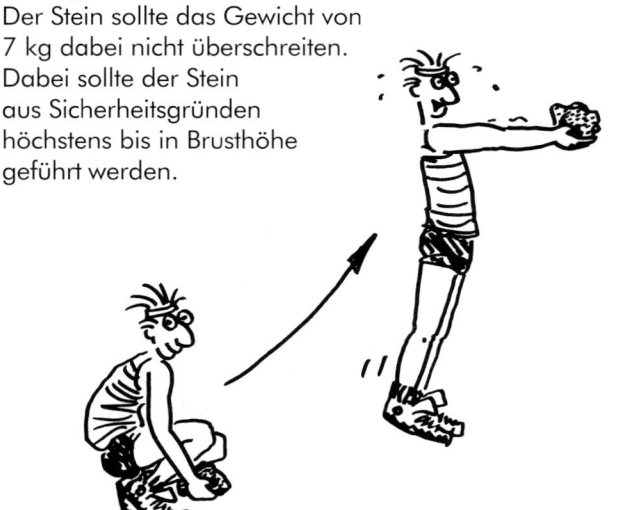

30 ▸ Einwurf
(Oberschenkel vorne, Oberarm hinten, Bauch)

Beidhändiger Einwurf über Kopf nach vorne. Dieser Einwurf kann:
a) aus der Schrittstellung und
b) aus der Grätschstellung heraus durchgeführt werden.
Dieser Übung kann man Wettkampfcharakter verleihen, indem man z.B. 10 Einwürfe hintereinander ausführen lässt, den jeweils folgenden Einwurf von der Landeposition des jeweils vorhergegangenen Einwurfes ausführen lässt und am Ende die Gesamtweite der 10 Würfe misst.

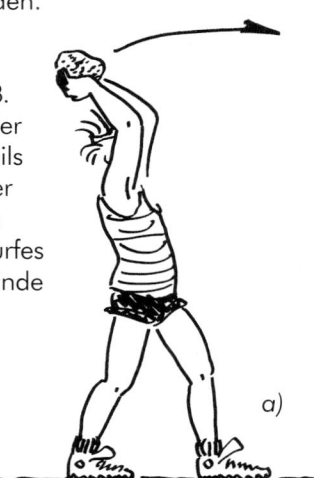

Aktiv-Kartei: Fitness-Training ohne Trott
© Verlag an der Ruhr, Postfach 10 22 51, 45422 Mülheim an der Ruhr

---

Übungen im Gelände

freies Gelände: Äste

F) Äste

Manchmal sieht man im Wald am Wegesrand dicke Äste aufgestapelt liegen, die eine Länge von ca. ½ bis ¾ m haben.
Sie sind vom örtlichen Forstamt auf die passende Länge geschnitten worden und warten nun auf ihren weiteren Verwendungszweck.
Sie zu benutzen heißt also auch, sie anschließend wieder ordentlich zurückzulegen.

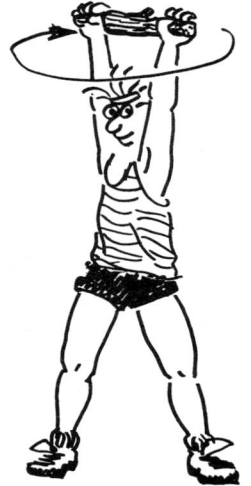

31 ▸ Gymnastik
(Gesamtkörper)

Gymnastik mit Ästen als Fremdgewicht. Die Hände umfassen dabei die Astenden.
Eine kl. Auswahl von Übungen, die sich anbieten, sind z.B.:
a) Holz mit gestreckten Armen tragen,
b) Arme über Kopf
– Oberkörper langsam und gefühlvoll drehen,
c) Windmühle,
d) Sidehops über liegenden Ast,
e) … etc.

Aktiv-Kartei: Fitness-Training ohne Trott
© Verlag an der Ruhr, Postfach 10 22 51, 45422 Mülheim an der Ruhr

Übungen im Gelände

freies Gelände: Äste

32 ▶ Abstandssprünge
(Beine)

Bei all den nun folgenden Variationen werden die Äste in bestimmten Abständen senkrecht zur Laufrichtung auf den Boden gelegt.
a) hinkeln
b) Sprunglauf
c) Hopserlauf – ggf. mit Parallelarmschwung
d) Kängurus
e) Slalomlauf
f) schräge Sidesteps
g) Schlusssprünge

Zu den Übungen a) – g) findet der Rückweg im lockeren Trab, im lockeren Hopserlauf oder in einer anderen Gangart/Stilart statt, die nicht sehr anstrengend ist.

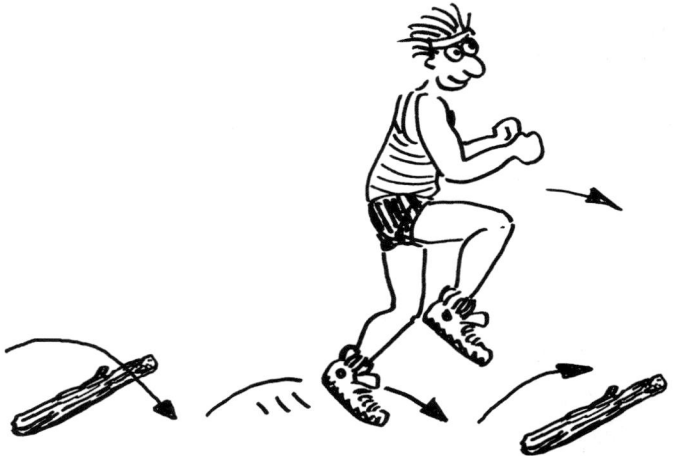

Aktiv-Kartei: Fitness-Training ohne Trott
© Verlag an der Ruhr, Postfach 10 22 51, 45422 Mülheim an der Ruhr

---

Übungen im Gelände

Sportplatz-Anlage: Rasenfläche

G) Rasenfläche

Viele Vereins-Platzanlagen haben einen Rasenplatz.
Solche Rasenplätze eignen sich zum Einlaufen und Barfußlauf ebenso
wie zum Erlernen technisch anspruchsvoller Elemente
wie z.B. dem Fallwurf beim Handball.
Darüber hinaus eignen sich solche Anlagen für Kräftigungsübungen,
die mit Fallübungen verbunden sein können.

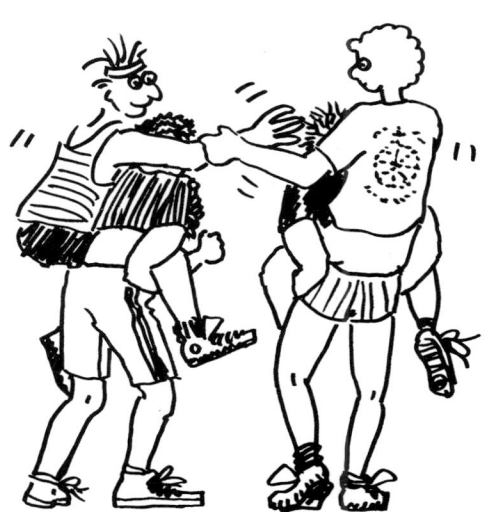

33 ▶ Reiterkämpfe
(Gesamtkörper)

A trägt B, B kämpft mit den Reitern der anderen Paare. Wird B abgeworfen, so tauschen A und B ihre Funktionen.
a) Die Übung geht über einen Zeitraum von 2 – 4 Min. Das Paar, das die wenigsten Abwürfe hat, gewinnt.
b) Wenn A und B jeweils 3 x Pferd und 3 x Reiter gewesen sind, so scheiden sie aus. Sieger ist das Paar, das zuletzt übrig bleibt.

Aktiv-Kartei: Fitness-Training ohne Trott
© Verlag an der Ruhr, Postfach 10 22 51, 45422 Mülheim an der Ruhr

Übungen im Gelände
Sportplatz-Anlage: Rasenfläche

34 ▶ Tauziehen
(Gesamtkörper)

Auch das Tauziehen ist eine Kräftigungsübung mit Wettkampfcharakter, bei der eine Wiese als Unterboden angenehm ist.

35 ▶ Erwärmungslauf
(Gesamtkörper)

Kombinationen von Erwärmungslauf und Standgymnastik eignen sich zur Erzielung einer Gesamterwärmung. Auf Rasenflächen kann man die Möglichkeit eines Barfußlaufes nutzen.

36 ▶ Fallübungen
(Gesamtkörper)

Rasenflächen eignen sich zum Erlernen und auch zum fortgeschrittenen Üben von Fallübungen aller Art. Seien es Fallwürfe, Seitfallwürfe oder Knickfallwürfe von Handballern, das Sliding-tackling von Fußballern bzw. spezifische Fallübungen von Judokas, ... um nur einige zu nennen. Es geht stets relativ gefahrlos und schmerzfrei ab!

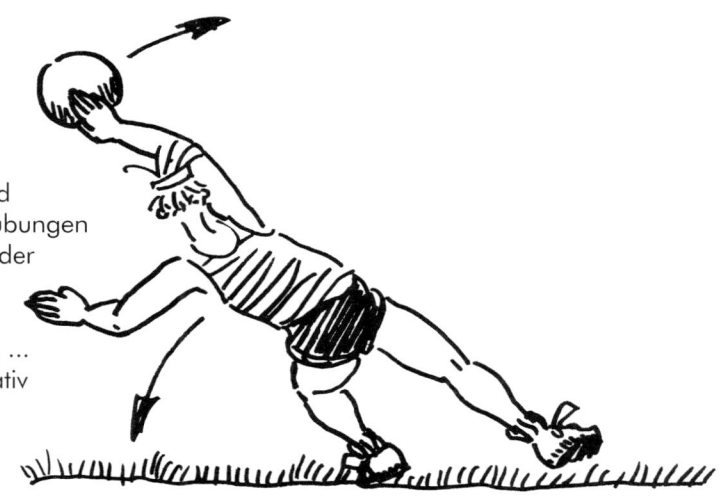

Aktiv-Kartei: *Fitness-Training ohne Trott*
© Verlag an der Ruhr, Postfach 10 22 51, 45422 Mülheim an der Ruhr

---

Übungen im Gelände
Sportplatz-Anlage: Rasenfläche

37 ▶ Spurts aus verschiedenen Startpositionen
(Gesamtkörper, Beine, Hüft-Lenden-Musk.)

Der Start erfolgt grundsätzlich auf Signal. Die Laufstrecke beträgt die halbe Platzlänge, d.h. ca. 50 m. Die Spurts werden aus verschiedenen Startpositionen heraus gelaufen:
a) Bauchlage – Kopf in Laufrichtung,
b) Bauchlage – Kopf entgegengesetzt zur Laufrichtung,
c) Rückenlage – Kopf in Laufrichtung,
d) Rückenlage – Kopf entgegengesetzt zur Laufrichtung,
e) Liegestütz-Pumpen – Start,
f) Hockstand – Kopf in Laufrichtung,
g) Hockstand – Kopf entgegengesetzt zur Laufrichtung,
h) Hochstart,
i) Tiefstart.

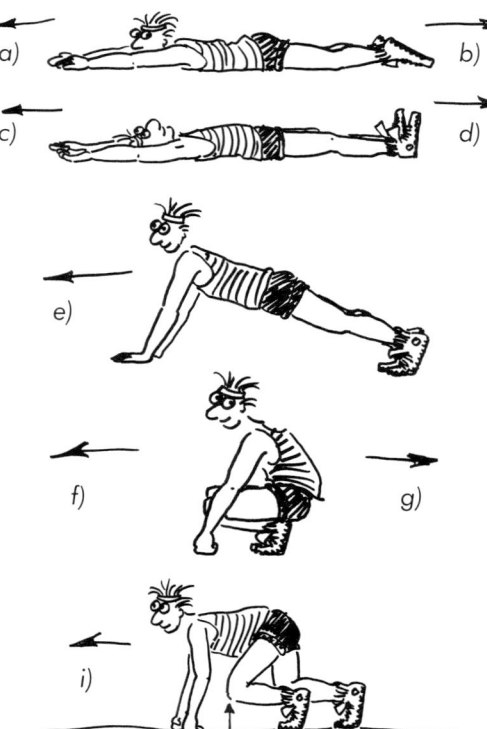

Dem Erfindungsreichtum weiterer Startpositionen sind hier keine Grenzen gesetzt. Vor allem sportartspezifisch lassen sich hier noch einige Möglichkeiten finden. Der Rückweg sollte mit Lockerungsübungen versehen werden bzw. einfach einen erholsamen Gang darstellen, damit die Übenden beim nächsten Spurt wieder halbwegs bei Kräften sind und beim nächsten Durchgang wieder nahezu maximale Geschwindigkeit erreichen können. Sind die Übungspersonen ermüdet, sollte die Übung abgebrochen werden. So wird die Schnelligkeit trainiert. – Würde man diese Übung in ermüdetem Zustand fortsetzen, so würde man das Stehvermögen trainieren ... und die Gefahr von Verletzungen (Zerrungen ...) in Kauf nehmen.

Aktiv-Kartei: *Fitness-Training ohne Trott*
© Verlag an der Ruhr, Postfach 10 22 51, 45422 Mülheim an der Ruhr

Übungen im Gelände

Sportplatz-Anlage: Laufbahn

H) Laufbahn

Die Laufbahn befindet sich um die zentrale Rasenfläche herum und hat eine Normlänge von 400 m auf der Innenbahn. Diese Laufbahn eignet sich für vielerlei Übungsformen.

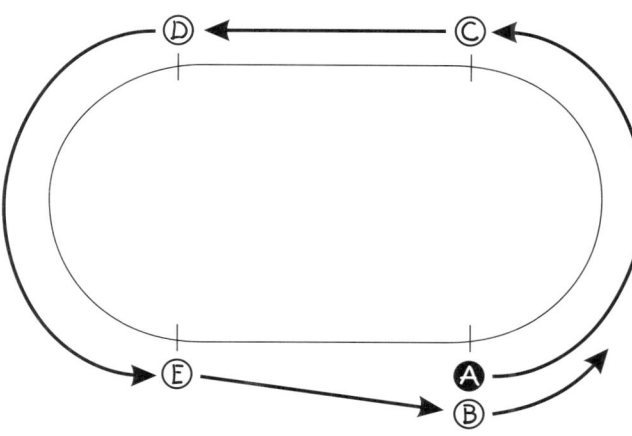

38 ▶ Endlos-Staffel
(Gesamtkörper, Beine)

Jede Mannschaft besteht aus 5 Personen.
Jede Person muss einen 100m-Spurt absolvieren.
Die Startposition ist doppelt besetzt.
A und B stehen am Start, C steht bei 100 m,
D steht bei 200 m, E steht bei 300 m.
A sprintet 100 m und übergibt an C.
C sprintet 100 m und übergibt an D.
D sprintet 100 m und übergibt an E.
E wird aber nicht zum Schlussläufer,
sondern übergibt an B ... etc.
Auf diese Weise kann man die 100 m-Sprints
als Endlosserie durchführen, hat stets relativ
gleich bleibende Erholungsphasen, arbeitet gegen
andere 5-er Gruppen mit Wettkampfcharakter,
... etc.

Übungen im Gelände

Sportplatz-Anlage: Laufbahn

39 ▶ 100 m-Bahn
(Gesamtkörper, Beine)

Auf der 100 m-Bahn kann man alle altbekannten Übungsformen wie z.B. Spurts, Steigerungsläufe, Sprungläufe, Tempoläufe, Spurts aus verschiedenen Startpositionen, Antritte etc. durchführen.
Da sie allgemein bekannt sein dürften und auch an anderer Stelle schon erwähnt wurden, wird hier auf eine erneute Darstellung verzichtet.

40 ▶ Pyramidenlauf
(Gesamtkörper, Beine)

Die Pyramide bezieht sich auf die Anzahl der zu laufenden Runden. Zwischen den Laufrunden werden aktive Pausen eingelegt. Diese aktiven Pausen bestehen aus Gehgymnastik, lockerem Trab oder lockerem Hopserlauf.
a) 1 Runde laufen
b) 100 m aktive Pause
c) 2 Runden laufen
d) 100 m aktive Pause
e) 3 Runden laufen
f) 100 m aktive Pause
g) 4 Runden laufen
h) 100 m aktive Pause
i) 3 Runden laufen
j) 100 m aktive Pause
k) 2 Runden laufen
l) 100 m aktive Pause
m) 1 Runde laufen
So ergibt sich (inklusive der aktiven Pausen) eine Gesamtstrecke von 7100 m.

5 Übungen im Gelände

Sportplatz-Anlage: Platzumzäunung

I) Platzumzäunung

Die Platzumrandung bzw. -umzäunung besteht meist aus einem gestrichenen Eisenrohr, das alle paar Meter mit einem ebensolchen Stützrohr verbunden ist.
Dieses Rohrgestell eignet sich für einige Übungen aus dem Bereich des Stretching oder der Gymnastik ebenso wie für einige Übungen zur Konditionsverbesserung.

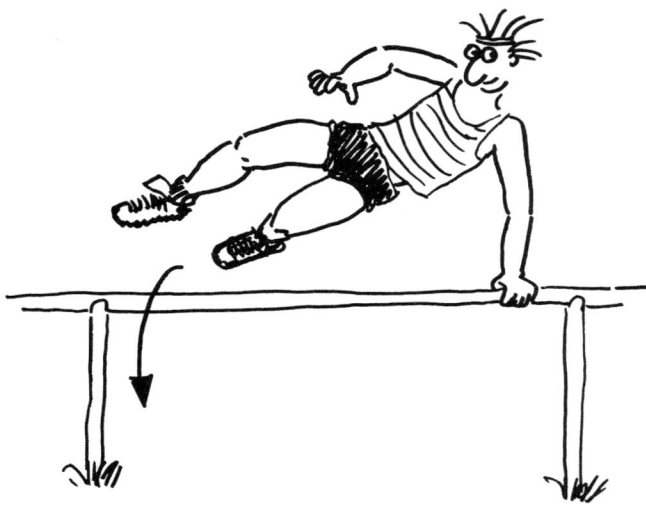

41 ▸ Stützschere
(Gesamtkörper, Oberarm hinten, Bauch, Hüft-Lenden-Musk.)

Man macht von li. nach re. bzw. umgekehrt einarmig gestützte Scherspünge über die Platzumrandung. Dabei kann die Schere
a) nach vorne und
b) nach hinten
gesprungen werden. D.h. einmal sind die Beine vorne, wie beim normalen Scherspung, einmal sind sie hinter dem gestützten Oberkörper. Nach vorne ist der Absprung einbeinig, nach hinten ist der Absprung beidbeinig.

Aktiv-Kartei: *Fitness-Training ohne Trott*
© Verlag an der Ruhr, Postfach 10 22 51, 45422 Mülheim an der Ruhr

---

5 Übungen im Gelände

Sportplatz-Anlage: Platzumzäunung

42 ▸ Bücken
(Gesamtkörper, Beine, Oberschenkel vorne, Rücken)

Von li. nach re. unter der Umrandung „durchtauchen", voll aufrichten. Dann von re. nach li. „durchtauchen", voll aufrichten etc. Dabei sollte man versuchen, Tempo zu machen.

43 ▸ 'Drüber/'drunter
(Gesamtkörper, Oberschenkel vorne, Oberarm hinten)

Diese Übung ist eine Kombination aus Stützschere und Bücken. Sie kann mit einem Partner und einem Ball noch erweitert werden! Z.B.:
'Drüber/'drunter – Doppelpass mit dem Partner
'Drüber/'drunter – Doppelpass ... etc.
Ganz Konditionsbewusste machen diese Übung über die vollen 400 m und legen noch einen 400 m Tempolauf dazu.

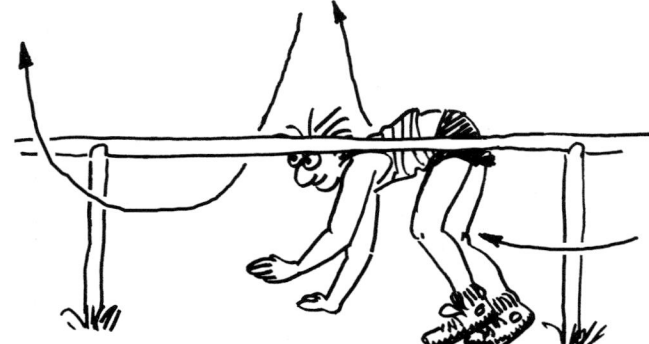
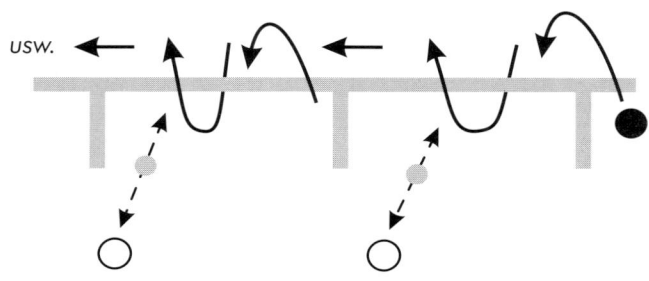

Aktiv-Kartei: *Fitness-Training ohne Trott*
© Verlag an der Ruhr, Postfach 10 22 51, 45422 Mülheim an der Ruhr

Partnerübungen

Die Partnerübungen stellen überwiegend
Kräftigungsübungen und Dehnübungen dar.
Sie sind durchführbar am Ort und in der Bewegung.

Die Besonderheit der Partnerübungen liegt darin,
dass häufig nicht nur einzelne Muskeln bzw. Muskelgruppen,
sondern der Körper in seiner Gesamtheit beansprucht wird.
Zudem verleihen viele dieser Übungen
der Übungsstunde einen auflockernden Charakter.

Partnerübungen
MUSKEL-TABELLEN
Teil 1

Übung	Gesamtkörper	Beine	Oberschenkel	Obersch. vorne	Obersch. hinten	Obersch. außen	Adduktoren	Unterschenkel	Schienb. außen	Wade	Arme	Oberarm vorne	Oberarm hinten	Unterarm innen	Unterarm außen	Bauchmusk.	schräge Bauchm.	Brustmusk.	Hüfte	Hüft-Lenden-M.	Gesäß	Rumpf	seitl. Rumpfmusk.	Rücken	Schulter	Nacken	Wirbelsäule
1				K												K				K							
2					K	K										K			K								
3	K																										
4								K																			
5											K											K					
6	K			K												K											
7				K																							
8									K																		
9		K	K																								
10	K										K																
11											K	K											K				
12				K												K			K								
13				K												K			K								
14	K			K												K			K								
15	K			K												K	K		K								
16	K										K																
17	K																										
18	K	K																									
19	K										K																
20		K	K																			K					
21	K										K	K															
22				K						K																	
23				K						K												K					
24	K																										

D = Dehnung   K = Kräftigung

Partnerübungen

MUSKEL-TABELLEN
Teil 2

Übung \ Muskelgruppe	Gesamtkörper	Beine	Oberschenkel	Obersch. vorne	Obersch. hinten	Obersch. außen	Adduktoren	Unterschenkel	Schienb. außen	Wade	Arme	Oberarm vorne	Oberarm hinten	Unterarm innen	Unterarm außen	Bauchmusk.	schräge Bauchm.	Brustmusk.	Hüfte	Hüft-Lenden-M.	Gesäß	Rumpf	seitl. Rumpfmusk.	Rücken	Schulter	Nacken	Wirbelsäule
25	K			K						K																	
26	K																										
27	K			K												K			K					K			
28																D		D	D					D			
29																		D						D			
30																								D			
31																D		D						D			
32																							D	D			
33																		D						D			
34																		D						D			

D = Dehnung   K = Kräftigung

Partnerübungen

Kräftigungsübungen am Ort

1 ▶ Beine zum Boden federn
(Oberschenkel vorne, Bauch, Hüft-Lenden-Musk.)

A liegt auf dem Boden in Rückenlage, B steht am Kopfende – A hält sich an den Fußgelenken von B fest und bringt seine Beine senkrecht zum Boden. B versucht nun, die gestreckten Beine von A zum Boden zu schubsen, A hält dagegen:
a) A schwingt die Beine bis kurz über dem Boden,
b) A versucht, die Beine so früh wie möglich zu halten.

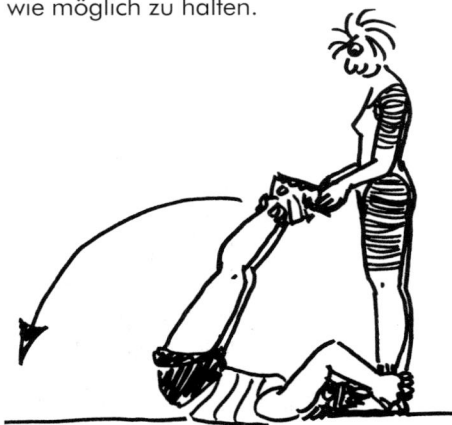

2 ▶ Beine auseinander-/zusammendrücken
(Oberschenkel außen, Adduktoren Bauch, Hüfte)

A und B sitzen im Grätschsitz gegenüber, ihre Füße überlappen sich – einer hat die Füße innen, einer außen. Dann heben beide die Beine etwas hoch in den Schwebesitz und drücken gegeneinander nach innen bzw. außen. (Der Zusammendrückende ist im Vorteil!)

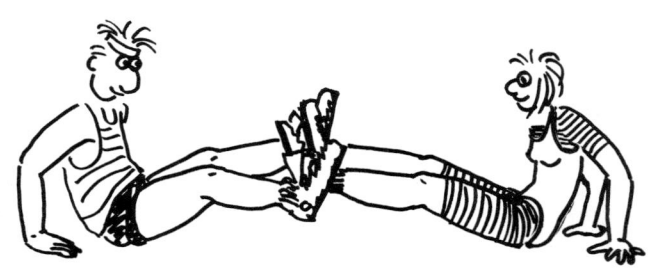

Partnerübungen
Kräftigungsübungen am Ort

3 ▶ Zeitlupen-Marionette
(Gesamtkörper)

A ist die Marionette, die überall am Körper fiktive Marionettenfäden hat, B ist der Marionettenspieler. B geht mit seinen Händen bis ca. 20 cm an das Körperteil heran, das er bewegen möchte und zieht es dann ganz langsam an diesem fiktiven Faden in die gewünschte Position. Dann dirigiert B das nächste Körperteil etc., ... bis A schließlich in der gewünschten Position steht. Das alles geht betont langsam vor sich und kostet sehr viel Konzentration. Außerdem ist es recht lustig, den Partner in eine Gesamtkörperposition hineinzubringen, in der er aussieht wie ein „krumm gebogenes Fragezeichen".

4 ▶ Hochzehenstand
(Wade)

A lädt B in Wandnähe auf seine Schultern und benutzt ihn als Fremdgewicht (Wandnähe hilft, die Balance zu halten). Dann drückt sich A hoch in den Hochzehenstand und hält diese Position einige Sekunden ...

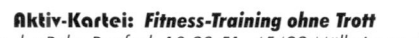

Partnerübungen
Kräftigungsübungen am Ort

5 ▶ Handstand-Pumpen
(Oberarm hinten, Rumpf)

A geht in den Handstand an der Wand bzw. Handstand mit Partnerhilfe. So dient sein eigener Körper als zu überwindendes Gewicht: pumpen!

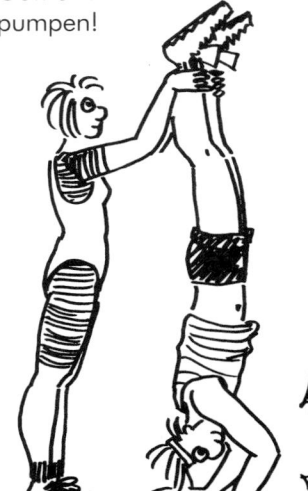

6 ▶ Butterwaage
(Gesamtkörper, Oberschenkel vorne, Bauch)

A und B stehen Rücken an Rücken, verschränken die Arme miteinander und ziehen sich wechselseitig auf den Rücken.

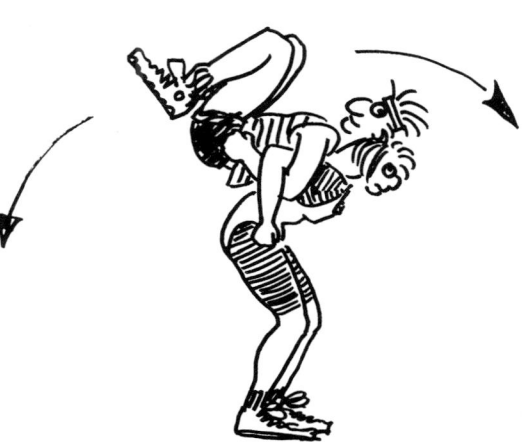

7 ▶ Kniebeugen
(Oberschenkel vorne)

A und B sitzen Rücken an Rücken auf dem Boden. Beide ziehen ihre Beine/Füße so weit es geht an den Körper. Nun drücken sie sich gegenseitig hoch und setzen sich wieder hin ... – synchroner Bewegungsablauf!

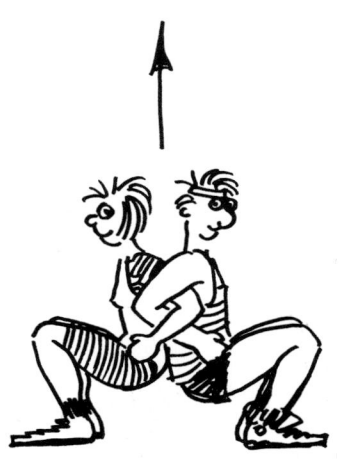

Partnerübungen
Kräftigungsübungen am Ort

8 ▶ Armdrücken
(Arme)

A und B liegen in Bauchlage auf dem Boden, die Gesichter einander zugewandt. So machen sie im Wechsel links und rechts Armdrücken.

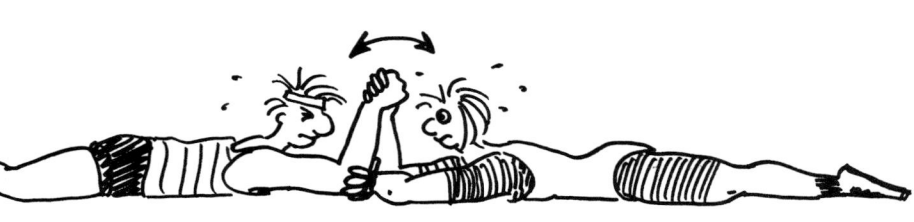

9 ▶ Blasebalg
(Beine, Oberschenkel vorne)

A liegt auf dem Rücken und zieht die Beine an. B steht vor A und neigt seinen Oberkörper so weit vor, bis A seine Füße an die Schultern von B setzen kann. B muss aber darauf achten, kein Hohlkreuz zu machen. Dann wandert B mit seinen Füßen so weit nach hinten, bis sein Körper gestreckt ist. Nun pumpt A seinen Partner hoch.

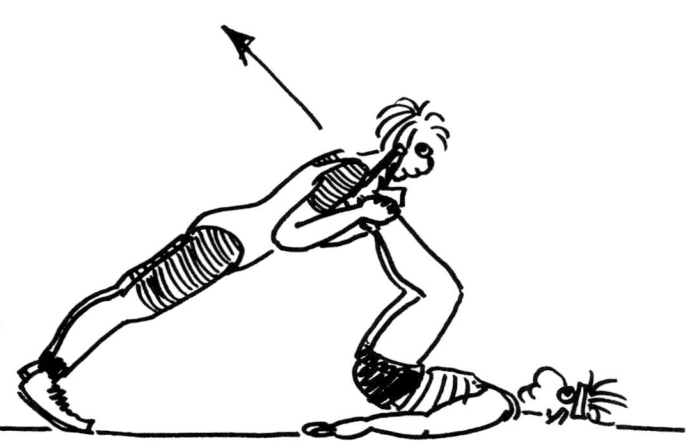

Aktiv-Kartei: Fitness-Training ohne Trott
© Verlag an der Ruhr, Postfach 10 22 51, 45422 Mülheim an der Ruhr

---

Partnerübungen
Kräftigungsübungen am Ort

10 ▶ Hindernislauf
(Gesamtkörper, Oberarm hinten)

A befindet sich in der Liegestützposition, B steht seitlich zu A. A pumpt. In der Tieflage springt B über A, in der Hochlage kriecht er unter ihm hindurch.

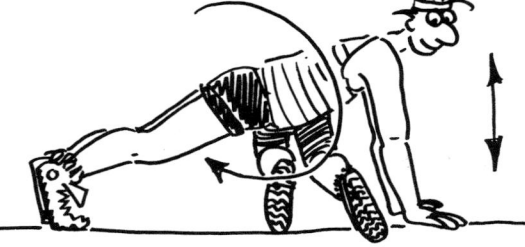

11 ▶ Erschwerter Liegestütz
(Arme, Oberarm hinten, Rumpf)

a) Liegestütz vorlings – A hält die Füße von B in Brusthöhe.

b) Liegestütz rücklings – A hält die Füße von B in Hüfthöhe.

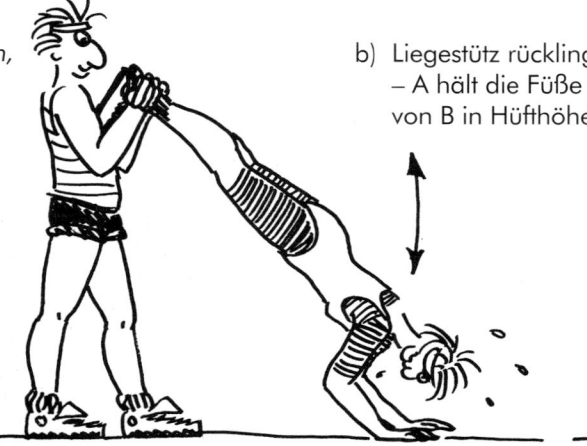
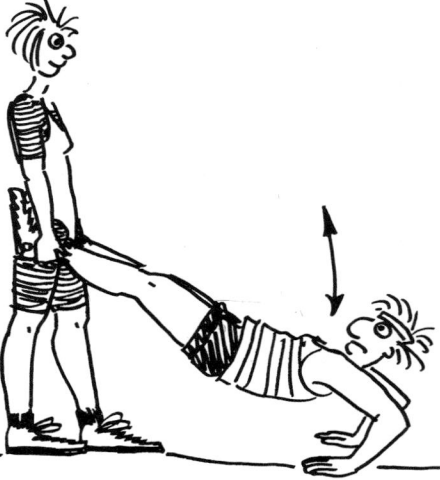

Aktiv-Kartei: Fitness-Training ohne Trott
© Verlag an der Ruhr, Postfach 10 22 51, 45422 Mülheim an der Ruhr

Partnerübungen
Kräftigungsübungen am Ort

12 ▸ Kreisverkehr
(Oberschenkel vorne, Bauch, Hüft-Lenden-Musk.)

A und B sitzen sich im Strecksitz gegenüber. Die Füße überlappen sich, einer hat sie links, einer rechts liegen. Nun gehen beide in den Schwebesitz und kreisen die geschlossenen Füße umeinander.

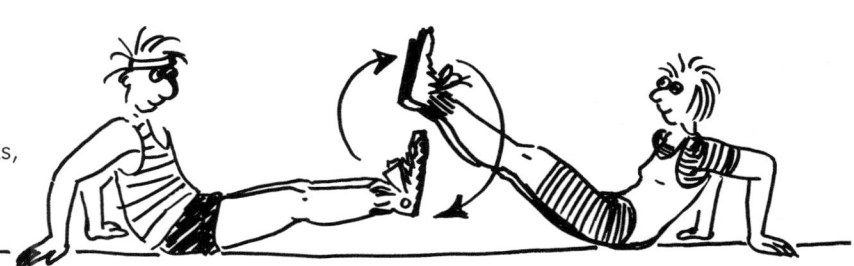

13 ▸ Sit-ups
(Oberschenkel vorne, Bauch, Hüft-Lenden-Musk.)

A liegt mit leicht angewinkelten Beinen auf dem Rücken – B kniet vor A und fixiert dessen Fersen auf dem Boden. Nun macht A Sit-ups mit sehr kleiner Amplitude.

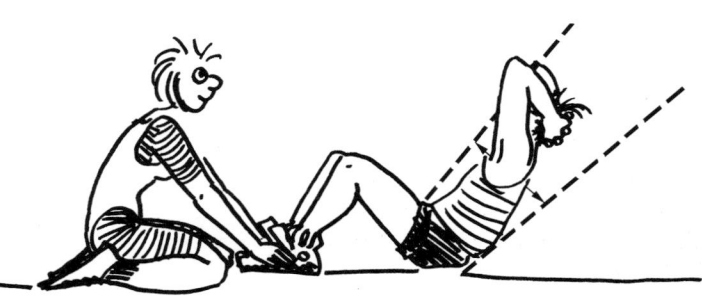

Partnerübungen
Kräftigungsübungen am Ort

14 ▸ Synchronarbeit
(Gesamtkörper, Oberschenkel vorne, Bauch, Hüft-Lenden-Musk.)

A und B befinden sich in Rückenlage, Kopf an Kopf, mit Handhaltung in Schräghochhalte – die Beine sind senkrecht zum Boden. Nun senken beide ihre Beine rückwärts in entgegengesetzter Richtung auf den Boden, dann wieder hoch, abwechselnd nach rechts bzw. links.

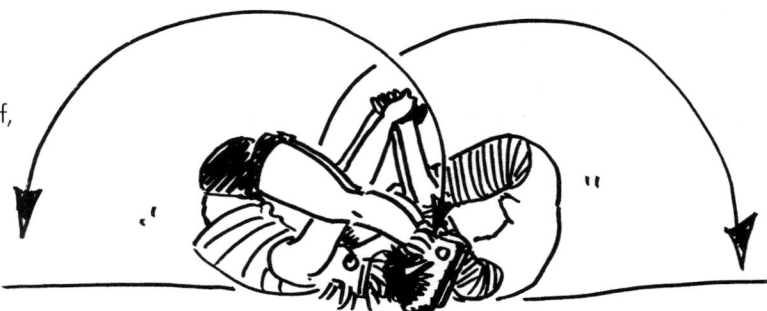

15 ▸ Voltigieren
(Gesamtkörper, Oberschenkel vorne, Bauch, Hüft-Lenden-Musk., schräge Bauchmusk.)

A befindet sich in der Bankstellung, B sitzt auf ihm und verhakt seine Beine unter den Achseln von A. Achtung: B muss genau auf As Steißbein und auf keinen Fall weiter vorne auf den Lendenwirbeln sitzen! A hat die Knie schulterbreit auseinander.
Nun macht B Sit-ups mit sehr kleiner Amplitude.

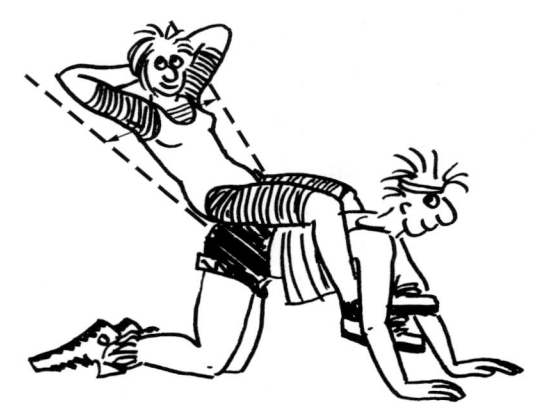

Partnerübungen
Kräftigungsübungen in der Bewegung

16 ▶ Schubkarre
(Gesamtkörper, Arme)

A befindet sich in der Liegestützhaltung – B steht hinter ihm, nimmt die Beine von A auf und presst dessen Füße eng an seine Hüften. So schiebt er A dann vor sich her. A läuft ohne ein Hohlkreuz zu bilden auf den Händen.

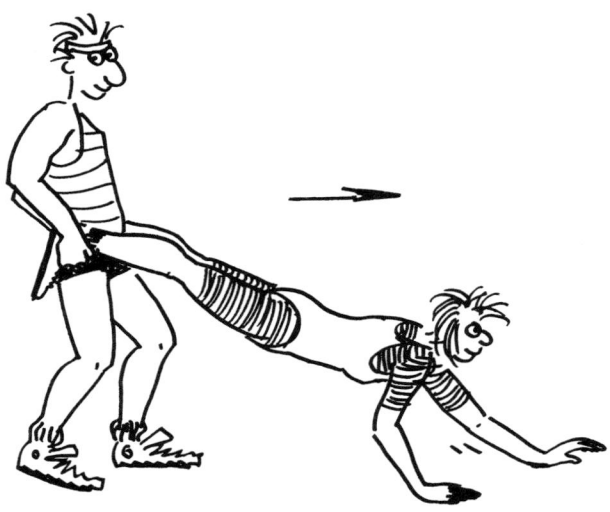

17 ▶ Pferd und Reiter
(Gesamtkörper)

A trägt B wie einen Rucksack auf dem Rücken.

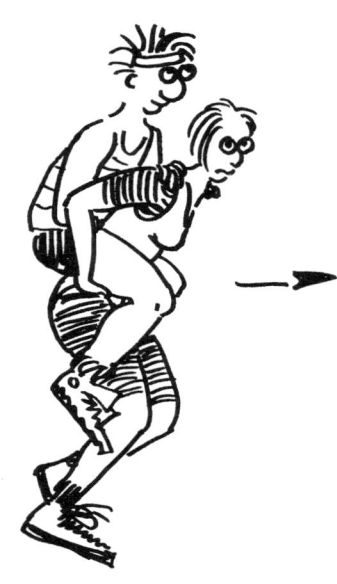

Partnerübungen
Kräftigungsübungen in der Bewegung

18 ▶ Synchronhüpfen
(Gesamtkörper, Beine)

A und B gehen Rücken an Rücken in den Hockstand. Nun führen sie synchrone Sidehops durch.

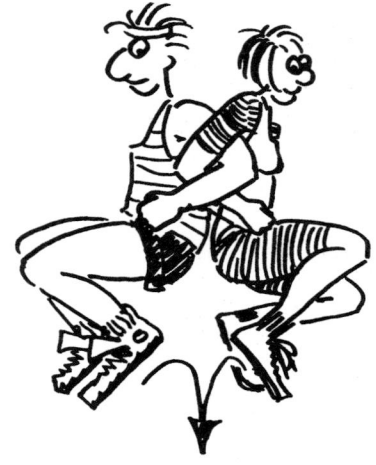

19 ▶ Liegestützkampf
(Gesamtkörper, Arme)

A und B befinden sich im Liegestütz, die Gesichter einander zugewandt. In dieser Lage versuchen sie, sich gegenseitig zu bekämpfen und sich umzuwerfen. Um Verletzungen zu vermeiden, sollten beide Partner sich darauf einstellen, sich seitlich abzurollen, sobald sie ihren sicheren Armstand verlieren. Auf keinen Fall sollten sie versuchen, sich mit dem Ellbogen aufzustützen.

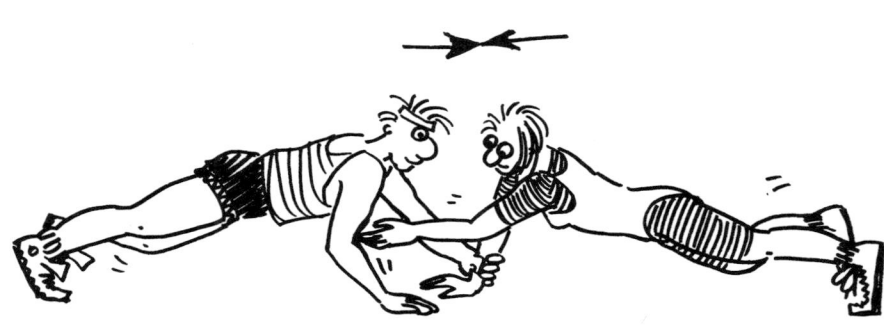

Partnerübungen

Kräftigungsübungen in der Bewegung

20 ▶ Skippings gegen Widerstand
(Beine, Oberschenkel vorne, Hüft-Lenden-Musk.)

B steht vor A und hält ihn an den Schultern fest
– A macht Skippings, B gibt freiwillig langsam nach.

21 ▶ Schulterstütz
(Gesamtkörper, Arme, Oberarm hinten)

B steht hinter A und geht auf A in den Schulterstütz. Dann geht A mit B einige Meter vorwärts, B versucht sich zu halten.

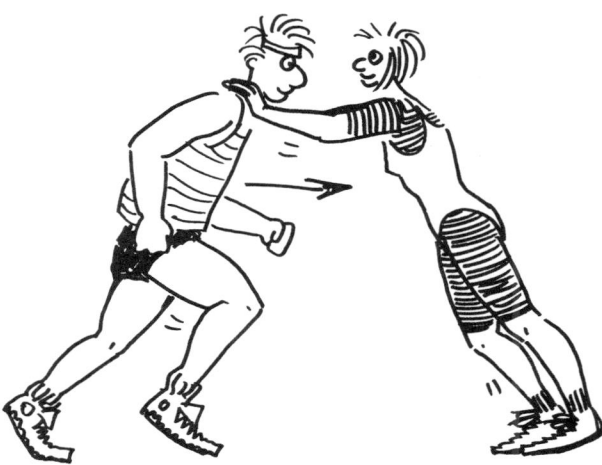
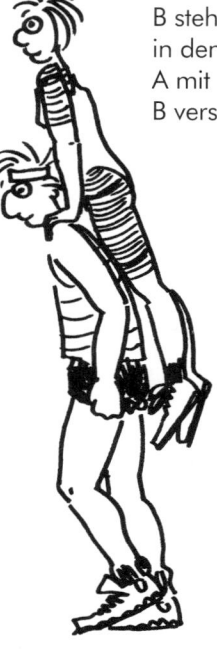

Partnerübungen

Kräftigungsübungen in der Bewegung

22 ▶ Kreishüpfen
(Oberschenkel vorne, Wade)

A und B stehen voreinander. A hält einen Fuß von B in Hüfthöhe in seinen Händen. B muss nun einbeinig im Kreis um A hüpfen.
a) im Uhrzeiger
b) entgegengesetzt zum Uhrzeiger
c) A und B halten je den re./li. Fuß des Partners fest und hüpfen synchron.

23 ▶ Synchronhüpfen
(Oberschenkel vorne, Wade, Hüft-Lenden-Musk.)

A und B stehen nebeneinander und umarmen sich mit den Innenarmen. Die Innenbeine werden gehoben und die Außenarme unter die gehobenen Innenbeine geschoben, wo sie sich greifen (Außenhandfassung).
Nun hüpfen A und B auf den Außenbeinen vorwärts (synchron).

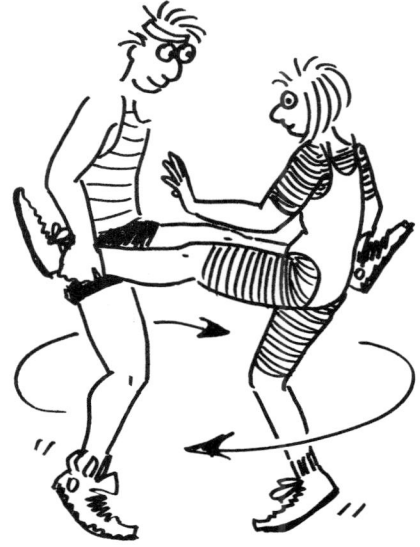
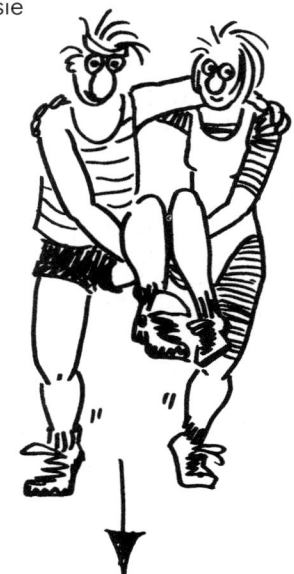

Partnerübungen
Kräftigungsübungen in der Bewegung

24 ▶ Ringkampf
(Gesamtkörper)

A und B gehen in die Ausgangsposition des griechisch-römischen Ringens (nur Oberkörperaktionen sind erlaubt) und kämpfen gegeneinander.
Ziel ist es, den Partner mit beiden Armen zu umfassen und kurzfristig ca. 5 cm vom Boden hochzuheben.

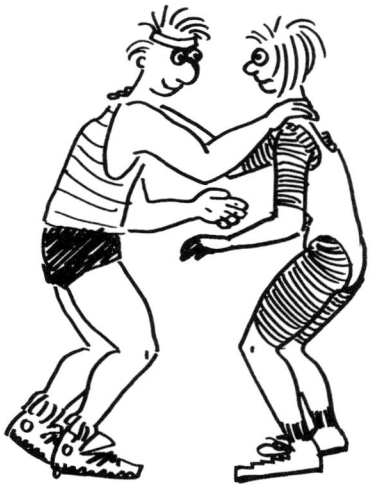

25 ▶ Bockspringen
(Gesamtkörper, Oberschenkel vorne, Oberarm hinten)

A steht hinter B. B befindet sich im Grätschstand und stützt sich mit den Händen auf den Oberschenkeln ab. A macht einen Bocksprung über B und kriecht anschließend in umgekehrter Richtung durch die gegrätschten Beine von B zurück.

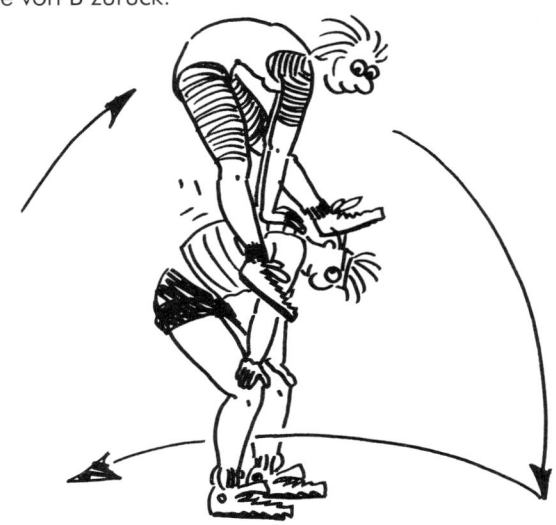

Partnerübungen
Kräftigungsübungen in der Bewegung

26 ▶ Mühldrehen
(Gesamtkörper)

A und B stehen voreinander und reichen sich die Hände in der Kreuzhandfassung. Dann drehen sich beide mit kleinen Schritten umeinander.

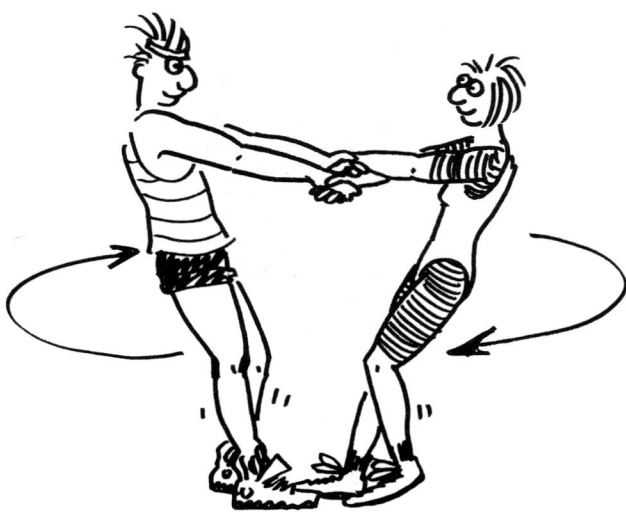

27 ▶ Federbeine
(Gesamtkörper, Oberschenkel vorne, Bauch, Hüft-Lenden-Musk., Rücken)

A steht hinter B, B umfasst den Nacken von A und zieht seine Beine an. Nun streckt/hockt B seine Beine bodenparallel, A trägt ihn. Diese Übung ist nur sehr gut trainierten und aufgewärmten Sportlern zu empfehlen.

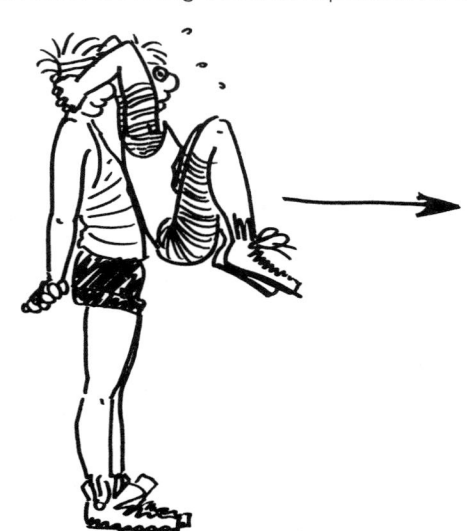

Partnerübungen
Dehnübungen am Ort

28 ▸ Zugwaage
(Bauch, Brustmusk., Hüft-Lenden-Musk., Schulter)

A und B stehen Rücken an Rücken, die Arme in Über-Kopf-Halte – A umfasst die Handgelenke von B, geht etwas in die Hocke, sodass sein Gesäß tiefer kommt als das Gesäß von B und zieht B nun vorsichtig auf seinen Rücken (durch Vorbeuge).
A liegt nun entspannt auf dem Rücken von B und lässt sich dehnen.
A sollte den Oberkörper nicht stärker beugen als es in der Illustration gezeigt ist, da die Übung sonst für beide Partner schädlich ist.

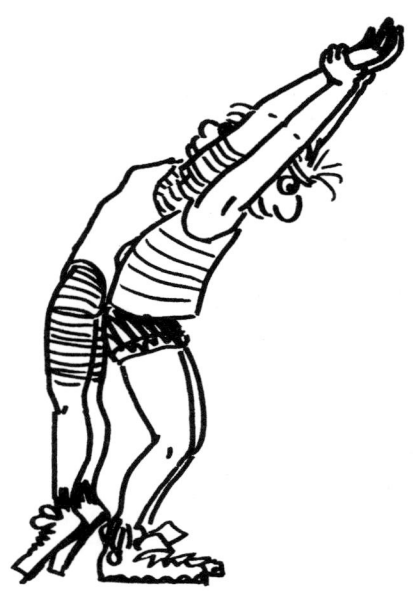

Partnerübungen
Dehnübungen am Ort

29 ▸ Armfächer
(Brust, Schulter)

A sitzt im Strecksitz, den Oberkörper senkrecht zum Boden. B steht hinter ihm in Schrittstellung, bringt den Unterschenkel seines vorderen Beines senkrecht zum Boden und stellt ihn mit der vorderen Schienbein-Außenseite in den Rücken von A.
A lehnt seinen geraden Rücken an dem Unterschenkel von B an. Dann ergreift B die Handgelenke von A und zieht dessen Arme im Spannungsbereich äußerst vorsichtig federnd nach hinten. Dabei wird die Federungshöhe stets verändert.
Dabei wird man feststellen, dass das Gelenk an einer Stelle umspringt: Im unteren Abschnitt ist es beweglicher! Auf dem Weg nach oben muss man also aufpassen, wann dieser Punkt gekommen ist und die Beweglichkeit abnimmt!

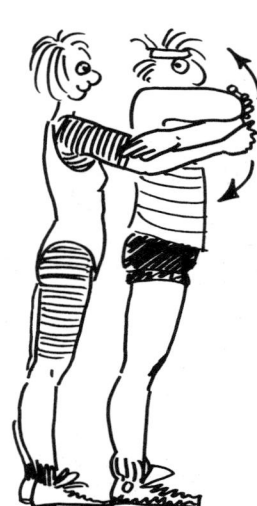

30 ▸ Armwürger
(Schulter)

A steht hinter B. B hat seine Arme bodenparallel mit gebeugten Ellbogen aufeinander gelegt (in Halshöhe), sodass sie übereinander frei verschieblich sind.
A fasst nun um B herum und ergreift mit der linken Hand den rechten Ellbogen von B und umgekehrt.
Nun zieht er die Ellbogen horizontal und federnd zu sich.

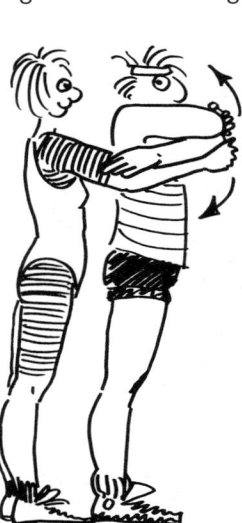

Partnerübungen
Dehnübungen am Ort

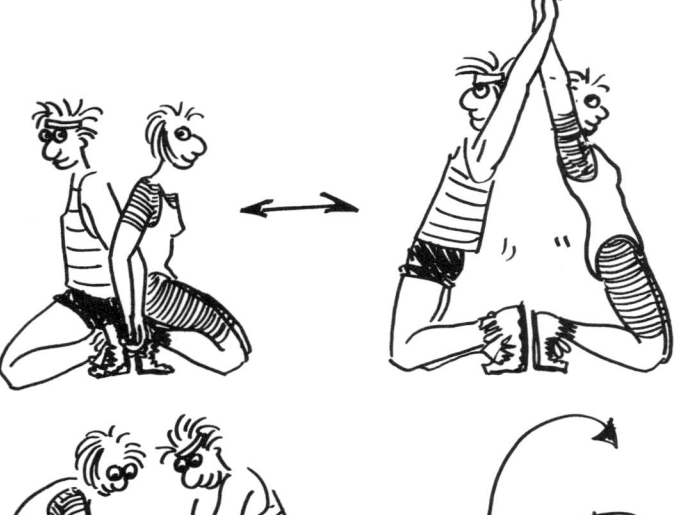

31 ▶ Körperdreieck
(Bauch, Brustmusk., Schulter)

A und B sitzen Rücken an Rücken im Fersensitz, mit Handfassung in der Tiefhalte. Nun machen beide einen Hüftschwung vorwärts in den Kniestand bei gleichzeitig seitlichem Hochschwingen der Arme in die Hochhalte. Beide Körper befinden sich nun in der Bogenspannung.

32 ▶ Schlangenmenschen
(seitliche Rumpfmusk., Schulter)

A und B stehen frontal voreinander und halten sich an den Händen fest – dann steigen beide von außen nach innen über eine der Handfassungen, drehen weiter und steigen dann auch mit den anderen Beinen über diese Handfassung.
Die andere Handfassung wird über Kopf geführt.

Partnerübungen
Dehnübungen am Ort

33 ▶ Blattfeder
(Brustmusk.)

A und B stehen voreinander. Ihre Oberkörper sind bodenparallel abgebeugt, ihre Hände liegen auf den Schulterblättern des Partners. Nun federn sie zur Mitte hin nach unten.

34 ▶ Bogenspannung
(Brustmusk., Schulter)

A und B sitzen im Strecksitz Rücken an Rücken – Handfassung in Hochhalte. Dann beugt sich A vor und zieht B auf seine Schultern ... und umgekehrt.

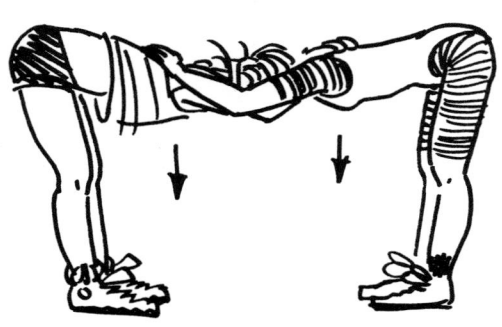
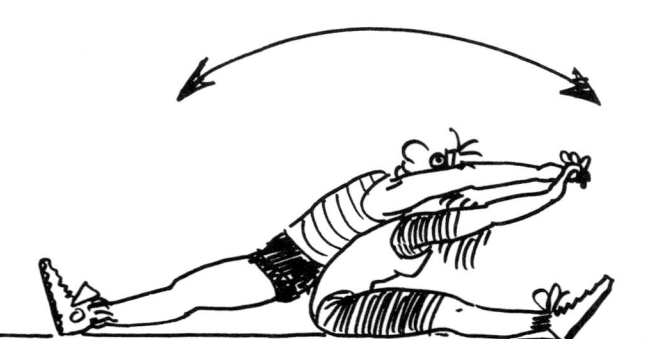

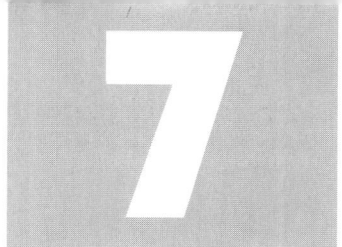

Übungen für Dreiergruppen

Die Übungen in Dreiergruppen sind überwiegend Kräftigungsübungen.
Bei diesen Übungen sollte man das Rotationsprinzip beachten,
damit die Arbeit gleichmäßig auf die Übenden verteilt wird.
Diese Übungen verleihen der Übungsstunde einen auflockernden Charakter.
Alle der hier aufgelisteten Übungen finden in der Bewegung statt
und beanspruchen den Gesamtkörper.

Übungen für Dreiergruppen
MUSKEL-TABELLE

Übung \ Muskelgruppe	Gesamtkörper	Beine	Oberschenkel	Obersch. vorne	Obersch. hinten	Obersch. außen	Adduktoren	Unterschenkel	Schienb. außen	Wade	Arme	Oberarm vorne	Oberarm hinten	Unterarm innen	Unterarm außen	Bauchmusk.	schräge Bauchm.	Brustmusk.	Hüfte	Hüft-Lenden-M.	Gesäß	Rumpf	seitl. Rumpfmusk.	Rücken	Schulter	Nacken	Wirbelsäule
1	K																										
2	K																								K		
3	K			K								K		K													
4	K			K						K		K															
5	K																										
6	K											K								K							
7	K																										
8	K																										
9	K	K																				K					
10	K																								K		
11	K									K															K		

D = Dehnung   K = Kräftigung

Übungen für Dreiergruppen

1 ▶ Trage
(Gesamtkörper)

A fasst C unter die Achseln.
B fasst C in den Kniekehlen.
A und B tragen C.

2 ▶ Schwebehang
(Gesamtkörper, Schulter)

A und B stehen nebeneinander und halten sich an den Hüften. C steht mitten vor ihnen, legt seine Arme um die Hälse von A und B und hockt die Beine an. A und B tragen C, der als Erschwernis die Beine im Wechsel anhocken bzw. bodenparallel wegstrecken kann.

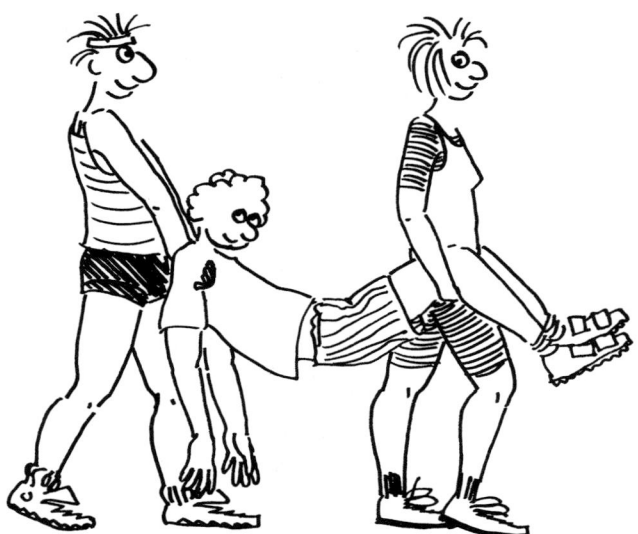

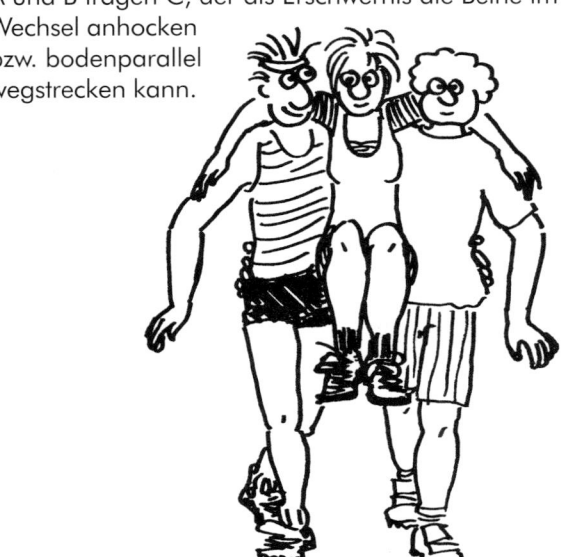

Übungen für Dreiergruppen

3 ▶ Zopfflechten
(Gesamtkörper, Oberschenkel vorne, Oberarm hinten, Bauch)

A, B und C liegen auf einer Höhe nebeneinander in Bauchlage und springen aus dieser Position abwechselnd – wie einen Zopf flechtend – übereinander.
Um genügend Raum zu erhalten, muss derjenige, der übersprungen wurde, eine Rolle um die Körperlängsachse machen.

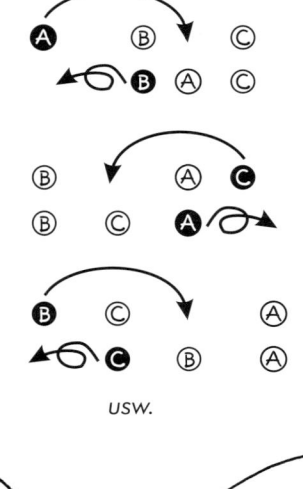

usw.

4 ▶ Bockspringen
(Gesamtkörper, Oberschenkel vorne, Wade, Oberarm hinten)

Bockspringen als Endlosserie.

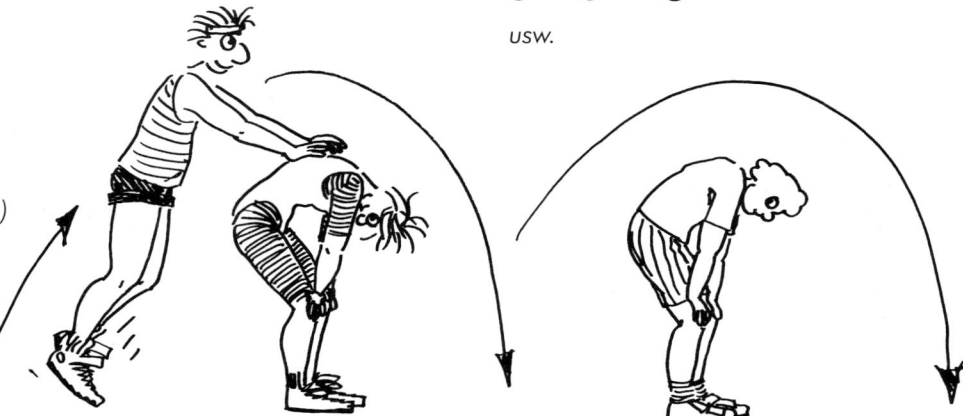

Übungen für Dreiergruppen

5 ▸ Drüber/drunter
(Gesamtkörper)

Wie 4), aber im Wechsel Bocksprung – durch die Beine kriechen.

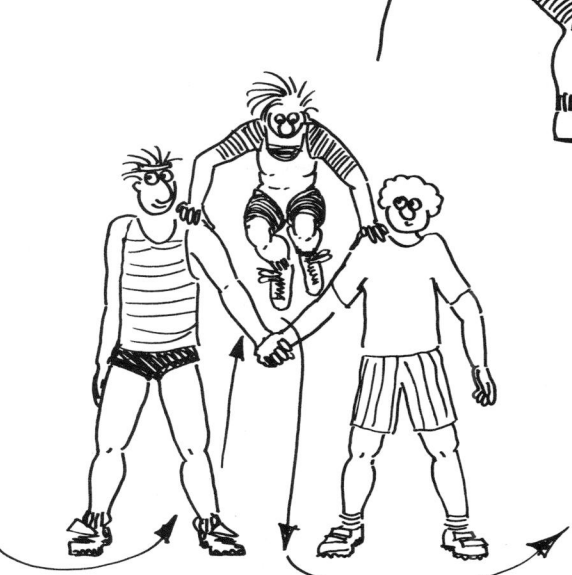

6 ▸ Stützsprünge
(Gesamtkörper, Oberarm hinten, Hüft-Lenden-Musk.)

A und B stehen nebeneinander, Grätschstellung und Innenhandfassung – C kriecht durch die Beine von A und springt dann, sich auf die Schultern von A und B stützend, über die Innenhandfassung.
Danach stellt sich C neben B, Innenhandfassung, A muss arbeiten …

Übungen für Dreiergruppen

7 ▸ Sänfte
(Gesamtkörper)

A und B stehen frontal voreinander mit beidhändiger Fassung. C setzt sich auf deren Hände und lässt sich tragen.

8 ▸ Pendellauf
(Gesamtkörper)

Das Pendel kann mit unterschiedlichen Laufgeschwindigkeiten bzw. Übungen der Laufgymnastik durchgeführt werden.

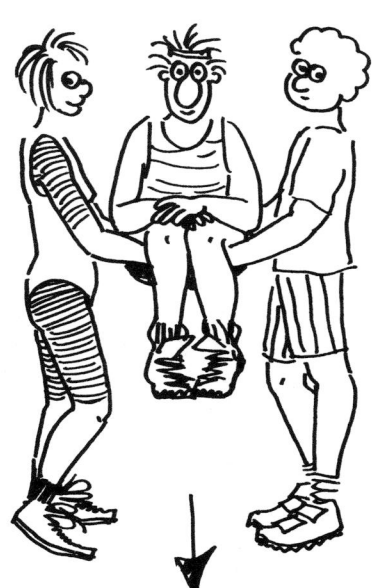

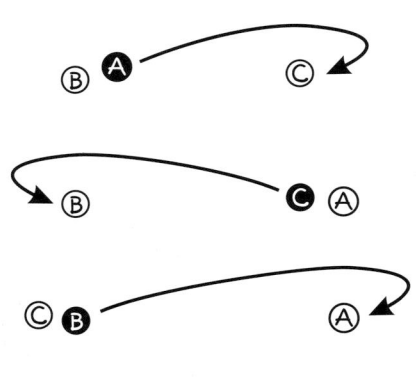

Übungen für Dreiergruppen

9 ▶ Pferd
(Gesamtkörper, Beine, Rumpf)

B steht mind. 1 m hinter A, beugt den Oberkörper vor und hält sich an den Hüften von A fest. C setzt sich auf dieses künstliche Pferd und lässt sich tragen. C muss genau auf Bs Steißbein sitzen, auf keinen Fall auf dessen Hohlkreuz!

10 ▶ Einhaken
(Gesamtkörper, Schulter)

A und B nehmen C in ihre Mitte und haken sich unter. C zieht die Beine an und lässt sich tragen.

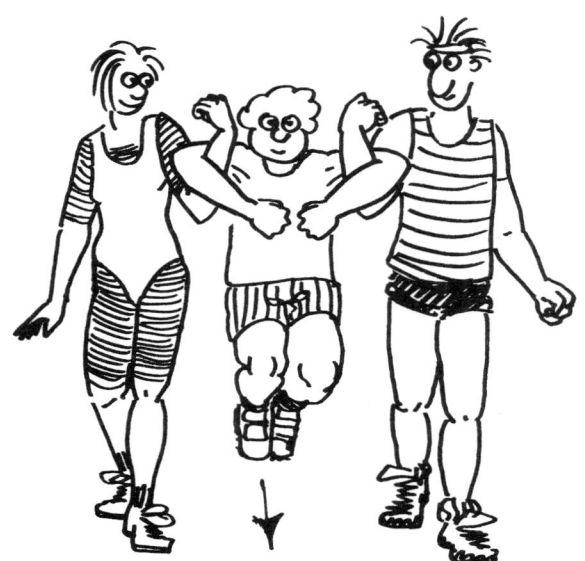

Übungen für Dreiergruppen

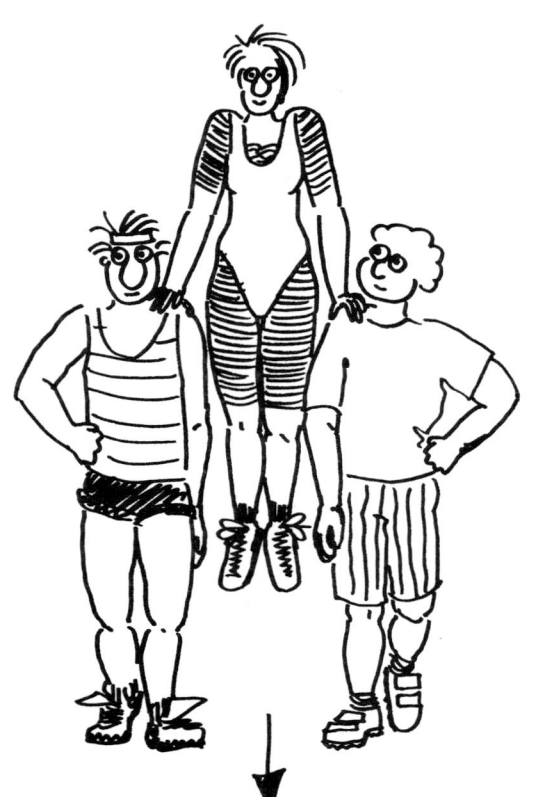

11 ▶ Schulterstütz
(Gesamtkörper, Oberarm hinten, Schulter)

A, B und C stehen nebeneinander. Der Mittelmann B stützt sich auf den Innenschultern von A und C (Schulterstütz) ab und lässt sich dann tragen.

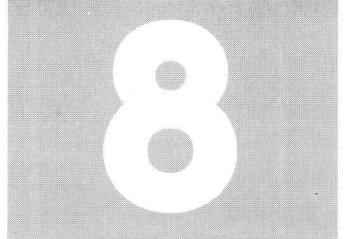

Übungen für große Gruppen

*Die hier aufgeführten Übungen für große Gruppen
haben überwiegend Wettkampfcharakter.
Andere Übungsformen können durch Teilung der Gruppe
in gleich große Untergruppen zu Wettkampfübungen umgeformt werden.
Auf diese Weise lässt sich die Intensität der Übungen steigern.
Somit eignen sie sich zur Endphase der Erwärmung
ebenso wie zur Verbesserung der Kondition.
Bei einigen Übungen ist es möglich, sie sowohl unter die Rubrik Laufspiele
als auch unter die Rubrik Ballspiele einzuordnen.
Hier gab die Haupttendenz der Übung den Ausschlag.
Da es sich bei solchen Übungen um ganz komplexe Bewegungsabläufe handelt,
werden den einzelnen Übungen keine Muskelgruppen zugeordnet,
sondern die sportmotorischen Grundeigenschaften und deren Mischformen,
die sie verbessern.*

Aktiv-Kartei: Fitness-Training ohne Trott
© Verlag an der Ruhr, Postfach 10 22 51, 45422 Mülheim an der Ruhr

Übungen für große Gruppen

TRAININGSZIEL-TABELLE
Teil 1

Übung	Kraft	Schnelligkeit	Ausdauer	Flexibilität	Koordination	Schnellkraft	Schnelligkeitsausdauer	Kraftausdauer
1		•					•	
2		•				•		
3						•		•
4		•					•	
5								•
6		•				•		
7		•				•		
8						•	•	•
9							•	•
10		•				•		•
11			•				•	
12						•		
13						•		
14		•					•	
15	•	•						•
16		•						
17		•						
18		•						
19			•				•	
20					•		•	
21			•					
22			•				•	•
23			•					
24			•					

Aktiv-Kartei: Fitness-Training ohne Trott
© Verlag an der Ruhr, Postfach 10 22 51, 45422 Mülheim an der Ruhr

8 Übungen für große Gruppen

TRAININGSZIEL-TABELLE
Teil 2

Übung	Kraft	Schnelligkeit	Ausdauer	Flexibilität	Koordination	Schnellkraft	Schnelligkeitsausdauer	Kraftausdauer
25		•				•		
26			•					
27		•				•	•	
28		•	•					
29		•	•					
30		•						
31		•	•					
32		•				•		
33		•						
34							•	
35							•	
36			•					
37		•						

8 Übungen für große Gruppen

Ballspiele

1 ▶ Jägerball
(Schnelligkeit, Schnelligkeitsausdauer)

Ein Spieler (der Jäger) hat einen Gymnastikball und versucht, die Mitspieler (Hasen) abzuwerfen. Je nach Gruppengröße, Leistungsstand etc. kann man auch mehrere Jäger einsetzen. Eine andere Variationsmöglichkeit besteht darin, jedem Hasen mehrere Leben zu geben:
Nach dem 1. Abwurf einen Arm heben,
nach dem 2. Abwurf beide Arme heben,
nach dem 3. Abwurf hinsetzen ... man ist „erschossen" worden.

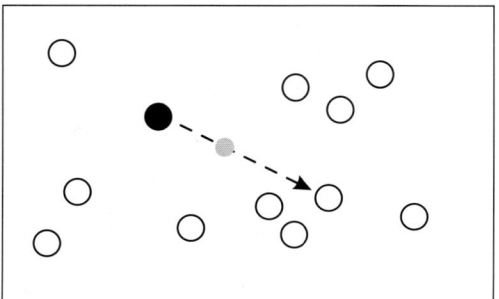

2 ▶ Matten-Jägerball
(Schnelligkeit, Schnellkraft)

Grundgedanke ist das Spiel Jägerball. Die Hasen tragen mit 2, 3 oder 4 Personen eine Turnmatte an den Henkeln. Mit dieser Matte können sie die Würfe des Jägers abwehren. Wer abgeworfen wurde, verlässt die Matte.

3 ▶ Matten-Fußball
(Schnellkraft, Kraftausdauer)

4 Spieler tragen eine Turnmatte an ihren Henkeln. Auf diese Weise wird Fußball gespielt. Wer seinen Henkel aus dem Griff verliert, darf nicht vor den Ball treten, sondern muss erst zurück zu seiner Matte. Bei Erwachsenen kann die Trägerzahl pro Matte auf 2 oder sogar 1 reduziert werden.

Übungen für große Gruppen
Ballspiele

4 ▸ Parteiballspiel
(Schnelligkeit, Schnelligkeitsausdauer)

2 Mannschaften spielen Handball/Basketball gegeneinander, jedoch ohne Tore/Körbe. Ziel der ballbesitzenden Mannschaft ist es, den Ball so lange wie möglich in den eigenen Reihen zu halten. Ziel der anderen Mannschaft ist es, der ballbesitzenden Mannschaft den Ball abzujagen. Dann findet ein Rollentausch statt. Sieger ist diejenige Mannschaft, die innerhalb einer festgelegten Zeit (1 - 3 Min.) die meisten Pässe gespielt hat. Hier können auch taktische Elemente der offenen Manndeckung eingeübt werden; z.B. sperren mit absetzen, give and go, ...

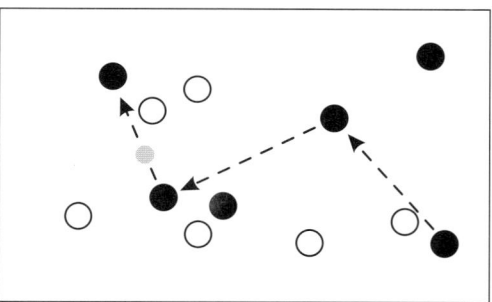

5 ▸ Sitzfußball
(Kraftausdauer)

2 Mannschaften spielen Sitzfußball auf 2 Tore gegeneinander. Die Spieler befinden sich im Spinnegang und müssen in dieser Lage den Ball schießen.

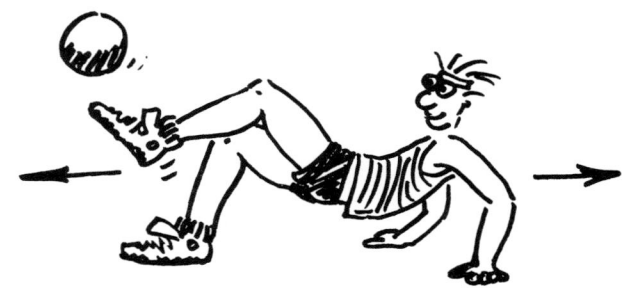

Übungen für große Gruppen
Ballspiele

6 ▸ Von Wand zu Wand
(Schnelligkeit, Wurf- oder Schusskraft)

Die Mannschaften A und B stehen sich gegenüber. Hinter sich, auf einer Grundlinie, haben beide Teams ein Tor, eine Wand oder einfach einen Zielbereich. Die Mittellinie trennt das Spielfeld in 2 gleich große Hälften. Die gegnerische Hälfte darf nicht betreten werden. Die Aufgabe besteht darin, einen Ball vor die gegnerische Wand, ins gegnerische Tor oder in den Zielbereich zu schießen/werfen. Die Wand oder der Zielbereich – bis zur Höhe von 2 m – zählt 1 Punkt, ein Torschuss/-wurf zählt 3 Punkte. Jeder Spieler einer Mannschaft darf den Ball mit allen Körperteilen abwehren, aber nicht zweimal hintereinander berühren. Insgesamt darf der Ball innerhalb einer Mannschaft maximal 3-mal berührt werden ... wie beim Volleyball.

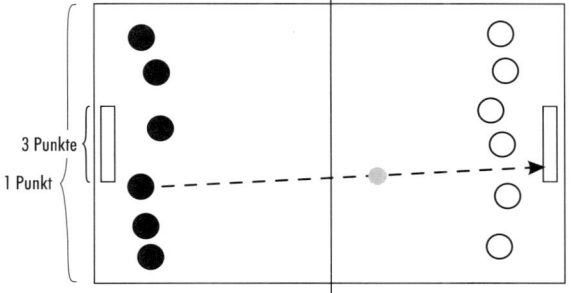

7 ▸ Bälle vertreiben
(Schnelligkeit, Wurfkraft)

Die Halle wird durch eine Bankreihe in 2 gleich große Hälften A und B geteilt. In jeder Hälfte befindet sich 1 Mannschaft. Jeder Spieler hat einen Ball. Auf ein Startsignal hin werfen alle Spieler von Spielfeldhälfte A ihre Bälle in Spielfeldhälfte B ... und umgekehrt. Dann müssen beidseitig die fremden Bälle eingeholt und wieder in die gegnerische Hälfte geworfen werden. Nach einem vorher festgelegten Zeitabschnitt (z.B. 1 Min.) wird das Spiel abgepfiffen. Sieger ist die Mannschaft mit den wenigsten Bällen in ihrer Hälfte.

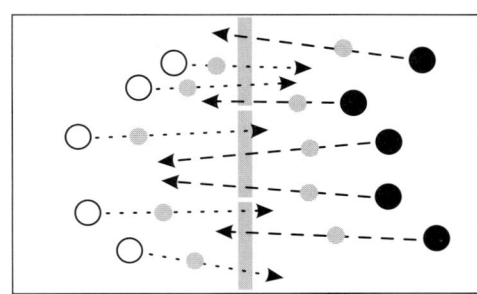

Übungen für große Gruppen
Circuits

8 ▶ normaler Circuit (Zirkeltraining)
(je nach Art der Übungen: Schnelligkeitsausdauer, Schnellkraft, Kraftausdauer)

Beim herkömmlichen Circuit werden mehrere Stationen kreisförmig angeordnet. Es gibt dann zwei Möglichkeiten, ihn zu durchlaufen:

a) An jeder Station wird über einen bestimmten Zeitraum (z.B. 30 Sek.) gearbeitet. Dann hat man eine ebenso lange Pause. An der nächsten Station arbeitet man erneut über diesen Zeitraum etc.
Das Maß der Leistung ist die Anzahl der erzielten Punkte bzw. die Summe von allen Stationen.

b) An jeder Station wird eine vorher vereinbarte Anzahl von Übungen absolviert. Man geht danach sofort zur nächsten Station.
Das Maß der Leistung ist hier die Zeit, die für den gesamten Circuit gebraucht wurde.

9 ▶ Laufcircuit
(Kraftausdauer, Schnelligkeitsausdauer)

Man stellt einige Circuitstationen auf eine Linie. Ca. 40 - 50 m entfernt zu den Stationen befindet sich eine Wendelinie. Der Erste geht an Station 1, macht eine vorher festgelegte Anzahl von Übungen, läuft zur Wendelinie und zurück und geht dann zur 2. Station, an der er wieder eine vorgeschriebene Anzahl von Übungen absolviert ...
Wenn der Erste die 1. Station beendet hat und sich auf den Wendelauf begibt, geht der Zweite an die 1. Station usw.

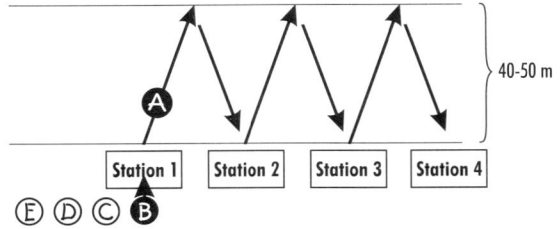

Dieser Circuit kann noch dadurch intensiviert werden, dass derjenige, der von seinem Hintermann eingeholt wird, eine bestimmte Anzahl von „Strafübungen" machen muss. Außerdem ist eine gute Leistungskontrolle dadurch gegeben, dass für jede Person die Zeit genommen werden kann, die sie für einen Durchgang benötigt.

Übungen für große Gruppen
Circuits

10 ▶ Mannschaftscircuit
(Schnelligkeit, Schnellkraft)

Man bildet 3, 4 oder 5 Mannschaften und organisiert ebenso viele Stationen. An jeder Station ist die Wiederholungszahl pro Person vorgegeben. Jede Mannschaft bleibt 5 Min. an einer Station. Jeder Spieler, der eine Übungsfolge absolviert hat, zählt einen Mannschaftspunkt. Da innerhalb einer Mannschaft im Staffelsystem gearbeitet wird, kann jeder Spieler an einer Station mehrfach an der Reihe sein. Nach 5 Min. wechseln die Gruppen/Mannschaften im Rotationssystem die Stationen.
Hier ein Beispiel für 4 Gruppen (Handballer):
1. Wendespurt (40 m Hinweg, 40 m Rückweg): 1-mal, dann wechseln *(Gegenstoß)*
2. Ball vor Wand werfen: je 10 Würfe aus ca. 9 m Entfernung *(Wurfkraft)*
3. Slalomdribbling (20 m Hinweg, 20 m Rückweg): 1-mal, dann wechseln *(Ballführung)*
4. Hindernislauf (10 Kastenteile überlaufen): 1-mal, dann wechseln *(Sprungkraft)*

Es gewinnt die Mannschaft, die die meisten Mannschaftspunkte erarbeitet hat.

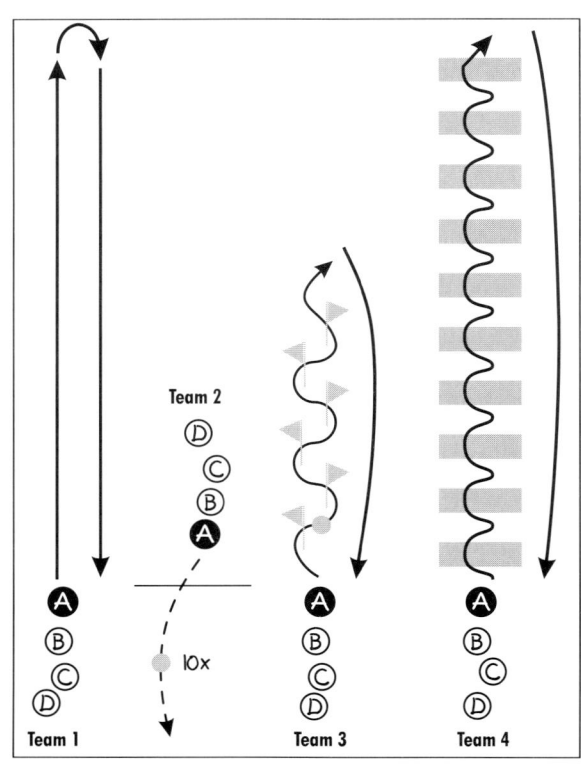

Übungen für große Gruppen

Circuits

11 ▶ Hindernisparcours
(je nach Übungsauswahl: Ausdauer, Kraftausdauer, Schnelligkeitsausdauer)

Mit Hilfe eines Hindernisparcours kann man in kurzer Zeit eine gute Allgemeinerwärmung des Körpers erzielen. Weiterhin können Kraft, Koordination und Kondition mitgeschult werden. Es sollte jedoch eine kleine Vordehnung und Lauferwärmung der Muskulatur vorausgegangen sein. Je nach Material und Gegebenheiten der Halle kann hier beliebig variiert werden. Auch kann der Parcours sportartspezifisch zurechtgeschnitten werden.
Hier ein Beispiel:
5 Liegestütz, 20 m Slalomdribbling, 1 Rolle vorwärts, 5 Hockwendsprünge über längs gestellte Bank, durch Barren durchstützeln, prellend hinsetzen/aufstehen (5x), 5 Würfe vor die Wand mit dem Wurfarm, 10 Seilsprünge, 5 Würfe vor die Wand mit dem Nicht-Wurfarm, Sprungwurf aufs Tor. Man kann den Parcours über einen bestimmten Zeitraum laufen lassen, z.B. 10 Min., sowie als Verfolgungsrennen über eine oder mehrere Runden durchführen. Weiterhin ist es möglich, die Zeit zu messen und so individuelle Leistungsveränderungen festzuhalten.

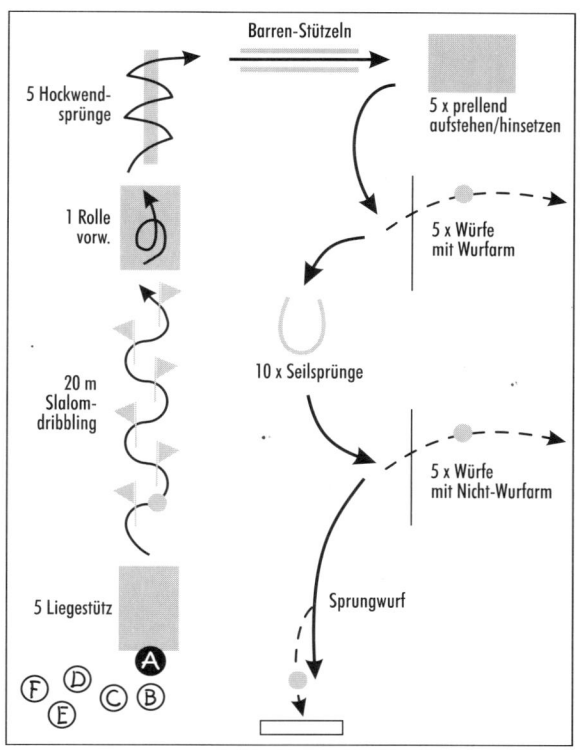

Übungen für große Gruppen

Gruppenübungen

12 ▶ Bockspringen in Serie als Mannschaftswettkampf
(Schnellkraft)

Alle Übenden stehen in einer Reihe mit ca. 3 m Abstand zueinander. Der Letzte beginnt, sich mit Bocksprüngen über die anderen Gruppenmitglieder nach vorne zu bewegen. Dort angekommen, stellt er sich mit ebenfalls ca. 3 m Abstand an der Spitze der Gruppe auf. Die anderen Mannschaften arbeiten ebenso. Es gewinnt, wer zuerst eine bestimmte Markierung erreicht hat, z.B. 100 m.

13 ▶ Bockspringen/Tunneln als Mannschaftswettkampf
(Schnellkraft)

Wie Übung 12, nur dass die Gruppenmitglieder im Wechsel mit Bocksprung und „durch die gegrätschten Beine kriechen" überwunden werden.

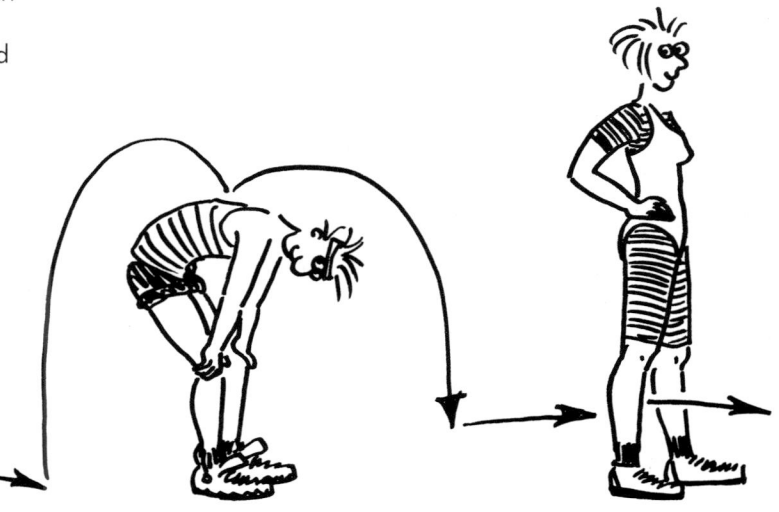

Übungen für große Gruppen
Gruppenübungen

14 ▶ Frisbee-Wettkampf
(Schnelligkeit, Schnelligkeitsausdauer)

Zwei Mannschaften A und B spielen gegeneinander auf zwei Tore. Spielgerät ist eine Frisbee-Scheibe, die sich die Mitspieler untereinander zuspielen. Derjenige Spieler, der in Besitz der Scheibe ist, muss stehen bleiben und darf nur noch abspielen. Erst danach darf er sich von seiner Position lösen und sich in eine anspielbereite Position freilaufen.  Die Frisbee-Scheibe wird in das gegnerische Tor hineingeworfen. Es gewinnt die Mannschaft, die die meisten Tore erzielt hat.

15 ▶ Reiterkämpfe
(Kraft, Kraftausdauer)

Die Reiterkämpfe sollten in der Halle auf mit Matten ausgelegten Hallenteilen durchgeführt werden bzw. im Freien auf Rasenflächen. Der Ausführungsmodus kann variieren:
a) jeder gegen jeden,
b) bei Abwurf Funktionstausch zwischen Pferd und Reiter,
c) wer abgeworfen wurde, scheidet aus etc.

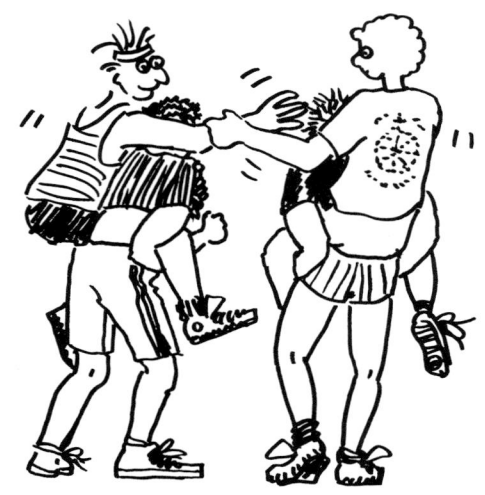

Übungen für große Gruppen
Gruppenübungen

16 ▶ Brennball
(Schnelligkeit)

Die Brennballregeln können hier unerwähnt bleiben, nur einige kurze Bemerkungen zum Übungsaufbau:
Auf der Umrandung eines Spielfeldes werden als Male 6 Matten in gleichmäßigen Abständen verteilt. Eine 7. Matte befindet sich auf der Mittelachse, 10 – 13 m von der Grundlinie entfernt. Auf dieser Matte steht der Brandmeister.

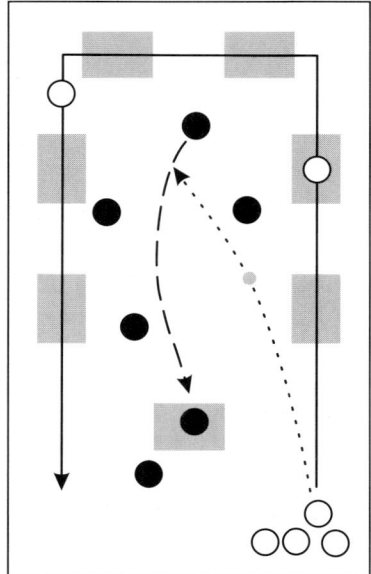

17 ▶ Baseball-Brennball
(Schnelligkeit)

Baseball-Brennball wird nach denselben Spielregeln gespielt, wie Brennball. Es unterscheidet sich lediglich dadurch vom normalen Brennball, dass der Ball nicht ins Spielfeld geworfen wird, sondern ein Zuspieler dem „Werfer" den Ball zuwirft und dieser den Ball nun mit einem Schlagholz wegschlägt.

18 ▶ Völkerball
(Schnelligkeit)

Das Völkerballspiel ist hinlänglich bekannt und bedarf keiner weiteren Erläuterungen mehr.

Übungen für große Gruppen
Laufspiele

19 ▸ Überholspurts
(Ausdauer, Schnelligkeitsausdauer)

Die Laufgruppe läuft im Joggingtempo mit Abständen von ca. 3 m zueinander in Reihe hintereinander. Der Letzte spurtet an der Gruppe vorbei an die Spitze und reiht sich mit gleichem Abstand ein. Je höher das Gruppentempo ist, um so länger wird der Spurtweg und damit auch die Spurtdauer der Überholenden. Auf diese Weise kann der Trainer die Gesamtleistung manipulieren.

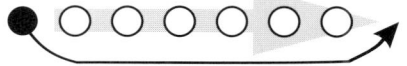

20 ▸ Slalomspurts
(Technik, Schnelligkeitsausdauer)

Wie Übung 11, nur dass der Spurt an die Spitze der Gruppe im Slalom um die Läufer gemacht werden muss. Diese Übung kann auch als Dribbling durchgeführt werden. Dann muss der Trainer den letzten Spieler anspielen und erhält den Ball nach Abschluss des Dribblings zurück.

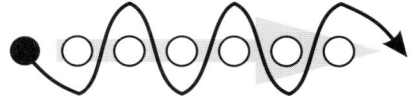

21 ▸ Diagonalenlauf
(Ausdauer)

An den Ecken eines Viereckes (z.B. Sporthalle) befinden sich vier Gruppen. Diese Gruppen laufen gleichzeitig mit folgenden Laufwegen:

a) 3 Bahnen um dieses Viereck, dann
b) 1 Diagonale.

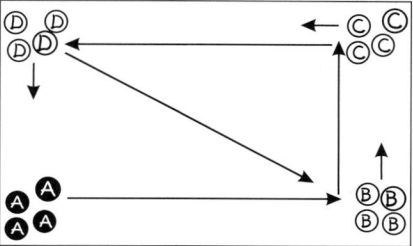

Danach befinden sich die Gruppen je eine Ecke weiter. Dann wieder 3 Bahnen + 1 Diagonale. Nach vier Diagonalen befindet sich jede Gruppe also wieder auf ihrer Ausgangsposition. Auf den Diagonalen können zusätzlich noch Übungen, z.B. aus dem Bereich der Laufgymnastik, durchgeführt werden. Je nach Dauer und Intensität der Durchführung eignet sich diese Übung sowohl zur Erwärmung, als auch zum Ausdauertraining.

Übungen für große Gruppen
Laufspiele

22 ▸ Pyramidenlauf mit Partner
(Ausdauer, Kraftausdauer, Schnelligkeitsausdauer)

Alle Spieler befinden sich auf einer Linie, jeder hat einen Partner. Der eine erhält die Nr. 1, der andere die Nr. 2 zugeordnet. Im Abstand von ca. 40 bis 50 m befindet sich eine Wendemarkierung.
Die Partner arbeiten nie gleichzeitig, sondern im Wechsel. Die Partner mit der Nr. 1 laufen 1-mal zur Wendemarkierung und zurück, die Partner mit der Nr. 2 machen es ihnen nach.
Danach sind wieder die 1-er dran. Diesmal laufen sie 2-mal hin und zurück ... die 2-er tun es ihnen nach.
Dann laufen die 1-er 3-mal hin und zurück etc.
Die Pyramide, die zu laufen ist, sieht folgendermaßen aus:
1 – 2 – 3 – 4 – 5 – 4 – 3 – 2 – 1.

Die Übung kann noch intensiviert werden, indem die Übenden, die während des Laufes ihres Partners nichts zu tun haben, Übungen aus dem Bereich der Gymnastik o.ä. machen. Auch kann man diese Abwechselstaffel mit Wettkampfcharakter versehen. Darüber hinaus kann man sie mit Ball durchführen. Je nach Laufgeschwindigkeit, Intensität und Art der Übungen in den Laufpausen, kann sich diese Übung sowohl zur Erwärmung, als auch zur Verbesserung von Ausdauer, Schnelligkeitsausdauer oder Kraftausdauer eignen.

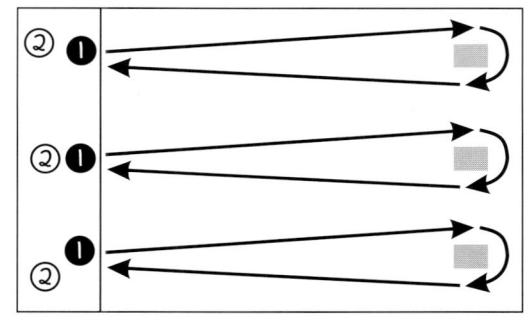

Übungen für große Gruppen
Laufspiele

23 ▸ Nachmach-Erwärmung
(Ausdauer)

Ein vorher bestimmtes Gruppenmitglied läuft sich im Streifen (d.h. auf einer Geraden hin und her) warm. Dabei werden verschiedene Übungen aus dem Bereich der Laufgymnastik verwendet. Die anderen Gruppenmitglieder machen ihm alles nach.
Diese Übung kann auch mit Ball durchgeführt werden, z.B. Dribbling li., Dribbling re., Dribbling li./re. im Einerwechsel, Dribbling vorw./rückw. über einige Meter etc. Auch diese Übung eignet sich zur Erwärmung.

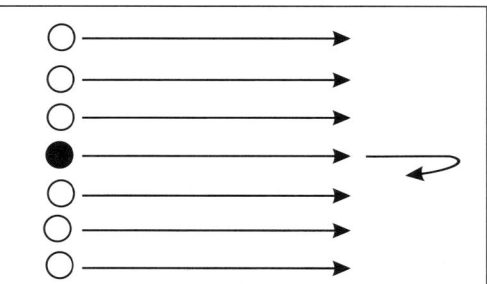

24 ▸ Passweg nachlaufen
(Ausdauer)

Alle Übenden sind frei in der Halle verteilt. Sie werfen/schießen sich einen Ball zu und laufen dem eigenen Passweg nach.
Dort nehmen sie die Position des Angespielten ein. Zur Erschwerung können auf den Laufwegen Übungen aus dem Bereich der Laufgymnastik gemacht werden. Zur Intensivierung kann die Ballzahl erhöht werden.

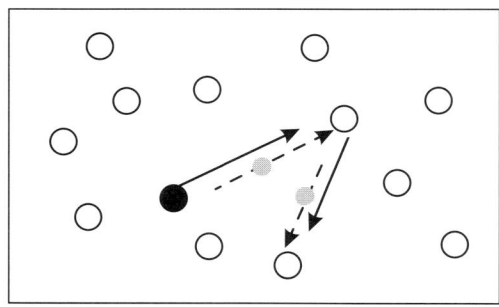

Übungen für große Gruppen
Laufspiele

25 ▸ Sternlauf
(Schnelligkeit, Schnellkraft, Antrittsschnelligkeit)

In die 4 Ecken und in die Mitte eines Spielfeldes wird je ein kleiner Kasten gestellt.
Der Laufweg: Vom 1. Kasten zum Mittelkasten und wieder zurück; dann vom 1. zum 2. Kasten; vom 2. Kasten zum Mittelkasten und wieder zurück; dann vom 2. zum 3. Kasten, ...
Man läuft also die Form eines Sternes auf den Boden, woraus sich die Bezeichnung der Übung ergibt.

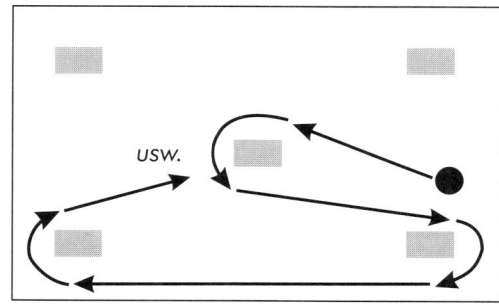

Die Arbeitsweise kann variieren:
a) Die ganze Gruppe läuft einem Tempomacher hinterher.
b) Man startet nacheinander: Person 1 läuft von Kasten 1 zum Mittelkasten und wieder zurück, befindet sich auf dem Weg zum 2. Kasten, wenn Person 2 startet etc.
c) Man läuft zur Leistungskontrolle einzeln auf Zeit.

Unterschiedliche Laufwege:
a) Man läuft um die Kästen herum.
b) Man läuft zwischen den Kästen hin und her.

Unterschiedliche Laufgeschwindigkeiten:
a) Jogging,
b) Dauerlauf,
c) Tempolauf,
d) Spurt.

Die Laufwege a + b sowie die Laufgeschwindigkeiten a - d können beliebig miteinander kombiniert werden. Als besonders positiv bei dieser Übung herauszustellen ist, dass sportartspezifisch das Feld abgegrenzt werden kann.

Übungen für große Gruppen
Laufspiele

26 ▶ Dreieckslauf
(Ausdauer)

Man schachtelt mehrere Dreiecke (oder andere geometrische Figuren) ineinander. Jede ineinander geschachtelte Figur wird mit einer Gruppe besetzt. Nun läuft jede Gruppe innerhalb einer festgelegten Zeit, die per Pfiff bekannt gegeben wird, von Markierung zu Markierung. Auf diese Weise kann man:
a) gleichmäßiges Lauftempo schulen,
b) unterschiedliche Leistungsfähigkeiten der Übenden auffangen.

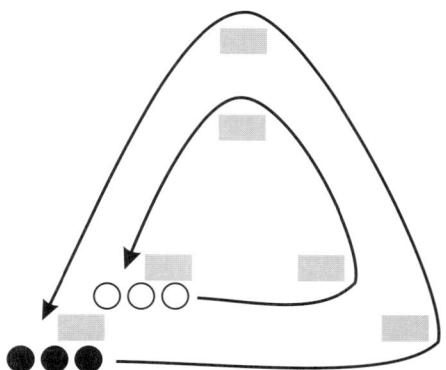

27 ▶ Kommandolauf auf Fingerzeig
(Schnelligkeit, Antrittsschnelligkeit, Schnellkraft, Schnelligkeitsausdauer)

Der Trainer zeigt abwechselnd in alle 4 Himmelsrichtungen, die Gruppe der Spieler versucht, mit möglichst hohem Tempo in die entsprechende Richtung zu laufen. Diese Übung kann auch als spiegelbildliche Ausführung zum Lauf des Trainers stattfinden. Übungszeit und anschließende Pausenlänge sollten identisch sein.

Z.B.: 60 Sek. Übungszeit,
60 Sek. Pause,
45 Sek. Übungszeit,
45 Sek. Pause,
etc. (30/30, 15/15).

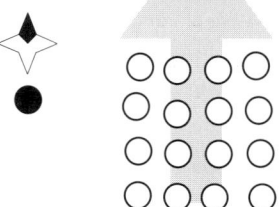

Übungen für große Gruppen
Laufspiele

28 ▶ Verfolgungsrennen
(kurze Strecke: Schnelligkeit; lange Strecke: Ausdauer)

Die Übenden werden mit einigen Sek. Abstand aufeinander auf einen Rundkurs geschickt. Ziel ist es, den Vordermann einzuholen. Je nach Länge der Laufstrecke wird die Laufgeschwindigkeit variieren. Dementsprechend sollte die Zeit zwischen zwei Starts angepasst werden.

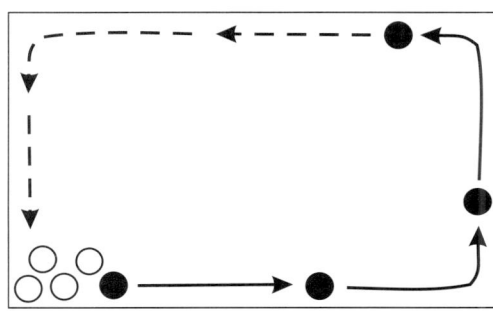

29 ▶ Rangfolgenläufe
(Schnelligkeit, Ausdauer)

Die Gruppe läuft mehrere Rennen über unterschiedlich lange Strecken. Nach jedem Lauf erhält jeder Läufer die Zahl zugeordnet, die seiner Position im Zieleinlauf entspricht. Jeder Läufer summiert seine Ränge der einzelnen Zieleinläufe auf. Sieger ist am Ende derjenige Läufer, der die kleinste Summe hat.

30 ▶ Kettenfangen
(Schnelligkeit)

Ein Sportler ist Fänger. Jeder, der gefangen wird, wird an die Hand genommen. So bilden sich immer größer werdende Ketten. Die längste Kette ist die 5-er Kette, d.h. der Sechste, der gefangen wird, spaltet die Kette in zwei 3-er Ketten auf.

Übungen für große Gruppen
Laufspiele

31 ▸ Hundehüttenfangen
(Schnelligkeit, Schnelligkeitsausdauer, Ausdauer)

Ein Sportler ist Fänger. Wer angeschlagen wird, stellt sich in den Grätschstand und hebt einen Arm. Er darf erst wieder mitmachen, wenn ein anderer Mitspieler durch seine Beine kriecht und ihn so befreit. Das Spiel ist beendet, wenn kein Spieler mehr frei herumläuft.

Man kann auch festlegen, dass jeder, der 3 x gefangen wurde, ausscheidet. Dann dauert das Spiel nicht unüberschaubar lange. Man kann – je nach Gruppengröße – auch mehrere Fänger nehmen. Außerdem, z.B. bei kleinen Kindern, kann man sagen, dass der Gefangene beide Hände über dem Kopf in Form eines Daches zusammenlegen soll (Hundehütte).

32 ▸ Tag und Nacht
(Schnelligkeit, Schnellkraft)

Die Gruppe wird halbiert. Jeder Spieler der einen Mannschaft bekommt einen direkten Gegenspieler der anderen Mannschaft zugeordnet. Die beiden Mannschaften stehen sich im Abstand von ca. 3 m gegenüber. Hinter jeder Mannschaft befindet sich im Abstand von ca. 10 – 20 m eine Ziellinie. Die eine Mannschaft heißt TAG, die andere NACHT. Ruft der Trainer TAG, so drehen sich die Spieler dieser Bezeichnung um und versuchen, ihre rettende Ziellinie zu erreichen. Die NACHT-Spieler versuchen, sie vor dem Erreichen dieses Zieles einzuholen und anzuschlagen. Um die Reaktion zu schulen, soll TAG und NACHT nicht abwechselnd, sondern in beliebiger Reihenfolge genannt werden. Dieses Fangspiel kann aus verschiedenen Startpositionen heraus durchgeführt werden: Stand, Hocke, Bauchlage, Liegestütz, Rückenlage, ...

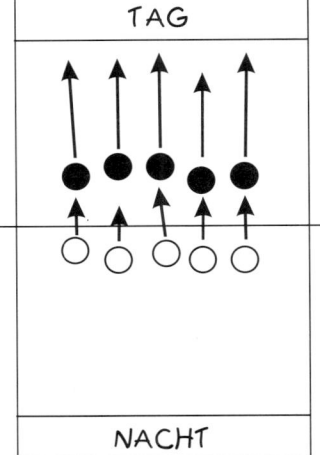

Übungen für große Gruppen
Laufspiele

33 ▸ Fuchs und Hase
(Schnelligkeit)

Alle Spieler befinden sich auf einer Linie. Einer tritt ca. 2 – 3 m vor: Er ist der Hase. Auf ein Startsignal hin versucht der Hase, eine 20 – 30 m entfernte Ziellinie zu erreichen. Die Füchse versuchen, diese Ziellinie vor ihm zu erreichen. Kommt der Hase ins Ziel, ohne von einem einzigen Fuchs eingeholt worden zu sein, so ist er gerettet. Auch dieses Fangspiel kann aus verschiedenen Startpositionen durchgeführt werden.

34 ▸ 6-Tage-Rennen
(Schnelligkeitsausdauer)

Man stellt 2, 3 oder 4 Bänke auf einen kleinen Rundkurs mit ca. 60 – 100 m Umfang. Alle Bänke müssen mit gleich vielen Spielern/Läufern besetzt sein. Auf ein Startsignal hin laufen die Ersten ihrer Gruppe 1 Runde, dann laufen die Zweiten etc. Wenn die ganze Gruppe gelaufen ist, steht der Erste wieder vorne. Diesmal läuft er 2 Runden. Alle anderen tun es ihm nach. Die zu laufenden Rundenzahlen sind: 1 – 2 – 3 – 4 – 5 – 6. Die Mannschaft, die zuerst dieses Pensum absolviert hat, hat gewonnen. Man kann auch hier eine Pyramide laufen lassen: 1 – 2 – 3 – 2 – 1. Diese Übung kann sehr gut mit Ball – prellend – durchgeführt werden.

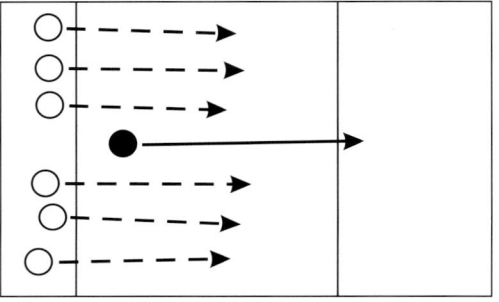
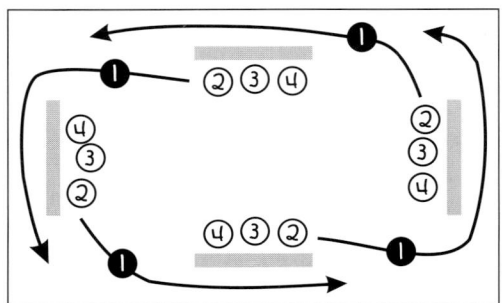

Übungen für große Gruppen
Laufspiele

35 ▸ Grundspiel Kastenball
(Schnelligkeitsausdauer)

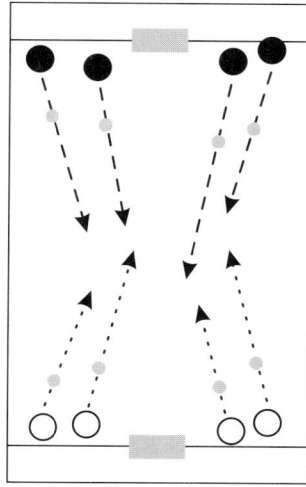

2 Mannschaften stehen sich an den Grundlinien eines Spielfeldes gegenüber. Auf jeder Grundlinie steht ein Kasten mit der Öffnung nach oben. Jeder Spieler hat einen Ball. Auf Pfiff bringen alle Spieler ihren Ball zur gegenüberliegenden Seite und legen ihn dort in den Kasten der anderen Mannschaft.
Dann laufen sie zurück, nehmen die Bälle auf, die die gegnerische Mannschaft mittlerweile dort abgelegt hat und bringen sie wieder zum gegnerischen Kasten, um sie dort abzulegen etc.
Jeder Spieler darf immer nur einen Ball gleichzeitig transportieren!
Sieger ist die Mannschaft, die am Ende der Spielzeit (1 – 2 Min.) die wenigsten Bälle in ihrem Kasten hat.

Das „Bringen" des Balles kann bedeuten:
tragen, prellen, eng am Fuß führen, etc.
Dieses Spiel kann mit Bällen jeder Art durchgeführt werden.

Übungen für große Gruppen
Laufspiele

36 ▸ Schattenlauf (Fartlek)
(Ausdauer)

Ein Spieler läuft an der Spitze der Gruppe, die anderen folgen ihm wie ein Schatten dicht auf den Fersen. Der Spitzenläufer macht nun Richtungs- und Geschwindigkeitswechsel, um seine Verfolger abzuschütteln. Nach 30 Sek. wechselt der Spitzenläufer.
Dieses Spiel kann auch ohne Richtungswechsel im Wald – nur mit Geschwindigkeitswechseln – als Fartlek (Schwedisches Fahrtspiel) durchgeführt werden. Der Schattenlauf eignet sich auch als Partnerübung.

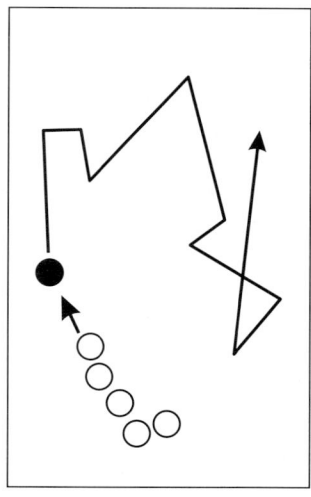

37 ▸ Staffelläufe
(Schnelligkeit)

Die Staffelläufe können durchgeführt werden:
a) über unterschiedliche Distanzen,
b) mit unterschiedlichen Arbeitsweisen, z.B.: als reine Laufdisziplin, prellend, tragend (Medizinball),
c) mit unterschiedlichen Möglichkeiten der Forwärtsbewegung wie z.B. Lauf, hinkelnd, rückwärts laufend, im Seitgalopp etc.

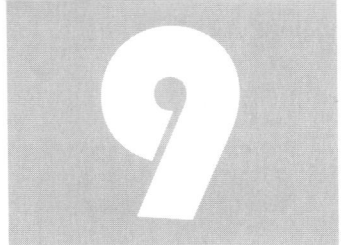

Übungen mit dem Springseil

Es gibt Springseile in den Längen 1,60 m, 2,50 m und 2,80 m.
Sie bestehen aus Weichfaser, sind in der Mitte verdickt und an den Enden verknotet.
Boxer-Springseile sind aus Leder und haben zwei Handgriffe.
Mit ihnen kann ein enormes Sprungtempo erreicht werden.
Durch Übungen mit dem Springseil werden sportmotorische Grundeigenschaften
wie Kraft, Schnelligkeit, Ausdauer sowie deren Mischformen verbessert.
Außerdem werden Gewandtheit und Koordination gefördert.
Beim Seilspringen wird vorwiegend die Muskulatur der unteren Extremitäten gekräftigt:
Fußmuskulatur, Wadenmuskulatur, Oberschenkel-Vorderseite und Gesäßmuskulatur.
Diese Übungen eignen sich also besonders zur Verbesserung der Sprungkraft.
Darüber hinaus werden auch noch Arm- und Bauchmuskeln angesprochen.
Das räumlich-zeitliche Zusammenwirken der Arm- und Beinbewegungen
stellt hohe Anforderungen an die Nerv-Muskel-Koordination.
Außerdem werden Herz und Lunge gekräftigt sowie durch die ständigen kleinen
Erschütterungen die Abhärtung und Festigung einzelner Organe in der Bauchhöhle erreicht.

Übungen mit dem Springseil

MUSKEL-TABELLE
Teil 1

Übung / Muskelgruppe	Gesamtkörper	Beine	Oberschenkel	Obersch. vorne	Obersch. hinten	Obersch. außen	Adduktoren	Unterschenkel	Schienb. außen	Wade	Arme	Oberarm vorne	Oberarm hinten	Unterarm innen	Unterarm außen	Bauchmusk.	schräge Bauchm.	Brustmusk.	Hüfte	Hüft-Lenden-M.	Gesäß	Rumpf	seitl. Rumpfmusk.	Rücken	Schulter	Nacken	Wirbelsäule
1		K	K							K																	
2		K	K							K																	
3		K	K							K						K											
4		K	K							K						K											
5		K	K							K						K											
6		K	K							K						K				K							
7		K	K							K											K						
8		K	K							K																	
9		K	K							K						K											
10		K	K							K																	
11	K	K	K							K																	
12		K	K							K																	
13	K	K								K																	
14	K	K								K																	
15	K	K								K																	
16	K	K	K							K						K											
17		K	K							K																	
18	K	K	K							K										K	K						
19	K																										
20		K	K				K			K																	
21		K	K							K										K		K					
22	K	K	K							K																	
23		K	K							K																	
24	K	K																									

D = Dehnung   K = Kräftigung

Übungen mit dem Springseil

MUSKEL-TABELLE
Teil 2

Muskelgruppe / Übung	Gesamtkörper	Beine	Oberschenkel	Obersch. vorne	Obersch. hinten	Obersch. außen	Addukatoren	Unterschenkel	Schienb. außen	Wade	Arme	Oberarm vorne	Oberarm hinten	Unterarm innen	Unterarm außen	Bauchmusk.	schräge Bauchm.	Brustmusk.	Hüfte	Hüft-Lenden-M.	Gesäß	Rumpf	seitl. Rumpfmusk.	Rücken	Schulter	Nacken	Wirbelsäule
25			K													K				K							
26			K							K						K				K							
27																									D		
28				K						K											K						
29				K						K																	
30				K	D											K				K							
31																					K			K	K		
32	K	K														K				K							
33	K																										

D = Dehnung K = Kräftigung

li.	=	linkes Bein	_	=	Laufschritt
re.	=	rechtes Bein	∩	=	Zwischenhop
li. (re.)	=	Sprungbein links (rechts)	⋂	=	Sprung über Seilschlag
•	=	Seilschlag	⌒	=	Laufsprung über Seilschlag

Unter einem Zwischenhop verstehen wir einen kleinen Zwischensprung zwischen zwei Sprüngen über das Sprungseil. Nachdem man das Seil übersprungen hat und dieses um 180° weiter gedreht hat, folgt der Zwischenhop.

Aktiv-Kartei: Fitness-Training ohne Trott
© Verlag an der Ruhr, Postfach 10 22 51, 45422 Mülheim an der Ruhr

---

Übungen mit dem Springseil

Sprünge am Ort

1 ▸ Beidbeiniges Hüpfen mit Zwischenhop

(Beine, Oberschenkel vorne, Wade)

Das beidbeinige Hüpfen mit Zwischenhop ist eine gute Anfänger- und Aufwärmübung, da sie einen relativ langsamen Seilschlag ermöglicht.

n ⋂ n ⋂ n ⋂ n ⋂

2 ▸ Beidbeiniges Hüpfen ohne Zwischenhop

(Beine, Oberschenkel vorne, Wade)

Hier findet jeder Sprung zur Überwindung des Seiles statt, d.h. das Seil muss wesentlich schneller geschwungen werden als in Übung 1.

⋂ ⋂ ⋂ ⋂ ⋂ ⋂

3 ▸ Einbeiniges Hüpfen mit Zwischenhop

(Beine, Oberschenkel vorne, Wade, Bauch)

a) links

n ⋂ n ⋂ n ⋂ n ⋂
li. li. li. li. li. li. li. li.

b) rechts

4 ▸ Einbeiniges Hüpfen ohne Zwischenhop

(Beine, Oberschenkel vorne, Wade, Bauch)

a) links

⋂ ⋂ ⋂ ⋂ ⋂ ⋂
li. li. li. li. li. li.

b) rechts

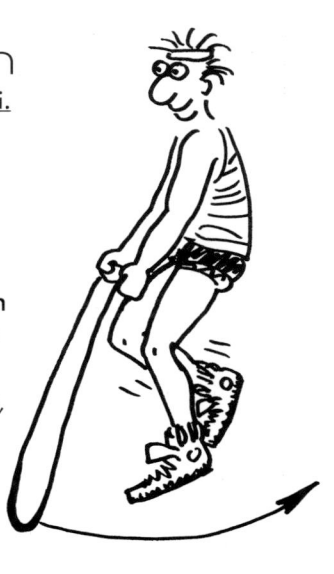

Aktiv-Kartei: Fitness-Training ohne Trott
© Verlag an der Ruhr, Postfach 10 22 51, 45422 Mülheim an der Ruhr

Übungen mit dem Springseil
Sprünge am Ort

5 ▶ Einbeiniges Hüpfen im Dreierwechsel links/rechts
(Beine, Oberschenkel vorne, Wade, Bauch)
Dabei versuchen, ein hohes Tempo zu springen.

∩ ∩ ∩ ∩ ∩ ∩ ∩ ∩ ∩ ∩
li. li. li. re. re. re. li. li. li. re. re. re.

6 ▶ Kniehebelauf
(Beine, Oberschenkel vorne, Wade, Bauch, Hüft-Lenden-Musk.)
Einbeiniges Hüpfen im Einerwechsel links/rechts. So ergibt sich ein Kniehebelauf auf der Stelle.

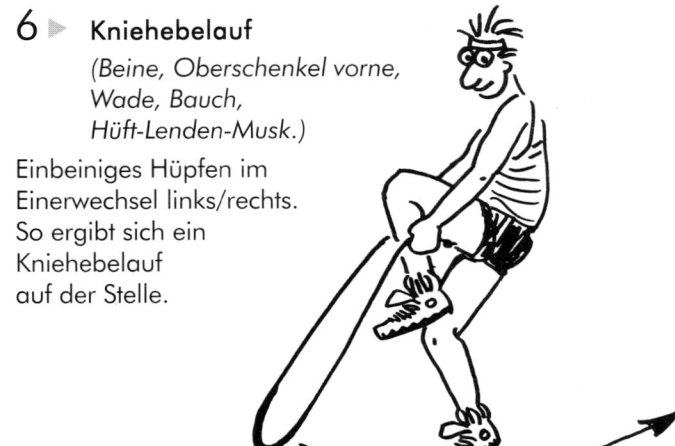

∩ ∩ ∩ ∩ ∩
li. re. li. re. li. re.

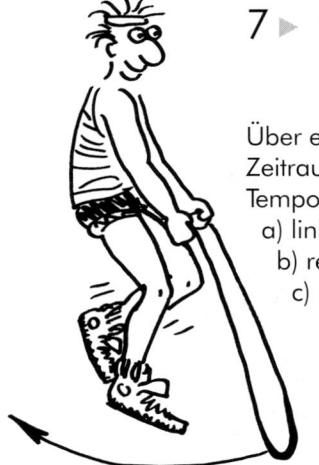

7 ▶ Temposprünge
(Beine, Oberschenkel vorne, Wade, Gesäß)
Über einen vorher festgelegten Zeitraum, z.B. 30 Sek., mit max. Tempo springen!
 a) links
 b) rechts
 c) beidbeinig

Übungen mit dem Springseil
Sprünge am Ort

8 ▶ Vorwärts / rückwärts
(Beine, Oberschenkel vorne, Wade)
Beidbeiniges Hüpfen mit Zwischenhop und ständiges Wechseln des Seilschwunges von vorwärts auf rückwärts und umgekehrt.

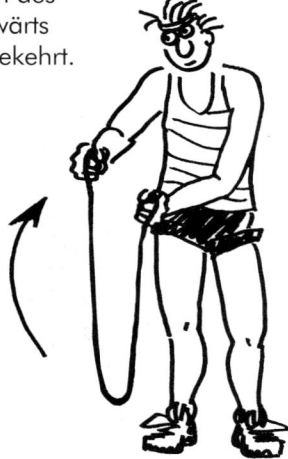

rückw. – vorw. :
Man springt über das rückwärts-schwingende Seil und fängt die Geschwindigkeit durch Nachgeben der Arme ab. So bleibt das Seil vor dem Körper. In den Rückschwung des Seiles springt man dann vorwärts hinein … !

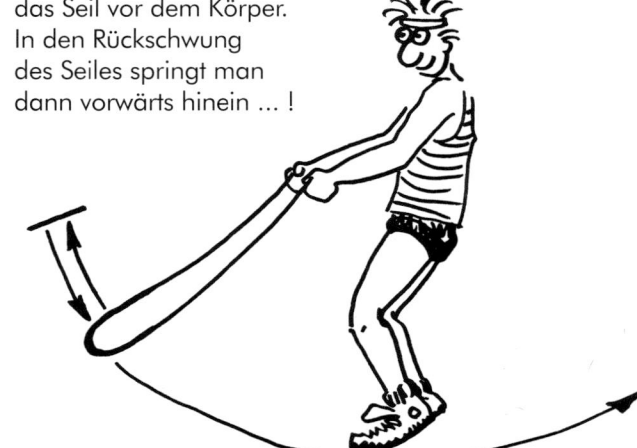

vorw. – rückw.:
Man springt nicht über das Seil, sondern lässt es seitlich am Körper vorbeischwingen, fängt die Geschwindigkeit durch Nachgeben der Arme ab und zieht es dann rückwärts über Kopf … !

Übungen mit dem Springseil
schwierige Sprünge

9 ▶ Doppelschwung
(Beine, Oberschenkel vorne, Wade, Bauch)

Beim Doppelschwung kommen auf einen Sprung zwei komplette 360°-Kreise des Seiles. Da hier das Seil sehr schnell gedreht werden muss, zieht man es kräftig aus den Handgelenken. Es ist sehr schwierig, Doppelschwünge in ununterbrochener Folge zu springen. Es empfiehlt sich, den Doppelschwung abzuwechseln mit einem beidbeinigen Sprung ohne Zwischenhop. Um in der Flugphase etwas Zeit zu gewinnen, springt man etwas kräftiger ab als gewohnt und knickt in der Hüfte mit nach vorn gestreckten Beinen etwas ein.

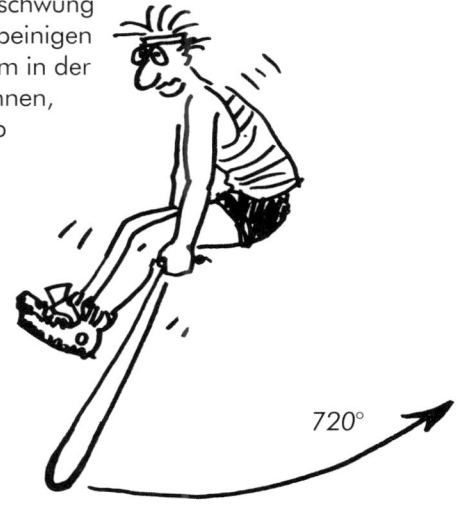

720°

10 ▶ Kreuzschwung
(Beine, Oberschenkel vorne, Wade)

Beim Kreuzschwung werden die Arme vor dem Körper über Kreuz genommen. Dann: Beidbeiniges Hüpfen
a) mit Zwischenhop,
b) ohne Zwischenhop.

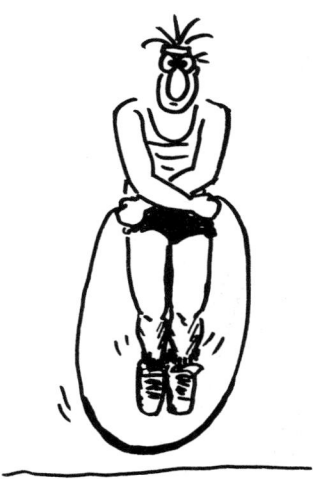

Aktiv-Kartei: Fitness-Training ohne Trott
© Verlag an der Ruhr, Postfach 10 22 51, 45422 Mülheim an der Ruhr

---

Übungen mit dem Springseil
schwierige Sprünge

11 ▶ Seilspringen in der Hocke
(Gesamtkörper, Beine, Oberschenkel vorne, Wade)

Zu diesem Zweck muss man den Seilzug verkleinern. Gute Korrekturmöglichkeiten hat man unter anderem dadurch, dass man die Arme seitlich vom Körper wegstreckt.

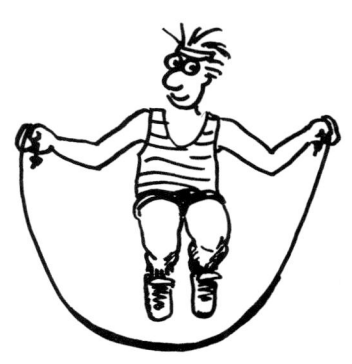

12 ▶ Durchschlagsprünge
(Beine, Oberschenkel vorne, Wade)

Schlusssprünge mit Durchschlag seitwärts, li. Hand vor, re. Hand hinter dem Körper oder umgekehrt.

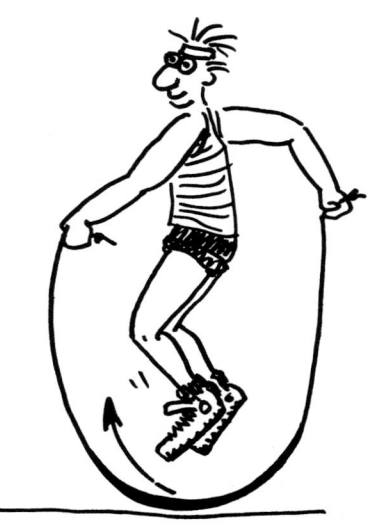

Aktiv-Kartei: Fitness-Training ohne Trott
© Verlag an der Ruhr, Postfach 10 22 51, 45422 Mülheim an der Ruhr

Übungen mit dem Springseil

Sprünge in der Bewegung / im Lauf

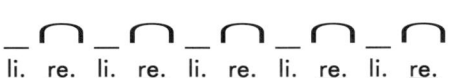

13 ▶ Lauf im 2-er Rhythmus
(Gesamtkörper, Beine, Wade)

2-er Rhythmus bedeutet, dass nach jedem 2. Schritt der Seilzug kommt. Das heißt, dass immer dasselbe Bein das Sprungbein ist.
a) vorwärts
b) rückwärts

14 ▶ Lauf im 3-er Rhythmus
(Gesamtkörper, Beine, Wade)

Im 3-er Rhythmus findet ein ständiger Sprungbeinwechsel statt.

15 ▶ Rhythmuswechsel
(Gesamtkörper, Beine, Wade)

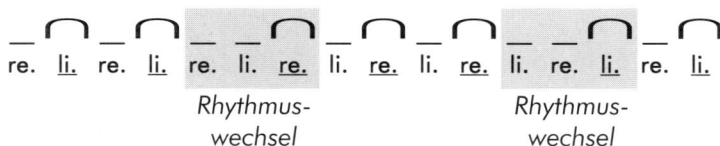

Rhythmus-   Rhythmus-
wechsel   wechsel

Kombination aus 2-er und 3-er Rhythmus. Die Wechsel zwischen diesen Rhythmen sind relativ schwer, weil sowohl das Seil als auch die Schrittfolge Geschwindigkeitswechseln unterzogen werden muss.

Aktiv-Kartei: *Fitness-Training ohne Trott*
© Verlag an der Ruhr, Postfach 10 22 51, 45422 Mülheim an der Ruhr

---

Übungen mit dem Springseil

Sprünge in der Bewegung / im Lauf

16 ▶ Sprunglauf
(Gesamtkörper, Beine, Oberschenkel vorne, Wade, Bauch)

Jeder Schritt führt über den Seilzug. Daher kann man diese Übung vereinfachen, indem man aus jedem Laufschritt einen kleinen Sprung macht.

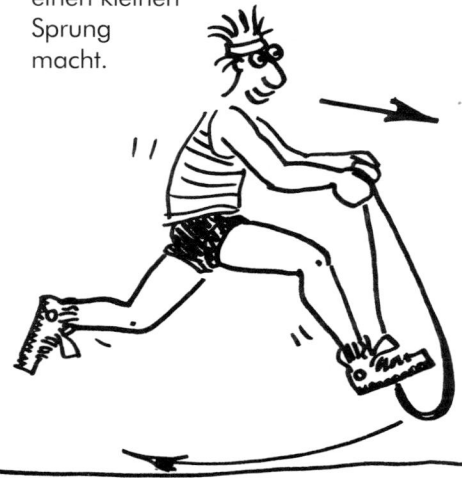

17 ▶ Doppelfedern
(Beine, Oberschenkel vorne, Wade)

Wenn über den Seilschlag hinweg der Beinwechsel durchgeführt wird, dann 2-mal auf demselben Bein gehüpft wird, so befindet man sich im sog. Doppelfedern.

∩ ∩ ∩ ∩ ∩ ∩ ∩ ∩
re. re. li. li. re. re. li. li.

18 ▶ Hopserlauf
(Gesamtkörper, Beine, Oberschenkel vorne, Wade, Bauch, Hüft-Lenden-Musk.)

Richtig durchgeführt sieht der Hopserlauf mit Seil so aus, dass zwischen Absprung und Landung auf demselben Bein der Seilzug kommt. Der Beinwechsel findet dann zwischen 2 Seilschlägen statt. Die Verführung, den Beinwechsel über dem Seilschlag auszuführen, ist sehr groß …! Das wäre dann aber „Doppelfedern".

li. • li. re. • re. li. • li. re. • re.

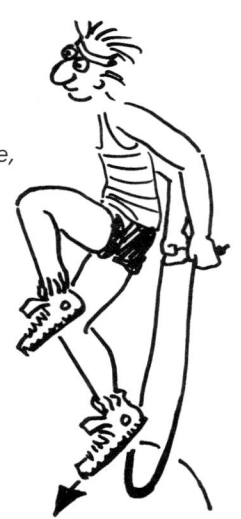

Aktiv-Kartei: *Fitness-Training ohne Trott*
© Verlag an der Ruhr, Postfach 10 22 51, 45422 Mülheim an der Ruhr

Übungen mit dem Springseil

Sprünge in der Bewegung / im Lauf

19 ▶ Rhythmusübung
(Gesamtkörper)

Um die Übungen 17 und 18 zu üben und ihre Unterscheidungen zu erarbeiten, kann man diese Übungen mit an der Seite vorbeischwingendem Seil durchführen. Das halbierte Seil befindet sich dann in einer Hand.

20 ▶ Seitgalopp
(Beine, Oberschenkel vorne, Wade, Adduktoren)

Beim Seitgalopp mit Seil muss man darauf achten, dass die Hand, die in Bewegungsrichtung ist, etwas weiter vom Körper weggestreckt wird.
Reihenfolge der Bodenberührungen:
a) nach links:
  re. – li. – Seil – re. ...
b) nach rechts:
  li. – re. – Seil – li. ...

21 ▶ Kniehebelauf
(Beine, Oberschenkel vorne, Wade, Bauchmuskulatur, Hüft-Lenden-Muskulatur)

Der Kniehebelauf findet im 1-er Rhythmus statt, bedarf also eines schnell schwingendes Seiles.

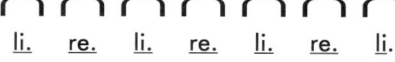

li.   re.   li.   re.   li.   re.   li.

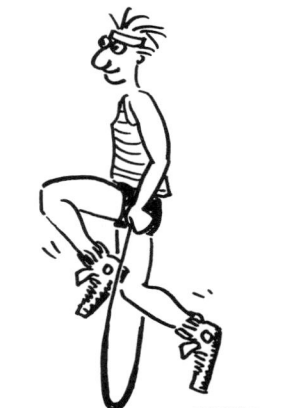

Übungen mit dem Springseil

Partnerübungen

22 ▶ Skippings gegen Seilzug
(Gesamtkörper, Beine, Oberschenkel vorne, Wade)

A steht hinter B und legt ihm das Seil um die Brust. Dann macht B Skippings gegen den Seilzug. A gibt langsam nach.

23 ▶ Synchronhüpfen
(Beine, Oberschenkel vorne, Wade)

A springt im Stand mit Zwischenhop. B springt mit in den Seilzug ein und beide hüpfen nun synchron.

24 ▶ Schattenlauf
(Gesamtkörper, Beine)

A und B springen Seil – B steht hinter A. Dann läuft A im 2-er Rhythmus und versucht, B durch Richtungs- und Geschwindigkeitswechsel abzuhängen. B läuft (ebenfalls im 2-er Rhythmus) hinterher. In einem zweiten Durchgang wird dann mit Rhythmuswechseln gearbeitet (3-er, 4-er Rhythmus ... etc.).

Übungen mit dem Springseil
Übungen ohne Seilsprung

25 ▶ Durchsteigen
(Oberschenkel, Bauch, Hüft-Lenden-Musk.)

Seil vierteln und mit den Beinen vorwärts/rückwärts durchsteigen.

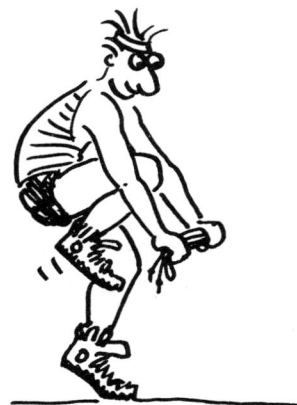

26 ▶ Durchspringen
(Oberschenkel, Wade, Bauch, Hüft-Lenden-Musk.)

Wie Übung 25, aber durchspringen.
Wichtig: Das Seil darf nur zwischen Daumen und Zeigefinger festgeklemmt werden, sodass es bei dem geringsten Ruck herausrutscht.

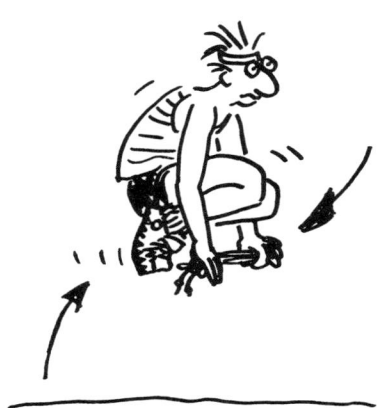

Aktiv-Kartei: Fitness-Training ohne Trott
© Verlag an der Ruhr, Postfach 10 22 51, 45422 Mülheim an der Ruhr

---

Übungen mit dem Springseil
Übungen ohne Seilsprung

27 ▶ Schulterdreher
(Schulter)

Stand – Seil mit gestreckten Armen über Kopf nach hinten/vorne ziehen.
a) halbiertes Seil
b) gedritteltes Seil

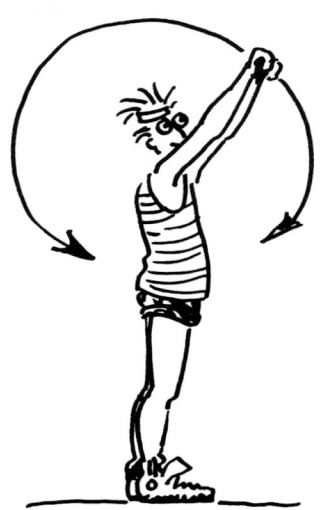

28 ▶ Standsprünge
(Oberschenkel vorne, Wade, Gesäß)

Das geviertelte Seil liegt auf dem Boden und wird mit zusammengedrückten Knien übersprungen:
a) mit Seithops
(gute Vorbereitung zum Skiurlaub),

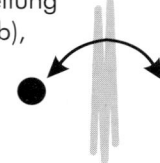

b) mit Schlusssprüngen vorwärts/rückwärts.

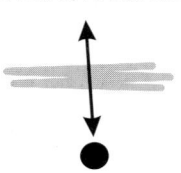

29 ▶ Steigernde Sidehops
(Oberschenkel vorne, Wade)

Man legt das Seil in Form eines großen „V" auf den Boden. Dann springt man Sidehops und arbeitet sich, an der Spitze des „V" beginnend, immer weiter vor, wobei die Sprünge eine immer größere Distanz überwinden müssen.

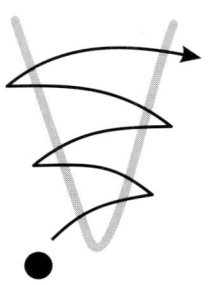

Aktiv-Kartei: Fitness-Training ohne Trott
© Verlag an der Ruhr, Postfach 10 22 51, 45422 Mülheim an der Ruhr

Übungen mit dem Springseil
Übungen ohne Seilsprung

30 ▸ Hocken/strecken
(Oberschenkel vorne, Oberschenkel hinten, Bauchmusk., Hüft-Lenden-Musk.)

Strecksitz – Seil achteln. Nun das Seil mit gestreckten Armen nach vorne halten. Schwebesitz und Beine anhocken, über dem Seil strecken, wieder anhocken, unter dem Seil strecken etc.

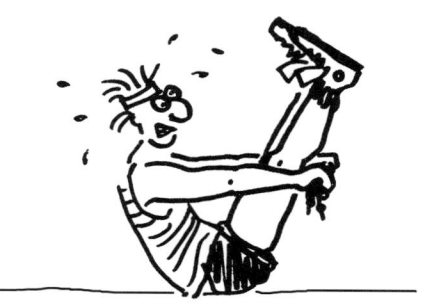

31 ▸ Über-Kopf-Halte
(Gesäß, Rücken, Schulter)

Bauchlage – das geachtelte Seil wird zum Nacken geführt und dann die Arme wieder vorgestreckt. Während der Übung dürfen die Ellbogen den Boden nicht berühren.

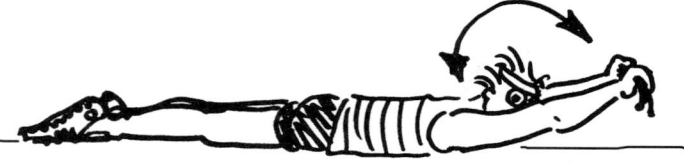

Übungen mit dem Springseil
Übungen ohne Seilsprung

32 ▸ Lassoschwung
(Gesamtkörper, Beine, Bauch, Gesäß)

Strecksitz – das Seil wird halbiert und die beiden Seilenden in eine Hand genommen.
Lassoschwung: das Seil wird über Kopf geschwungen.
Bodenschwung: das Seil beschreibt 360° über dem Boden rutschend.
Im Strecksitz werden Lassoschwung und Bodenschwung abwechselnd durchgeführt. Dazu muss man beim Bodenschwung dem Körper aus dem Oberkörper heraus einen ruckartigen Impuls nach oben geben, damit das Seil unter den Beinen und dem Gesäß herschwingen kann.

33 ▸ Seil-Gymnastik
(Gesamtkörper)

Sehr viele Übungen aus dem Bereich der Gymnastik können mit Seil durchgeführt werden. Man sollte darauf achten, dass das Seil straff gehalten wird. Die Übungen sind in dem Gymnastik-Kapitel zu finden.

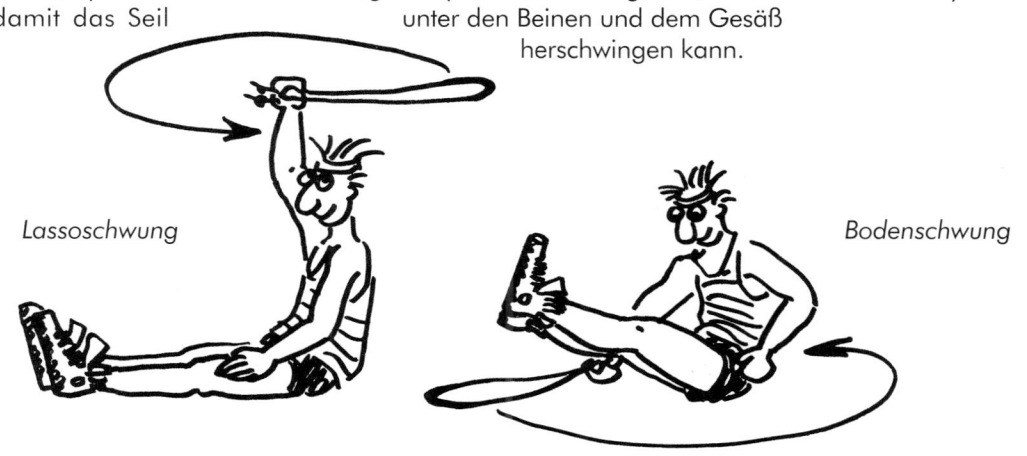

Lassoschwung   *Bodenschwung*

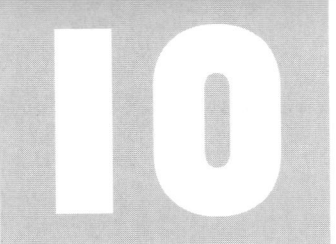

Übungen mit dem Schwungseil

Das Schwungseil ist ein 5 – 8 m langes, mäßig dickes Seil aus Weichfaser.
Es wird von zwei Personen gleichzeitig gedreht
und kann so als Sprungseil benutzt werden.
Darüber hinaus kann man mit ihm bestimmte Areale abgrenzen
oder es bei manchen Koordinations- und Kräftigungsübungen einsetzen.

Aktiv-Kartei: Fitness-Training ohne Trott
© Verlag an der Ruhr, Postfach 10 22 51, 45422 Mülheim an der Ruhr

Übungen mit dem Schwungseil
MUSKEL-TABELLE

Übung / Muskelgruppe	Gesamtkörper	Beine	Oberschenkel	Obersch. vorne	Obersch. hinten	Obersch. außen	Adduktoren	Unterschenkel	Schienb. außen	Wade	Arme	Oberarm vorne	Oberarm hinten	Unterarm innen	Unterarm außen	Bauchmusk.	schräge Bauchm.	Brustmusk.	Hüfte	Hüft-Lenden-M.	Gesäß	Rumpf	seitl. Rumpfmusk.	Rücken	Schulter	Nacken	Wirbelsäule
1		K	K							K																	
2		K	K							K																	
3		K	K							K						K											
4	K	K	K							K																	
5	K	K	K							K							D										
6	K	K	K							K						K											
7		K	K							K																	
8	K	K																									
9	K	K																									
10	K	K																									
11	K	K	K							K																	
12	K																										
13	K																										
14		K	K							K																	
15	K	K	K							K																	

D = Dehnung   K = Kräftigung

Aktiv-Kartei: Fitness-Training ohne Trott
© Verlag an der Ruhr, Postfach 10 22 51, 45422 Mülheim an der Ruhr

Übungen mit dem Schwungseil

Schwungseil einfach

1 ▸ Einspringen
(Beine, Oberschenkel vorne, Wade)

Man kann in den Schwungseilbereich auf unterschiedliche Weise einspringen:
a) in entgegenkommenden Zug von unten,
b) in entgegenkommenden Zug von oben.

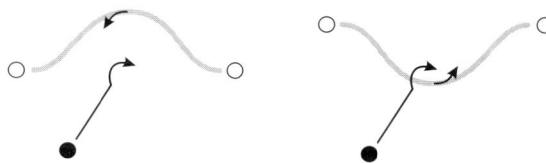

Ebenso kann man auf unterschiedliche Weise den Sprungbereich wieder verlassen:
a) in dieselbe Richtung, aus der man kam,
b) entgegen der Richtung, aus der man kam.

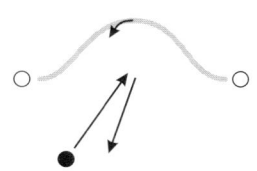 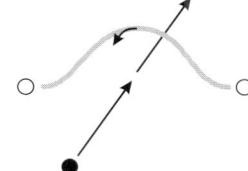

2 ▸ Doppelbeinsprünge
(Beine, Oberschenkel vorne, Wade)

Die doppelbeinigen Sprünge können:
a) mit und
b) ohne Zwischenhops gesprungen werden.
Bei Sprüngen ohne Zwischenhop müssen die zwei Dreher das Seil stark beschleunigen.

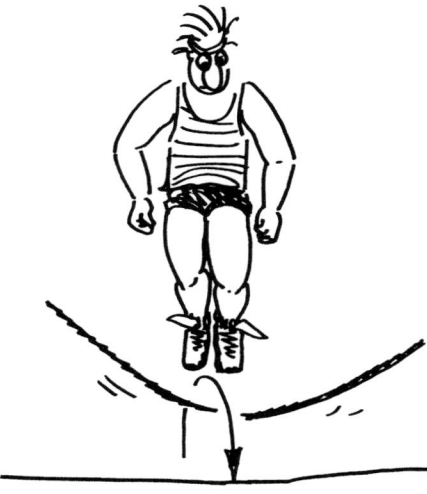

Übungen mit dem Schwungseil

Schwungseil einfach

3 ▸ Einbeinige Sprünge
(Beine, Oberschenkel vorne, Wade, Bauch)

Ebenso wie die beidbeinigen Sprünge, so können auch die einbeinigen Sprünge
a) mit und
b) ohne Zwischenhop ausgeführt werden.
Dabei wird das freie Bein leicht gebeugt nach vorne gehalten.

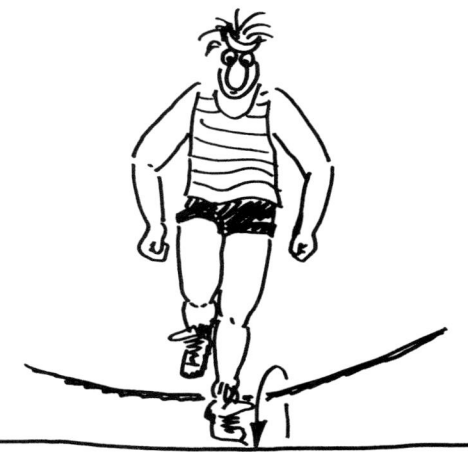

4 ▸ Sprünge mit hoher Belastung
(Gesamtkörper, Beine, Oberschenkel vorne, Wade)

Da das Schwungseil langsamer ist als das wesentlich kleinere Sprungseil, der Übende sich nicht auf das Drehen des Seiles konzentrieren muss und relativ viel Sprungraum zur Verfügung steht, können hier auch Sprünge durchgeführt werden, die hohe konditionelle Belastungen darstellen. So z.B.:
a) Hocksprünge,
b) Kängurus,
c) Grätschristsprünge,
d) Sprünge in der Hocke (z.B. ‚Froschhüpfen'),
e) Liegestütz-Sprünge,
f) Standwaagensprünge,
g) Strecksprünge mit ½ bzw. 1 Drehung,
h) Schrittsprünge.

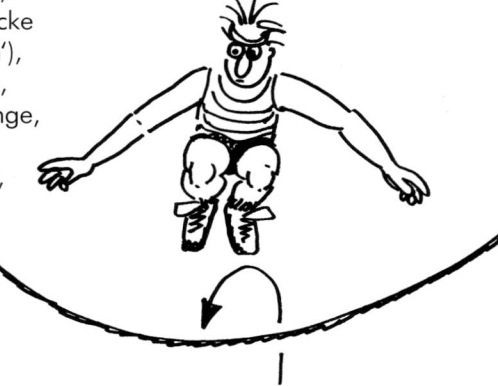

Übungen mit dem Schwungseil
Schwungseil einfach

5 ▶ Drehsprünge
(Gesamtkörper, Beine, Oberschenkel vorne, Wade, schräge Bauchmusk.)

Man springt beidbeinig mit oder ohne Zwischenhop und dreht sich dabei nach jedem Sprung um die Körperlängsachse.
a) ¼ - Drehung
b) ½ - Drehung
c) 1 ganze Drehung
d) 2 ganze Drehungen (für „Profis")

Dabei können diese Drehungen im Uhrzeigersinn bzw. entgegengesetzt zum Uhrzeigersinn gesprungen werden.

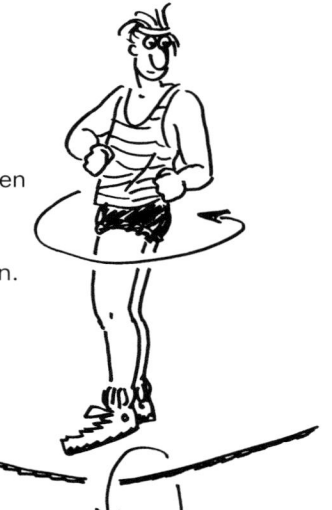

6 ▶ Rhythmuslauf
(Gesamtkörper, Beine, Oberschenkel vorne, Wade, Bauch)

Der Übende läuft im Sprungbereich auf der Stelle. Er macht dabei 2, 3, 4 oder 5 Laufschritte zwischen zwei Seilzügen.

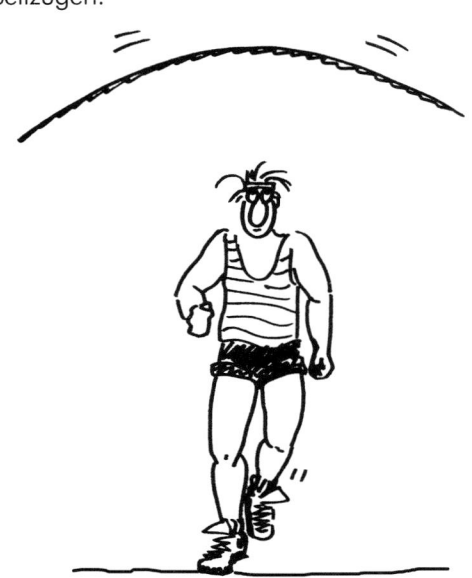

Übungen mit dem Schwungseil
Schwungseil einfach

7 ▶ Zwillinge
(Beine, Oberschenkel vorne, Wade)

Die Übungen 1 – 6 können auch partnerweise durchgeführt werden. D.h.: Beide laufen gleichzeitig ein, machen dann dieselben Übungen in vorher vereinbarter Anzahl und gehen dann gemeinschaftlich wieder 'raus. Danach springt das nächste Paar ein.

8 ▶ Durchlaufen
(Gesamtkörper, Beine)

Man muss versuchen, zwischen den Drehern hindurchzulaufen, ohne das Seil zu berühren oder es überspringen zu müssen.

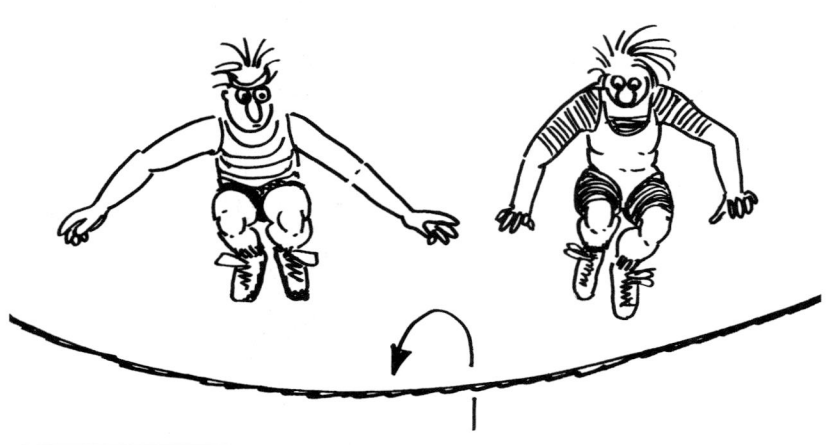
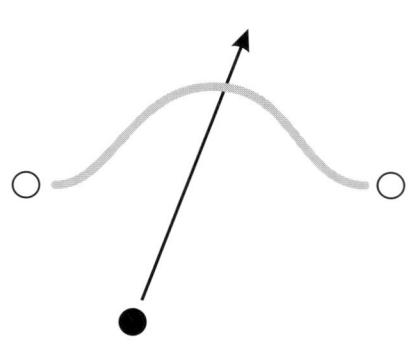

Übungen mit dem Schwungseil

Schwungseil einfach

9 ▶ Mannschaftswettkampf
(Gesamtkörper, Beine)

Eine Mannschaft springt Person für Person nacheinander ein ... bis die gesamte Mannschaft im Übungsbereich ist, springt und geht dann ebenso aufeinander folgend wieder hinaus. Wenn alle unter dem Seil sind, springt die Mannschaft eine vorher vereinbarte Anzahl festgelegter Sprünge.
Parallel dazu befindet sich noch ein zweites bzw. drittes oder sogar viertes Schwungseil mit ebenso vielen Mannschaften, die alle die gleiche Aufgabe zu absolvieren haben. Sieger ist, wer die Aufgabe am schnellsten bzw. am schönsten bewältigt hat ... je nach vorheriger Festlegung.

10 ▶ Seriensprünge
(Gesamtkörper, Beine)

Mehrere Schwungseile befinden sich hintereinander und werden gleichzeitig gedreht. Der erste Sportler springt in das erste Übungsgebiet ein, geht auf der anderen Seite wieder hinaus; springt dann in das zweite Übungsgebiet hinein, auf der anderen Seite wieder hinaus, etc. Wenn der 1. das erste Übungsgebiet verlassen hat, darf der 2. in das erste Übungsgebiet hineinspringen.

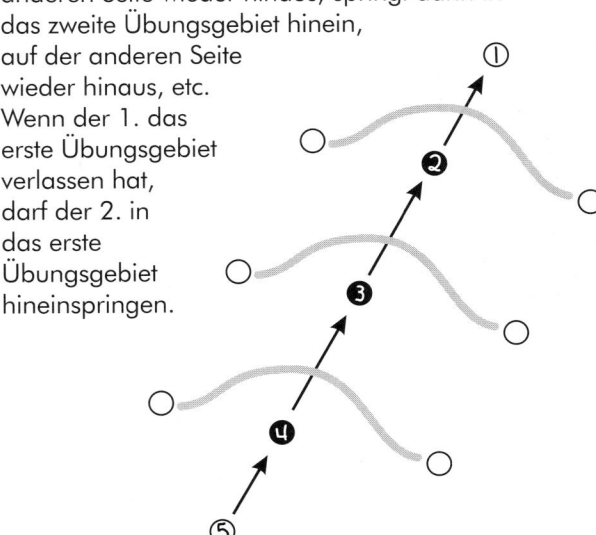

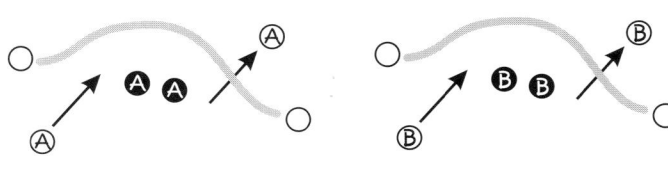

Übungen mit dem Schwungseil

Schwungseil einfach

11 ▶ Kombination Schwungseil/Sprungseil
(Gesamtkörper, Beine, Oberschenkel vorne, Wade)

Übungsaufbau und Durchführung sind wie in Übung 10, aber der Rückweg wird außen an dem Aufbau vorbei im 2-er Rhythmus mit eigenem Sprungseil gelaufen.

12 ▶ Schwungseil/Sprungseil Synchronisation
(Gesamtkörper) (Koordination/Technik)

Ein Schwungseil wird mit mittlerer Geschwindigkeit sehr gleichmäßig gedreht. Vor dem Schwungseil läuft ein Übender mit Springseil im 2-er Rhythmus. Er muss versuchen, seinen Springseil-Rhythmus dem Schwungseil so anzupassen, dass 2 Seilzüge des Springseiles genau auf einen Seilzug des Schwungseiles passen. Dann soll er in das Schwungseilgebiet einlaufen und mit beiden Seilen gleichzeitig arbeiten. Diese Übung kann nur mit koordinativ gut geschulten Sportlern durchgeführt werden. Außerdem sollte hier die Übungsgruppe relativ klein sein.

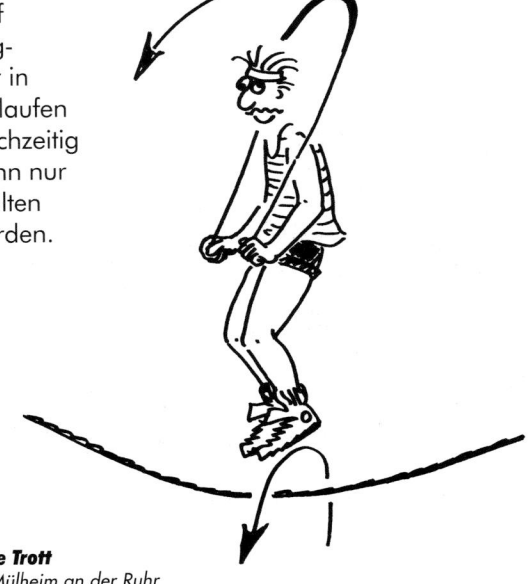

Übungen mit dem Schwungseil
Schwungseil einfach

13 ▸ Zweckentfremdungen
(Gesamtkörper)

Man kann das Schwungseil auch zweckentfremden und mit ihm z.B. Tauziehen machen. Das geht mit diesem dünnen Seil jedoch nur bei kleineren Kindern und in einer kleinen Übungsgruppe. Darüber hinaus müssen aus Sicherheitsgründen mehrere gleichlange Seile zu einem dicken Tau zusammengedreht werden.
Weiterhin kann man mit diesem Seil bestimmte Areale abgrenzen, z.B. den Wurfkreis eines Handballspielfeldes. Ebenso kann man es als Lattenersatz beim Hochsprung einsetzen. etc.

14 ▸ Hubschrauber
(Beine, Oberschenkel vorne, Wade)

Person A hält das Seil an einem Ende und dreht sich. Alle anderen Personen springen dann über das freie (auf einer Kreisbahn ankommende) Ende etc. Wer das Seil berührt, scheidet aus.

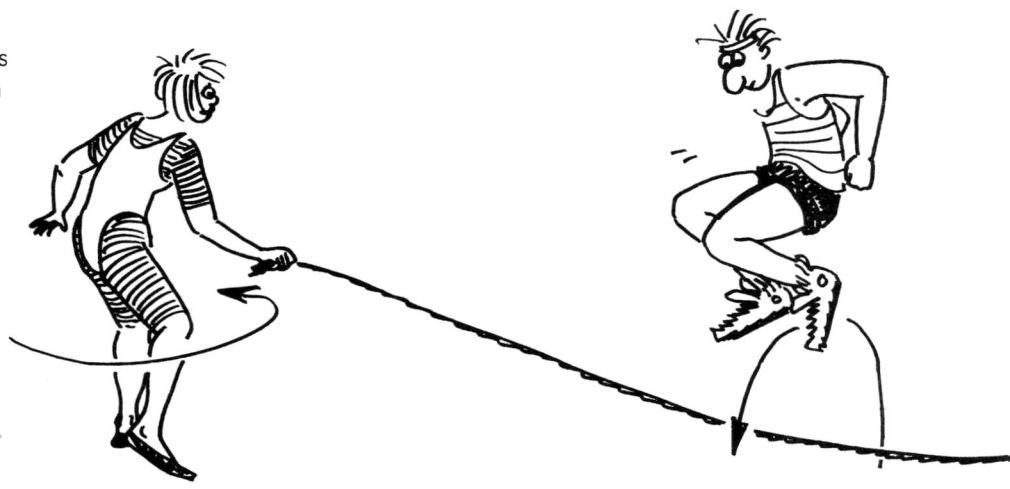

Übungen mit dem Schwungseil
Double-touch

15 ▸ Double-touch
(Gesamtkörper, Beine, Oberschenkel vorne, Wade)

Beim Double-touch werden zwei Schwungseile von zwei Personen phasenverschoben nach innen bzw. außen rotiert. Daraus ergibt sich im Übungsgebiet ein Doppelseilzug. Das bedeutet, dass die Geschwindigkeit der Handlungen erzwungenermaßen verdoppelt wird. Diese Übung stellt eine willkommene Abwechslung für koordinativ geschulte und leistungsbewusste Personen dar.

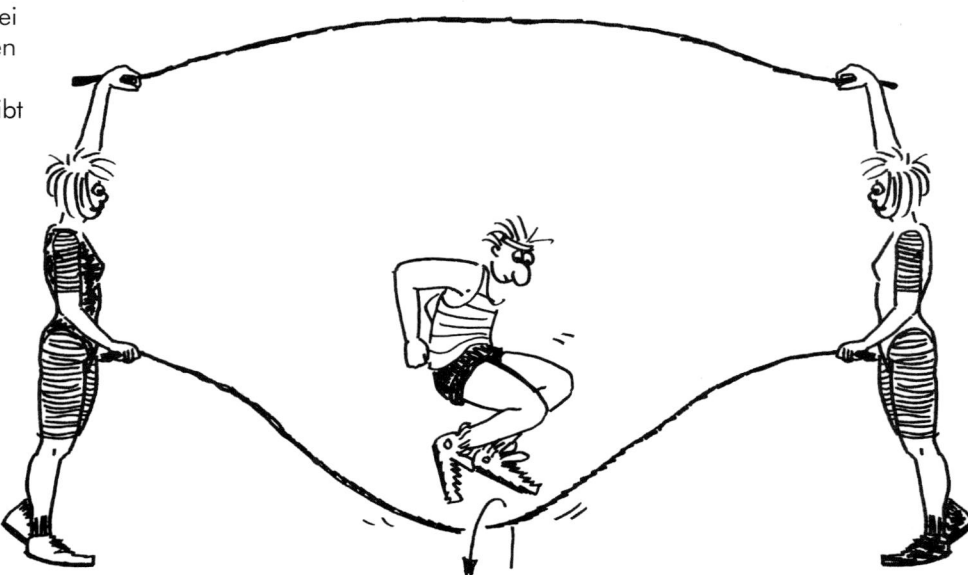

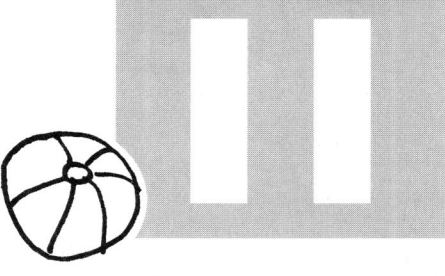

Übungen mit dem Medizinball

Es gibt Medizinbälle zwischen 600 g und 6 kg.
Am geläufigsten sind 1500 g, 2000 g und 3000 g.
Sie haben entweder eine Lederhülle oder sie bestehen aus Kunststoff.
Alle Medizinballübungen wirken auf viele Muskelgruppen gleichzeitig.
Selbst Geschicklichkeits- oder Gewandtheitsübungen wirken infolge
der Schwere des Balles (hoher Reiz) zugleich kräftigend auf den Körper.
Besonders die Rumpfmuskulatur wird gekräftigt.
Medizinballübungen erhöhen die Kraft, Schnelligkeit und Beweglichkeit
und verbessern die Kondition.
Darüber hinaus tragen sie dazu bei,
Haltungsschwächen vorzubeugen bzw. sie zu beseitigen.
Werfen und Stoßen enthalten körperformende
und bewegungsschulende Elemente.

Übungen mit dem Medizinball

MUSKEL-TABELLE
Teil 1

Übung \ Muskelgruppe	Gesamtkörper	Beine	Oberschenkel	Obersch. vorne	Obersch. hinten	Obersch. außen	Adduktoren	Unterschenkel	Schienb. außen	Wade	Arme	Oberarm vorne	Oberarm hinten	Unterarm innen	Unterarm außen	Bauchmusk.	schräge Bauchm.	Brustmusk.	Hüfte	Hüft-Lenden-M.	Gesäß	Rumpf	seitl. Rumpfmusk.	Rücken	Schulter	Nacken	Wirbelsäule
1											K														K		
2											K		K		K												
3			K								K		K		K												
4											K							K							K		
5											K			K	K												
6											K		K					K									
7											K		K												K		
8											K		K												K		
9											K	K	K												K		
10											K		K		K												
11	K										K				K										K		
12	K			K									K				K										
13	K															D						K					
14													K											K			
15																D						K					
16																D						K					
17				K									K						K								
18																			K						K	K	
19				K	D	K							K						K								
20																				D							
21	K									D												K					
22										D									D			K					
23																							K	D		K	
24																								K			

D = Dehnung   **K** = Kräftigung

Übungen mit dem Medizinball

MUSKEL-TABELLE
Teil 2

Übung \ Muskelgruppe	Gesamtkörper	Beine	Oberschenkel	Obersch. vorne	Obersch. hinten	Obersch. außen	Adduktoren	Unterschenkel	Schienb. außen	Wade	Arme	Oberarm vorne	Oberarm hinten	Unterarm innen	Unterarm außen	Bauchmusk.	schräge Bauchm.	Brustmusk.	Hüfte	Hüft-Lenden-M.	Gesäß	Rumpf	seitl. Rumpfmusk.	Rücken	Schulter	Nacken	Wirbelsäule
25	K				D																				K		
26					D																			D			
27				K	D	K										K				K							
28																								K	K	K	K
29																								K	K	K	K
30				K												K				K							
31	K																										
32											K							K							K		
33					K					K																	
34					K								K							K							
35					K								K							K							
36					K																			K	K		
37					K																						
38										K																	
39										K												K					
40	K				K																						
41	K																								K		

D = Dehnung   K = Kräftigung

Übungen mit dem Medizinball

Partnerübungen: rollen / stoßen / werfen

1 ▶ Rollen
(Arme, Schulter)
Medizinball zurollen (vgl. „Kegeln"), abwechselnd links/rechts.

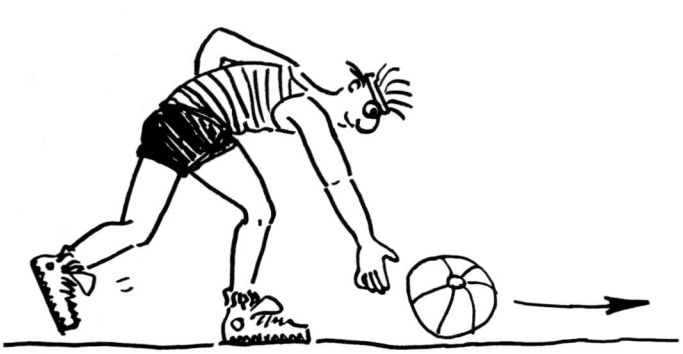

2 ▶ Stoßen
(Arme, Oberarm hinten, Bauch)
Medizinball vom Hals aus zustoßen, links/rechts.

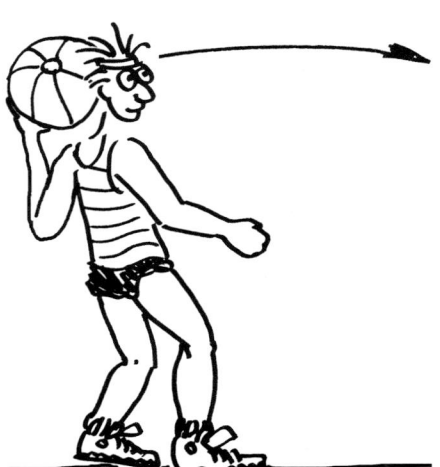

Übungen mit dem Medizinball
Partnerübungen: rollen / stoßen / werfen

3 ▸ Einwürfe
(Oberschenkel vorne, Arme, Oberarm hinten, Bauch)

Beidhändige Einwürfe über Kopf:
a) aus der Schrittstellung,
b) aus dem Grätschstand.

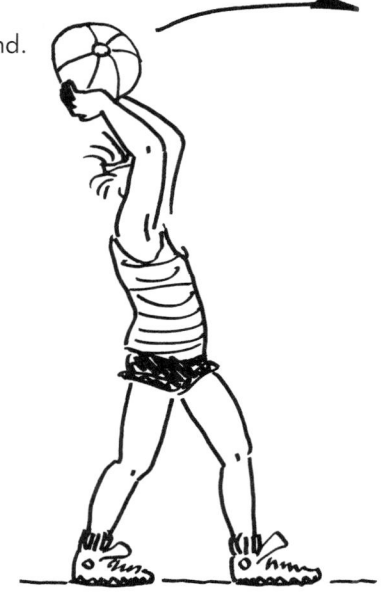

4 ▸ Bogenspannung
(Arme, Rumpf, Rücken)

Dem Partner den Rücken zudrehen und den Medizinball beidhändig über Kopf nach hinten werfen – Ball nachsehen!

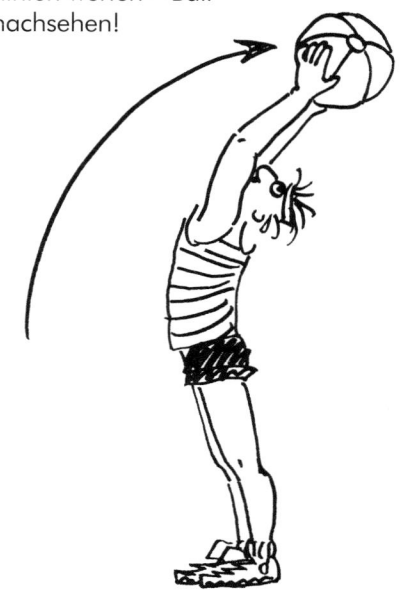

Aktiv-Kartei: *Fitness-Training ohne Trott*
© Verlag an der Ruhr, Postfach 10 22 51, 45422 Mülheim an der Ruhr

---

Übungen mit dem Medizinball
Partnerübungen: rollen / stoßen / werfen

5 ▸ Beinwürfe
(Arme, Bauch, Unterarm innen)

Grätschstand – Rücken zum Partner und
a) beidhändig durch die gegrätschten Beine rollen,
b) wie a, aber Ball anheben, sodass er eine Flugkurve beschreibt. Dies geschieht durch einen Impuls nach oben, der aus den Händen heraus erzeugt wird.

6 ▸ Druckpässe
(Arme, Oberarm hinten, Brustmusk.)

Druckpässe, Abstand zueinander 1 – 2 m.
a) gradlinige Flugkurve
b) Flugkurve mit Bogen
c) Druckpässe mit Skippings

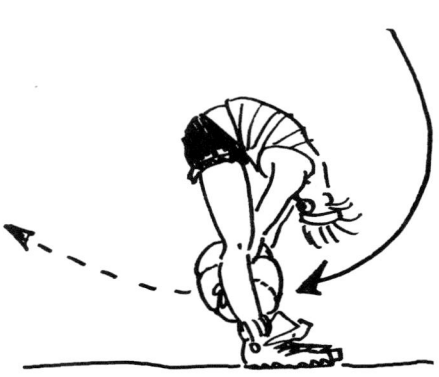
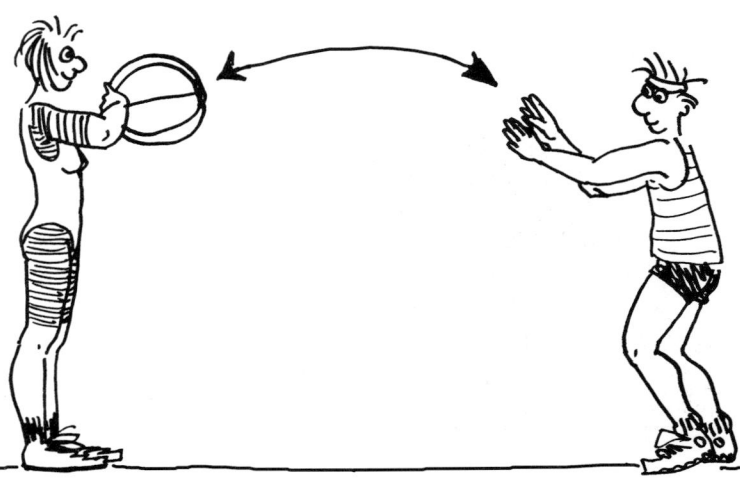

Aktiv-Kartei: *Fitness-Training ohne Trott*
© Verlag an der Ruhr, Postfach 10 22 51, 45422 Mülheim an der Ruhr

Übungen mit dem Medizinball

Partnerübungen: rollen / stoßen / werfen

7 ▶ Steigerungswürfe
(Arme, Bauch, Schulter)

Medizinball zuwerfen.
Dann den Abstand zueinander
ständig vergrößern.

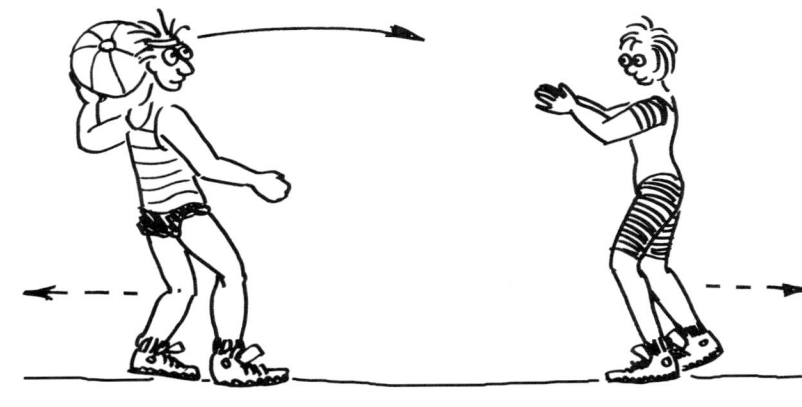

8 ▶ Synchronpässe
(Arme, Bauch, Schulter)

Jeder hat einen Medizinball.
Es muss also synchron gearbeitet werden:
a) A rollt, B wirft den Ball,
b) A macht Druckpass mit flacher Flugkurve,
B mit hoher Flugkurve,
c) A stößt/wirft den Ball mit flacher,
B mit hoher Flugkurve.

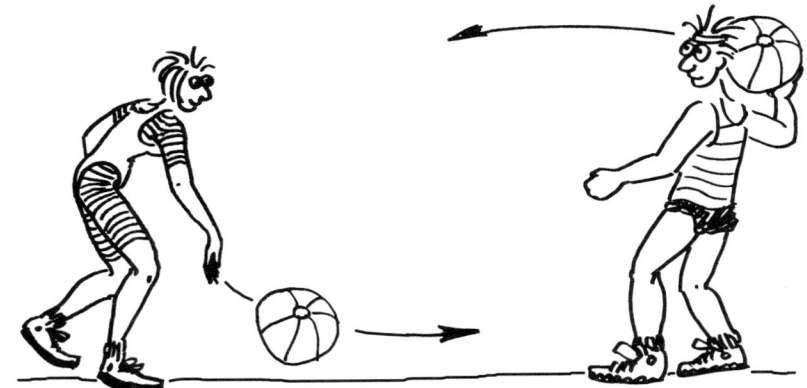

Aktiv-Kartei: *Fitness-Training ohne Trott*
© Verlag an der Ruhr, Postfach 10 22 51, 45422 Mülheim an der Ruhr

---

Übungen mit dem Medizinball

Partnerübungen: rollen / stoßen / werfen

9 ▶ Reaktions-Doppelpass
*(Arme, Oberarm vorne,
Oberarm hinten, Schulter)*

Synchron: A wirft seinen Ball senkrecht hoch,
spielt Doppelpass mit B und fängt danach
seinen Ball wieder auf.

10 ▶ Schnellpässe
*(Arme, Oberarm hinten,
Bauch)*

A und B machen im Wettkampf
mit anderen Paaren Schnellpässe
(ca. 20).

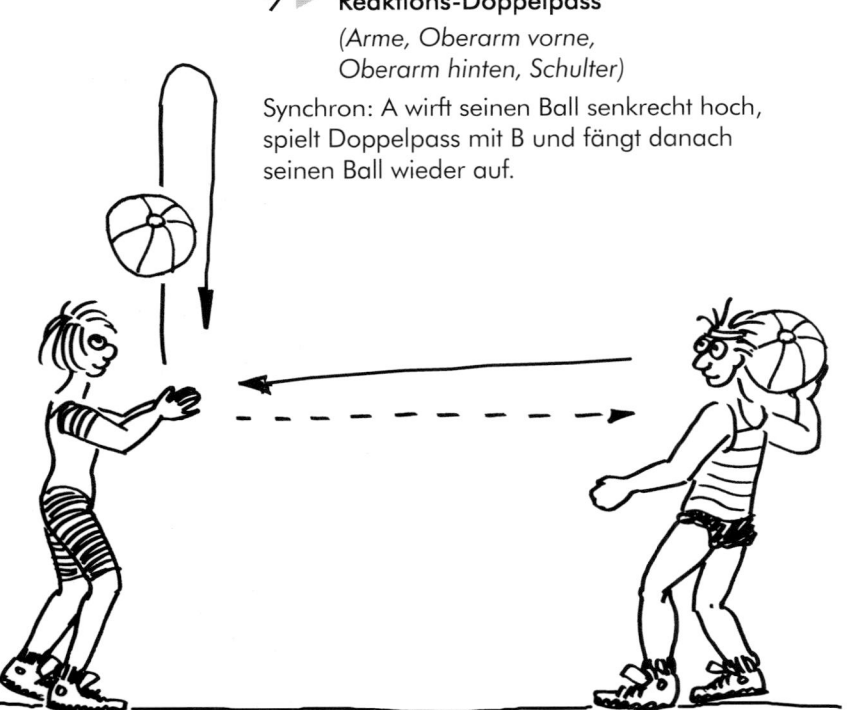

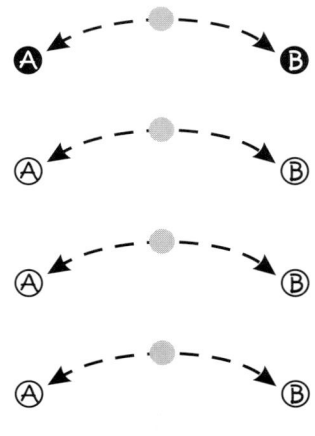

Aktiv-Kartei: *Fitness-Training ohne Trott*
© Verlag an der Ruhr, Postfach 10 22 51, 45422 Mülheim an der Ruhr

Übungen mit dem Medizinball

Partnerübungen: Schnellkraft

11 ▶ Lauf-Wurf-Kombination
(Gesamtkörper, Arme, Bauch, Rücken)

A und B werfen sich ihre Bälle gegenseitig zu (synchron). Ball fangen, Ball hinlegen, Lauf zur Wand und wieder zurück, Ball aufheben, Ball dem Partner zuwerfen und dessen Ball fangen, ... etc.
Dieses Zuspiel kann als Schlagwurf und als Sprungwurf durchgeführt werden.

12 ▶ Hinsetzen/aufstehen
(Gesamtkörper, Oberschenkel vorne, Oberarm hinten, Brustmusk.)

A wirft B den Ball zu, Rückpass als Druckpass, B setzt sich auf den Boden, A wirft sitzendem B den Ball zu, Rückpass als Druckpass, B steht auf etc.

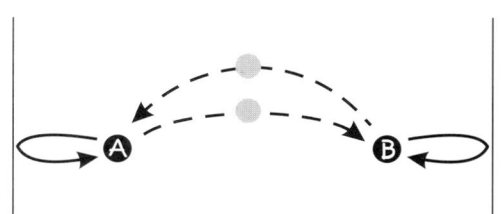

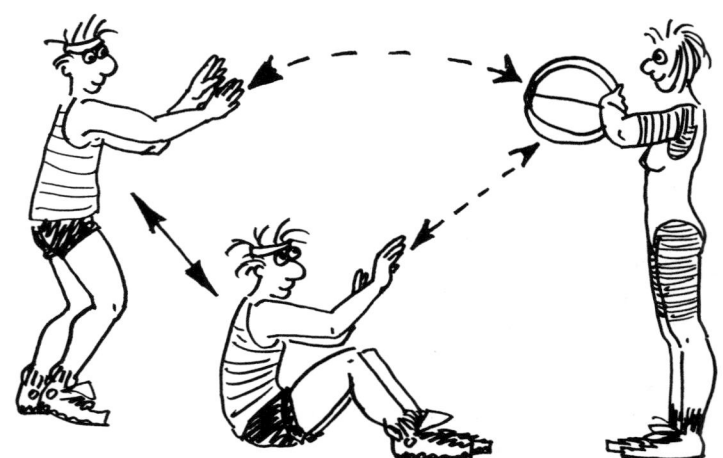

13 ▶ Hol den Ball
(Gesamtkörper, Rumpf, schräge Bauchmusk.)

A rollt den Ball in alle 4 Himmelsrichtungen, B erläuft den Ball und passt ihn zu A zurück. Tempo!

Übungen mit dem Medizinball

Partnerübungen: Dehnung

14 ▶ Rumpfdrehen
(seitliche Rumpfmusk., schräge Bauchmusk.)

A und B stehen Rücken an Rücken und reichen sich den Ball um beide Körper herum. So beschreibt der Ball einen Kreis um die Übenden.

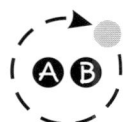

15 ▶ Rad
(Bauch, Rücken)

Grätschstand – A und B stehen Rücken an Rücken mit ca. $1/2$ m Abstand. Sie reichen sich den Ball über Kopf bzw. zwischen den Beinen weiter. So beschreibt der Ball die Form eines Rades um beide Übenden.

16 ▶ Großes Rumpfdrehen
(schräge Bauchmusk., Rumpf)

Grätschstand – A und B stehen mit den Rücken zueinander mit ca. $1/2$ m Abstand. Beide drehen sich im Uhrzeigersinn (bzw. entgegengesetzt dazu) um ihre Körperlängsachse und reichen sich zwischen den Körpern den Ball weiter. Dann drehen sie sich entgegengesetzt ... So beschreibt der Ball die Form einer 8 um beide Übenden.

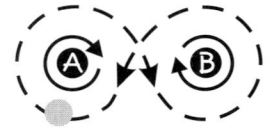

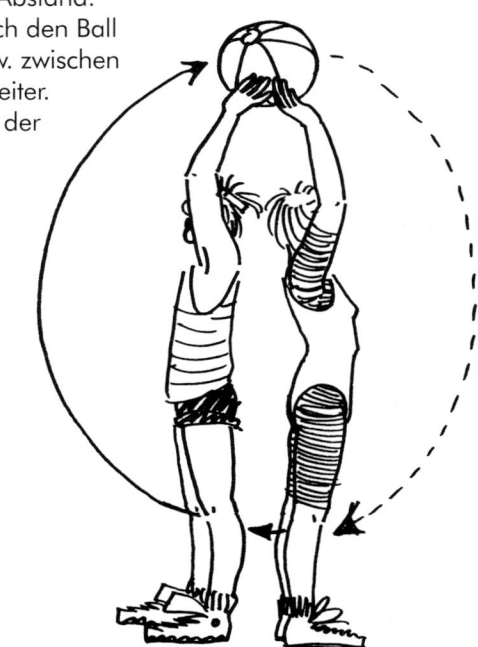

Übungen mit dem Medizinball
Partnerübungen: Kräftigung

17 ▶ Ball-Sit-ups
(Oberschenkel vorne, Bauch, Hüft-Lenden-Musk.)

A befindet sich in Rückenlage mit leicht gebeugten Knien und hält den Ball in Über-Kopf-Halte.
B hält die Füße von A fest. A macht nun Sit-ups mit sehr kleiner Amplitude.

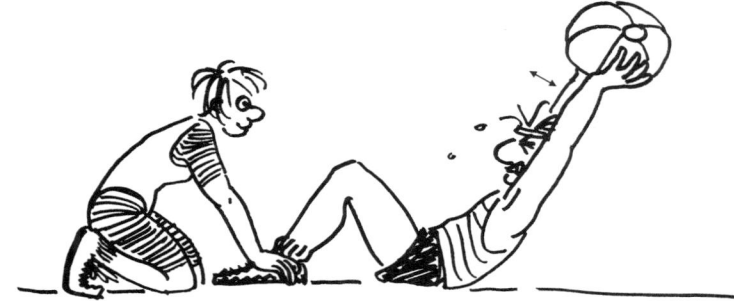

18 ▶ Rückenspanner
(Gesäß, Rücken, Schulter)

A befindet sich in Bauchlage und hält den Ball in Über-Kopf-Halte, ohne ein Hohlkreuz zu machen.
B steht vor ihm, beugt sich etwas ab und zeigt ihm mit hängenden Armen seine Handteller. A versucht nun, den Ball vor diese Handteller zu schlagen, ohne dass seine Ellbogen den Boden berühren.

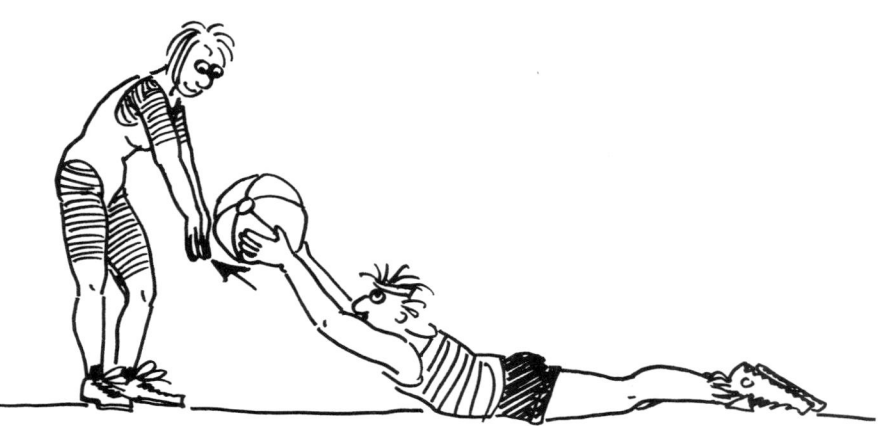

Übungen mit dem Medizinball
Partnerübungen: Kräftigung

19 ▶ Schwungwürfe
(Oberschenkel vorne, Oberschenkel hinten, Adduktoren, Bauch, Hüft-Lenden-Musk.)

A und B sitzen gegenüber im Grätschsitz – A klemmt den Ball zwischen seinen Füßen ein, rollt zurück und legt ihn in seine Hände, die sich in Über-Kopf-Halte befinden. Dann rollt A vor und wirft den Ball über Kopf (Einwurf) B zu.

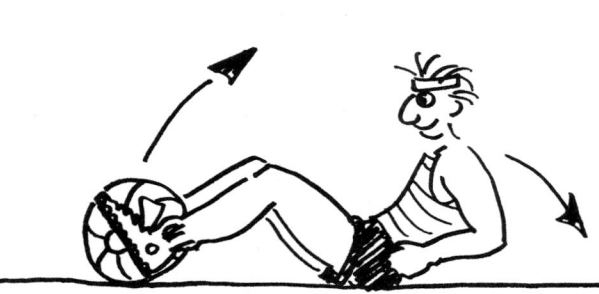
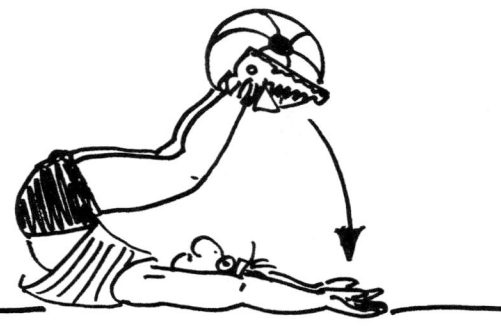

Übungen mit dem Medizinball

Einzelübung: Dehnung

20 ▶ Hüftkreisen
(Hüfte)

Der Medizinball wird um den Körper geführt. Die Hüfte weicht dem Ball aus.

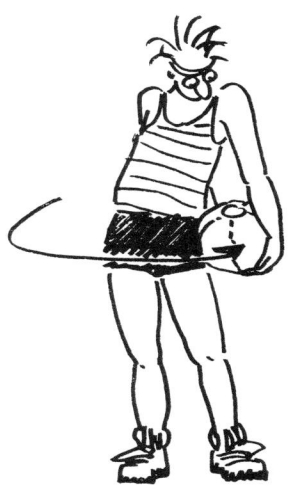

21 ▶ Rumpfdrehen
(Gesamtkörper, Oberarm vorne, Rumpf)

Mit der Ballhand wird der Oberkörper um die Körperlängsachse nach hinten gedreht.

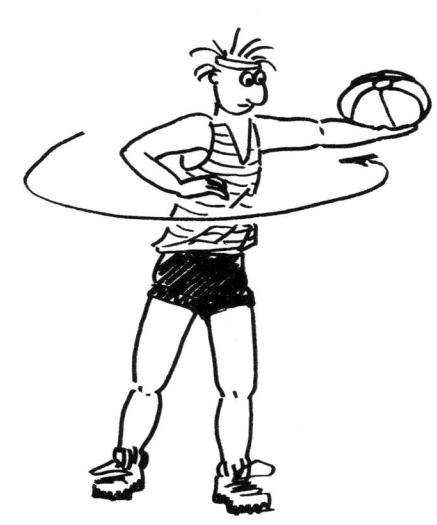

Übungen mit dem Medizinball

Einzelübung: Dehnung

22 ▶ Gegenimpuls
(Oberarm vorne, Brustmusk., Rumpf)

Ähnlich Übung 21, aber aus der Hüfte kommt ein Gegenimpuls, sodass nur der Arm der Ballhand nach hinten schwingt, der Oberkörper jedoch nicht um die Längsachse gedreht wird.

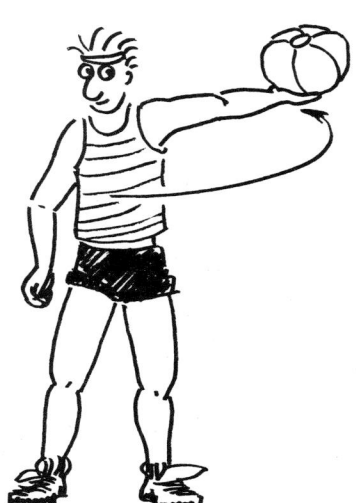

23 ▶ Seitbeuge
(Rumpf, seitliche Rumpfmusk., Nacken)

Oberkörper-Seitbeuge mit Medizinball in Über-Kopf-Halte.

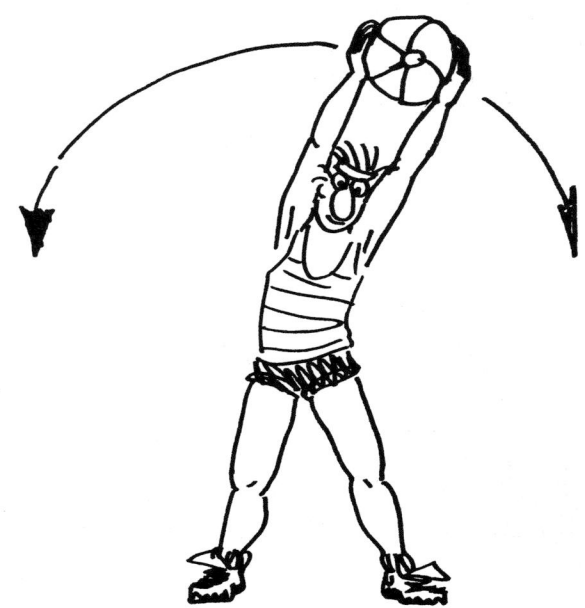

Übungen mit dem Medizinball
Einzelübung: Dehnung

24 ▶ Holz hacken
(Rücken)

Holz hacken mit Ball in den Händen. Personen mit Wirbelsäulenbeschwerden sollten keine Rückbeuge machen, sondern sich nur nach oben strecken!

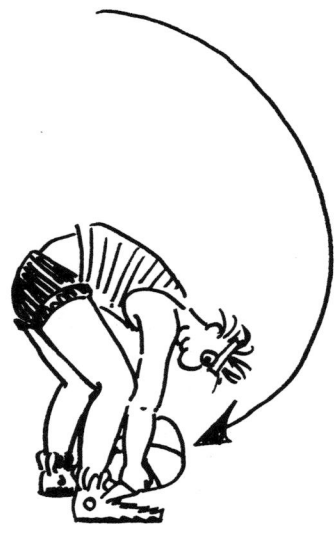

25 ▶ Achter-Rollen
(Gesamtkörper, Oberschenkel hinten, Schulter)

Grätschstand – den Ball in der Form einer liegenden 8 um beide Füße rollen. Dabei den Oberkörper zur Ballseite etwas herunterbeugen.

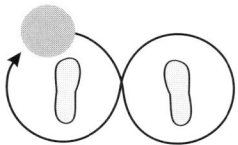

26 ▶ Strecksitz-Rollen
(Oberschenkel hinten, Rücken)

Strecksitz/Grätschsitz – den Ball um den Körper herumrollen.

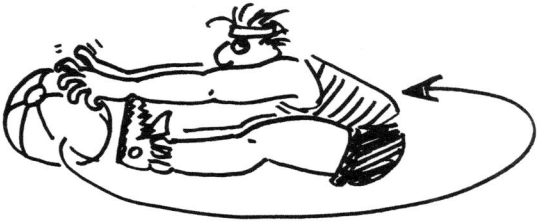

Übungen mit dem Medizinball
Einzelübung: Dehnung

27 ▶ Rückrollen/Vorrollen
(Oberschenkel vorne, Oberschenkel hinten, Adduktoren, Bauch, Hüft-Lenden-Musk.)

Strecksitz – den Ball zwischen den Füßen festklemmen, zurückrollen und den Ball in die auf dem Boden liegenden Hände legen (Über-Kopf-Halte), vorrollen und den Ball wieder zwischen den Füßen festklemmen.

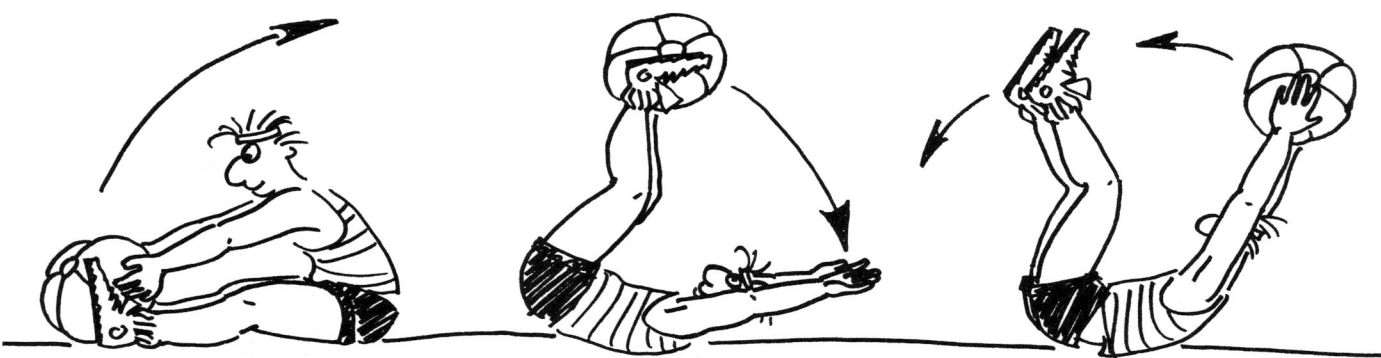

Übungen mit dem Medizinball
Einzelübung: Kräftigung

28 ▸ Arme beugen/strecken
(Gesäß, Rücken, Schulter, Nacken)

Bauchlage – die Hände sind in Vorhalte und tragen den Ball. Den Ball zum Nacken führen, dann die Arme wieder vorstrecken, ohne dass Ellbogen oder Ball den Boden berühren.

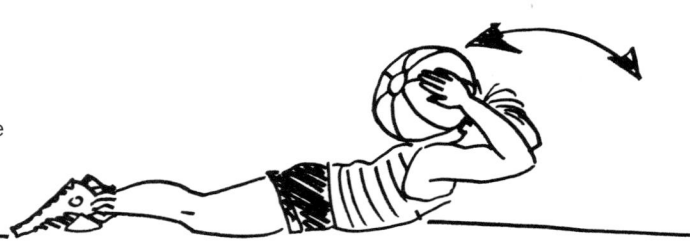

29 ▸ Ball vor Wand
(Gesäß, Rücken, Schulter, Nacken)

Bauchlage mit dem Gesicht zur Wand. Vor der Wand steht eine Bank. Medizinball über Bank beidhändig vor die Wand werfen (beidhändig über Kopf!).

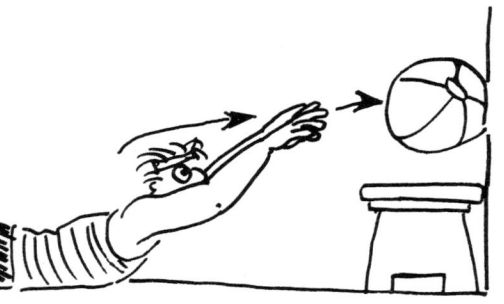

Übungen mit dem Medizinball
Einzelübung: Kräftigung

30 ▸ Schwebesitz
(Oberschenkel vorne, Bauch, Hüft-Lenden-Musk.)

Strecksitz – der Ball liegt neben den Füßen. Unter seitlichem Abstützen im Schwebesitz die geschlossenen Beine im Halbkreis um den ruhenden Ball führen.

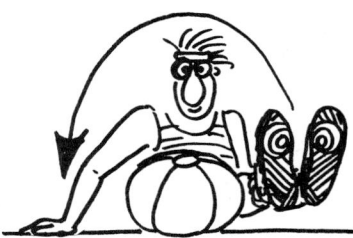

31 ▸ Ball senkrecht hoch
(Gesamtkörper)

Medizinball mit max. Kraft senkrecht hochwerfen und wieder fangen. Während der Flugphase können ggf. noch zusätzliche Übungen durchgeführt werden wie z.B. hinsetzen/aufstehen, in den Liegestütz/wieder hoch, Lauf zur Wand und wieder zurück (2 – 4 m), etc.
Der Erfindung weiterer Übungen sind keine Grenzen gesetzt, sie sollten aus Sicherheitsgründen jedoch sehr sorgfältig der Leistungsfähigkeit der Übungsgruppe angepasst sein.

32 ▸ Ball-Liegestütz
(Arme, Brustmusk., Schulter)

Liegestütz, eine Hand auf dem Boden, die andere Hand auf dem Ball. Nach jedem Liegestütz den Ball zur anderen Hand rollen.

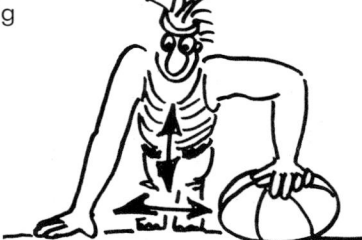

Übungen mit dem Medizinball

Einzelübung: Sprungübungen

33 ▶ Sidehops
(Oberschenkel vorne, Wade)

Sidehops über den Medizinball. Hierbei darauf achten, dass ggf. Zwischensprünge gemacht werden. Bei zu schlechtem Allgemeinzustand sollte man auf diese Übung verzichten bzw. sie ohne Ball durchführen.

34 ▶ Ball hochschneppen
(Oberschenkel vorne, Bauch, Hüft-Lenden-Musk.)

Medizinball im Stand zwischen die Füße klemmen, beidbeinig nach vorne hochschneppen und dann den Ball fangen.

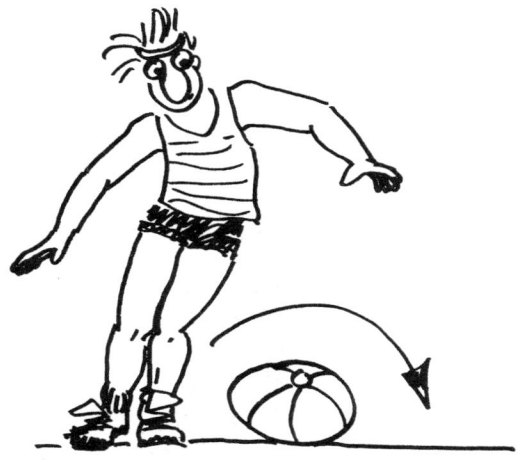
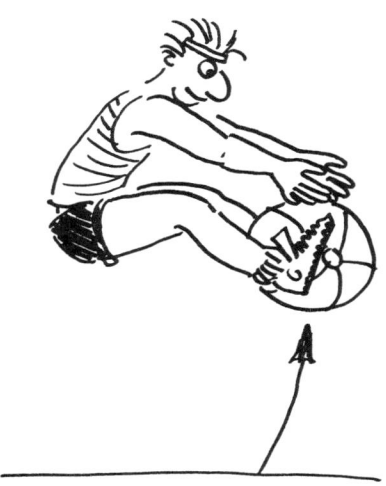

Übungen mit dem Medizinball

Einzelübung: Sprungübungen

35 ▶ Anristsprung
(Oberschenkel vorne, Bauch, Hüft-Lenden-Musk.)

Stand, Ball in Vorhalte – aus dem Federn heraus Sprung und beide Beine zum Ball anristen.

36 ▶ Kängurus
(Oberschenkel vorne, Rücken, Schulter)

Hock-Strecksprünge mit Medizinball über Kopf.
a) mit dem Ball als Schwunggewicht
b) mit dem Ball in Über-Kopf-Halte

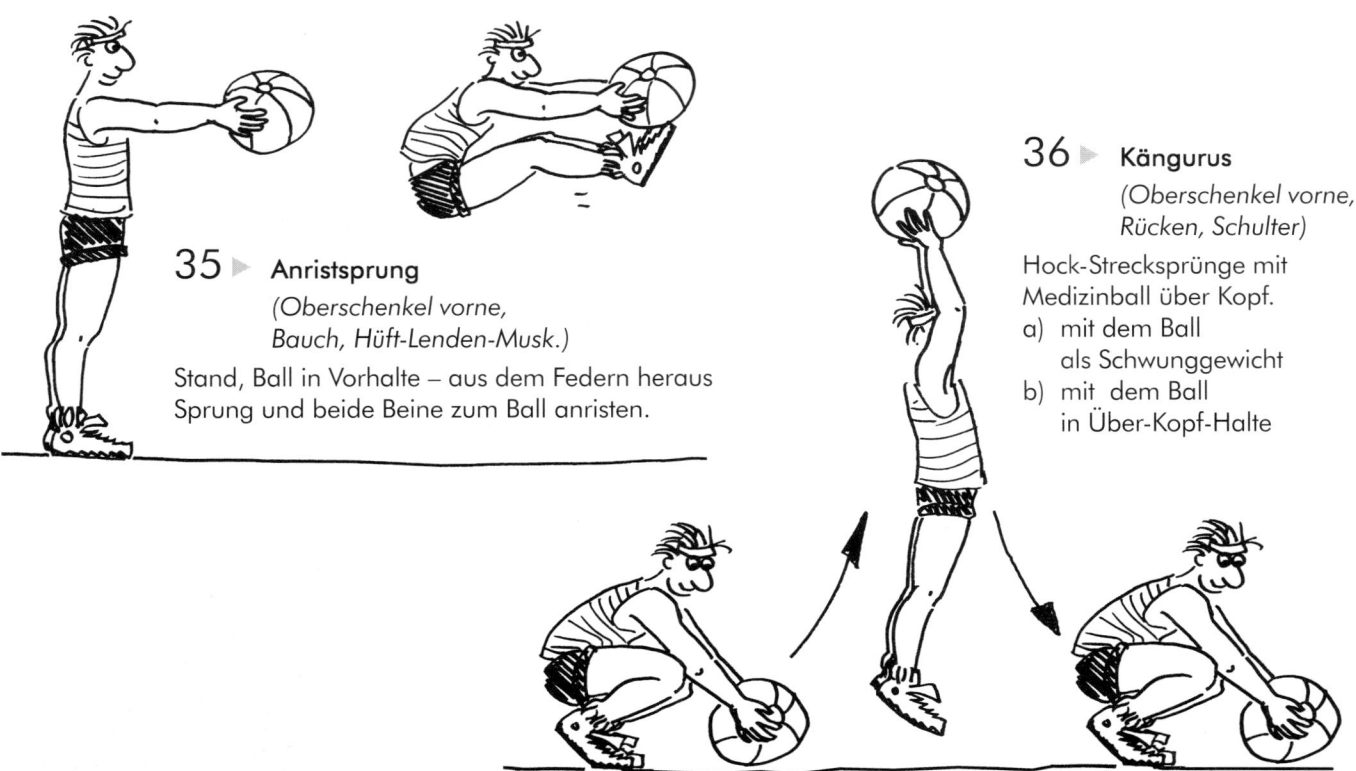

Übungen mit dem Medizinball
Einzelübung: Technik

37 ▶ Ball hochscheppen
(Oberschenkel vorne)

Stand – den auf dem Boden liegenden Ball mit der Fußsohle zu sich auf den linken/rechten Fuß rollen, hochkicken und auffangen.

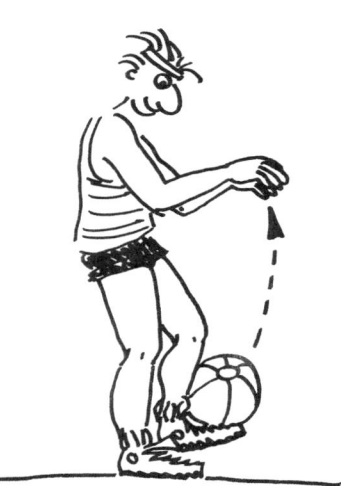

38 ▶ Jonglieren
(Arme)

Ball beidhändig von vorne über Kopf nach hinten werfen, hinter dem Rücken beidhändig auffangen. Dann umgekehrt von hinten nach vorne.

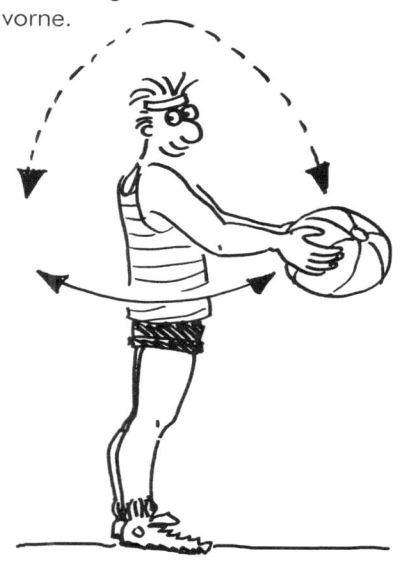

39 ▶ Schwebender Ball
(Arme, Rumpf)

Grätschstand, Oberkörper abgebeugt – der Ball wird zwischen den Knien gehalten, die linke Hand von vorne, die rechte Hand von hinten greifend. Dann Wechsel der Hände, ohne dass der Ball auf den Boden fällt.

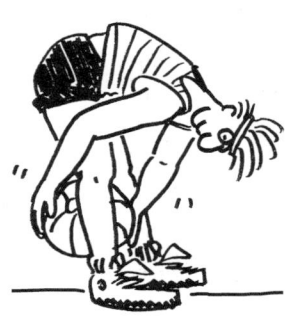

Übungen mit dem Medizinball
Einzelübung: Schnellkraft

40 ▶ Ball nachlaufen
(Gesamtkörper, Oberschenkel hinten)

Ball mit der Fußsohle unter dem Körper nach hinten durchrollen, drehen und dem Ball nachlaufen, mit der Fußsohle stoppen ...

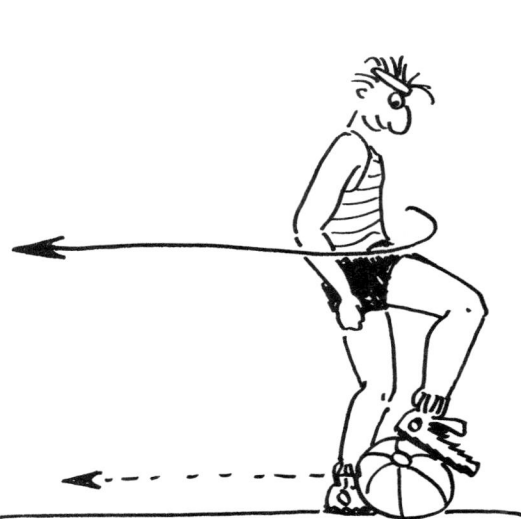

41 ▶ Fang den Ball
(Gesamtkörper, Schulter)

Ball hochwerfen, hinsetzen, im Sitz fangen.
Ball im Sitz hochwerfen, aufstehen, im Stand fangen ...

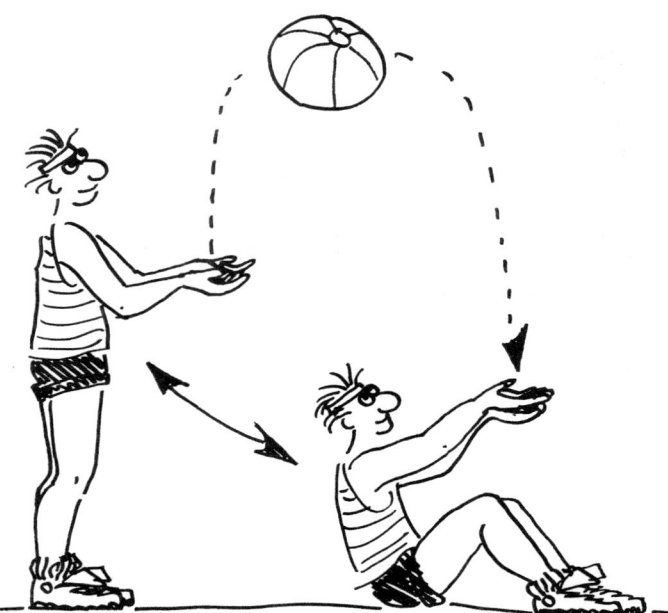

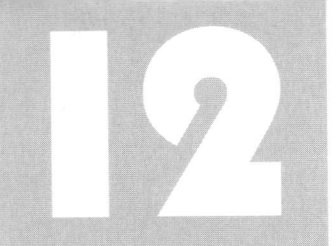

Übungen mit der Keule

Gymnastikkeulen gibt es in den Längen 36, 40 und 45 cm.
Die Wettkampfkeule misst 45 cm. Übungen mit der Keule eignen sich für Schwungübungen.
Da sich die Übungen mit der Keule auf Armbewegungen konzentrieren,
schulen sie vornehmlich die Brust- und Rückenmuskeln sowie den Schultergürtel.
Ebenso dienen sie der besseren Schulung der Koordination.
Damit ist die Einsatzmöglichkeit des Handgerätes Keule
für normale sportliche Belange relativ stark eingeschränkt.
Auf der anderen Seite kann man die Keule in vielfältiger Weise zweckentfremden,
was ihre Nutzbarkeit wesentlich erhöht.

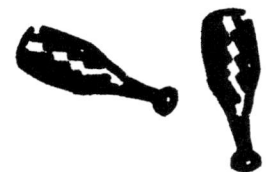

Aktiv-Kartei: Fitness-Training ohne Trott
© Verlag an der Ruhr, Postfach 10 22 51, 45422 Mülheim an der Ruhr

Übungen mit der Keule
MUSKEL-TABELLE

Übung / Muskelgruppe	Gesamtkörper	Beine	Oberschenkel	Obersch. vorne	Obersch. hinten	Obersch. außen	Adduktoren	Unterschenkel	Schienb. außen	Wade	Arme	Oberarm vorne	Oberarm hinten	Unterarm innen	Unterarm außen	Bauchmusk.	schräge Bauchm.	Brustmusk.	Hüfte	Hüft-Lenden-M.	Gesäß	Rumpf	seitl. Rumpfmusk.	Rücken	Schulter	Nacken	Wirbelsäule
1														K	K												
2	K													K	K												
3				K																					K		
4																									K		
5																								D	K		
6												K	K														
7	K	K																									
8											K			K													
9											K														K		
10	K										K														K		

D = Dehnung   K = Kräftigung

Übungen mit der Keule

Schwungübungen

1 ▶ Jonglieren
(Unterarm innen, Unterarm außen)

Keule mit 1 Längsdrehung um ihre eigene Achse werfen und wieder auffangen.
a) mit re. und li.
b) mit 1, 2, 3, 4, ... Drehungen

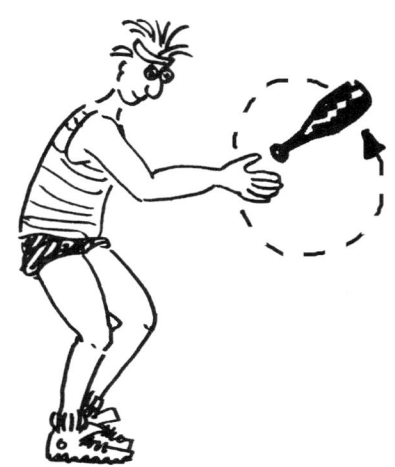

2 ▶ Tempodrehung
(Gesamtkörper, Unterarm innen, Unterarm außen)

Keule etwas hochwerfen, einmal um die eigene Körperlängsachse drehen und die Keule wieder auffangen. Die Übenden müssen relativ sicher mit der Keule umgehen können, damit sie die Übersicht behalten und sich durch den Wurf nicht verletzen.

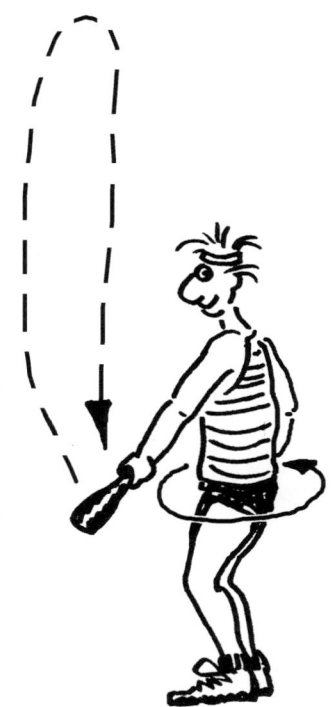

Übungen mit der Keule

Schwungübungen

3 ▶ Armpendel
(Oberschenkel vorne, Schulter)

Ein Arm in Vorhalte, ein Arm in Rückhalte. Dann beide Arme fallen lassen und rhythmisch pendeln. Diese Pendelbewegung kann durch rhythmische Beugung und Streckung der Beine unterstützt werden.

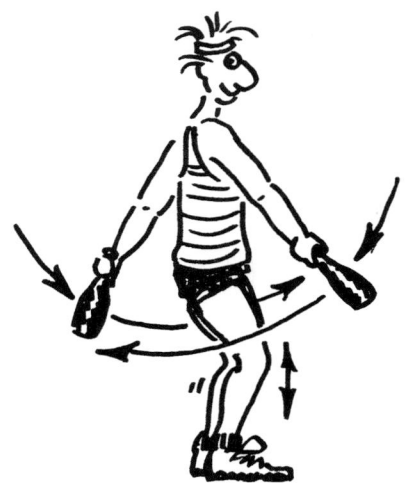

4 ▶ Armkreisen
(Schulter)

Armkreisen mit Keule. Dabei beschreibt die Keule 2 Armkreise vorw., dann 2 Armkreise rückw. und wird dann in die andere Hand gegeben etc. Diese Drehbewegungen können durch Beugung und Streckung der Beine unterstützt werden.

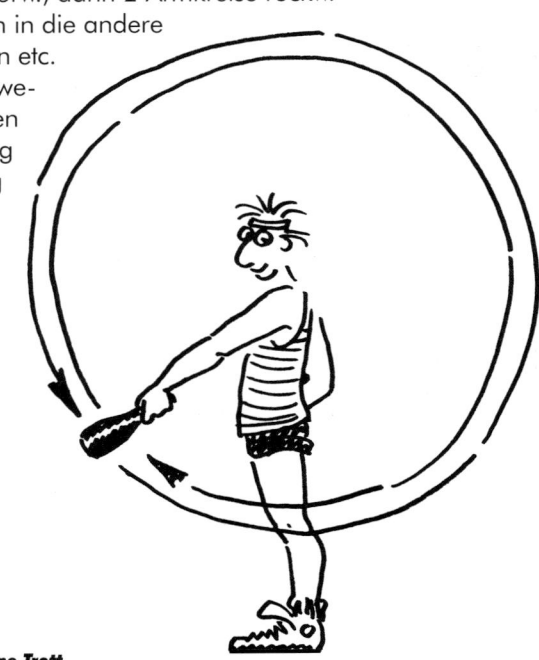

Übungen mit der Keule

Schwungübungen

5 ▶ Seitbeuge
(seitl. Rumpfmusk., Schulter)

Grundstellung, die Keule befindet sich in der re. Hand. Dann 1 $\frac{1}{2}$ Bogenschwünge vor dem Körper entgegen dem Uhrzeigersinn und mit Über-Kopf-Halte der Keule: Rumpfseitbeuge. Dabei wird der Schwung ausgenutzt. Dann Übergabe in die li. Hand und 1 $\frac{1}{2}$ Bogenschwünge im Uhrzeigersinn mit anschließender Rumpfseitbeuge.

6 ▶ Handkreisen
(Unterarm außen, Unterarm innen)

Die Keule wird aus dem Handgelenk heraus gekreist.
a) mit der re./li. Hand
b) rechts und links herum

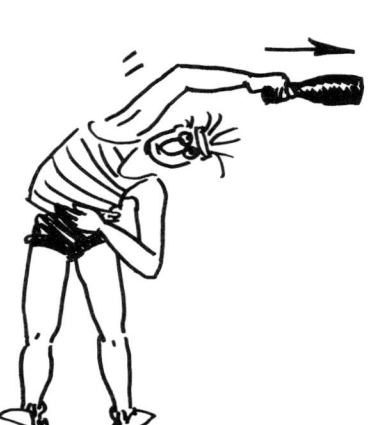
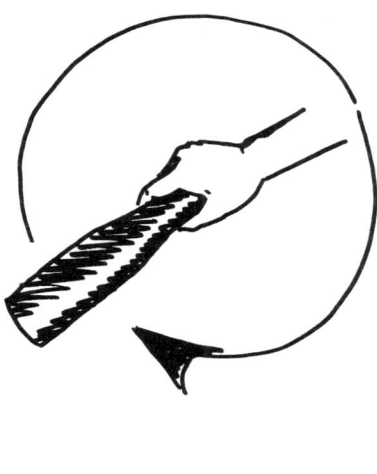

Übungen mit der Keule

anderweitige Nutzung

Die Keule kann in mancher Weise zweckentfremdet werden. Hier einige Beispiele:

7 ▶ Staffelstab
(Gesamtkörper, Beine)
Benutzung als Staffelstab (Staffelläufe).

8 ▶ Zielwerfen
(Arme, Bauch)
Die Keulen werden auf eine Turnbank gestellt und müssen nun abgeworfen werden (Zielwerfen). Die Abstände der Mannschaften A und B zu den Keulen müssen identisch sein.

9 ▶ Kegeln
(Arme, Schulter)
Die Keulen werden aufgestellt wie die Pins beim Kegeln. Mit einem kleinen Medizinball kann nun gekegelt werden. Der Übungsablauf sollte so organisiert werden, dass nur geringe Pausen entstehen und der Aufsteller ständig wechselt.

10 ▶ Schlaggerät
(Gesamtkörper, Arme, Schulter)
Mit der Keule können Gymnastikbälle geschlagen und vorwärtsgetrieben werden. Ebenso kann man die Bälle damit auf den Boden schlagen (prellen) oder umgekehrt den Ball hochhalten.
Auf diese Weise können auch Spielformen, wie z.B. Hockey/Speedball durchgeführt werden.

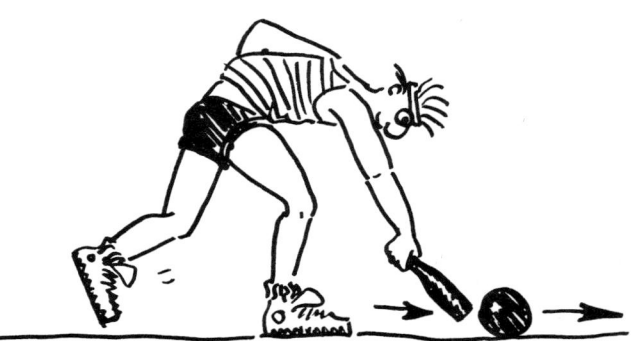

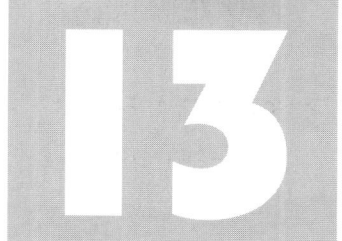

Übungen mit dem Gymnastikstab

Länge der Stäbe:
0,80 / 0,90 / 1,00 m.

Übungen mit dem Gymnastikstab dienen zur Ergänzung und Erschwerung
beim Springen, Kriechen und Balancieren.
Manche der hier aufgelisteten Übungen sind schon
als Übungen ohne Gerät bzw. mit anderen Geräten bekannt.
Um dem Prinzip des Abwechslungsreichtums treu zu bleiben,
bietet sich eine Übungsstunde mit dem Stab nach wie vor an.
Bei Balanceübungen ist dieses Handgerät ohne Konkurrenz.

Aktiv-Kartei: Fitness-Training ohne Trott
© Verlag an der Ruhr, Postfach 10 22 51, 45422 Mülheim an der Ruhr

---

Übungen mit dem Gymnastikstab
MUSKEL-TABELLE

Übung / Muskelgruppe	Gesamtkörper	Beine	Oberschenkel	Obersch. vorne	Obersch. hinten	Obersch. außen	Adduktoren	Unterschenkel	Schienb. außen	Wade	Arme	Oberarm vorne	Oberarm hinten	Unterarm innen	Unterarm außen	Bauchmusk.	schräge Bauchm.	Brustmusk.	Hüfte	Hüft-Lenden-M.	Gesäß	Rumpf	seitl. Rumpfmusk.	Rücken	Schulter	Nacken	Wirbelsäule
1											K														K		
2												K															
3											K														K		
4	K										K																
5											K							K									
6	K										K																
7				K						K																	
8											K	K															
9				K												K		K									
10				K						K						K		K									
11																								D			
12									K	K																	
13				K	D															K							
14				K	D																						
15																K											
16											K																
17		K														K											
18																									K	K	
19																								K	K		
20												K		K						K							
21	K	K									K																
22	K	K		K						K																	
23	K																										
24														K													
25	K																										

D = Dehnung   K = Kräftigung

Aktiv-Kartei: Fitness-Training ohne Trott
© Verlag an der Ruhr, Postfach 10 22 51, 45422 Mülheim an der Ruhr

Übungen mit dem Gymnastikstab
Geschicklichkeit / Schnelligkeit

1 ▸ Werfen/fangen
(Arme, Schulter)

Stab quer liegend hochwerfen und mit beiden Händen wieder auffangen.

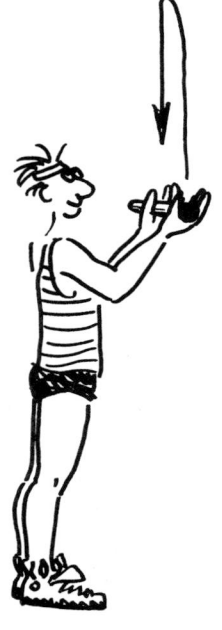

2 ▸ Propeller
(Unterarm innen)

Endfassung des Stabes – Wurf mit einer halben ($1/2$) Längsdrehung des Stabes: Steigerung: 1 Umdrehung, $1\frac{1}{2}$ Umdrehungen, 2 Umdrehungen etc.
a) mit derselben Hand auffangen
b) mit der anderen Hand auffangen

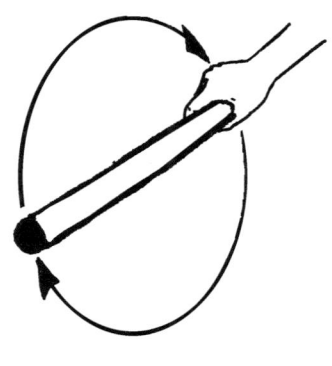

3 ▸ Klatschen
(Arme, Schulter)

Stab quer liegend hochwerfen, mit den Händen hinter dem Rücken klatschen, Stab fangen.

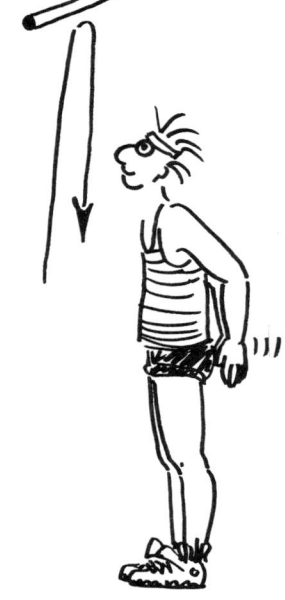

Übungen mit dem Gymnastikstab
Geschicklichkeit / Schnelligkeit

4 ▸ Drehung
(Gesamtkörper, Unterarm innen)

Stab senkrecht hochwerfen, einmal um die Körperlängsachse drehen, Stab wieder auffangen.
a) im Uhrzeigersinn drehen
b) entgegengesetzt zum Uhrzeigersinn drehen

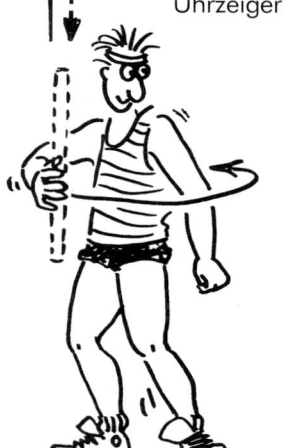

5 ▸ Handwechsel
(Unterarm innen, Brustmusk.)

Stab senkrecht halten und in Stabmitte festhalten. Dann von der linken in die rechte Hand und zurück werfen. Dabei soll der Stab stets senkrecht zum Boden bleiben!

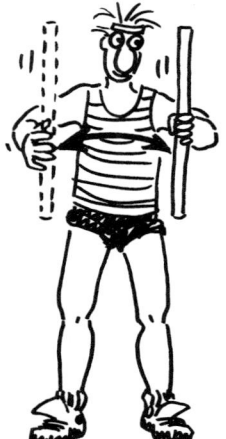

6 ▸ Schnelle Drehung
(Gesamtkörper, Unterarm innen)

Stab senkrecht auf den Boden stellen, loslassen, eine schnelle Drehung um die Körperlängsachse durchführen und dann den Stab halten, bevor er hinfällt.

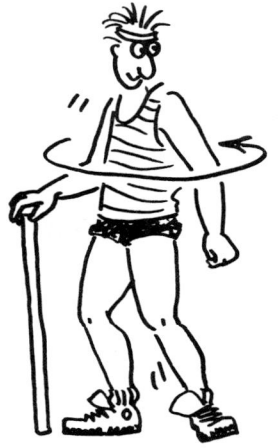

Übungen mit dem Gymnastikstab

Geschicklichkeit / Schnelligkeit

7 ▶ Sprünge
(Oberschenkel vorne, Wade)

Stab auf den Boden legen und springen:
a) Schlusssprünge vorwärts/rückwärts,
b) Sidehops (mit geschlossenen Beinen).
Diese Übung sollte nur mit Sportlern durchgeführt werden, bei denen man sicher ist, dass das Gerät keine Gefährdung darstellt!

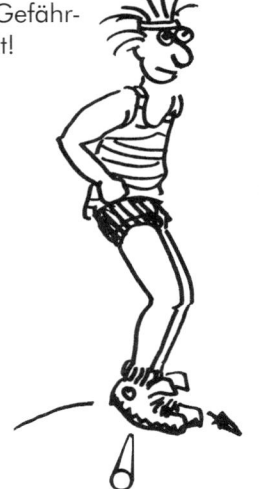

8 ▶ Handwickel
(Arme, Unterarm innen)

Stab in dessen Mitte anfassen und um die Hand drehen. Dabei wird der Stab immer wieder in seiner Mitte gefasst!

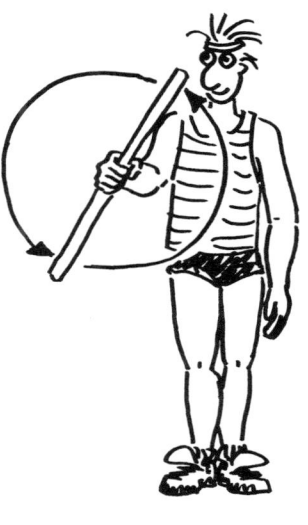

9 ▶ Durchsteigen
(Oberschenkel vorne, Bauch, Hüft-Lenden-Musk.)

Stab an beiden Enden festhalten und durch das entstandene Fenster mit beiden Füßen durchsteigen.
a) vorw. durchsteigen
b) rückw. durchsteigen

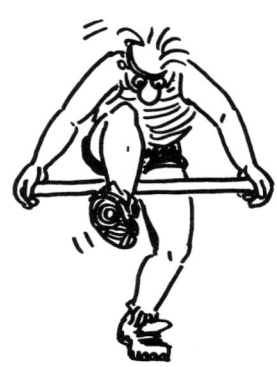

Aktiv-Kartei: *Fitness-Training ohne Trott*
© Verlag an der Ruhr, Postfach 10 22 51, 45422 Mülheim an der Ruhr

---

Übungen mit dem Gymnastikstab

Geschicklichkeit / Schnelligkeit

10 ▶ Durchspringen
(Oberschenkel vorne, Wade, Bauch, Hüft-Lenden-Musk.)

Der Stab wird an beiden Enden festgehalten; dann durch das entstandene Fenster hindurchspringen.
a) vorw. durchspringen
b) rückw. durchspringen
Dabei sollte man darauf achten, dass der Stab nur ganz leicht zwischen Fingerkuppen und Daumen festgehalten wird, damit er bei einer Berührung leicht herausfallen kann.

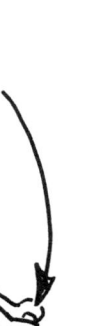

11 ▶ Armkreisen
(Schulter)

Beide Hände umfassen die Stabenden. Nun wird der Stab über Kopf nach hinten gezogen und wieder zurück.

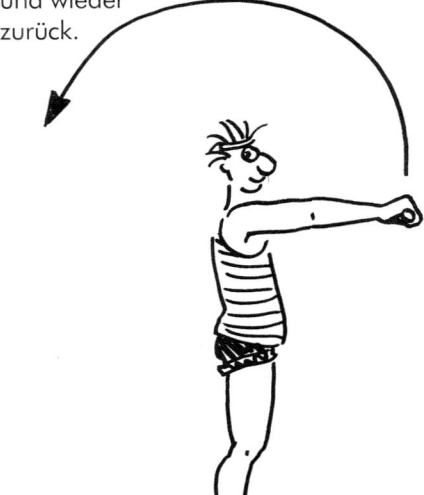

12 ▶ Spitze/Hacke
(Schienbein vorne-außen, Wade)

Hocksitz – der Stab liegt vor den Füßen. Der linke Fuß berührt mit der Ferse den Boden diesseits des Stabes, der rechte Fuß berührt mit der Spitze den Boden jenseits des Stabes. Danach umgekehrt. Wer dies gut hinbekommt, kann die Übung dann mit hohem Tempo durchführen.
Diese Übung stellt hohe koordinative Ansprüche.

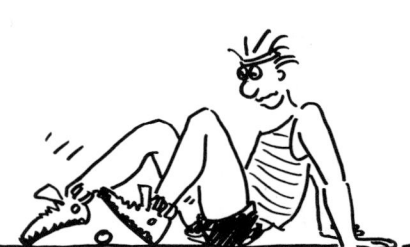

Aktiv-Kartei: *Fitness-Training ohne Trott*
© Verlag an der Ruhr, Postfach 10 22 51, 45422 Mülheim an der Ruhr

Übungen mit dem Gymnastikstab

Geschicklichkeit / Schnelligkeit

13 ▶ Bein strecken
(Oberschenkel vorne, Oberschenkel hinten, Hüft-Lenden-Musk.)

Grätschsitz – den Stab an den Enden in beiden Händen halten. Im Wechsel rechts/links ein Bein anhocken, durch den Stab steigen und strecken.

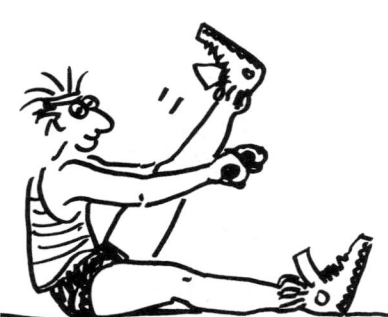

14 ▶ Bein hoch
(Oberschenkel vorne, Oberschenkel hinten, Hüft-Lenden-Musk.)

Stab senkrecht auf den Boden stellen, loslassen und ein Bein gestreckt über den Stab schwingen. Dann den Stab wieder festhalten.

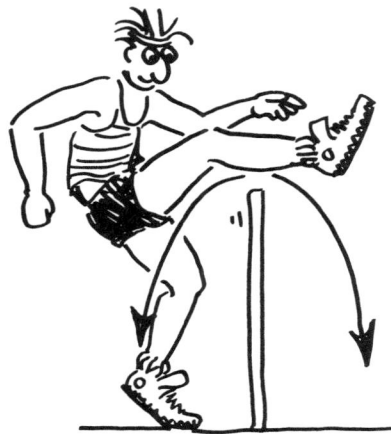

15 ▶ Tempoübung
(Unterarm innen)

Fallenlassen des bodenparallel gehaltenen Stabes aus der Vorhalte. Dann von oben mit beiden Händen wieder fangen. Man kann diese Übung noch dadurch erschweren, dass man vor dem Fangen mit beiden Händen auf die Brust bzw. Oberschenkel schlägt.

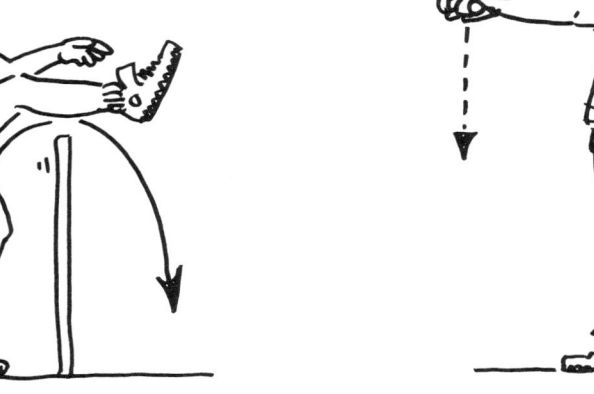

Aktiv-Kartei: *Fitness-Training ohne Trott*
© Verlag an der Ruhr, Postfach 10 22 51, 45422 Mülheim an der Ruhr

---

Übungen mit dem Gymnastikstab

Balancieren

Die Übungen 16 – 19 sollten als Block durchgeführt werden!
Dann wird man feststellen, dass es immer schwieriger wird, zu balancieren, je kürzer der Korrekturweg ist.
Also: es ist leichter, auf den Fingerspitzen zu balancieren, als auf dem Ellbogengelenk oder gar den Schultern.

16 ▶ Arm-Balancieren
(Arme)

Balancieren des Stabes mit der oberen Extremität:
a) einem Finger (Fingerspitze),
b) der Handfläche,
c) dem Handgelenk,
d) der Ellbeuge.

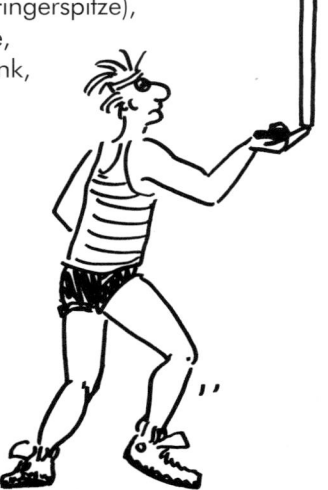

17 ▶ Fuß-Balancieren
(Beine, Bauch)

Balancieren des Stabes mit der unteren Extremität:
a) der Fußspitze,
b) dem Fußgelenk,
c) dem Knie.

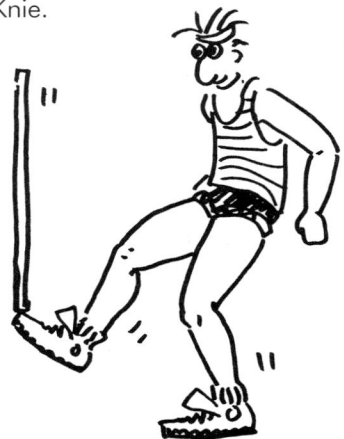

Aktiv-Kartei: *Fitness-Training ohne Trott*
© Verlag an der Ruhr, Postfach 10 22 51, 45422 Mülheim an der Ruhr

Übungen mit dem Gymnastikstab
Balancieren

Die Übungen 16–19 sollten als Block durchgeführt werden!
Dann wird man feststellen, dass es immer schwieriger wird, zu balancieren, je kürzer der Korrekturweg ist.
Also: es ist leichter, auf den Fingerspitzen zu balancieren, als auf dem Ellbogengelenk oder gar den Schultern.

18 ▸ Kopf-Balancieren
(Rücken, Nacken)

Balancieren des Stabes mit dem Kopf:
a) dem Kinn,
b) der Stirn.

19 ▸ Schulter-Balancieren
(Rücken, Schulter)

Balancieren des Stabes auf der Schulter (li./re. wechseln).

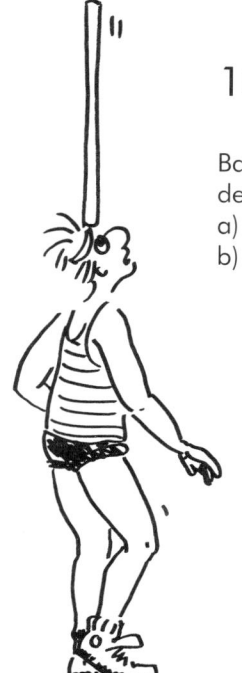
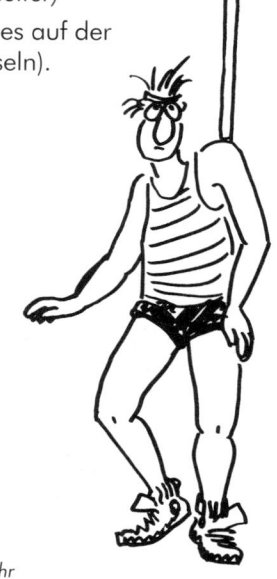

Aktiv-Kartei: *Fitness-Training ohne Trott*
© Verlag an der Ruhr, Postfach 10 22 51, 45422 Mülheim an der Ruhr

---

Übungen mit dem Gymnastikstab
Partnerübungen

20 ▸ Achterbahn
(Arme, Unterarm innen, Brustmusk.)

Partnerübung: A und B stehen sich gegenüber (Abstand 3 – 5 m). A fasst den Stab in dessen Mitte und wirft ihn von der li. Hand in die re. Hand. Dann wirft er den Stab über Kreuz in die li. Hand von B. B wirft den Stab von li. nach re. und dann in gleicher Weise zurück ... Während der gesamten Übung bleibt der Stab senkrecht zum Boden.

21 ▸ Wechselspiel
(Gesamtkörper, Beine, Unterarm innen)

Partnerübung: A und B stehen sich gegenüber.
Jeder hat einen Stab, den er senkrecht auf den Boden stellt. Auf Signal lassen beide ihren Stab los und rennen zum Stab ihres Partners. Sie müssen versuchen diesen Stab zu erreichen, bevor er hingefallen ist. Die Abstände können so oft vergrößert werden, bis die Leistungsgrenze eines Partners erreicht ist.

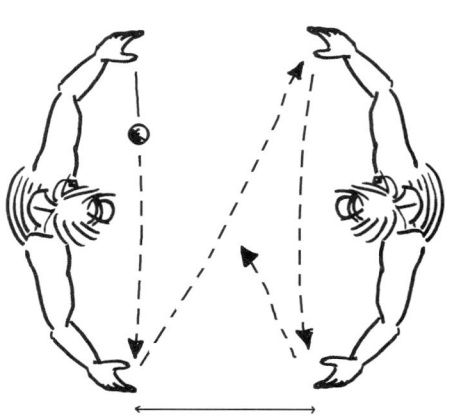

3 – 5 m

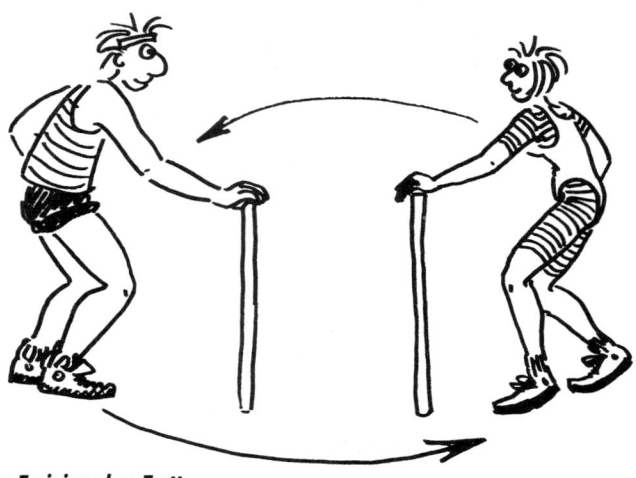

Aktiv-Kartei: *Fitness-Training ohne Trott*
© Verlag an der Ruhr, Postfach 10 22 51, 45422 Mülheim an der Ruhr

Übungen mit dem Gymnastikstab
Partnerübungen

22 ▶ Drüber/drunter
(Gesamtkörper, Beine, Oberschenkel vorne, Wade)

Partnerübung: A geht in den Kniestand und hält den Stab in einer Hand am Stabende bodenparallel ca. 30 – 40 cm über dem Boden. B springt in eine Richtung darüber, kriecht den Rückweg darunter her.

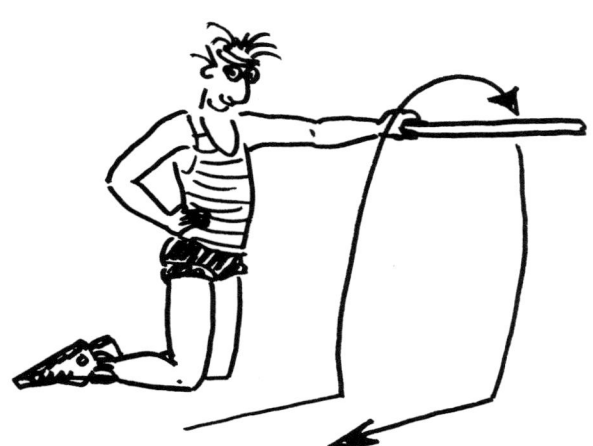

23 ▶ Wer ist stärker?
(Gesamtkörper)

Partnerweise ein Stab:
Zieh- oder Schiebewettkämpfe.

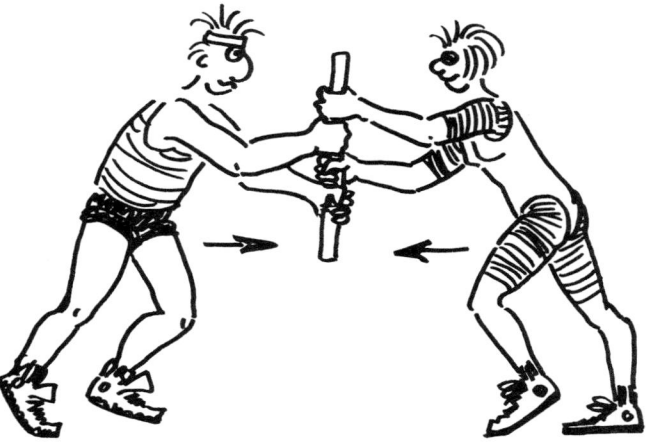

Übungen mit dem Gymnastikstab
Partnerübungen / Gymnastik

24 ▶ Reaktionsschule
(Unterarm innen)

A hält eine Hand geöffnet vor seinem Bauch. B steht vor A und hält den Stab an seinem oberen Ende fest, sodass er senkrecht nach unten zeigt. Die Mitte des Stabes befindet sich in unmittelbarer Nähe der geöffneten Hand von A. Ohne vorherige Ankündigung lässt B den Stab fallen.
A versucht, ihn durch Zugreifen aufzufangen.
Dabei soll die Greifhand
ihre Position nicht verändern.

25 ▶ Gymnastik
(Gesamtkörper)

Einige Übungen der Gymnastik können auch mit Stab durchgeführt werden. So z.B. Rumpfkreisen etc. (s.a. Kap. 2A/Übung 7; 2B/4; 2B/7; 2B/26; 2C/17; 2C/24; 2C/31)

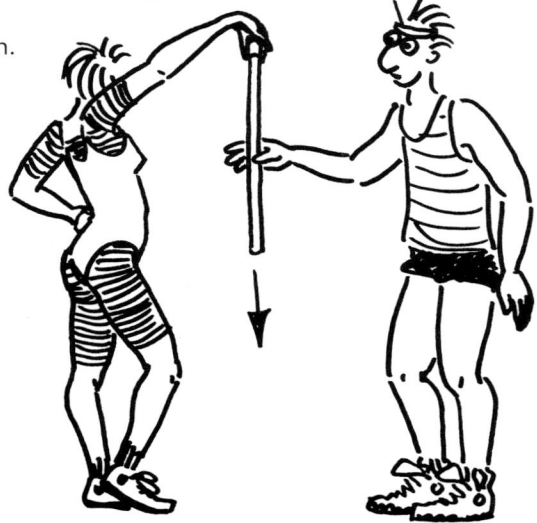

Übungen mit dem Reifen

Reifen gibt es in zwei Größen:
a) 70 cm Innendurchmesser und
b) 81,5 cm Innendurchmesser.
Dabei wiegen sie zwischen 290 und 350 g.

Die Einsatzmöglichkeiten des Reifens sind begrenzt.
Auf der anderen Seite ist auch dieses Gerät geeignet, zweckentfremdet zu werden.
So kann der Reifen bei der Gestaltung einer Übungsstunde
durchaus sinnvoll eingesetzt werden.
Die Übungen mit dem Reifen schulen insbesondere
das Koordinationsvermögen und das Timing.

Aktiv-Kartei: Fitness-Training ohne Trott
© Verlag an der Ruhr, Postfach 10 22 51, 45422 Mülheim an der Ruhr

Übungen mit dem Reifen

MUSKEL-TABELLE

Übung \ Muskelgruppe	Gesamtkörper	Beine	Oberschenkel	Obersch. vorne	Obersch. hinten	Obersch. außen	Adduktoren	Unterschenkel	Schienb. außen	Wade	Arme	Oberarm vorne	Oberarm hinten	Unterarm innen	Unterarm außen	Bauchmusk.	schräge Bauchm.	Brustmusk.	Hüfte	Hüft-Lenden-M.	Gesäß	Rumpf	seitl. Rumpfmusk.	Rücken	Schulter	Nacken	Wirbelsäule
1														K											K		
2																									K		
3																									K		
4																						K				K	
5																			K								
6		K																	K								
7														K													
8				K	D											K			K								
9	K										K														K		
10												K	K												K		
11	K																		K								
12		K		K		K	D			K																	
13				K						K																	
14				K						K																	
15											K		K														
16	K																										
17	K																										

D = Dehnung   K = Kräftigung

Aktiv-Kartei: Fitness-Training ohne Trott
© Verlag an der Ruhr, Postfach 10 22 51, 45422 Mülheim an der Ruhr

14 Übungen mit dem Reifen
kreisender Reifen

1 ▶ Handkreisel
(Unterarm innen, Schulter)
Der Reifen wird vor dem Körper um die Hand gekreist.
a) re./li herum
b) mit Schwung aus dem Handgelenk
c) mit Schwung aus dem Unterarm

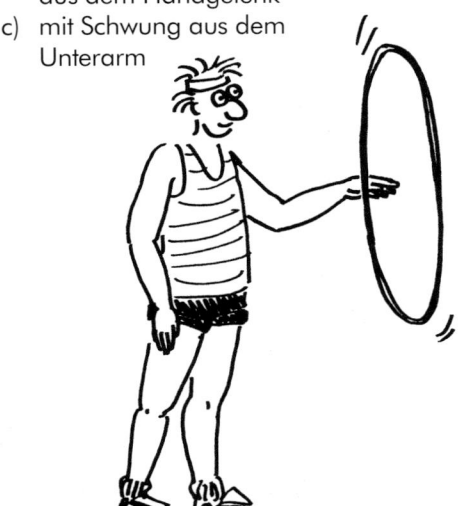

2 ▶ Unterarmkreisel
(Schulter)
Der Reifen dreht um den Unterarm re./li herum.

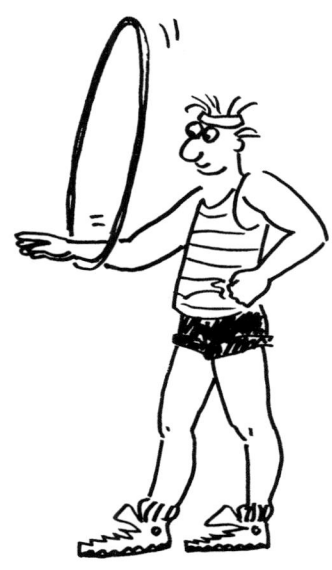

3 ▶ Oberarmkreisel
(Schulter)
Der Reifen dreht um den Oberarm re./li herum.

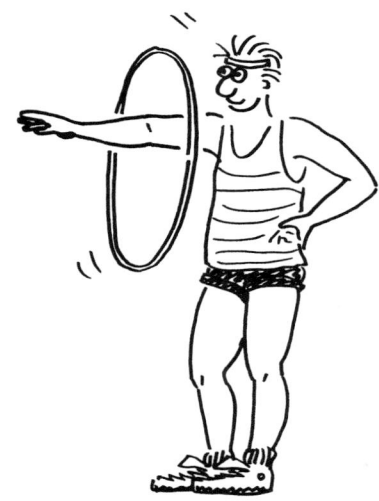

Aktiv-Kartei: *Fitness-Training ohne Trott*
© Verlag an der Ruhr, Postfach 10 22 51, 45422 Mülheim an der Ruhr

14 Übungen mit dem Reifen
kreisender Reifen

4 ▶ Halskreisel
(Rumpf, Nacken)
Der Reifen dreht um den Hals re./li. herum.

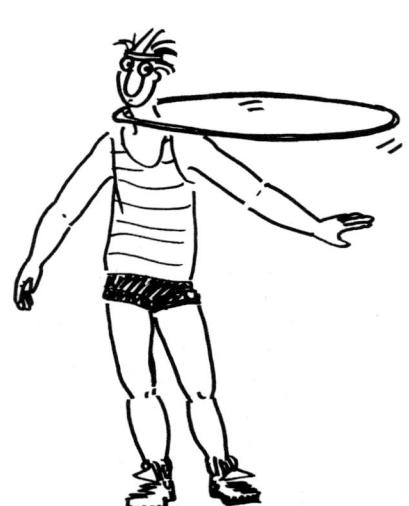

5 ▶ Hüftkreisel
(Hüfte)
Der Reifen dreht um die Hüfte (Hula-Hoop).

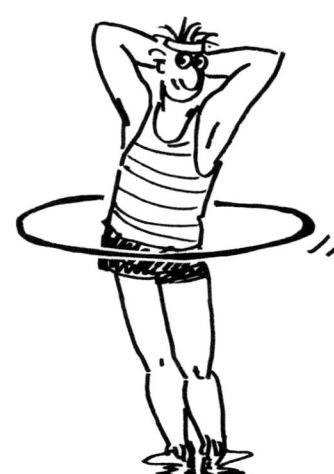

6 ▶ Kniekreisel
(Beine, Hüfte)
Der Reifen dreht um die geschlossenen Knie.

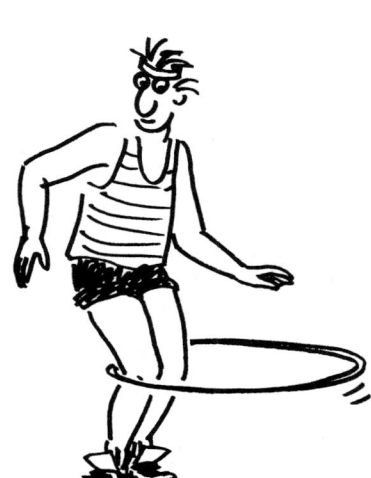

Aktiv-Kartei: *Fitness-Training ohne Trott*
© Verlag an der Ruhr, Postfach 10 22 51, 45422 Mülheim an der Ruhr

Übungen mit dem Reifen

kreisender Reifen / getriebener Reifen

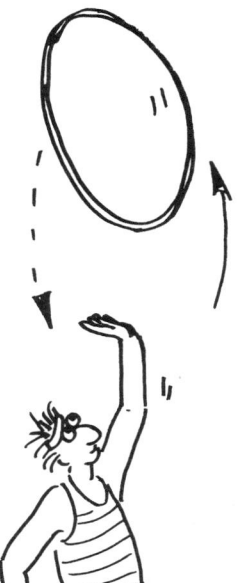

7 ▸ Reifen fangen
(Unterarm innen)
Reifen hochwerfen und wieder auffangen.
a) mit re./li. Hand
b) im Stand/ im Lauf

8 ▸ Fußkreisel
(Oberschenkel vorne, Oberschenkel hinten, Bauch, Hüft-Lenden-Musk.)
Einbeiniger Stand – der Reifen dreht um ein Fußgelenk. (Das Bein ist dabei weit hochgehoben).

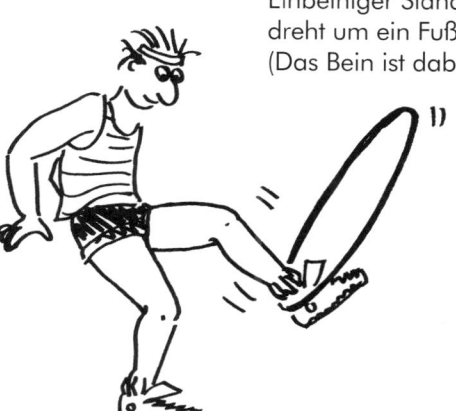

9 ▸ Reifen treiben
(Gesamtkörper, Arme, Schulter)
Der Reifen wird auf den Boden gestellt und gerollt. Durch „schlagen" des oberen Reifenteiles wird er vorwärts getrieben, ohne dass er hinfällt.

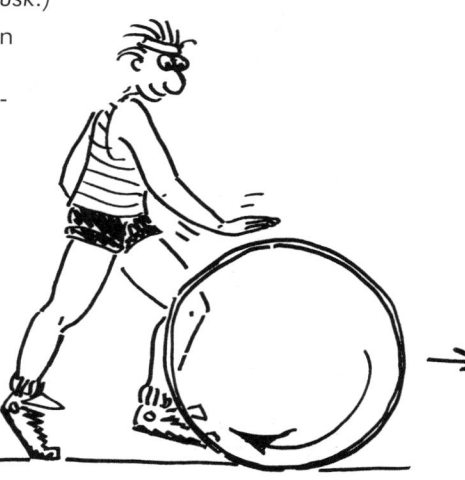

Aktiv-Kartei: Fitness-Training ohne Trott
© Verlag an der Ruhr, Postfach 10 22 51, 45422 Mülheim an der Ruhr

---

Übungen mit dem Reifen

rollender Reifen mit Gegendrall

10 ▸ Gegendrall
(Unterarm innen, Unterarm außen, Schulter)
Reifen ganz flach über dem Boden vorwärts werfen. Dabei mit der Hand einen Gegendrall geben, sodass er sich im Raum vorwärts bewegt, obwohl er in sich eine entgegengesetzte Drehbewegung hat. Bald gleichen sich diese entgegengerichteten Kräfte aus, der Reifen kommt im Raum zum Stillstand (0-Punkt) und rollt dann seiner Eigenbewegung gehorchend zurück.

11 ▸ Totpunkt
(Gesamtkörper, Hüft-Lenden-Musk.)
Wie Übung 10, aber im 0-Punkt (s.v.) durch den Reifen
a) hindurchspringen,
b) hindurchsteigen.

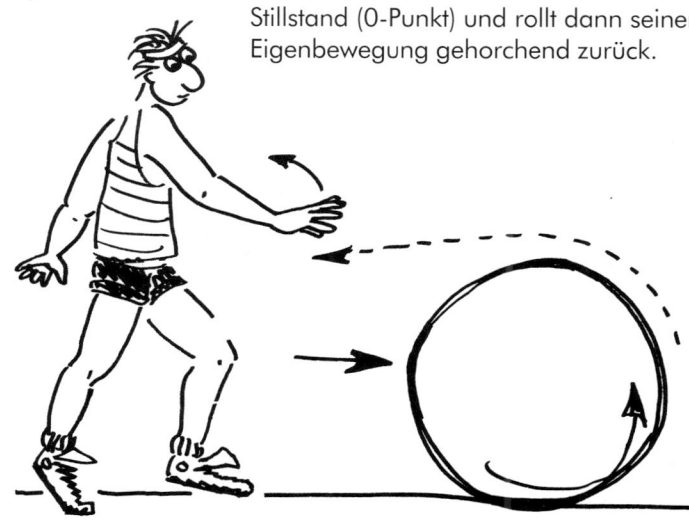

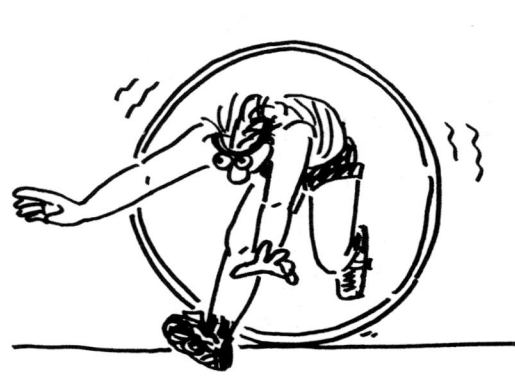

Aktiv-Kartei: Fitness-Training ohne Trott
© Verlag an der Ruhr, Postfach 10 22 51, 45422 Mülheim an der Ruhr

14 Übungen mit dem Reifen
Sprünge

12 ▶ Sprünge
(Beine, Oberschenkel vorne, Adduktoren, Abduktoren, Wade)

Wie Übung 10, aber über den zurückkommenden Reifen springen.

a) Stand frontal zum Reifen, Grätschsprung über den Reifen

b) Stand seitlich zum Reifen, Scherensprung über den Reifen von der einen zur anderen Seite.

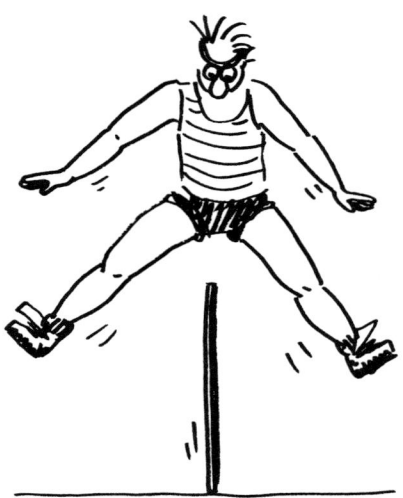

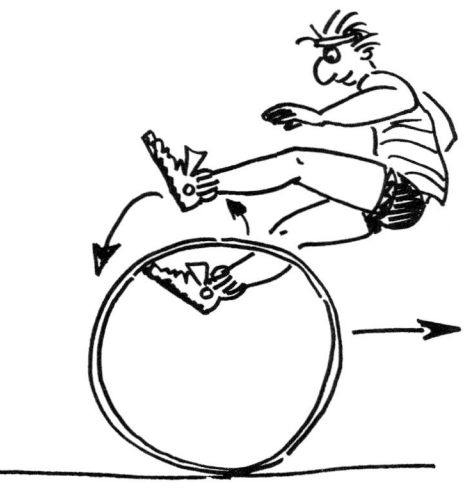

Aktiv-Kartei: *Fitness-Training ohne Trott*
© Verlag an der Ruhr, Postfach 10 22 51, 45422 Mülheim an der Ruhr

14 Übungen mit dem Reifen
Sprünge

13 ▶ Seilchenspringen mit Reifen
(Oberschenkel vorne, Wade)

Dies erfordert relativ gutes koordinatives Vermögen und nicht allzu großen Körperwuchs.

14 ▶ Schlusssprünge
(Oberschenkel vorne, Wade)

Der Reifen liegt auf dem Boden. Dann Schlusssprünge in den Reifen und wieder hinaus.

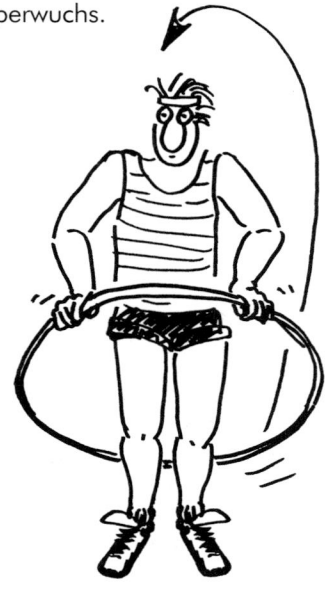

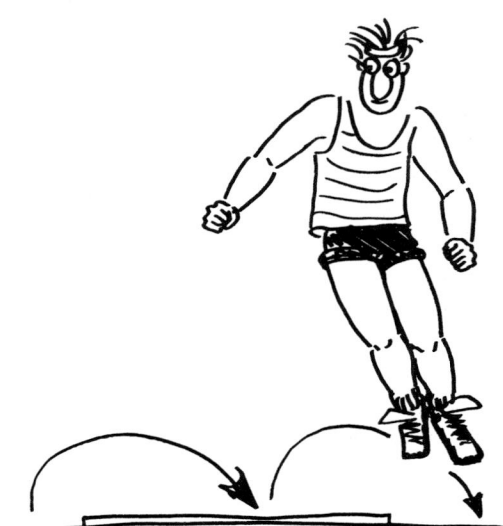

Aktiv-Kartei: *Fitness-Training ohne Trott*
© Verlag an der Ruhr, Postfach 10 22 51, 45422 Mülheim an der Ruhr

Übungen mit dem Reifen
rotierender Reifen / anderweitige Nutzung

15 ▸ Rotieren
(Arme, Unterarm innen)

Der Reifen steht auf dem Boden und wird rotiert. Der Schwung kommt aus dem Handgelenk und den Fingern.

16 ▸ Hilfsmittel
(Gesamtkörper)

Der Reifen kann auf vielfältige Weise zweckentfremdet werden. So kann man mit ihm bestimmte Areale kennzeichnen, ihn als zu treibendes, rollendes Spielgerät einsetzen oder den rollenden Reifen als mobiles Tor benutzen. Auf diese Weise ist er ein vielseitig einsetzbares Hilfsmittel.

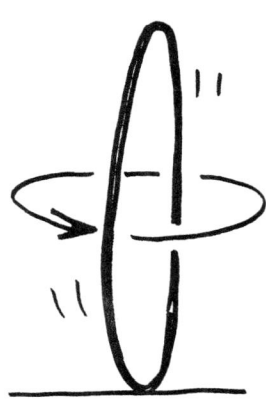

Übungen mit dem Reifen
anderweitige Nutzung

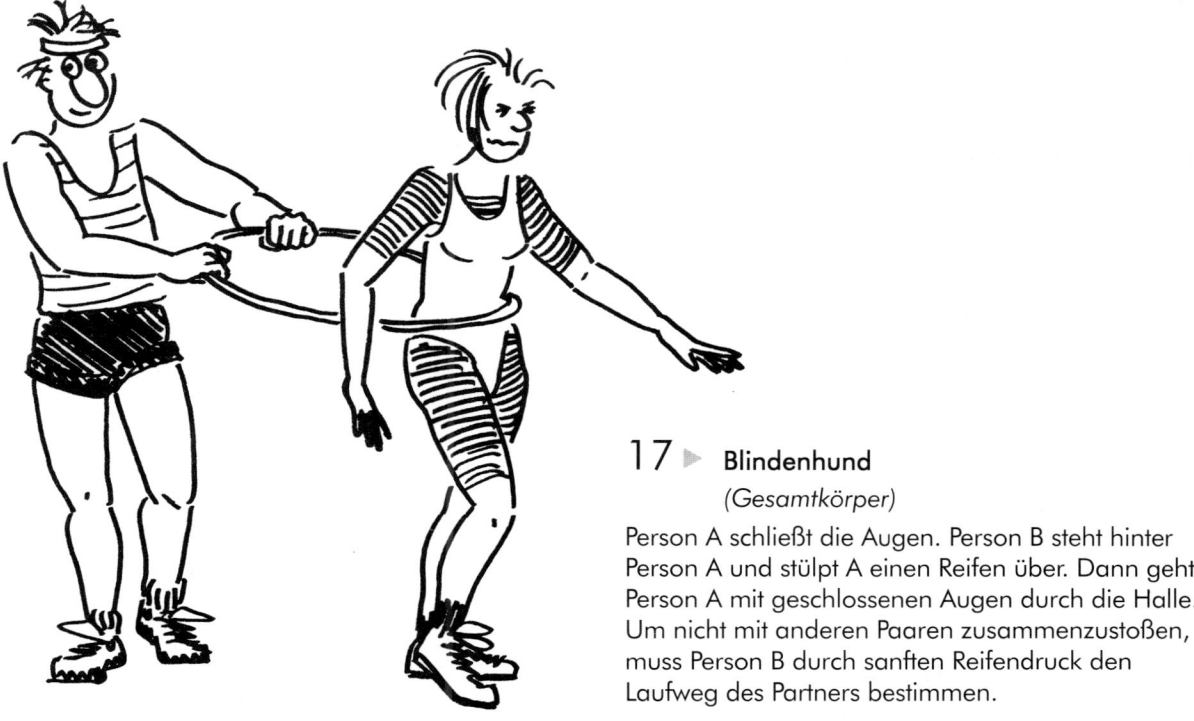

17 ▸ Blindenhund
(Gesamtkörper)

Person A schließt die Augen. Person B steht hinter Person A und stülpt A einen Reifen über. Dann geht Person A mit geschlossenen Augen durch die Halle. Um nicht mit anderen Paaren zusammenzustoßen, muss Person B durch sanften Reifendruck den Laufweg des Partners bestimmen.

15

Übungen mit den Gymnastikbändern

*Bänder sind dünne, 5 cm breite und 5 – 6 m lange Stoffstreifen.
Sie sind über einen Drehwirbel mit einem dünnen,
50 cm langen Glasfaserstab verbunden.
Dieser Stab dient als Führung, über ihn muss die gesamte Bewegung
auf das Band übertragen werden.
Es ist ein Gerät aus dem Bereich der rhythmischen Sportgymnastik
und ist sehr eindrucksvoll in seiner Wirkung auf Zuschauer.
Die meisten Übungen werden einfacher in ihrer Ausführung,
wenn man dabei die Position des Körpers im Raum
mit kleinen Schritten langsam verändert:
Z.B. werden Wellen nach vorne schöner dargestellt,
wenn man dabei kleine schnelle Schritte rückwärts macht.*

Übungen mit den Gymnastikbändern
MUSKEL-TABELLE

Übung \ Muskelgruppe	Gesamtkörper	Beine	Oberschenkel	Obersch. vorne	Obersch. hinten	Obersch. außen	Adduktoren	Unterschenkel	Schienb. außen	Wade	Arme	Oberarm vorne	Oberarm hinten	Unterarm innen	Unterarm außen	Bauchmusk.	schräge Bauchm.	Brustmusk.	Hüfte	Hüft-Lenden-M.	Gesäß	Rumpf	seitl. Rumpfmusk.	Rücken	Schulter	Nacken	Wirbelsäule
1										K															K		
2										K															K		
3										K															K		
4																									K		
5														K	K												
6														K	K												
7									K																K		
8																									K		
9																									K		
10	K									K															K		
11	K																										

D = Dehnung   K = Kräftigung

Übungen mit den Gymnastikbändern

1 ▶ Wellen
(Arme, Schulter)

Wellen stehen senkrecht zum Boden.
Geschlagen wird aus dem Handgelenk,
der ganze Körper arbeitet mit.
a) große Wellen
b) kleine Wellen

2 ▶ Schleifen
(Arme, Schulter)

Schleifen sind wie Wellen,
jedoch sind sie parallel zum Boden.
a) große Schleifen
b) kleine Schleifen

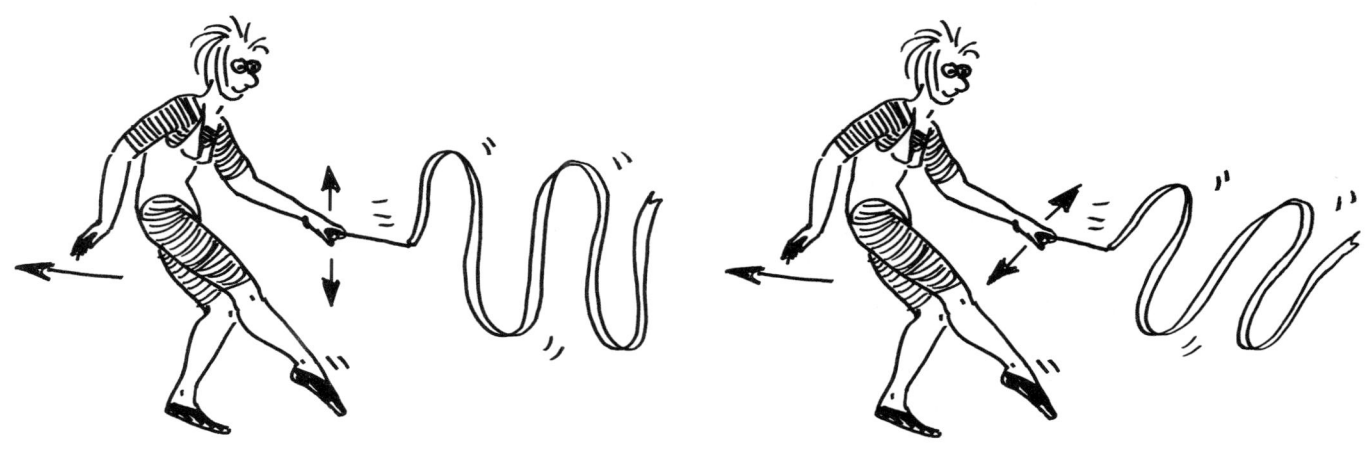

Übungen mit den Gymnastikbändern

3 ▶ Kreise
(Arme, Schulter)

Beim Kreis wird das Band in unterschiedlichen Höhen
(z.B. Kniehöhe, Brusthöhe) um den Körper geführt.
Es bleibt stets bodenparallel.
a) der Körper dreht sich auf der Stelle
b) mit Handwechsel hinter und vor dem Körper,
   d.h. der Körper bleibt stehen.
Das Band kann auch etwas
enger und über Kopf als
„Lasso" durchgeführt
werden.

4 ▶ Rad
(Schulter)

Das Band wird mit gestrecktem
Arm senkrecht zum Boden
in gleichmäßigen Kreisen
geführt, sodass der
Eindruck eines
Kreises entsteht.
a) Rad vorwärts
b) Rad rückwärts

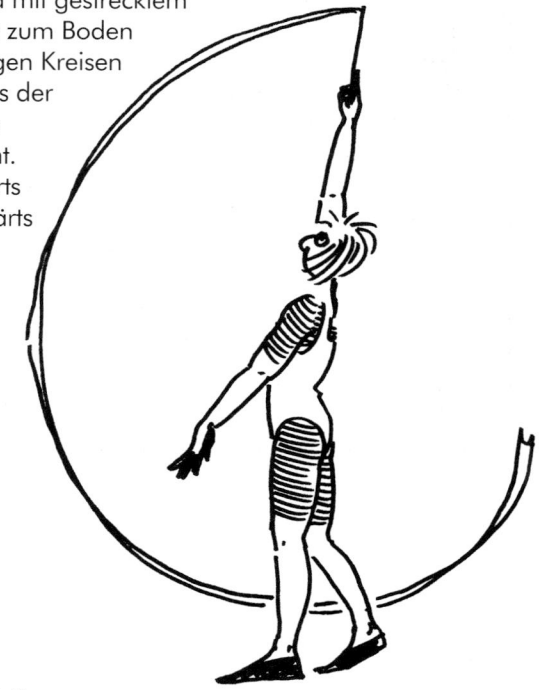

Übungen mit den Gymnastikbändern

5 ▶ Zickzack
(Unterarm innen, Unterarm außen)

Unter Zickzack versteht man Schleifen, die ganz kurz und hart aus dem Handgelenk geschlagen werden. Auf diese Weise verlieren sich die weichen Formen und gehen in eckigere über.

6 ▶ Spirale
(Unterarm innen, Unterarm außen)

Eine Spirale ist eine relativ enge Figur, die von unten nach oben geführt wird. Dabei zeigt der Stab im Winkel von ca. 70 – 80° nach unten.

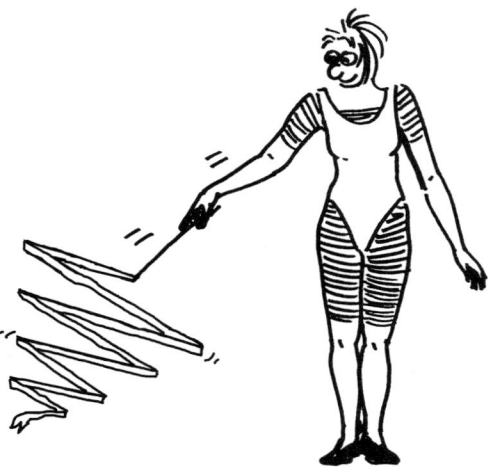
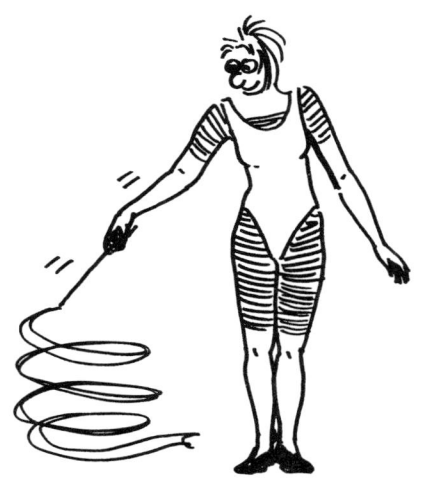

Übungen mit den Gymnastikbändern

7 ▶ Peitsche
(Arme, Schulter)

Man kann mit dem Band auch peitschen. Das wird zwar nicht sehr laut, aber es funktioniert. Man sollte diese Übung jedoch nicht allzu häufig machen, da dadurch die Bänder sehr leiden.

8 ▶ Die Acht
(Schulter)

Das Band wird vor dem Körper auf der Bahn einer auf der Seite liegenden Acht geführt. Die Idealsituation ist dann erreicht, wenn keine großen Überlappungen und keine großen Lücken auftreten, sondern eine relativ geschlossene Acht dargestellt wird.

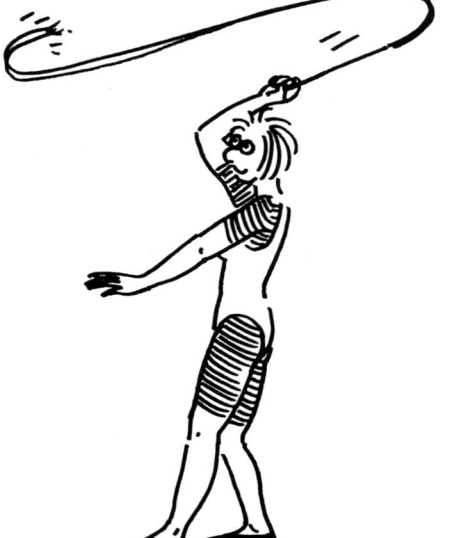
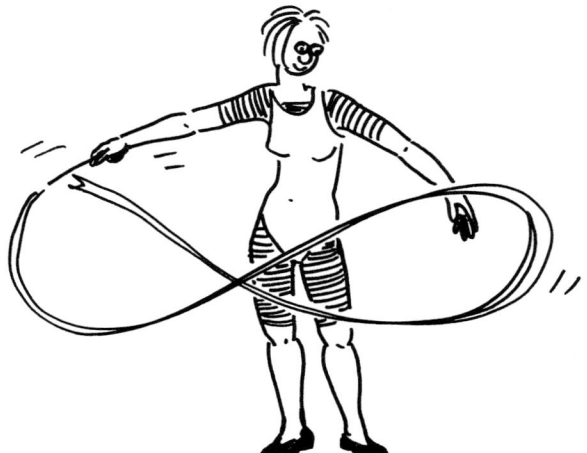

Übungen mit den Gymnastikbändern

9 ▶ Doppelte Acht
(Schulter)

Bei der doppelten Acht wird der Stab des Bandes in der einen, das Bandende in der anderen Hand gehalten. Beide Hände beschreiben je eine Acht, wobei sie zuerst gegeneinander geführt werden ...
Sie laufen also asynchron und nicht gleichgerichtet.

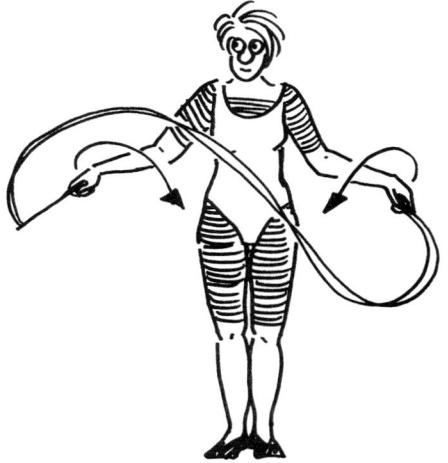

10 ▶ Werfen/Fangen
(Gesamtkörper, Unterarm innen, Schulter)

Aus einer der Übungssituationen 1 - 9 heraus wird der Stab des Bandes hochgeworfen und wieder aufgefangen. Dann wird:
a) dieselbe Übung fortgesetzt oder
b) mit einer anderen Übung weitergearbeitet.
Sollte von der Wurfposition bis zur Fangposition Weg zurückgelegt werden müssen, so kann dieser Weg mit Übungen aus dem Bereich der Laufgymnastik, dem Bereich des Turnens oder dem Bereich freier künstlerischer sportlicher Gestaltung ausgefüllt werden.

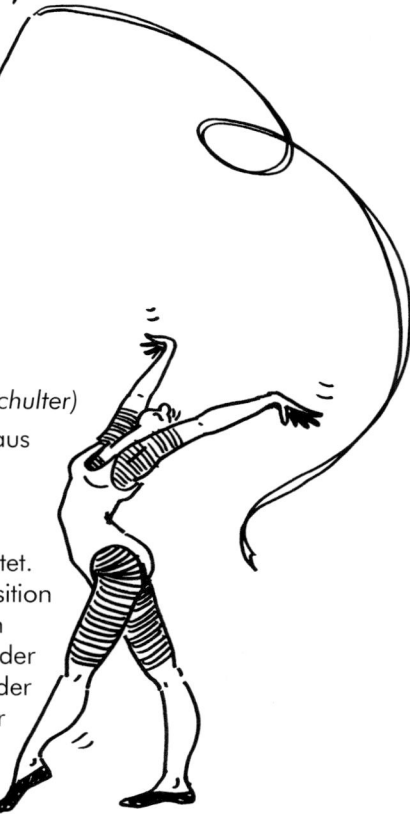

Aktiv-Kartei: Fitness-Training ohne Trott
© Verlag an der Ruhr, Postfach 10 22 51, 45422 Mülheim an der Ruhr

---

Übungen mit den Gymnastikbändern

11 ▶ Nachahmen
(Gesamtkörper)

Mehrere Sportler befinden sich auf einer großen Kreisbahn, jeder hat ein Band. Eine Person (●) macht bestimmte Übungen bzw. Übungsfolgen, die anderen machen alles nach.
Die Kreisformation eignet sich für viele Formen der Raumaufteilung. Darüber hinaus entsteht in Verbindung mit den Bändern ein wunderschönes Gesamtbild.
Mögliche Formen der Raumaufteilung:
a) Kreis vorwärts,
b) Kreis rückwärts,
c) Stern, ... zur Ausgangsposition zurück,
d) Stern, ... zur re. bzw. li. Nebenposition zurück,
e) Positionswechsel (nacheinander tauschen zwei gegenüberstehende Personen ihre Position),
f) eine Person läuft außen herum (1 Runde),
g) zwei gegenüberstehende Personen laufen außen herum (je ½ Runde),
h) eine Person löst sich aus dem Kreis, geht in die Mitte und erfüllt dort eine „Sonderaufgabe".
Der freien Gestaltung sind hier keine Grenzen gesetzt.

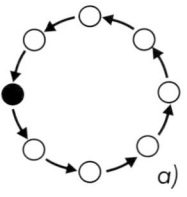 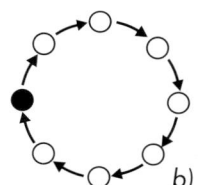 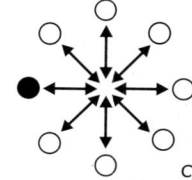
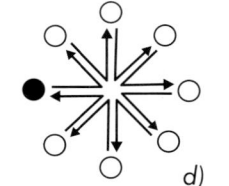 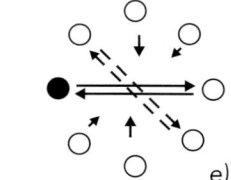
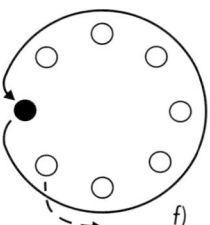 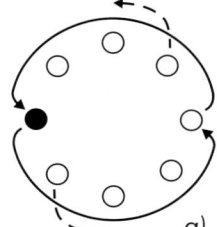 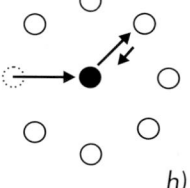

Aktiv-Kartei: Fitness-Training ohne Trott
© Verlag an der Ruhr, Postfach 10 22 51, 45422 Mülheim an der Ruhr

Übungen mit dem Gymnastikball

Der Gymnastikball ist ein Gummiball
mit einem Durchmesser von ca. 16 – 22 cm
und einem Gewicht von 340 – 420 g.
Er besitzt sehr gute Sprungeigenschaften.
Seine Außenhülle ist glatt.
Dieses Sportgerät wird sowohl in der rhythmischen Sportgymnastik
als auch im Grundschul-Sportunterricht eingesetzt.

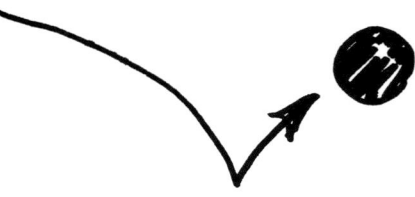

Aktiv-Kartei: Fitness-Training ohne Trott
© Verlag an der Ruhr, Postfach 10 22 51, 45422 Mülheim an der Ruhr

Übungen mit dem Gymnastikball

MUSKEL-TABELLE
Teil 1

Übung	Gesamtkörper	Beine	Oberschenkel	Obersch. vorne	Obersch. hinten	Obersch. außen	Adduktoren	Unterschenkel	Schienb. außen	Wade	Arme	Oberarm vorne	Oberarm hinten	Unterarm innen	Unterarm außen	Bauchmusk.	schräge Bauchm.	Brustmusk.	Hüfte	Hüft-Lenden-M.	Gesäß	Rumpf	seitl. Rumpfmusk.	Rücken	Schulter	Nacken	Wirbelsäule
1											K														K		
2	K										K														K		
3											K			D											K		
4											K													K	K		
5				K	D						K					K			K								
6											K																
7											K					K			K								
8	K										K														K		
9	K										K																
10											K	K													K		
11	K	K									K																
12	K	K									K																
13	K										K																
14																									K	K	
15														K	K												
16																									K	K	K
17											K			K											K		
18			K							K	K			K					K						K		
19	K										K																
20											K				K	K											
21	K																										
22	K																										
23	K																										
24	K																										

D = Dehnung   K = Kräftigung

Aktiv-Kartei: Fitness-Training ohne Trott
© Verlag an der Ruhr, Postfach 10 22 51, 45422 Mülheim an der Ruhr

16 Übungen mit dem Gymnastikball

MUSKEL-TABELLE
Teil 2

Muskelgruppe / Übung	Gesamtkörper	Beine	Oberschenkel	Obersch. vorne	Obersch. hinten	Obersch. außen	Adduktoren	Unterschenkel	Schienb. außen	Wade	Arme	Oberarm vorne	Oberarm hinten	Unterarm innen	Unterarm außen	Bauchmusk.	schräge Bauchm.	Brustmusk.	Hüfte	Hüft-Lenden-M.	Gesäß	Rumpf	seitl. Rumpfmusk.	Rücken	Schulter	Nacken	Wirbelsäule
25	K			K						K												D					
26	K	K								K															K		
27	K																										
28											K														K		
29											K														K		
30											K					K		K							K		
31	K																										
32	K																										
33	K										K					K		K							K		
34	K																										
35	K										K					K		K							K		
36	K																										

D = Dehnung K = Kräftigung

Aktiv-Kartei: Fitness-Training ohne Trott
© Verlag an der Ruhr, Postfach 10 22 51, 45422 Mülheim an der Ruhr

---

16 Übungen mit dem Gymnastikball

Einzelübungen: Prellen

1 ▶ Prellen
(Arme, Schulter)
Gymnastikball prellen.

Im Stand:
a) mit der li. Hand prellen,
b) mit der re. Hand prellen,
c) li./re. im Einerwechsel.

In der Fortbewegung:
d) mit der li. Hand prellen,
e) mit der re. Hand prellen,
f) li./re. im Einerwechsel,
g) vorw./rückw.

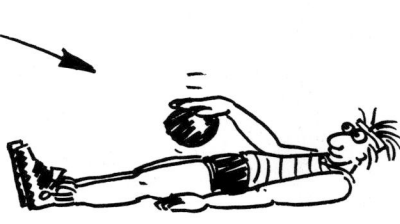

2 ▶ Prellhöhe verändern
(Gesamtkörper, Arme, Schulter)

Prellen im Stand ...
im Hockstand ...
im Streckenitz ...
in der Rückenlage ...
dann wieder aufstehen.
Die Prellhöhe wird stets der Körperposition angepasst.
a) langsam
b) mit max. Tempo

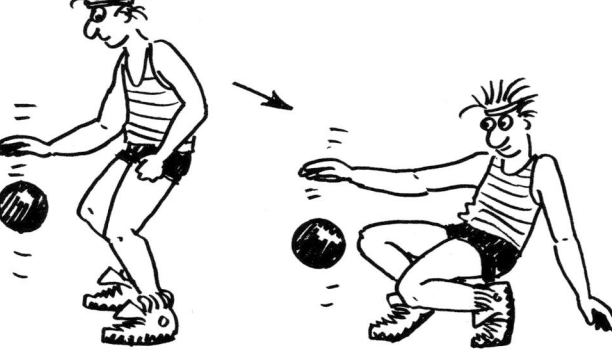

Aktiv-Kartei: Fitness-Training ohne Trott
© Verlag an der Ruhr, Postfach 10 22 51, 45422 Mülheim an der Ruhr

Übungen mit dem Gymnastikball

Einzelübungen: Prellen

3 ▶ Kreisprellen
(Arme, schräge Bauchmusk., Schulter)

Grätschstand – der Ball wird im Kreis um den Körper herumgeprellt.
a) im Uhrzeigersinn
b) entgegengesetzt zum Uhrzeigersinn

4 ▶ Schräges Prellen
(Arme, Rücken, Schulter)

Grätschstand – Oberkörper bodenparallel abgebeugt. Der Rücken ist dabei gerade. Der Ball wird schräg von re. nach li. geprellt und umgekehrt. So beschreibt der Ball die Form eines oben breiten „V".

5 ▶ Bein hoch
(Oberschenkel vorne, Oberschenkel hinten, Arme, Bauch, Hüft-Lenden-Musk.)

Stand – der Ball wird außen am Körper vorbei einmal senkrecht geprellt und dann schräg von außen nach innen unter einem hochgeschwungenen Bein hindurch zur anderen Seite geprellt. Also: re. senkrecht – von re. nach li. unter hochgeschwungenem re. Bein durch – li. senkrecht – von li. nach re. unter hochgeschwungenem li. Bein durch.

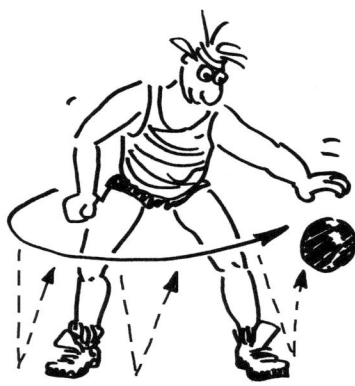
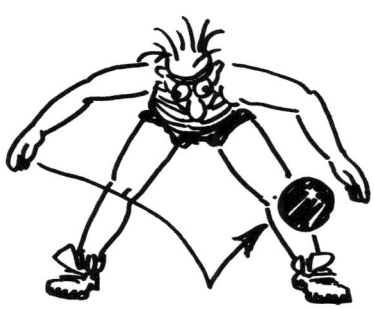
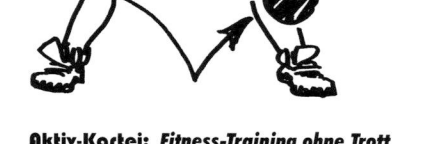

Übungen mit dem Gymnastikball

Einzelübungen: Prellen

6 ▶ Prellen im Grätschsitz
(Arme)

Grätschsitz – der Ball wird neben dem re. Bein geprellt, dann zwischen den Beinen, dann neben dem li. Bein, danach umgekehrt.
a) jede Position darf beliebig oft angeprellt werden
b) jede Position darf nur einmal angeprellt werden

7 ▶ Prellen im Schwebesitz
(Arme, Bauch, Hüft-Lenden-Musk.)

Schwebesitz – der Ball wird V-förmig unter den Beinen her von re. nach li. geprellt ... und umgekehrt.

8 ▶ Liegestützprellen
(Gesamtkörper, Arme, Schulter)

Der Ball wird im einarmigen Liegestütz geprellt. Die Übung erfordert viel Kraft und koordinative Konzentration. Es ist besonders darauf zu achten, dass man bei nachlassender Kraft nicht ein Hohlkreuz bildet.
a) mit der li. Hand
b) mit der re. Hand

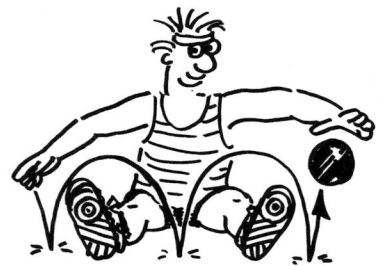
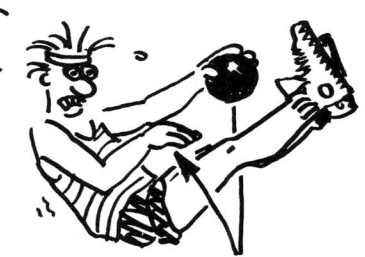
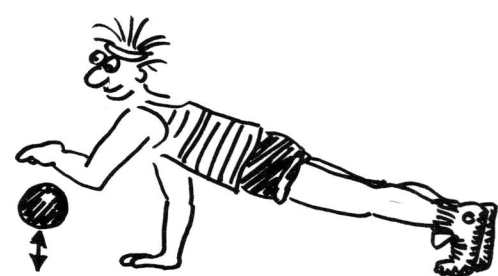

Übungen mit dem Gymnastikball

Einzelübungen: Prellen

9 ▶ Rhythmusprellen
(Gesamtkörper, Arme)

Beim Rhythmusprellen soll der Ball rhythmisch zur jeweiligen Ganzkörperbewegung geprellt werden. Als Ganzkörperbewegungen bieten sich einige Übungen aus dem Bereich der Laufgymnastik an: Entengang, Froschhüpfen, Seitgalopp, Hopserlauf, Doppelfedern, ... etc.

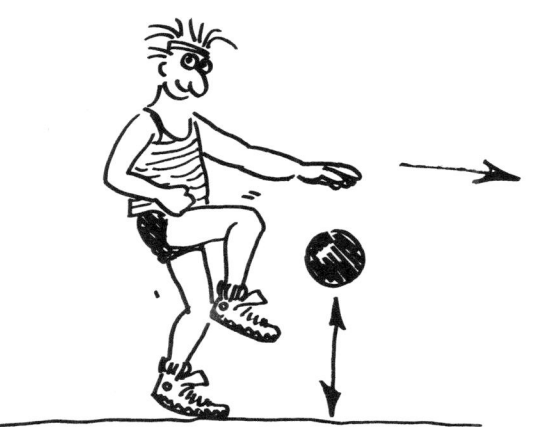

10 ▶ Starkes Auftippen
(Arme, Oberarm hinten, Schulter)

Nach 2- bis 3-maligem Prellen wird der Ball mit max. Kraft auf den Boden getippt und anschließend von oben aufgefangen.

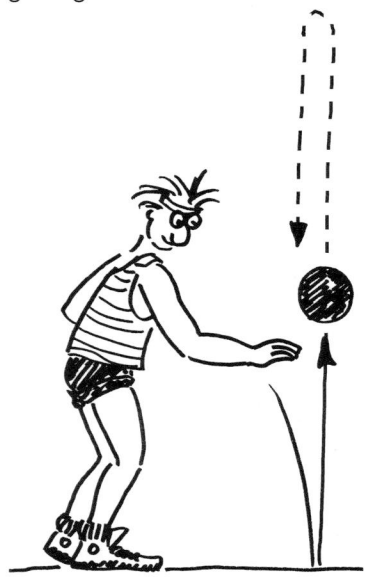

Übungen mit dem Gymnastikball

Einzelübungen: Prellen

11 ▶ Kolben
(Gesamtkörper, Beine, Arme)

Über eine kleine Distanz (3 - 5 m) vorw./rückw. laufen und den Ball dabei prellen.
a) rechts
b) links
c) vorw. rechts/rückw. links ... und umgekehrt.

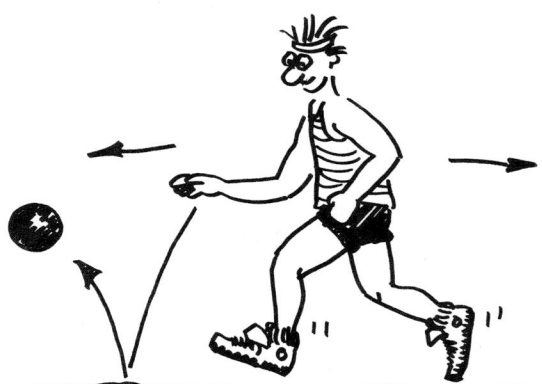

12 ▶ Kolben ohne Ball
(Gesamtkörper, Beine, Arme)

Über eine kleine Distanz (3 m) kolben, den Ball an der Spitze kräftig auftippen, zurück und vor ohne Ball, an der Spitze den Ball annehmen, wieder kräftig auftippen, erneutes Kolben vorw./rückw. etc.

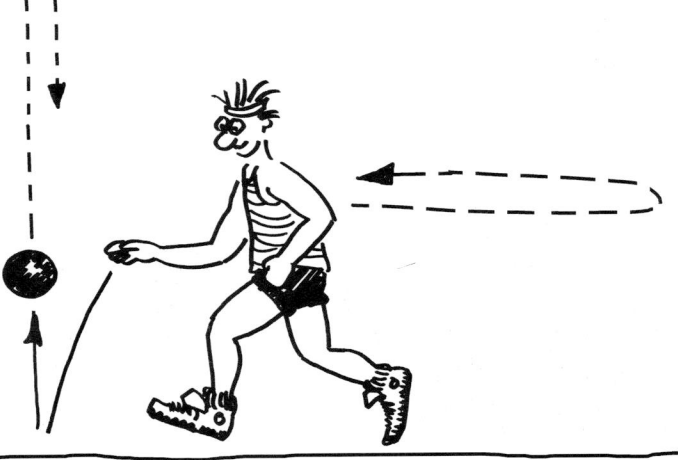

Übungen mit dem Gymnastikball

Einzelübungen: Werfen und Fangen

13 ▶ Pausenfüller
(Gesamtkörper, Arme)

Der Ball wird senkrecht hochgeworfen, dann einige Übungen durchgeführt, dann wird der Ball wieder aufgefangen. Die zwischenzeitlich durchgeführten Übungen sind z.B.: Hocksprung, Spreizsprung, Drehung um die Körperlängsachse ... etc.

14 ▶ Halbkreiswürfe
(Schulter, Nacken)

Der Ball wird beidhändig hinter dem Rücken gehalten, dann über Kopf nach vorne geworfen und gefangen. Anschließend wird er über Kopf nach hinten zur Ausgangsposition geworfen und dort wieder beidhändig gefangen.

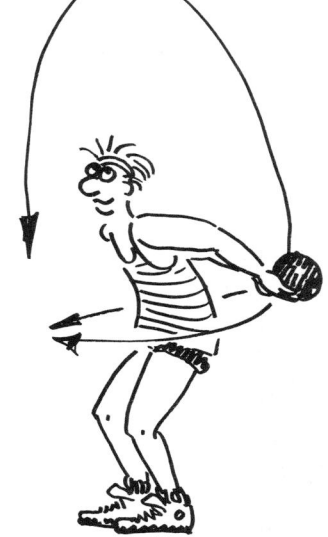

Übungen mit dem Gymnastikball

Einzelübungen: Werfen und Fangen

15 ▶ Jonglieren
(Unterarm innen, Unterarm außen)

Ball einhändig hochhalten, kräftig andrehen und versuchen, ihn einige Sekunden rotierend auf dem Zeigefinger zu jonglieren.

16 ▶ Schiefe Ebene
(Rücken, Schulter, Nacken)

Beide Arme werden seitwärts weggestreckt – minimale Körpervorbeuge. Die Ballhand ist etwas höher als die freie Hand. Dann den Ball loslassen: Er soll entlang des Ballarmes, über den Rücken/Nacken, über den anderen Arm rollen und dort von der anderen Hand aufgenommen werden.

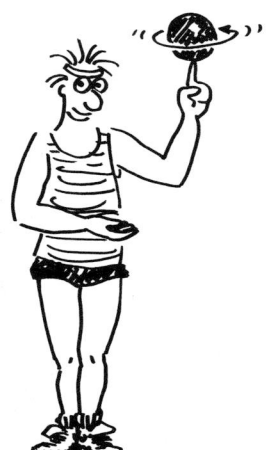
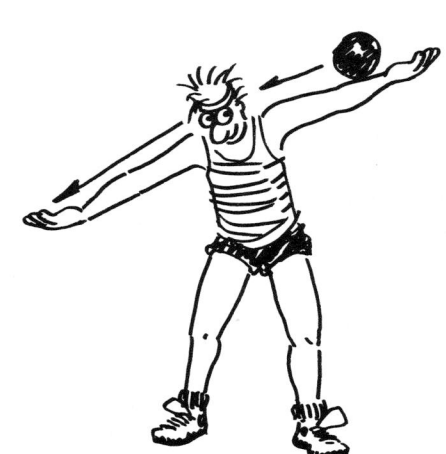

Übungen mit dem Gymnastikball

Partnerübungen

17 ▶ Doppelpass
(Arme, Bauch, Schulter)

A und B passen sich einen Gymnastikball zu:
a) rollend re./li.,
b) werfend re./li.,
c) Bodenpässe re./li.,
d) Handgelenkspässe re./li.,
e) Rückhandpässe re./li.,
f) Nackenpässe re./li.,
g) Druckpässe.

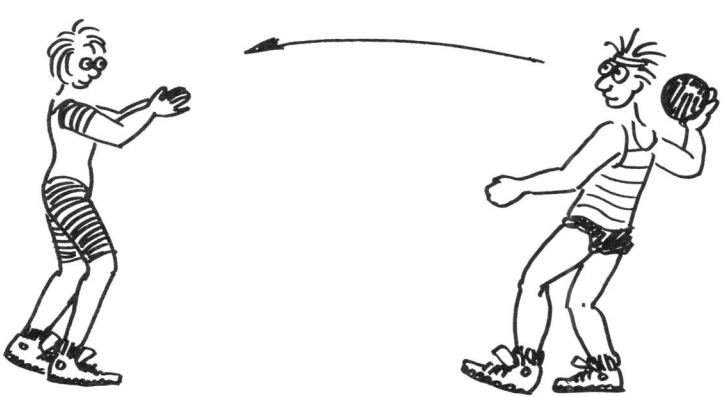

18 ▶ Druckpässe
(Oberschenkel, Wade, Arme, Bauch, Hüft-Lenden-Musk., Schulter)

Der Abstand zwischen A und B beträgt nur ca. 2 m. A und B machen Druckpässe (beidhändig von der Brust).
a) im Stand
b) mit Skippings auf der Stelle

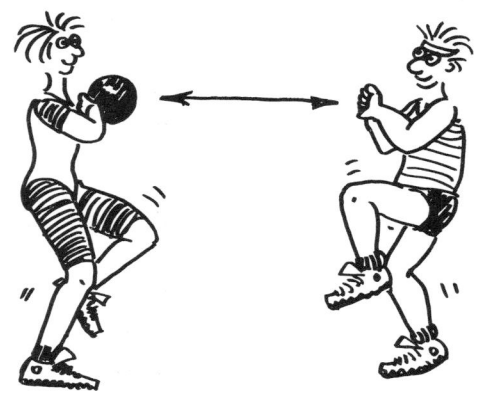

Übungen mit dem Gymnastikball

Partnerübungen

19 ▶ Pässe mit zwischenzeitlicher Belastung
(Gesamtkörper, Arme)

A und B spielen sich den Ball zu (z.B. 17 a, b, c). Die Distanz kann je nach Könnensstand 10 - 20 m betragen. Nach jedem Wurf macht der Übende eine Belastungsübung. So z.B.:
a) Liegestütz,
b) Rückenlage/aufstehen,
c) Hampelmann,
d) Hocksprung ... etc.

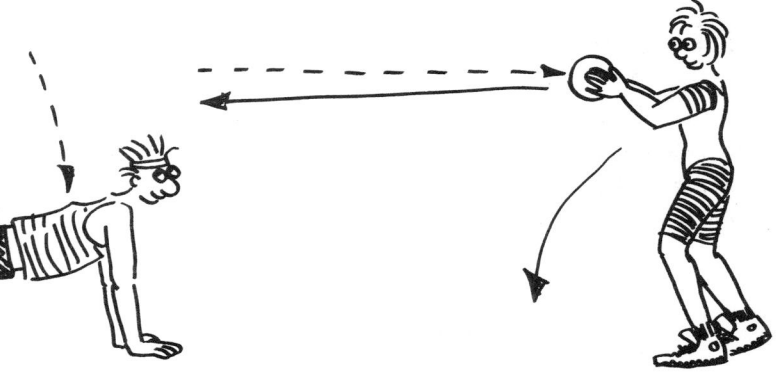

20 ▶ Synchronpässe
(Arme, Bauch, Brustmusk.)

A und B haben je einen Gymnastikball und machen die Übungen 17 a – e als Synchronpässe.

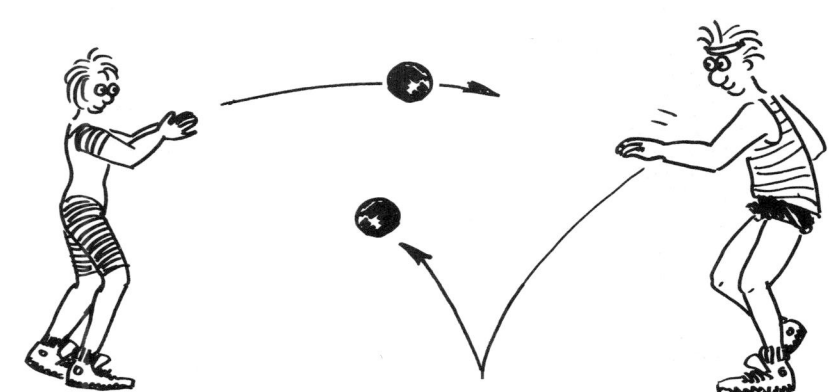

Übungen mit dem Gymnastikball
Partnerübungen

21 ▶ Schattenprellen
(Gesamtkörper)

A und B haben je einen Ball. A läuft frei in der Halle umher, mit Richtungswechseln, Geschwindigkeitswechseln ...!
So versucht er, den ebenfalls prellenden Schatten/Verfolger B abzuhängen.
Nach ca. 1 Min. erfolgt ein Rollentausch.

22 ▶ Spiegelprellen
(Gesamtkörper)

A und B haben je einen Ball. Sie suchen sich eine beliebige Bodenmarkierung aus und erklären diese zu einem Spiegel. A steht auf der einen Seite des Spiegels als Original, B auf der anderen Seite als Spiegelbild. A prellt den Ball und bewegt sich auf einem Raum von ca. 4 x 4 m mit maximaler Geschwindigkeit. B bewegt sich entsprechend als sein Spiegelbild.
Nach 30 – 40 Sek. erfolgt eine kleine Pause mit anschließendem Rollentausch. Bei dieser Übung sollte man darauf achten, dass bei Seitwärtsbewegungen die nachdrückende Hand zur ballführenden Hand gemacht wird!
„Spiegelprellen" bezieht sich nur auf Laufwege (Bewegung des Körpers im Raum).

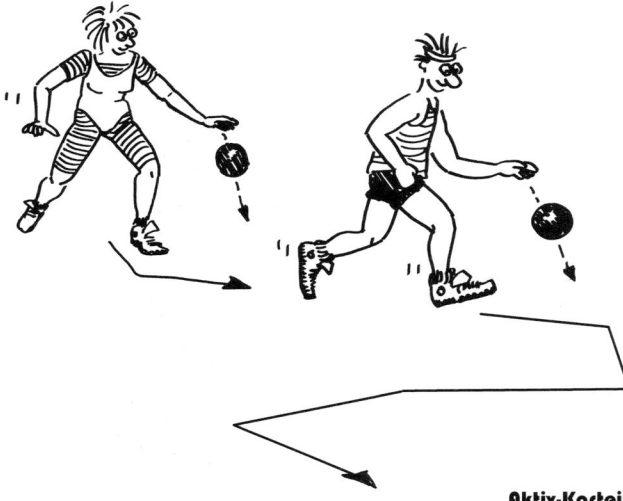
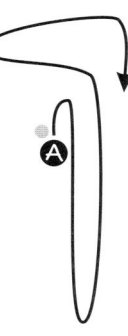
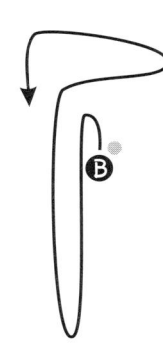

Aktiv-Kartei: *Fitness-Training ohne Trott*
© Verlag an der Ruhr, Postfach 10 22 51, 45422 Mülheim an der Ruhr

---

Übungen mit dem Gymnastikball
Partnerübungen

23 ▶ Hinsetzen/aufstehen
(Gesamtkörper)

A passt zu B, B passt zurück und setzt sich hin.
A passt zu B, B passt zurück und steht auf.
A passt zu B, ... etc.

24 ▶ Hol' den Ball
(Gesamtkörper)

A rollt den Ball in alle 4 Himmelsrichtungen. B erläuft ihn jeweils und passt ihn zu A zurück. A sollte den Ball so langsam rollen, dass B ihn innerhalb von 3 – 4 m erreichen kann. Dafür sollte diese Übung mit max. Lauftempo durchgeführt werden.

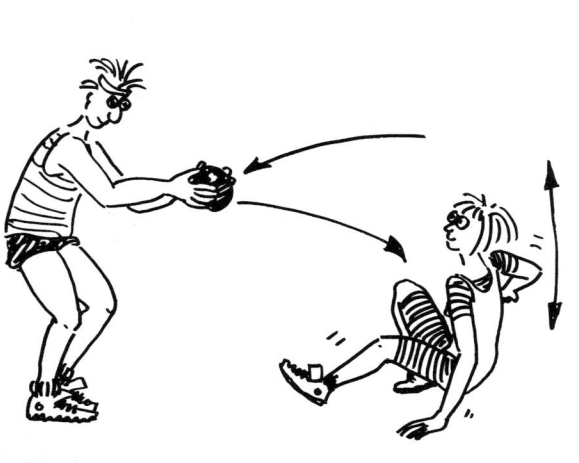
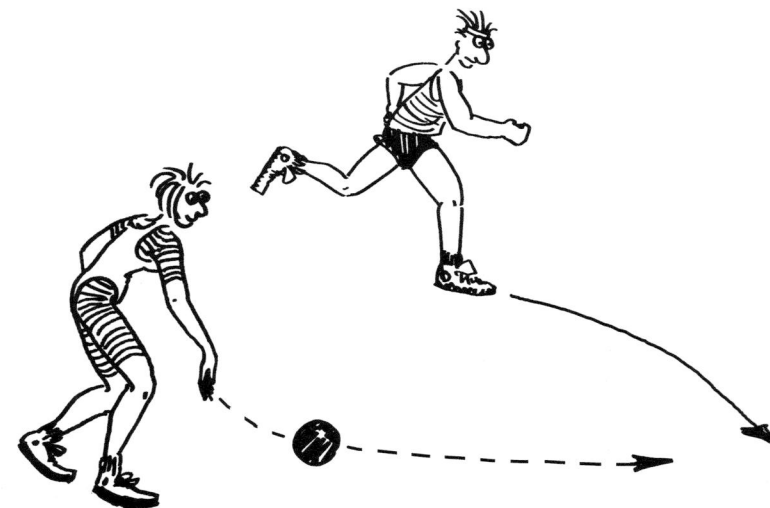

Aktiv-Kartei: *Fitness-Training ohne Trott*
© Verlag an der Ruhr, Postfach 10 22 51, 45422 Mülheim an der Ruhr

Übungen mit dem Gymnastikball
Partnerübungen

25 ▶ Hochball
(Gesamtkörper, Oberschenkel vorne, Wade, Rumpf)

A und B stehen nebeneinander.
Einer wirft den Ball
senkrecht hoch.
Dann versuchen beide,
ihn zu erkämpfen.

26 ▶ Wechselspiel
(Gesamtkörper, Beine, Arme, Schulter)

A und B stehen sich im Abstand von ca. 4 – 6 m gegenüber. Jeder hat einen Ball. Auf ein vorher vereinbartes Signal werfen beide ihren Ball senkrecht hoch, laufen auf die Position des Partners und fangen dessen Ball dort auf. Der Weg dorthin kann noch mit Übungen belegt werden, z.B. Spreizsprüngen ...

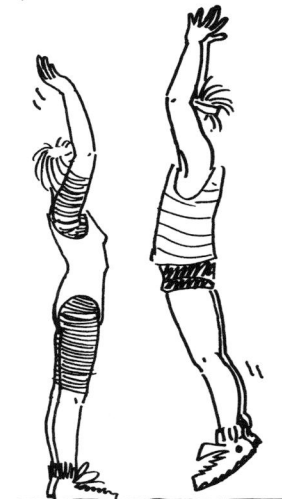

Übungen mit dem Gymnastikball
Partnerübungen

27 ▶ Prellen/abwehren
(Gesamtkörper)

A prellt seinen Ball und versucht, ihn vor B zu schützen. B versucht, ohne den gegnerischen Körper unfair zu attackieren, in Ballbesitz zu kommen. Gelingt dies, so greift danach A den Spieler B an.
a) mit 1 Ball
b) mit 2 Bällen: hier hat jeder Spieler einen Ball und versucht, den eigenen Ball zu schützen und den des Gegners herauszuspielen.

28 ▶ Reaktionsfangen
(Arme, Schulter)

A und B haben jeder einen Ball und stehen im Abstand von ca. 3 – 4 m voreinander. A wirft seinen Ball senkrecht hoch, spielt Doppelpass mit B und fängt dann seinen Ball wieder auf.
Diese Übung dient der Schulung des Reaktionsvermögens.

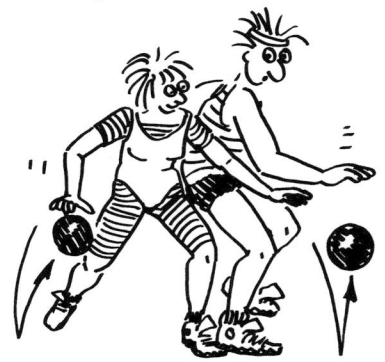
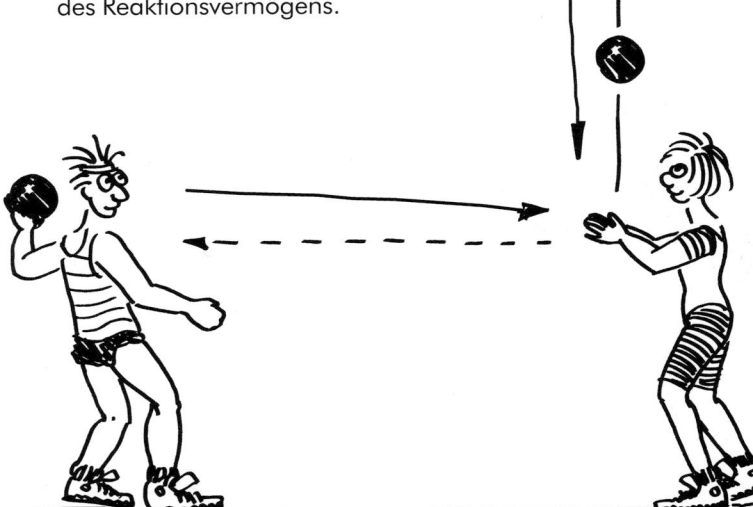

Übungen mit dem Gymnastikball
Partnerübungen

29 ▶ Prellpässe durch den Reifen
(Arme, Schulter)

A und B haben zusammen einen Ball. Sie legen einen Reifen auf den Boden. A prellt den Ball in den Reifen zu B. Anschließend prellt B den Ball durch den Reifen zu A zurück …

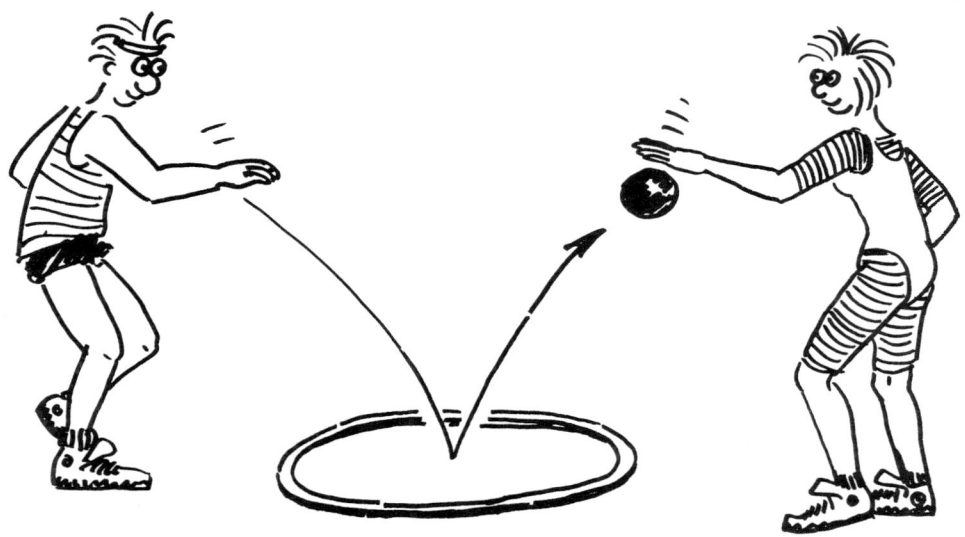

Übungen mit dem Gymnastikball
Übungen in großen Gruppen

30 ▶ Kreispassen
(Arme, Bauch, Brust, Schulter)

Die Übenden stehen in Kreisformation und werfen sich einen Ball in beliebiger Reihenfolge zu. Dann wird die Ballzahl gesteigert, bis die Grenzsituation erreicht ist. So erreicht man eine Verbesserung des Reaktionsvermögens.

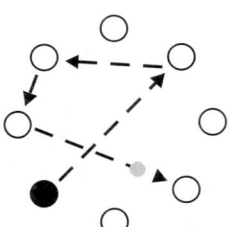

31 ▶ Passweg nachlaufen
(Gesamtkörper)

Die Übenden stehen in Kreisformation – die Gruppe hat einen Ball. Der Ballbesitzer passt zu einer beliebigen Position und läuft dann seinem Passweg nach, um diese Position einzunehmen …

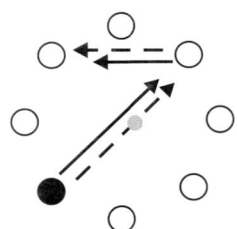

32 ▶ Seitenwechsel
(Gesamtkörper)

Eine geradzahlige Teilnehmerzahl stellt sich im Kreis auf – 2 Bälle befinden sich auf gegenüberliegenden Positionen. Die Ballbesitzer passen im Uhrzeigersinn gleichzeitig eine Position weiter und wechseln dann ihre Positionen. Der Lauf zur gegenüberliegenden Position kann mit speziellen Übungen erfolgen, z.B.: Sprunglauf, Lauf mit Strecksprung, Lauf mit Drehung um die Körperlängsachse, Lauf mit Übungen aus der Laufgymnastik, Lauf mit Finte in der Mitte …

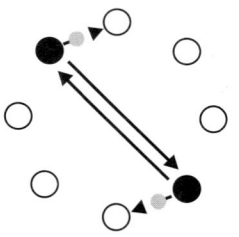

Übungen mit dem Gymnastikball

Übungen in großen Gruppen

33 ▶ Überholball
(Gesamtkörper, Arme, Bauch, Brust, Schulter)

Aufstellung im Kreis – 2 Teams mit je 3 oder 5 Spielern. Zwei Bälle befinden sich auf gegenüberliegenden Positionen. Beide Ballbesitzer passen in dieselbe Richtung die jeweils übernächste Position – also ihren nächsten Mitspieler – an. So ergeben sich 2 Mannschaften, deren Bestreben es ist, mit ihrem Ball den Ball der gegnerischen Mannschaft zu überholen. Diese Übung dient der Verbesserung schneller Wurfausführung ebenso wie der Verbesserung der Wurfkraft.

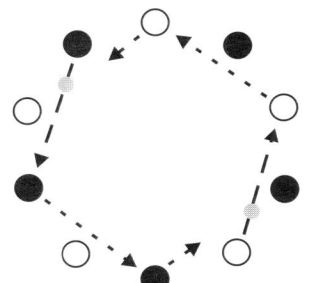

34 ▶ Setz-Dich-Staffel
(Gesamtkörper)

Die Mannschaftsmitglieder stehen in Reihe hintereinander. Die verschiedenen Mannschaften stehen parallel zueinander. Vor Kopf steht der jeweilige Mannschaftsführer mit einem Ball. Dieser Mannschaftsführer spielt Doppelpass mit Spieler Nr. 1, Spieler 1 setzt sich. Dann spielt er Doppelpass mit Spieler Nr. 2, Spieler 2 setzt sich etc. Wenn alle Spieler sitzen, ist das Spiel beendet. Die Mannschaft, deren Spieler zuerst alle sitzen, hat gewonnen.

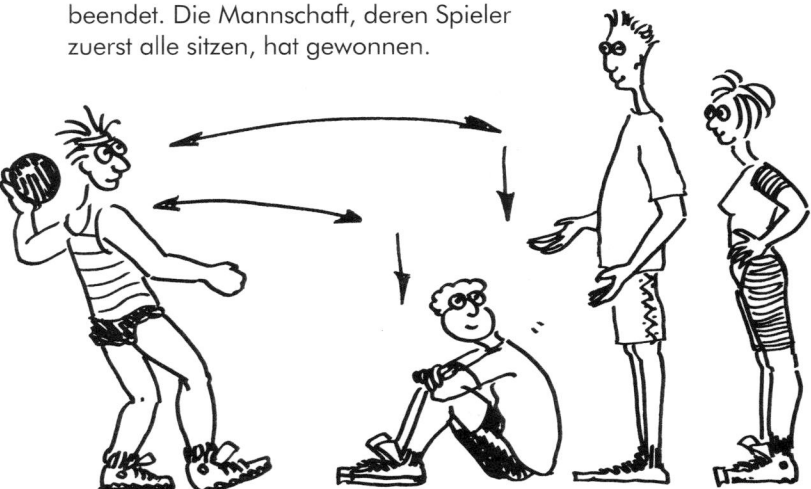

Übungen mit dem Gymnastikball

Übungen in großen Gruppen

35 ▶ Treibball
(Gesamtkörper, Arme, Bauch, Brust, Schulter)

2 Mannschaften stehen sich gegenüber. Jeder Spieler hat einen Gym.-Ball. Die Wände der Stirnseiten gelten als Tore. Mehrere Fußbälle bzw. Medizinbälle liegen auf der Mittellinie. Ziel ist es, derart gegen die Fußbälle/Medizinbälle zu werfen, dass diese in Richtung gegnerische Wand/Tor rollen. Die Spieler dürfen sich frei in der Halle bewegen und jeden Gymnastikball, der gerade frei ist, weiterverwenden. Der Sieger kann auf zwei Weisen ermittelt werden:
a) Wer zuerst eine bestimmte Anzahl von Toren erzielt hat, ist Sieger.
b) Wer nach Ablauf einer bestimmten Zeit die meisten Tore erzielt hat, ist Sieger.

Mit dieser Übung wird sowohl die Zielwurffähigkeit als auch die Wurfkraft geschult.

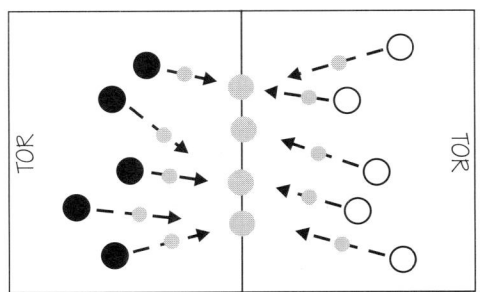

36 ▶ Torwart-Spiel
(Gesamtkörper)

Die Spieler stellen sich im Kreis auf. In der Mitte des Kreises steht ein Bock, darauf befindet sich ein Medizinball. Ein weiterer Spieler (Torwart) steht neben dem Bock. Seine Aufgabe ist es, den M-Ball zu schützen. Die im Kreis stehenden Spieler haben einen Gym.-Ball. Diesen passen sie sich beliebig zu. Sie versuchen, wenn sie eine gute Wurfposition haben, den Medizinball abzuwerfen. Der in der Mitte stehende Torwart versucht, dies zu verhindern.

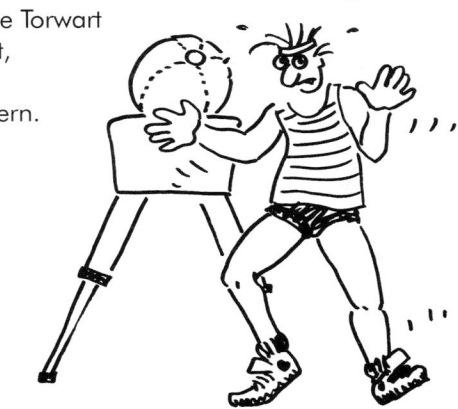

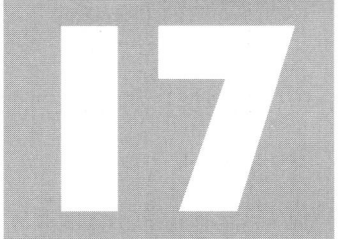

Übungen an der Sprossenwand

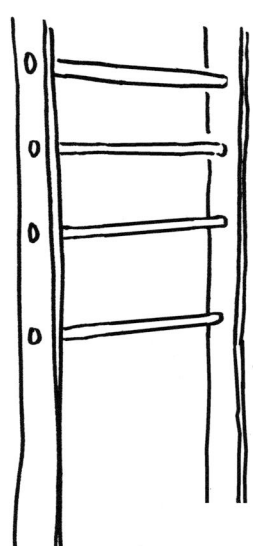

Übungen an der Sprossenwand dehnen und kräftigen bestimmte Muskelgruppen in besonderem Maße. Die Sprossenwand eignet sich besonders zur Haltungsschulung. Dadurch, dass man bei Übungen im Hang mit dem eigenen Körpergewicht arbeiten und es bewältigen muss, verbessert man die Körperbeherrschung.

Übungen an der Sprossenwand
MUSKEL-TABELLE

Übung	Gesamtkörper	Beine	Oberschenkel	Obersch. vorne	Obersch. hinten	Obersch. außen	Adduktoren	Unterschenkel	Schienb. außen	Wade	Arme	Oberarm vorne	Oberarm hinten	Unterarm innen	Unterarm außen	Bauchmusk.	schräge Bauchm.	Brustmusk.	Hüfte	Hüft-Lenden-M.	Gesäß	Rumpf	seitl. Rumpfmusk.	Rücken	Schulter	Nacken	Wirbelsäule
1					K																K			K			
2				K								K						K									
3				K	D							K						K									
4										K															K		
5				K	D					K				K				K									
6	K	K										K						K									
7	K				D					K	K														K		
8										K	K																
9																							D				
10				D																				D			
11			K																K								
12				D		D													D								
13																D									D		
14			K													K		K									
15																D											
16										K															K		
17	K									K																	
18	K																										

D = Dehnung   K = Kräftigung

Übungen an der Sprossenwand
Übungen im Hang

1 ▸ Rückwärtiges Federn
(Oberschenkel hinten, Gesäß, Rücken)

Hang – der Bauch zeigt zur Sprossenwand. Ganzkörperspannung und nach hinten wegfedern. Als Abgang ggf. auch nach hinten wegspringen in den Stand.

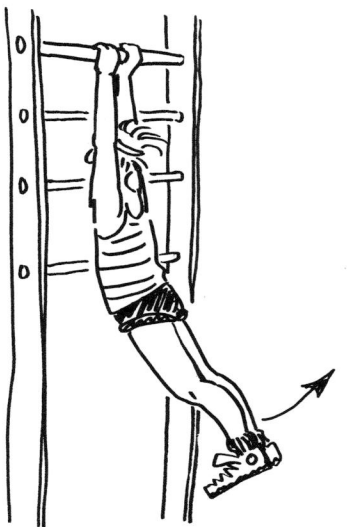

2 ▸ Schwebehang
(Oberschenkel vorne, Bauch, Hüft-Lenden-Musk.)

Hang – der Rücken zeigt zur Sprossenwand. Die Beine werden parallel zum Boden hochgebracht und einige Zeit so gehalten.

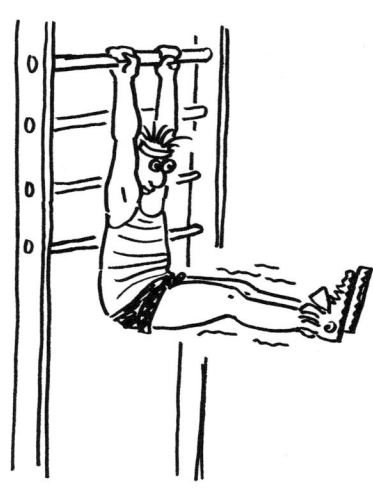

Aktiv-Kartei: *Fitness-Training ohne Trott*
© Verlag an der Ruhr, Postfach 10 22 51, 45422 Mülheim an der Ruhr

---

Übungen an der Sprossenwand
Übungen im Hang

3 ▸ Füße über Hände
(Oberschenkel vorne, Oberschenkel hinten, Bauch, Hüft-Lenden-Musk.)

Hang – der Rücken zeigt zur Sprossenwand. Die Beine werden so hochgenommen, dass die Füße oberhalb der Hände die Sprossenwand berühren.

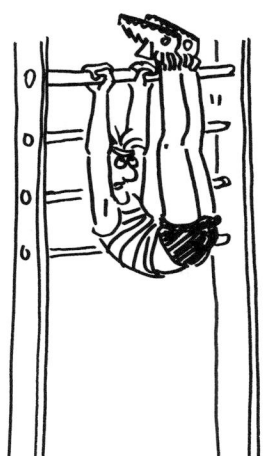

4 ▸ Klimmzug
(Arme, Schulter)

Streckhang – Kammgriff (der Handrücken zeigt nach vorne) an der vorstehenden Sprosse. Nun den Körper durch Klimmzüge hochziehen. Diese Übung ist vorlings und rücklings durchführbar.

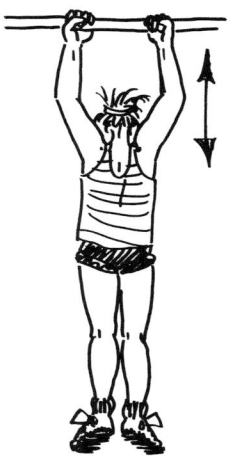

5 ▸ Diagonale
(Oberschenkel vorne, Oberschenkel hinten, Arme, schräge Bauchmusk., Hüft-Lenden-Musk.)

Streckhang rücklings – re. Fuß zur li. Hand und umgekehrt.
a) als langsam geführte Bewegung
b) schwingend

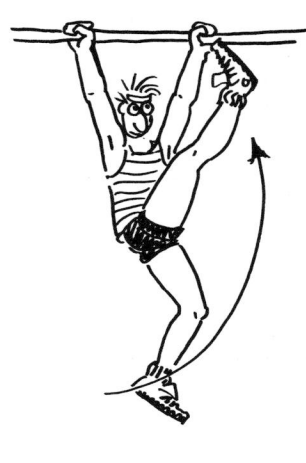

Aktiv-Kartei: *Fitness-Training ohne Trott*
© Verlag an der Ruhr, Postfach 10 22 51, 45422 Mülheim an der Ruhr

Übungen an der Sprossenwand
Übungen im Hang

6 ▸ Schwebehang-Variationen
(Gesamtkörper, Beine, Bauch, Hüft-Lenden-Musk.)

Hang rücklings – Ristgriff (der Handrücken zeigt nach hinten). In dieser Position können verschiedene Bewegungen ausgeführt werden:
a) Beine beugen – wegstrecken (Rudern),
b) bodenparallele Beine scheren,
c) mit bodenparallelen Beinen: Fußspitzen anziehen und wieder wegstrecken,
d) mit bodenparallenen Beinen: Füße beschreiben Außenkreise/Innenkreise.

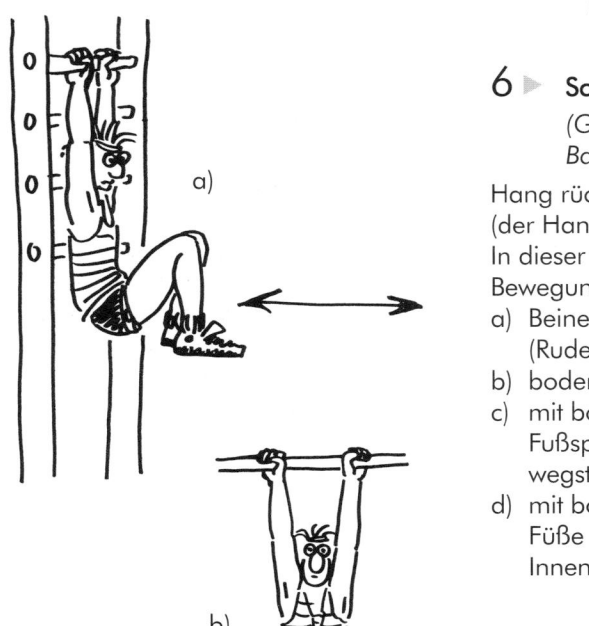
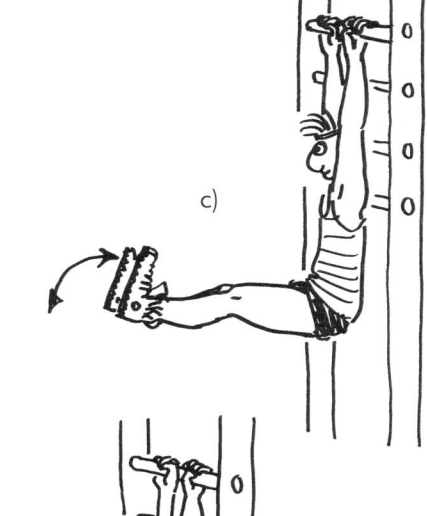

Übungen an der Sprossenwand
Übungen im Stand

7 ▸ Auf/nieder
(Gesamtkörper, Oberschenkel hinten, Arme, Unterarm innen, Schulter)

Stand vor der Sprossenwand – eine Sprosse in Schulterhöhe festhalten und das Gesäß nach hinten wegstrecken. Dann Sprosse für Sprosse abwärtsgreifen, bis man im Strecksitz auf dem Boden sitzt. Anschließend aufwärts greifen in die Ausgangsstellung.

8 ▸ Abfedern
(Arme, Oberarm hinten)

Stand – Abstand zur Sprossenwand ca. 1 m. Dann mit der Körpervorderseite zur Sprossenwand fallen lassen und mit den Armen wieder abfedern. Dabei bleiben die Füße auf dem Boden fixiert, der Körper bleibt gestreckt.

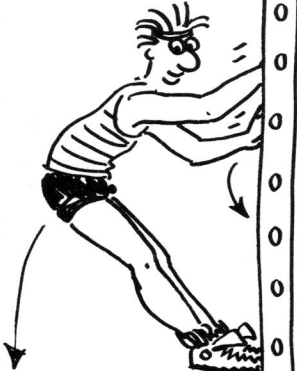
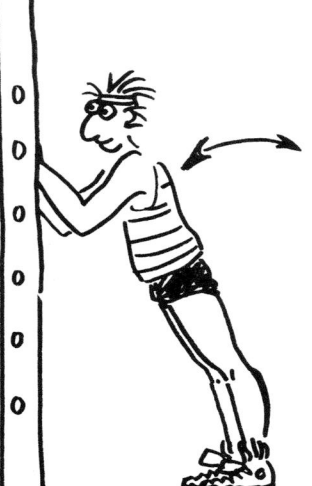

Übungen an der Sprossenwand
Übungen im Stand

9 ▶ Seitwärtsbeuge
(seitliche Rumpfmusk.)

Querstand – die li. Körperseite steht nahe an der Sprossenwand. Die li. Hand greift eine Sprosse in Hüfthöhe, die re. Hand eine Sprosse über Kopf. Dann Rumpfbeugen seitwärts, wobei die re. Hüfte von der Sprossenwand wegbewegt wird. Desgleichen auch zur anderen Seite.

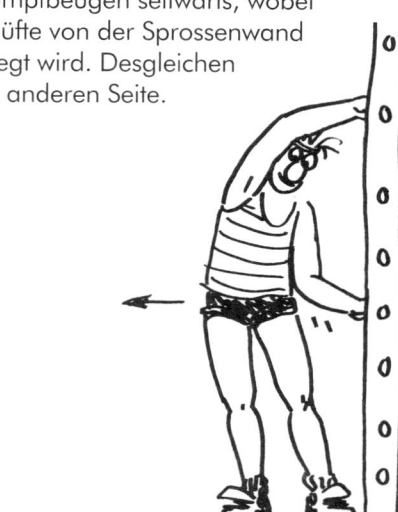

10 ▶ Kopf zu den Knien
(Oberschenkel hinten, Rücken)

Stand vorlings vor der Sprossenwand – 1 Fuß in Hüfthöhe zwischen 2 Sprossen einklemmen. Dann den Oberkörper langsam beugen. Es kann bei gewaltsamer und unvorbereiteter Durchführung dieser Übung zu einer schädlichen Belastung der Lendenwirbel und des hinteren Längsbandes kommen. Bitte führen Sie diese Übung nur in aufgewärmten und austrainierten Zustand durch.

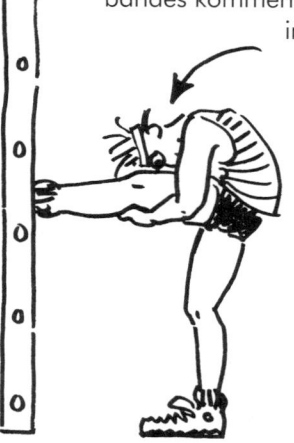

Übungen an der Sprossenwand
Übungen im Stand

11 ▶ Klettern
(Oberschenkel vorne, Hüfte)

Stand vorlings auf der 6. Sprosse – Ristgriff in Beckenhöhe. Nun alternierend das li./re. Bein auf den Boden setzen. Dann wieder hoch in die Ausgangsposition.

12 ▶ Winkelstand
(Oberschenkel hinten, Adduktoren, Hüfte)

Querstand re. – der re. Unterschenkel wird zwischen zwei Sprossen eingeklemmt. Dann den Oberkörper langsam beugen. Bitte beachten Sie unsere Warnung zu Übung 10 auf dieser Seite!

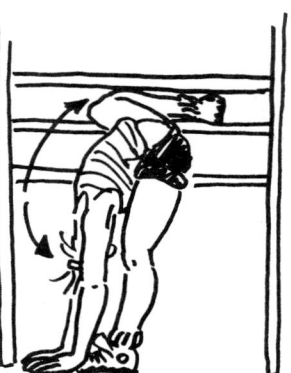

13 ▶ Schulterdehnung
(Brustmusk., Schulter)

Grätschwinkelstand – Ristgriff in Taillenhöhe. Die Brust wird Richtung Boden gefedert.

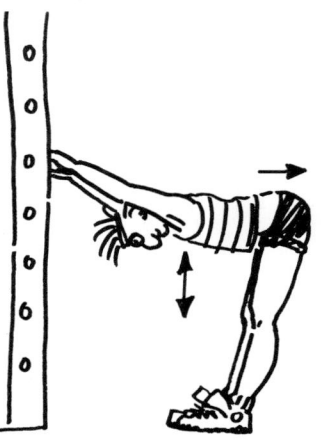

17 Übungen an der Sprossenwand

Strecksitz

14 ▸ Sit-ups
(Oberschenkel vorne, Bauch, Hüft-Lenden-Musk.)

Strecksitz vor der Sprossenwand – die Füße werden zwischen 1. und 2. Sprosse eingeklemmt. Die Knie sind angewinkelt/gebeugt! Nun den Oberkörper in einer sehr kleinen Amplitude anheben und senken. Diese Übung kann beim Aufrichten ggf. auch mit $1/4$-Drehung nach li./re. durchgeführt werden.

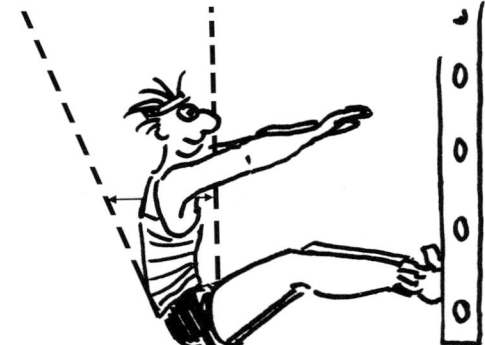

15 ▸ Spannlage
(Brustmusk.)

Strecksitz – der Rücken zeigt zur Sprossenwand. Abstand zum Gerät ca. $1/2$ m, Ristgriff in Reichweite. Nun die Brust nach vorne drücken, dabei den Kopf vor- und rücksenken. Diese Übung kann auch im Stand durchgeführt werden.

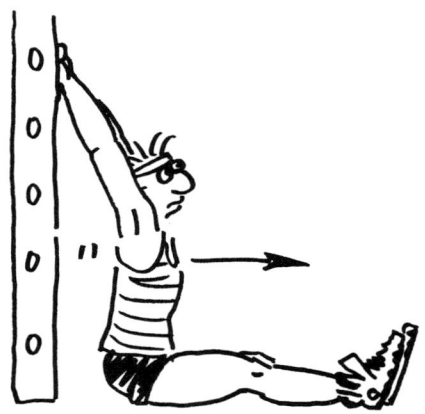

Aktiv-Kartei: *Fitness-Training ohne Trott*
© Verlag an der Ruhr, Postfach 10 22 51, 45422 Mülheim an der Ruhr

---

17 Übungen an der Sprossenwand

Liegestütz / Ergänzungen

16 ▸ Liegestütz rücklings
(Oberarm hinten, Rücken)

Strecksitz rücklings an der Sprossenwand – beide Hände ergreifen die 3. Sprosse von unten. Dann Liegestütz rücklings.

17 ▸ Hoher Liegestütz
(Gesamtkörper, Oberarm hinten)

Liegestütz – dabei werden die Füße zwischen 2 Sprossen auf erhöhter Ebene eingeklemmt.

18 ▸ Ergänzungen

Sehr viele Kräftigungs- und Dehnübungen, die uns von der Gymnastik her geläufig sind, können mit Unterstützung der Sprossenwand durchgeführt werden. Ebenso sind einige Partnerübungen an der Sprossenwand durchführbar.

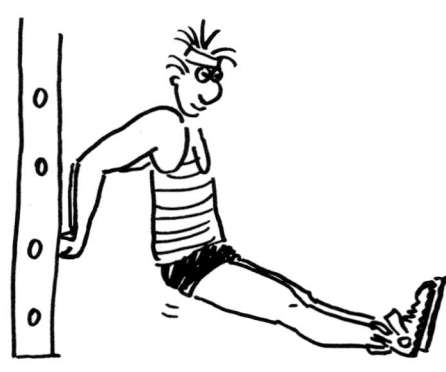
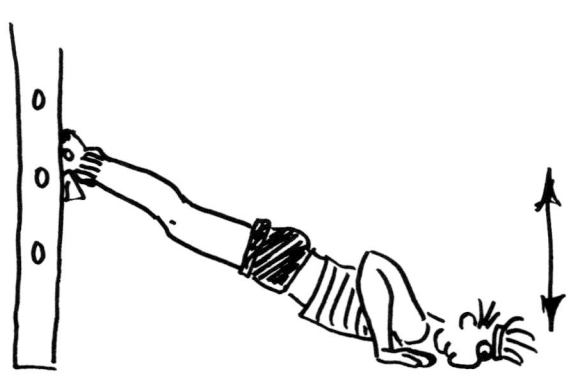

Aktiv-Kartei: *Fitness-Training ohne Trott*
© Verlag an der Ruhr, Postfach 10 22 51, 45422 Mülheim an der Ruhr

Übungen mit der Turnmatte

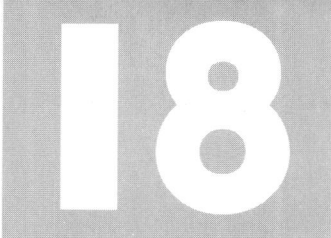

Turnmatten gibt es in den Größen
150 x 100 cm, 200 x 100 cm und 200 x 125 cm.
Dabei sind sie 6 – 8 cm dick.
Sie haben unabhängig von ihrer Größe und Dicke je 4 Schlaufen.
Es gibt Matten mit und ohne Trageschlaufen.
Die Matten ohne Trageschlaufen haben eine bessere
Haftfähigkeit und somit Rutschsicherheit auf dem Boden.
Bei den Matten mit Halteschlaufen muss man darauf achten,
diese vor dem Übungsgebrauch unter die Matten zu schlagen,
da sie sonst eine Verletzungsgefahr darstellen.
Dafür sind sie aber leichter zu transportieren und vielseitiger einsetzbar.
Die Matten können eingesetzt werden als Unterlagen bei Bodenübungen,
als Fremdgewichte, als Hindernisse sowie zur Kennzeichnung bestimmter Räume.
Weiterhin können Turnmatten in Gerätekombinationen aller Art eingesetzt werden,
z.B in allen Aufbauten eines Circuits.

Aktiv-Kartei: Fitness-Training ohne Trott
© Verlag an der Ruhr, Postfach 10 22 51, 45422 Mülheim an der Ruhr

Übungen mit der Turnmatte
MUSKEL-TABELLE

Übung	Gesamtkörper	Beine	Oberschenkel	Obersch. vorne	Obersch. hinten	Obersch. außen	Adduktoren	Unterschenkel	Schienb. außen	Wade	Arme	Oberarm vorne	Oberarm hinten	Unterarm innen	Unterarm außen	Bauchmusk.	schräge Bauchm.	Brustmusk.	Hüfte	Hüft-Lenden-M.	Gesäß	Rumpf	seitl. Rumpfmusk.	Rücken	Schulter	Nacken	Wirbelsäule
1					D	D																					
2											K	K	K												K		
3	K																										
4	K																										
5		K	K							K																	
6		K			K					K																	
7	K																										
8	K											K													K		
9	K						K																				
10	K																										
11	K																										
12	K																										
13	K																										
14	K																										

D = Dehnung   K = Kräftigung

Aktiv-Kartei: Fitness-Training ohne Trott
© Verlag an der Ruhr, Postfach 10 22 51, 45422 Mülheim an der Ruhr

Übungen mit der Turnmatte

Bodenübungen

1 ▶ Rolle

(Gesamtkörper, Oberschenkel hinten, Adduktoren)

a) Rolle vorw. und aufstehen in den Schlussstand
b) Rolle rückw.
c) Rolle rückw. über den flüchtigen Handstand
d) Rolle vorw. in den Hürdensitz re./li.

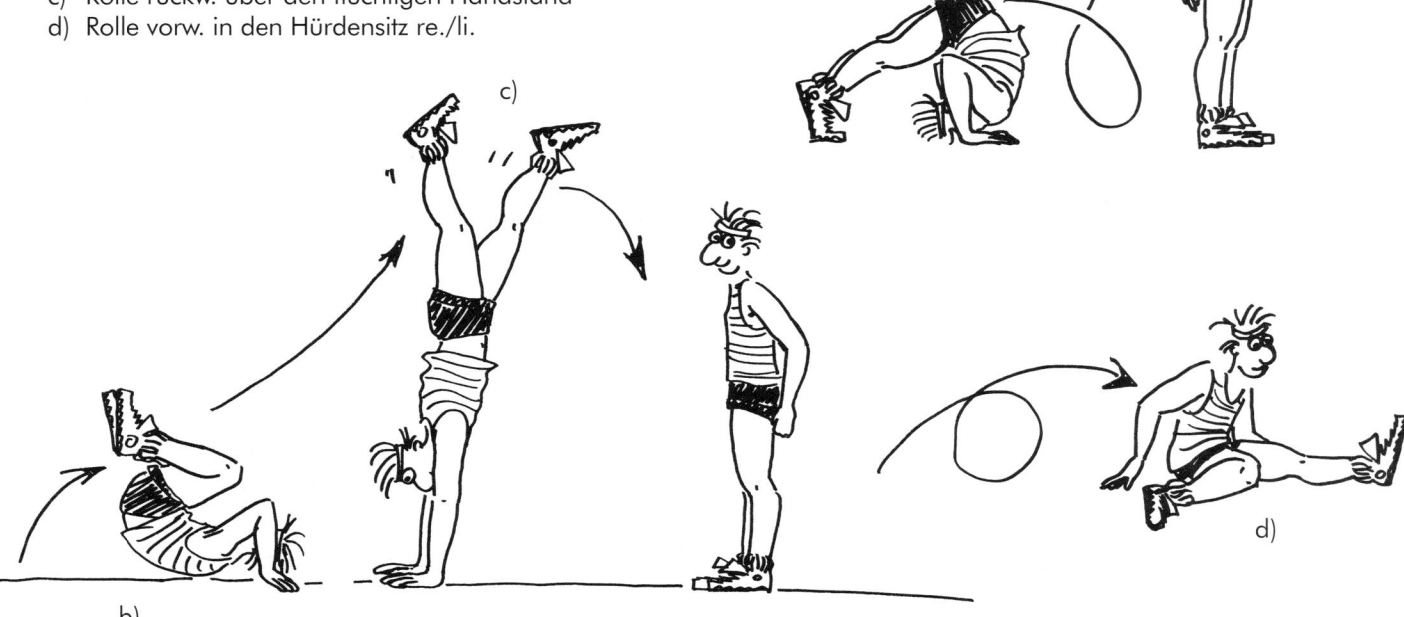

*Aktiv-Kartei: **Fitness-Training ohne Trott***
© Verlag an der Ruhr, Postfach 10 22 51, 45422 Mülheim an der Ruhr

---

Übungen mit der Turnmatte

Kräftigung

2 ▶ Mattenstemmen

(Arme, Oberarm vorne, Oberarm hinten, Schulter)

Die Matte steht mit der Längsseite senkrecht auf dem Boden. Der Übende hält sie an 2 Schlaufen fest. Nun zieht er die Matte hoch und setzt sie wieder ab.
a) die Handrücken zeigen zur Decke
b) die Handflächen zeigen zur Decke

3 ▶ Kutscher

(Gesamtkörper)

Ein Übender ergreift 2 Schlaufen einer Längsseite der Matte, sein Übungspartner setzt sich auf die Matte. Der Übende zieht nun die Matte mit dem Fremdgewicht des Partners rückwärts durch die Halle.

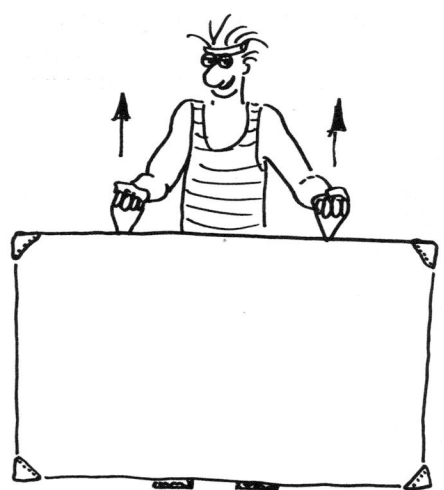
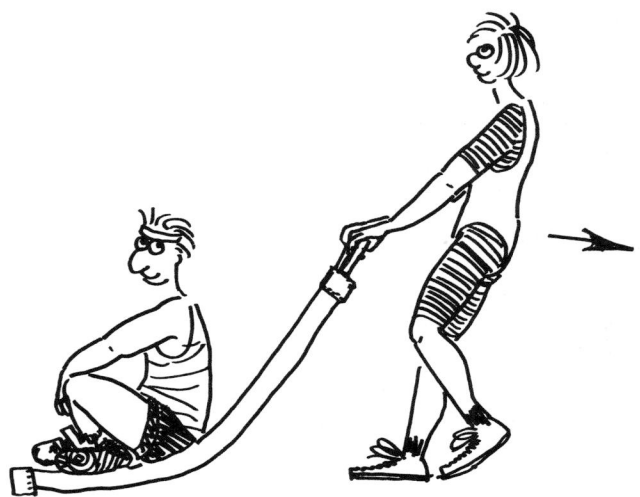

*Aktiv-Kartei: **Fitness-Training ohne Trott***
© Verlag an der Ruhr, Postfach 10 22 51, 45422 Mülheim an der Ruhr

Übungen mit der Turnmatte
Laufübungen

4 ▶ Slalomlauf
(Gesamtkörper)

Die Matten werden auf einer Linie in der Halle verteilt. Dann Slalomlauf um die Matten herum.

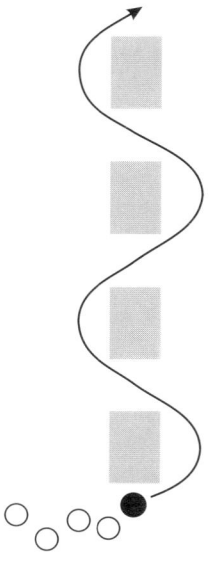

5 ▶ Genormte Abstände
(Beine, Oberschenkel, Wade)

Die Matten werden quer hintereinander gelegt. Die Übenden müssen sie in bestimmter Weise überlaufen. Die Abstände zwischen den Matten können entsprechend der Übung variiert werden.
a) Absprung li., Landung re. (Sprunglaufteil)

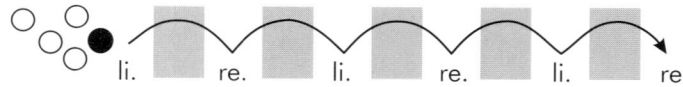

b) Absprung li., Landung li. (Hopserlaufteil)
c) Beidbeiniger Absprung, beidbeinige Landung
d) wie c, aber aus der Hocke über den Strecksprung in die Hocke (Kängurus)

6 ▶ Sprunglauf
(Beine, Oberschenkel vorne, Wade)

Man verteilt einige Matten mit unterschiedlichen Abständen auf einer Linie. Nun müssen die Übenden von einer Matte zur anderen springen.

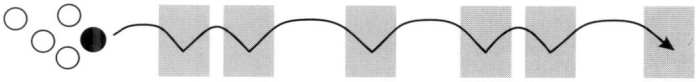

Übungen mit der Turnmatte
Laufübungen

7 ▶ Rechteckslauf
(Gesamtkörper)

Der Übende umläuft eine Matte indem er die Blickrichtung stets beibehält. Daraus ergibt sich (im Uhrzeigersinn):
links von der Matte: Lauf vorw.
vor der Matte: Sidesteps von li. nach re.
rechts von der Matte: Lauf rückw.
hinter der Matte: Sidesteps von re. nach li.

8 ▶ Mattenläufe
(Gesamtkörper, Arme, Nacken)

Der Übende lädt sich die Matte auf den Rücken und hält sie an ihren Schlaufen gestreckt über Kopf. In dieser Position kann die Matte getragen werden und es können Laufstaffeln mit der Matte als Fremdgewicht durchgeführt werden.

Hier muss man darauf achten, dass nicht in die Schlaufen hineingegriffen wird!
Die Schlaufen müssen in ihrer Gesamtheit von den Händen umschlossen werden, damit man im Falle eines Sturzes die Hände nach vorne freibekommt.

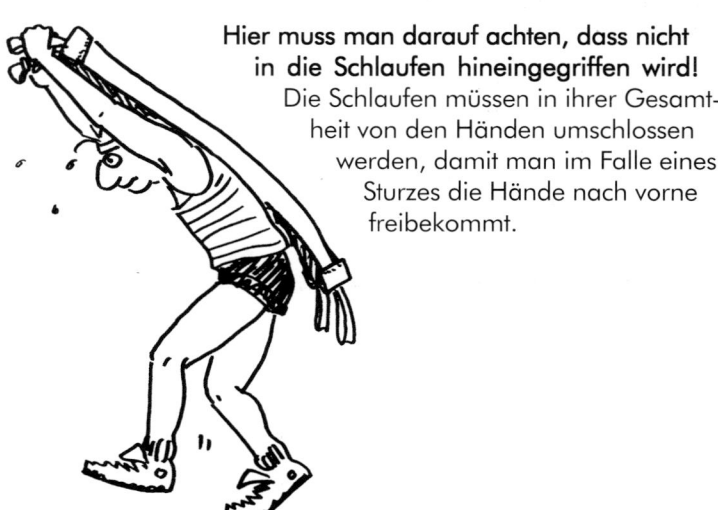

Übungen mit der Turnmatte

Laufübungen

9 ▸ Partner-Sidesteps
(Gesamtkörper, Adduktoren)

2 Übende ergreifen je die 2 Halteschlaufen der Längsseiten derselben Matte. Dann bewegen sie sich mit der schwebenden Matte synchron im Sidestep durch die Halle. Auch diese Übung eignet sich zur Durchführung einer Staffel.

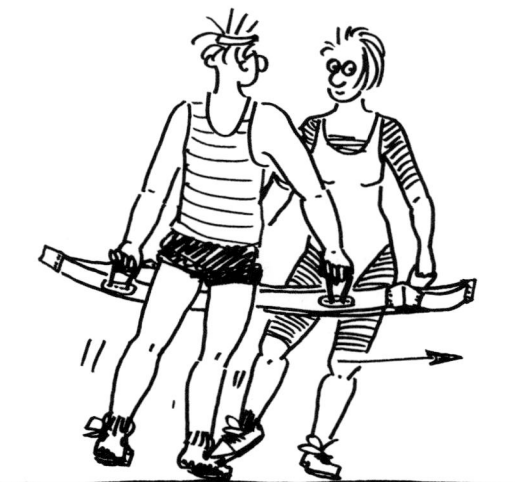

10 ▸ Hindernislauf
(Gesamtkörper)

Hindernisparcours mit verschiedenen Übungen, die auf den in Reihe liegenden Matten ausgeführt werden müssen. Auch diese Übungsform kann als Staffellauf durchgeführt werden.
Ein Beispiel:
Lauf zur 1. Matte: dort Rolle vorw.
Lauf zur 2. Matte: dort Strecksprung mit $1/2$ Drehung, so bleiben
Lauf rückw. zur 3. Matte: dort Rolle rückw., danach Strecksprung mit $1/2$ Drehung
Lauf zur 4. Matte, dann Tempolauf zurück zur Übungsgruppe etc.

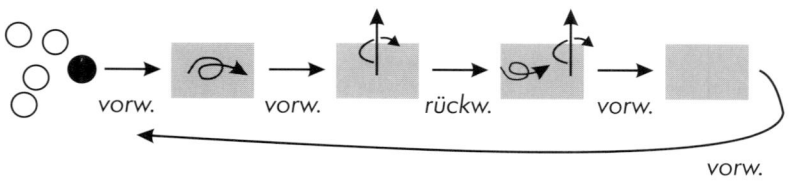

Übungen mit der Turnmatte

Technik / Wettkämpfe

11 ▸ Zieh-Wettkampf
(Gesamtkörper)

2 Übende stehen sich an den Längsseiten einer Matte gegenüber und fassen sich an einer Hand an.
Dann versuchen sie, sich gegenseitig auf die Matte zu ziehen.

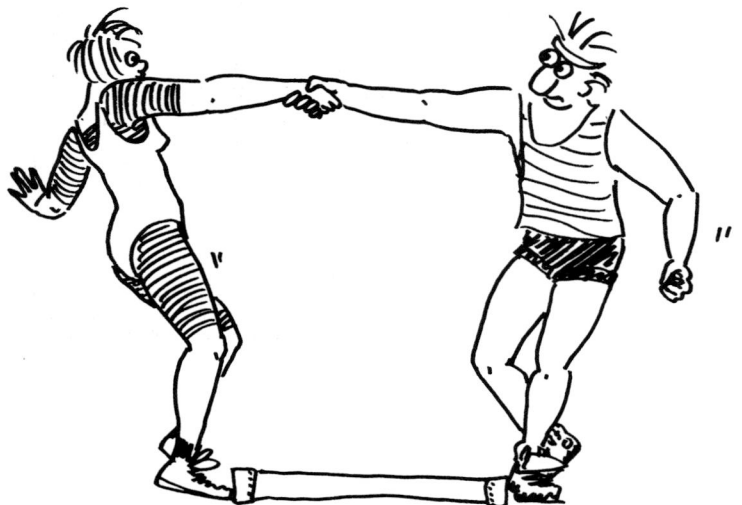

12 ▸ Technikhilfe
(Gesamtkörper)

Sinnvolle Verwendung finden Matten auch bei der gefahrlosen und angstnehmenden Einübung schwieriger Techniken einiger Ballspiele, so z.B. dem Einüben von Seitfallwürfen beim Handball.

13 ▸ Spielformen
(Gesamtkörper)

Einige Spielformen mit Matte sind bei den „Übungen für große Gruppen" aufgeführt.
So z.B. Mattenfußball, Matten-Jägerball, ... etc.

14 ▸ Staffeln
(Gesamtkörper)

Einigen Laufübungen kann Wettkampfcharakter verliehen werden, wenn man sie als Staffellauf durchführen lässt.

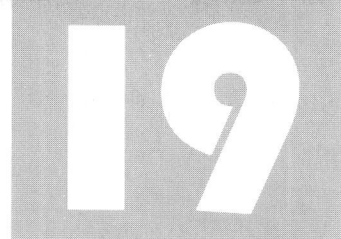

Übungen mit der Weichbodenmatte

Die Weichbodenmatte ist 300 cm lang, 200 cm breit und 25 – 30 cm dick.
Sie ist innen mit Schaumstoff ausgefüttert und besitzt hervorragende Eigenschaften
zum gefahrlosen Abfangen eines menschlichen Körpers.
Sie hat 6 Trageschlaufen, drei an jeder Längsseite.
Die Oberfläche ist glatt, die Auflagefläche mit einem rutschhemmenden Bezug versehen.
Diese Matte kann beim Erlernen gefährlicher turnerischer Elemente
ebenso eingesetzt werden wie bei manchen Spielformen.
Darüber hinaus kann sie zweckentfremdet werden als Tor oder Rutschelement.
Vor allem seit der Einführung des Fosbury-Flops
ist sie ein unverzichtbares Element in Unterrichts- und Trainingssituationen.
Die hier aufgelisteten Übungen stellen eine Sammlung von Übungen dar,
bei der die Weichbodenmatte zweckentfremdet wird.

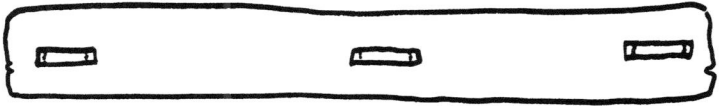

Übungen mit der Weichbodenmatte
MUSKEL-TABELLE

Übung \ Muskelgruppe	Gesamtkörper	Beine	Oberschenkel	Obersch. vorne	Obersch. hinten	Obersch. außen	Adduktoren	Unterschenkel	Schienb. außen	Wade	Arme	Oberarm vorne	Oberarm hinten	Unterarm innen	Unterarm außen	Bauchmusk.	schräge Bauchm.	Brustmusk.	Hüfte	Hüft-Lenden-M.	Gesäß	Rumpf	seitl. Rumpfmusk.	Rücken	Schulter	Nacken	Wirbelsäule
1		K		K																					K		
2			K																	K							
3	K	K																		K							
4	K	K						K																K			
5		K		K						K															K		
6	K																							K			
7	K																										
8	K																		K		K						

D = Dehnung   K = Kräftigung

Übungen mit der Weichbodenmatte

1 ▶ Seil auf Weichboden
(Beine, Oberschenkel vorne, Schulter)

Mit einem Springseil auf der Weichbodenmatte seilspringen. Diese Übung ist sehr kraftraubend und eignet sich z.B. als Circuit-Station.

2 ▶ Wendelauf
(Oberschenkel vorne, Hüft-Lenden-Musk.)

Lauf über die Weichbodenmatte, auf der anderen Seite mit beiden Füßen 'runter, dann der Rückweg, mit beiden Füßen 'runter etc. Auch diese Übung kann gut in einen Circuit eingebaut werden.

3 ▶ Weichbodenbahn
(Gesamtkörper, Beine, Hüft-Lenden-Musk.)

Man bildet aus mehreren hintereinander liegenden Weichbodenmatten eine Bahn, die als Erschwernis in einem konditionsschulenden Parcours integriert ist.

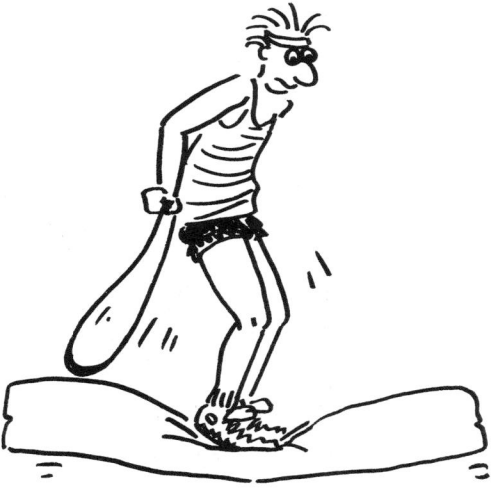

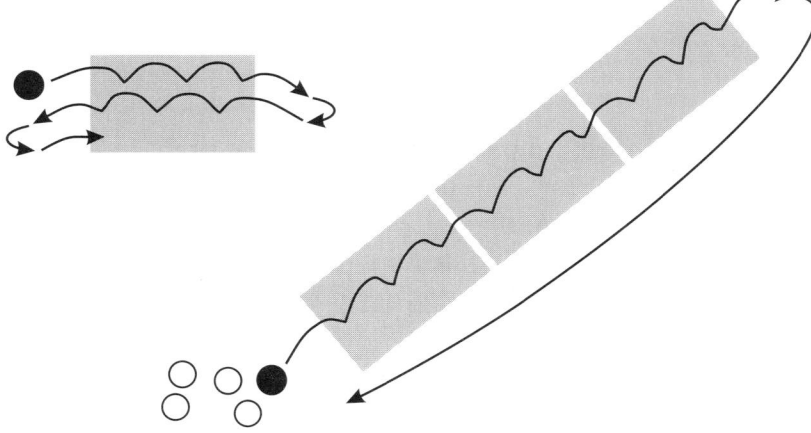

Übungen mit der Weichbodenmatte

4 ▶ Torwarttraining
(Gesamtkörper, Arme, Beine, Rumpf)

Die hier aufgelistete Übung ist sowohl für Fußballtorhüter, besonders jedoch für Handballtorhüter geeignet. Es werden 4 Weichbodenmatten mit den Längsseiten aneinander gelegt. Hinter den beiden äußeren Matten befindet sich ein Hallentor. Vor jedem Tor steht ein Torwart auf seiner Weichbodenmatte. Nun absolvieren diese Torleute ihr Torwarttraining unter etwas erschwerten Bedingungen; z.B. Wurf- oder Schussserien nach oben, unten, in der Diagonalen etc.

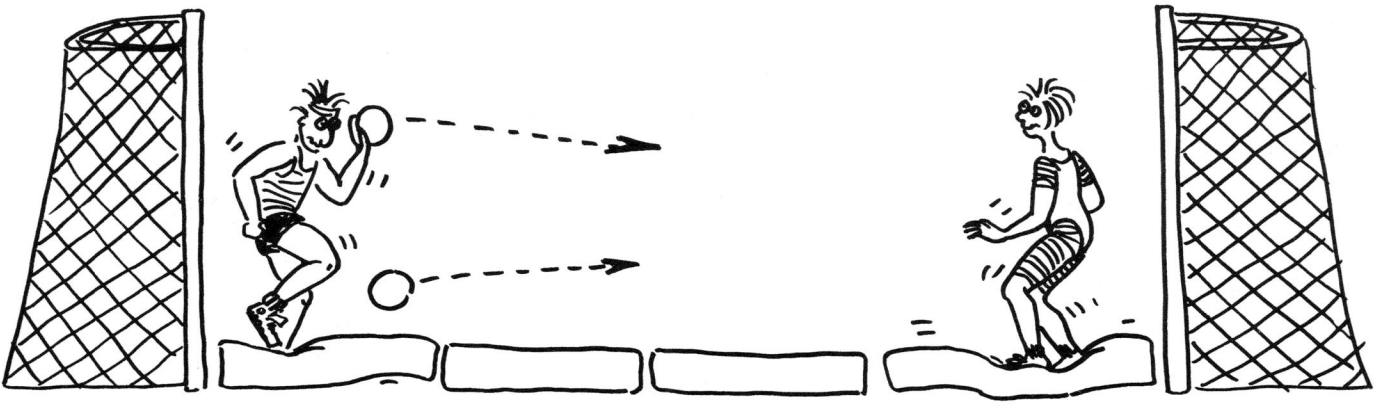

Übungen mit der Weichbodenmatte

5 ▶ Sichtschutz/Abwehrersatz
(Beine, Oberschenkel vorne, Wade, Schulter)

Diese Übung eignet sich zur Reaktionsschulung eines Torhüters, ist auf Grund der Natur der Übung jedoch leider fast ausschließlich im Handballtraining einsetzbar. Die Matte wird an einem Barren mit einem Seilchen hochkant befestigt. Von der Mattenseite her laufen nacheinander Handballspieler an und machen einen Sprungwurf (als Torwurf) über die Matte. Auf diese Weise werden das Reaktionsvermögen des Torwarts und das Wurfvermögen (verzögerter Sprungwurf) der Spieler gleichermaßen geschult.

6 ▶ Fremdgewicht
(Gesamtkörper, Rücken)

Die Matte wird von einer oder zwei Personen an den Schlaufen gezogen. Ggf. kann noch eine weitere Person als Erschwernis auf dieser Matte sitzen. Dies kann im Lauf vorw. oder rückw. ziehend erfolgen. Diese Übung kann auch als Staffelwettkampf durchgeführt werden.

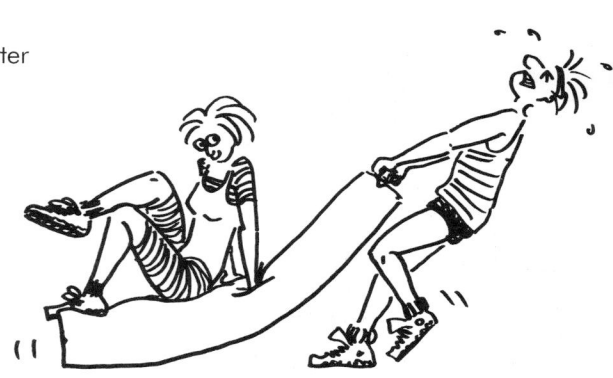

Übungen mit der Weichbodenmatte

7 ▶ Hindernisbahn
(Gesamtkörper)

Einige Matten werden in Reihe auf die Mittellinie einer Halle gelegt. Am Anfang befindet sich eine rutschhemmende Schaumstoffmatte, am Ende ein quer gestellter Langkasten. Lauf über die Mattenbahn, Sprung über den Langkasten und dann abwechselnd nach li. oder re. weg. Dort finden dann die nächsten sportartspezifischen Übungen statt, z.B.:
a) Handball: Anspiel – Sprungwurf,
b) Fußball: Anspiel – Torschuss,
c) Basketball: Anspiel – Korbleger,
d) Volleyball: Zuspiel – Schmetterschlag.

Diese Übung ist selbstverständlich sportartspezifisch beliebig veränderbar oder erweiterbar! Sie stellt aber generell eine gute Möglichkeit dar, bestimmte Elemente einer Sportart in konditioneller Extremsituation zu schulen. Man muss jedoch darauf achten, dass die Personen nicht allzu ermüdet sind und sich dadurch fehlerhafte Techniken einschleifen!

8 ▶ Rafting-Wettkampf
(Gesamtkörper, Gesäß, Rücken)

Die Matte wird einige Meter entfernt von einer Kleingruppe (2 – 4 Personen) mit der glatten Seite nach unten auf den Boden gelegt. Die Mitglieder der Gruppe laufen gleichzeitig an und springen dann ebenfalls gleichzeitig bäuchlings auf die Matte, die nun durch die Halle rutscht. Die Gruppe, die am weitesten gerutscht ist, hat gewonnen.

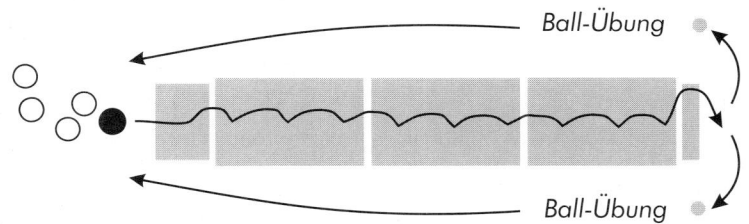

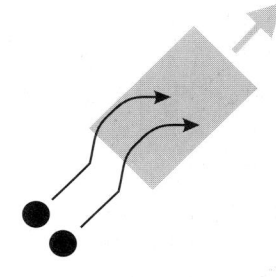

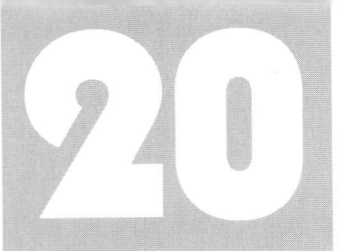

Übungen mit der Turnbank

Turnbänke gibt es in den Längen 200, 280, 300, 350 und 400 cm.
Sie bestehen aus astfreiem Nadelholz und haben an einer Seite
eine Einhängevorrichtung für die Sprossenwand.
Übungen mit der Turnbank müssen dem Alter und dem Leistungsvermögen
der Übungsgruppe sehr sorgfältig angepasst werden, um Unfälle zu vermeiden.
Sie sind in vielfältiger Weise einsetzbar,
z.B als Fremdgewicht, Hindernis, Sitzmöbel und Hilfsmittel bei der Durchführung
bestimmter Aufgaben sowie als Sportgerät (balancieren).
Die Turnbank findet in Einzelübungen ebenso Verwendung wie in Partnerübungen,
Übungen mit Gruppen oder Übungen mit Wettkampfcharakter.

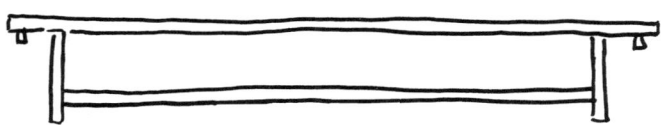

Aktiv-Kartei: *Fitness-Training ohne Trott*
© Verlag an der Ruhr, Postfach 10 22 51, 45422 Mülheim an der Ruhr

Übungen mit der Turnbank
MUSKEL-TABELLE

Übung	Gesamtkörper	Beine	Oberschenkel	Obersch. vorne	Obersch. hinten	Obersch. außen	Adduktoren	Unterschenkel	Schienb. außen	Wade	Arme	Oberarm vorne	Oberarm hinten	Unterarm innen	Unterarm außen	Bauchmusk.	schräge Bauchm.	Brustmusk.	Hüfte	Hüft-Lenden-M.	Gesäß	Rumpf	seitl. Rumpfmusk.	Rücken	Schulter	Nacken	Wirbelsäule
1	K	K	K							K																	
2		K	K							K										K							
3		K	K							K	K									K							
4			K							K								K		K							
5		K	K																	K							
6			K															K		K							
7			K															K		K							
8	K										K																
9	K										K																
10				D		D																		D			
11											K							K							K	K	
12				K																							
13											K														K	K	
14			K								K							K									
15			K								K							K									
16				K							K								K								
17			K				K																				
18		K	K				K																				
19		K	K				K																				
20	K	K																									
21											K														K	K	
22											K													K		K	
23											K		K														K
24	K																										
25			K																	K							
26																									K	K	
27	K																										

Aktiv-Kartei: *Fitness-Training ohne Trott*
© Verlag an der Ruhr, Postfach 10 22 51, 45422 Mülheim an der Ruhr

D = Dehnung   **K** = Kräftigung

Übungen mit der Turnbank

Einzelübungen

1 ▶ Balancieren
(Gesamtkörper, Beine, Oberschenkel vorne, Wade)

Bank umdrehen und auf dem nun oben befindlichen Balken balancieren.
a) gehen vorwärts
b) gehen rückwärts
c) gehen, drehen, zurückgehen
d) gehen, dann beidbeinig leicht in die Hocke, weitergehen
e) gehen, einbeinig leicht in die Hocke, das zweite Bein zeigt gestreckt leicht nach vorne, aufrichten und weitergehen.

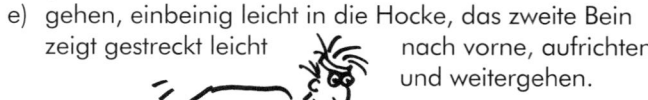

2 ▶ Sidehops
(Beine, Oberschenkel vorne, Wade, Hüft-Lenden-Musk.)

Von einem Bankende zum anderen Sidehops in der Vorwärtsbewegung, ggf. mit Zwischensprüngen.

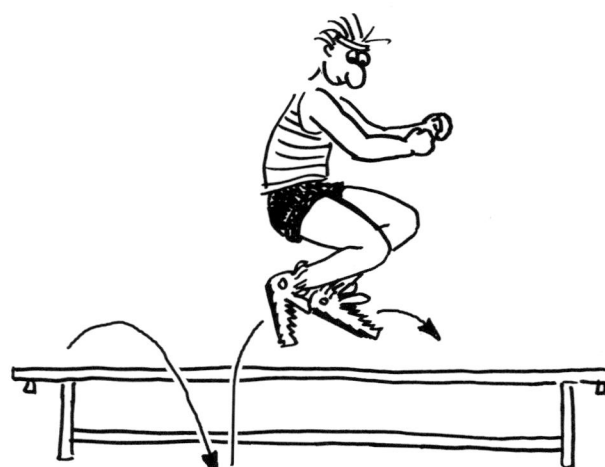

Übungen mit der Turnbank

Einzelübungen

3 ▶ Hockwende
(Beine, Oberschenkel vorne, Wade, Oberarm hinten, Hüft-Lenden-Musk.)

Von einem Bankende zum anderen Hockwendsprünge in der Vorwärtsbewegung. Bei den Hockwendsprüngen hält man sich mit beiden Händen an der Bank fest (bzw. stützt sich ab), die Füße bleiben bei den beidbeinigen Absprüngen geschlossen.

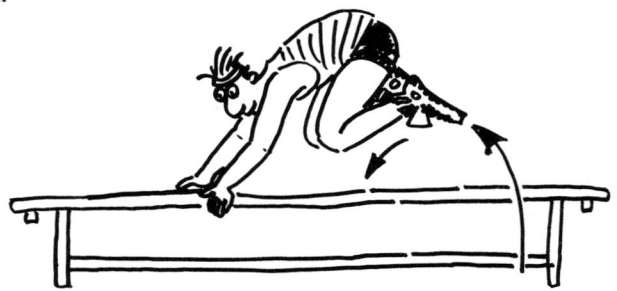

4 ▶ Wechselhüpfen
(Oberschenkel vorne, Wade, Bauch, Hüft-Lenden-Musk.)

Stand mit Blick zur Bank, rechtes Bein steht auf dem Boden, linkes Bein steht auf der Bank – Wechselhüpfen.

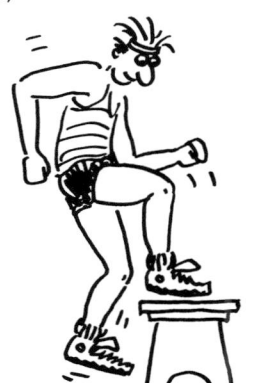

5 ▶ Treppe
(Beine, Oberschenkel vorne, Hüft-Lenden-Musk.)

Ausgangsposition wie Übung 4. Dann aber 2. Bein nachziehen, sodass beide Beine auf der Bank stehen, dann in umgekehrter Reihenfolge herunter. Also: Rauf-rauf-runter-runter, ...

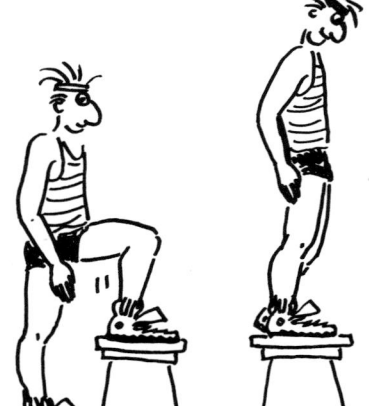

Übungen mit der Turnbank
Einzelübungen

6 ▶ Sit-ups
(Oberschenkel vorne, Bauch, Hüft-Lenden-Musk.)

Rückenlage auf dem Boden – Körper senkrecht, mit den Füßen zur Bank. Ein Fuß befindet sich unter der Bank, ein Fuß auf der Bank. Die Knie sind leicht gebeugt. Oberkörper aufrichten und mit den Händen die Bank anschlagen, dann wieder hinlegen.

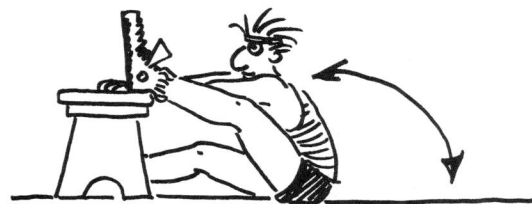

7 ▶ Schwebesitz
(Oberschenkel vorne, Bauch, Hüft-Lenden-Musk.)

Strecksitz schräg zur Bank, die Füße liegen auf der Bank. Füße von der Bank abheben, etwas zur Seite nehmen und in dieser Position halten (Schwebesitz). Dann werden die Füße wieder auf der Bank abgelegt und man kann sich erholen.

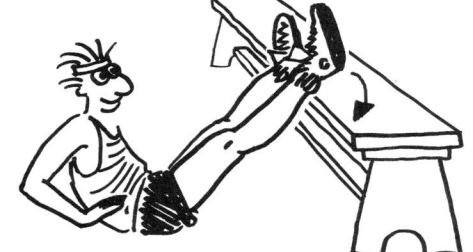

8 ▶ Liegestütz
(Gesamtkörper, Oberarm hinten)

Die Füße sind auf der Bank, die Hände auf dem Boden: Liegestütz. So lastet ein größerer Anteil des eigenen Körpergewichtes auf den Armen als beim normalen Liegestütz.

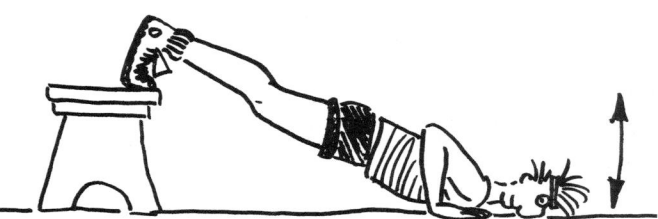

Aktiv-Kartei: *Fitness-Training ohne Trott*
© Verlag an der Ruhr, Postfach 10 22 51, 45422 Mülheim an der Ruhr

Übungen mit der Turnbank
Einzelübungen

9 ▶ Liegestütz rücklings
(Gesamtkörper, Oberarm hinten)

Sitz auf der Bank mit vorgestreckten Beinen – die Hände liegen neben dem Gesäß auf der Sitzfläche der Bank. Nun das Gesäß von der Bank nach vorne schieben und den Körper mit den Armen stützen: Liegestütz rücklings.

10 ▶ Rumpf-Vorbeuge
(Oberschenkel hinten, Adduktoren, Rücken)

Seitlich zur Bank stehend, rechten/linken Fuß auf die Bank stellen; Oberkörper-Vorbeuge und Hände zum Boden federn. Das auf dem Boden stehende Bein:
a) bleibt gestreckt,
b) wird gebeugt.

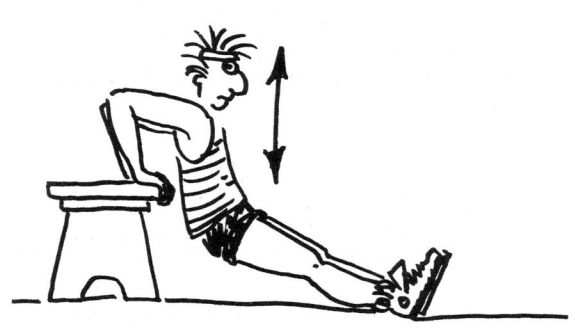

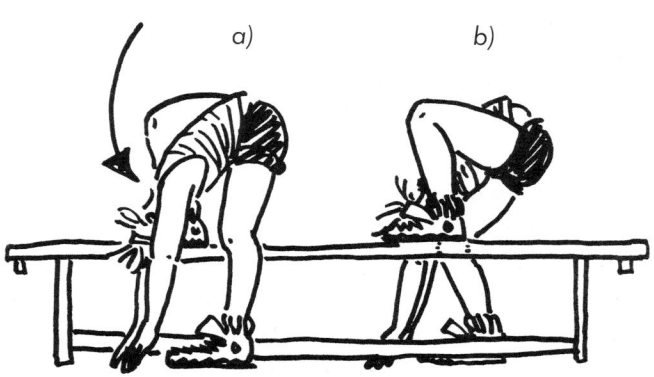

Aktiv-Kartei: *Fitness-Training ohne Trott*
© Verlag an der Ruhr, Postfach 10 22 51, 45422 Mülheim an der Ruhr

Übungen mit der Turnbank

Einzelübungen

11 ▶ Bank hochdrücken
(Oberarm hinten, Rücken, Bauch, Schulter)

Grätschsitz am Bankende – die Brust liegt an der Bank an. Hände unter die Sitzfläche bringen und Bank hochdrücken. Ausgangsposition: die Bank wird etwas angehoben; dann werden die Ellbogen leicht zusammengeführt und auf den Oberschenkeln abgelegt. Der Rücken bleibt dabei gerade!

12 ▶ Bank hoch
(Oberschenkel hinten)

Bauchlage, Fersen unter Bankende – durch Beugung der Beine versuchen, die Bank vom Boden hochzudrücken.

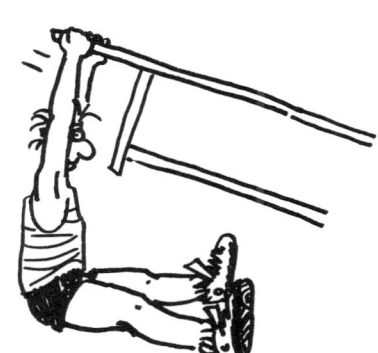

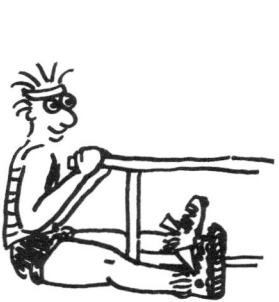

13 ▶ Bank hochstemmen
(Arme, Rücken, Schulter)

Stand vor dem Bankende, die Sitzfläche anfassen und die Bank hochziehen. Dann das Bankende gestreckt hochdrücken, anschließend wieder bis zur Hüfte herunter. Wichtig ist, dass die Bank zuerst aus den Beinen heraus hochgezogen wird und der Rücken während der Übung gerade bleibt!

Übungen mit der Turnbank

Einzelübungen

14 ▶ Schwebesitz-Rudern
(Oberschenkel vorne, Bauch, Hüft-Lenden-Musk.)

Sitz senkrecht zur Bank – die Füße sind unter der Bank. Dann seitlich auf dem Boden abstützen und in den Schwebesitz. Nun Knie so beugen und wieder strecken, dass die Füße einmal über der Bank sind, einmal unter der Bank.

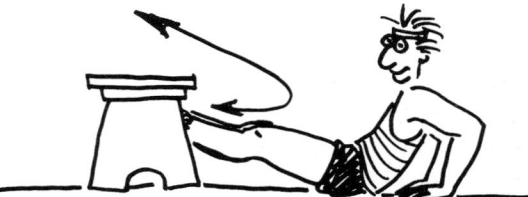

15 ▶ Schwebesitz-Beinkreise
(Oberschenkel vorne, Bauch, Hüft-Lenden-Musk.)

Strecksitz auf dem Boden mit Blick zum Bankende. Die Füße befinden sich geschlossen auf einer Seite neben dem Bankende. Nun in den Schwebesitz und mit den Füßen einige Halbkreise um das Bankende beschreiben, ohne den Boden zu berühren.

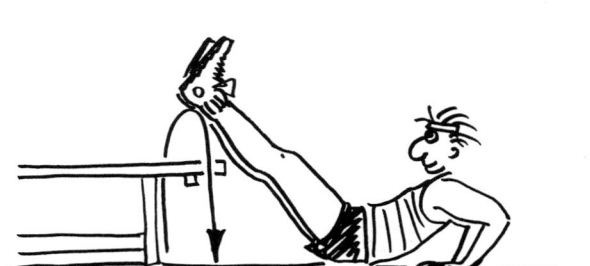

16 ▶ Rutschen
(Oberschenkel hinten, Arme, Gesäß)

In Bauchlage längs auf die Bank legen, Arme vorstrecken und mit den Händen die Sitzfläche umfassen. Dann den Körper mit den Armen über die Sitzfläche vorwärts ziehen. Dabei sollte sich der gesamte Körper in einer gestrafften Körperhaltung befinden.

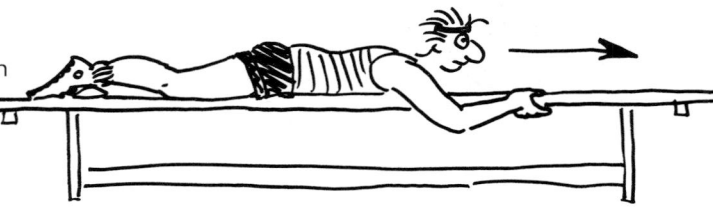

Übungen mit der Turnbank

Einzelübungen

17 ▶ Strecksprünge
(Oberschenkel vorne, Wade)

Stand vor der Bank, einen Fuß auf die Sitzfläche stellen und durch Beinstreckung den Körper hochdrücken und abspringen. Abwechselnd mit rechtem/linken Bein abspringen (Strecksprung). Aus Sicherheitsgründen sollte eine Person auf der Bank sitzen und so die Absprungfläche stabilisieren.

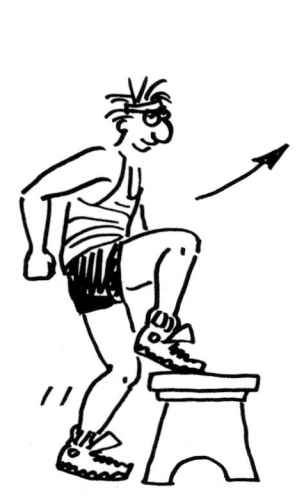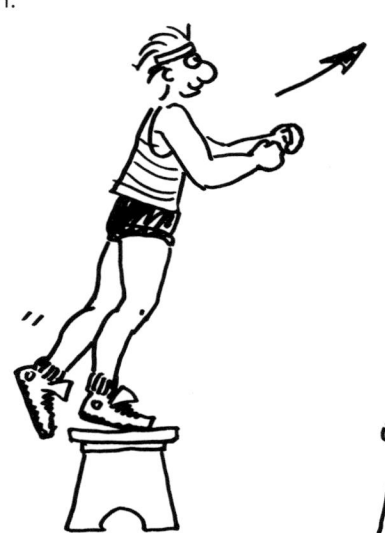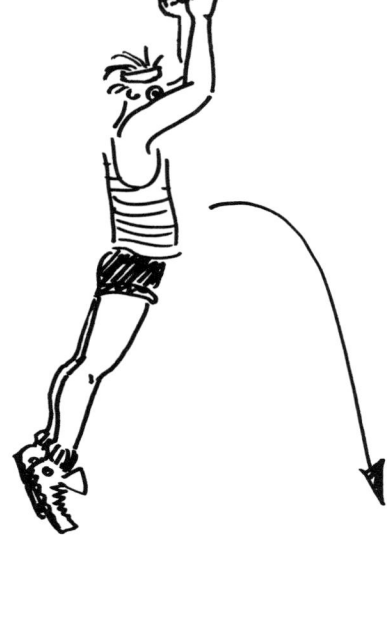

Gruppenübungen

18 ▶ Laufsprünge
(Beine, Oberschenkel vorne, Wade)

Mehrere Bänke stehen in Reihe auf einer Linie. Dieser Mini-Parcours wird mit Sprüngen über die Bänke hinweg durchlaufen. Hierbei sollte man die Abstände so wählen, dass ein gleichmäßiger Laufrhythmus entsteht! Also z.B. 6 Laufschritte, Absprung mit li., Landung mit re., anschließend wieder 6 Laufschritte, etc.

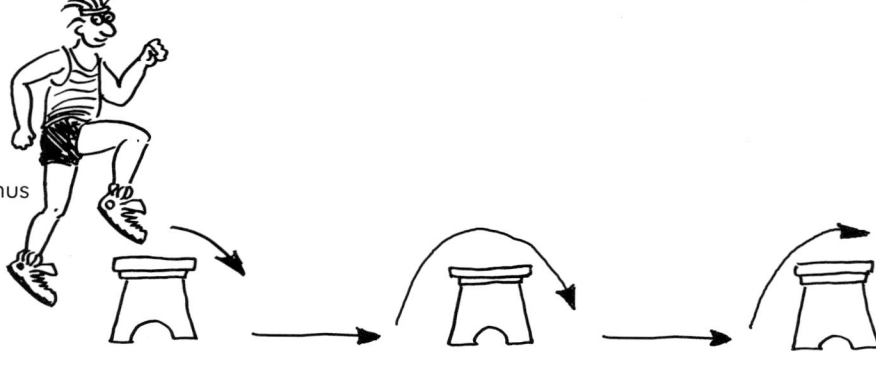

19 ▶ Hinkeln
(Beine, Oberschenkel vorne, Wade)

Übungsaufbau von Übung 18 wird übernommen, jedoch der Hinweg rechts/links gehinkelt – der Rückweg wird außen an den Bänken vorbeigelaufen. Diese Übung darf nur mit gut durchtrainierten Sportlern durchgeführt werden. Personen mit Kniegelenkbeschwerden sollten diese Übung meiden.

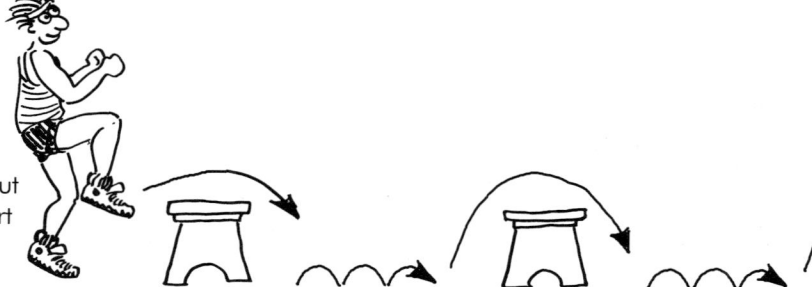

Übungen mit der Turnbank

Gruppenübungen

20 ▶ Slalomlauf
(Gesamtkörper, Beine)

Hinweg: Slalomlauf um die Bänke herum, in verschiedenen Laufgeschwindigkeiten, als Verfolgungsrennen etc.. Rückweg: im Streifen außen an den Bänken vorbei. Diese Übung schult Schnelligkeit und Gewandtheit.

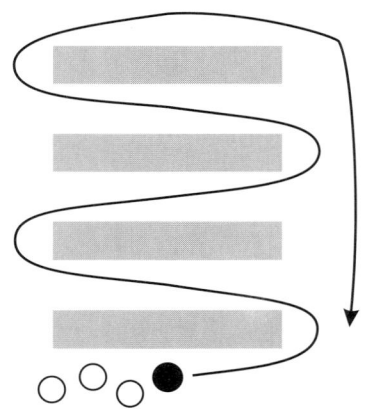

21 ▶ Bank schultern
(Arme, Schulter, Nacken)

3 - 5 Übende stehen seitlich zur Bank, in gleichen Abständen auf die Banklänge verteilt. Die banknahe Hand greift die vordere Sitzkante, die andere Hand die entfernte Sitzkante. Dann heben alle gleichzeitig die Bank hoch und legen sie dann auf der linken Schulter ab – hoch – auf der rechten Schulter ablegen – hoch – li. – hoch – re. – etc.

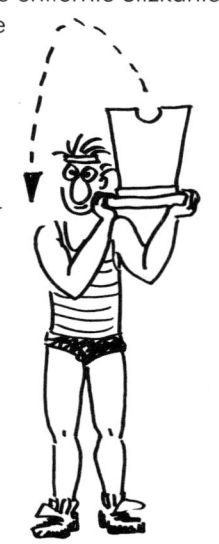

22 ▶ Bank verstellen
(Arme, seitl. Rumpfmusk., Nacken)

Übungsbeginn wie Übung 21, dann aber die Bank gestreckt über Kopf führen und auf der anderen Seite wieder abstellen.

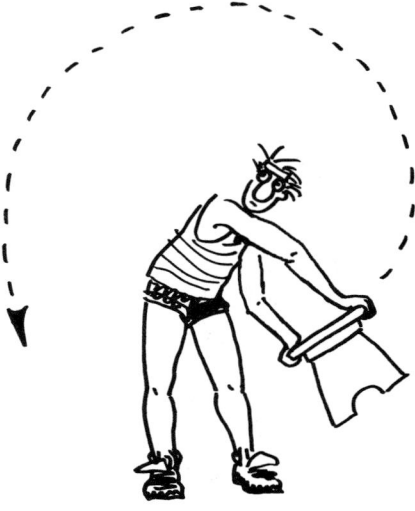

Aktiv-Kartei: *Fitness-Training ohne Trott*
© Verlag an der Ruhr, Postfach 10 22 51, 45422 Mülheim an der Ruhr

---

Übungen mit der Turnbank

Gruppenübungen

23 ▶ Grätschsitz-Beuge
(Arme, Bauch, Nacken)

Die Übenden sitzen im Grätschsitz ineinander verschachtelt seitlich neben der Bank auf dem Boden. Handfassung wie bei Übung 21, dann Bank hoch und gestreckt über Kopf halten. Nun den Rumpf vorbeugen und rückbeugen.
Wichtig: Die Hände müssen ihre Griffposition halten und dürfen nicht auf der Sitzfläche „auf- und abwandern".

24 ▶ Drüber und drunter
(Gesamtkörper)

Zwei Bänke parallel zueinander hinstellen. Zwei weitere Bänke, ebenfalls parallel zueinander, umgedreht auf die Bankenden der ersten zwei Bänke stellen. So ergibt sich von oben gesehen ein Quadrat. Die auf dem Boden stehenden Bänke werden übersprungen, unter die schwebenden Bänke muss man kriechen.

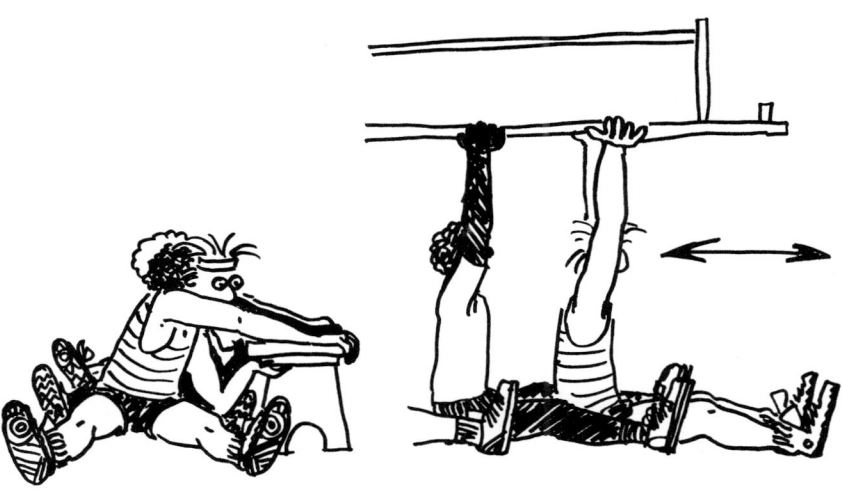

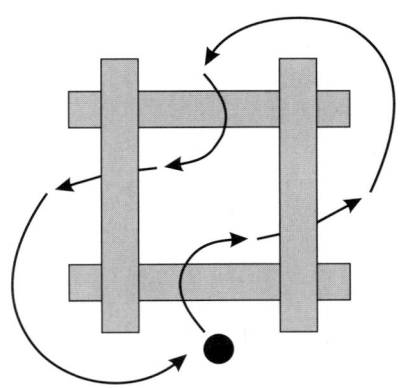

Aktiv-Kartei: *Fitness-Training ohne Trott*
© Verlag an der Ruhr, Postfach 10 22 51, 45422 Mülheim an der Ruhr

Übungen mit der Turnbank
Partnerübungen

25 ▶ Hohe Sit-ups
(Oberschenkel vorne, Bauch, Hüft-Lenden-Musk.)

Sitz auf der Bank, Füße nach vorne mit leicht gebeugten Knien. Ein Partner hält die Fersen des Sitzenden auf dem Boden, der Sitzende macht Sit-ups (Oberkörpervorbeuge/-rückbeuge). Dabei sollte die Rückbeuge nicht bis zur Bodenparallelen gemacht werden.

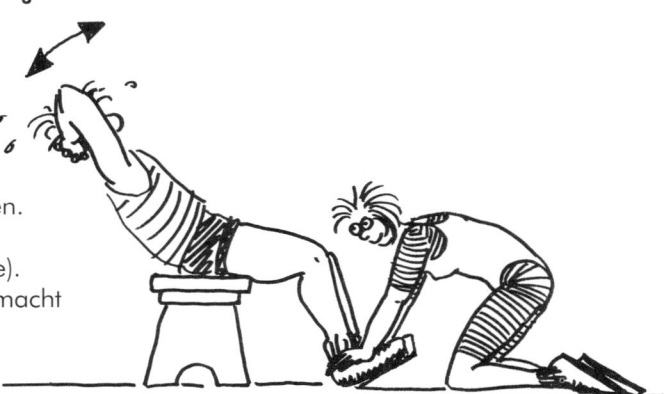

26 ▶ Bogenspannung
(Gesäß, Rücken)

Körper senkrecht zur Bank – Bauchlage auf der Sitzfläche. Ein Übender fixiert die Füße des Liegenden auf dem Boden. Der Liegende spannt seine Rückenmuskulatur an und zieht so den Oberkörper hoch. Die Arme sind mit verschränkten Händen im Nacken oder neben dem Kopf, der Körper ist gespannt. Diese Übung ist mit möglichst gestrecktem Rücken durchzuführen. So ist zum Beispiel zu vermeiden, den Oberkörper ins Hohlkreuz zu drücken.

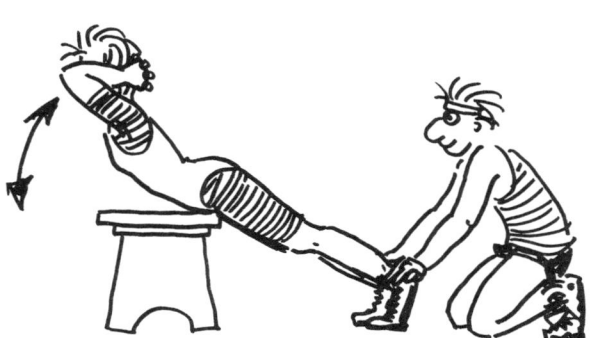

Aktiv-Kartei: *Fitness-Training ohne Trott*
© Verlag an der Ruhr, Postfach 10 22 51, 45422 Mülheim an der Ruhr

Übungen mit der Turnbank
Partnerübungen

27 ▶ Schiebewettkampf
(Gesamtkörper)

Die Partner A und B stehen an entgegengesetzten Bankenden, heben dann die Bank an und versuchen, sich gegenseitig wegzuschieben (Schiebewettkampf). Die Übenden müssen in Kraft, Dynamik und allgemeiner Fitness für diese Übung gut austrainiert sein!

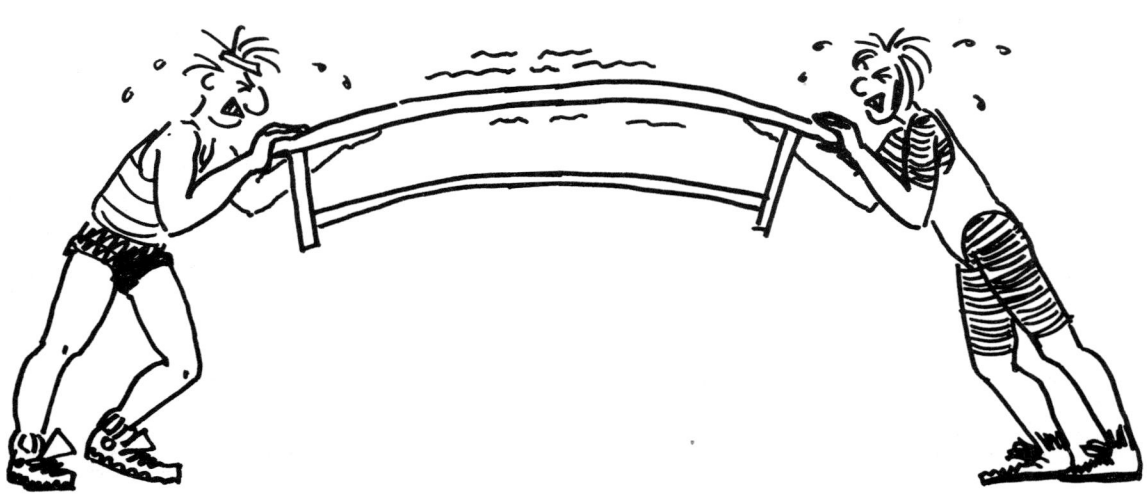

Aktiv-Kartei: *Fitness-Training ohne Trott*
© Verlag an der Ruhr, Postfach 10 22 51, 45422 Mülheim an der Ruhr

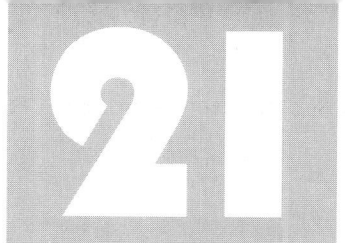

Übungen mit dem kleinen Kasten

Der kleine Kasten ist ca. 70 cm breit, 50 cm tief und 40 cm hoch.
Die Oberseite ist ledergepolstert.
Man kann ihn benutzen als Sportgerät, Fremdgewicht, Zielposition,
Sitzmöbel und zum Aufbau eines künstlichen Geländes.
Viele Übungen, die man mit dem kleinen Kasten durchführen kann,
kann man auch mit der Turnbank machen.
Alle hier aufgelisteten Übungen sind Kräftigungsübungen.

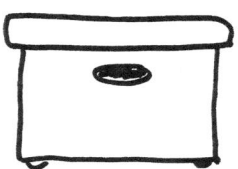

Übungen mit dem kleinen Kasten

MUSKEL-TABELLE

Übung \ Muskelgruppe	Gesamtkörper	Beine	Oberschenkel	Obersch. vorne	Obersch. hinten	Obersch. außen	Adduktoren	Unterschenkel	Schienb. außen	Wade	Arme	Oberarm vorne	Oberarm hinten	Unterarm innen	Unterarm außen	Bauchmusk.	schräge Bauchm.	Brustmusk.	Hüfte	Hüft-Lenden-M.	Gesäß	Rumpf	seitl. Rumpfmusk.	Rücken	Schulter	Nacken	Wirbelsäule
1				K						K						K				K							
2		K		K																							
3				K												K				K							
4	K											K													K		
5	K												K														
6													K														
7				K						K																	
8				K												K				K							
9									K			K	K														
10									K																K	K	
11									K									K							K	K	
12	K																										
13				K												K	K			K							
14					K																K			K			
15	K																	K							K	K	
16	K																										
17	K																										
18		K		K			K																				
19		K		K			K																				
20	K	K																									
21	K	K																									
22	K																										

D = Dehnung   K = Kräftigung

Übungen mit dem kleinen Kasten
Einzelübungen

1 ▶ Wechselhüpfen
(Oberschenkel vorne, Wade, Bauch, Hüft-Lenden-Musk.)

Das li. Bein steht auf dem Boden, auf ihm ruht das gesamte Körpergewicht, das re. Bein steht auf dem Kasten. Ständiges Wechseln des Standbeines.

2 ▶ Treppe
(Beine, Oberschenkel vorne)

Die Ausgangsposition ist wie beim Wechselhüpfen (s. links), hier wird jedoch das Standbein nachgezogen, sodass beide Beine auf dem Kasten stehen. Anschließend geht es dann in umgekehrter Reihenfolge 'runter! Also: 'rauf – 'rauf – 'runter – 'runter, 'rauf – ... etc.
Wenn man diese Übung mit Maximalgeschwindigkeit durchführt, erfordert sie hohes koordinatives Vermögen.

3 ▶ Schwebesitz
(Oberschenkel vorne, Bauch, Hüft-Lenden-Musk.)

Strecksitz auf dem Boden – die Füße ruhen auf dem Kasten. Dann werden die Beine etwas angehoben und zur Seite genommen. In dieser Position (Schwebesitz) halten. Nach einigen Sekunden Füße wieder auf dem Kasten ablegen und erholen. Ggf. kann man die Beine im Schwebesitz noch scheren, rudern, ...

Übungen mit dem kleinen Kasten
Einzelübungen

4 ▶ Liegestütz
(Gesamtkörper, Oberarm hinten, Schulter)

Die Hände sind auf dem Boden, die Füße befinden sich auf dem Kasten. In dieser Position werden Liegestütze gemacht. Auf Grund der Schrägposition muss von den Armen ein größerer Teil des Körpergewichtes getragen werden als bei einem normalen Liegestütz.

5 ▶ Damen-Liegestütz
(Gesamtkörper, Oberarm hinten)

Beim Damen-Liegestütz versucht man, das auf den Armen ruhende Körpergewicht zu verringern. Das erreicht man, indem man die Füße auf den Boden und die Hände auf den Kasten stellt.

6 ▶ Liegestütz rücklings
(Oberarm hinten)

Sitz auf dem Kasten mit vorgestreckten Beinen. Die Hände liegen neben dem Gesäß auf der Lederfläche des Kastens. Nun wird das Gesäß von dem Kasten weg nach vorne geschoben. Der Körper muss mit den Armen gestützt werden. Absenken – hochdrücken.

Übungen mit dem kleinen Kasten
Einzelübungen

7 ▸ Strecksprung
(Oberschenkel vorne, Wade)

Einen Fuß auf den Kasten stellen und von dort abspringen (Strecksprung). Beidbeinige Landung auf der anderen Seite. Als Erschwernis kann man während des Sprunges noch eine Drehung durchführen lassen (90 – 360°).

8 ▸ Halbkreise
(Oberschenkel vorne, Bauch, Hüft-Lenden-Musk.)

Strecksitz auf dem Boden mit Blick zum kl. Kasten – die Füße liegen neben dem Kasten. Dann werden die Füße angehoben (Schwebesitz). Nun beschreiben die Füße Halbkreise um den Kasten.

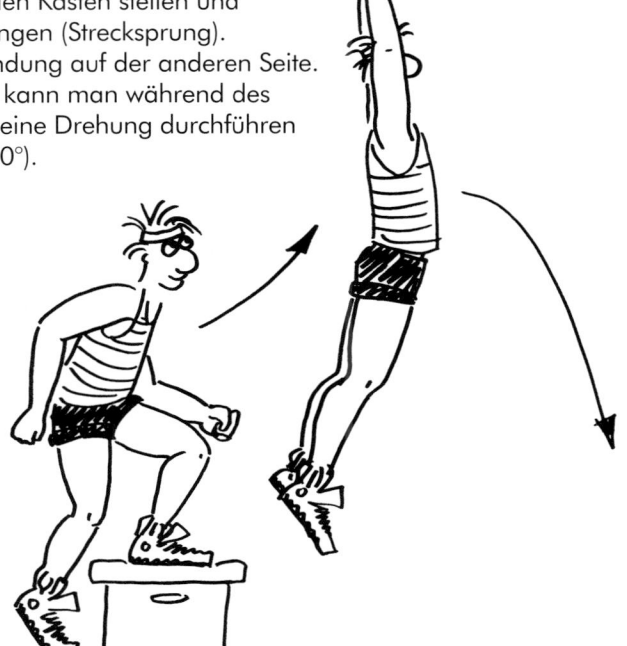
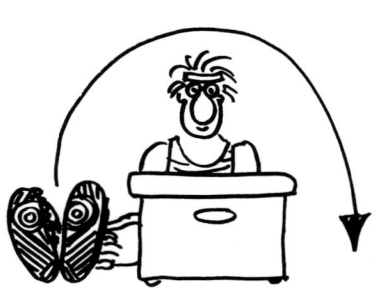

Aktiv-Kartei: Fitness-Training ohne Trott
© Verlag an der Ruhr, Postfach 10 22 51, 45422 Mülheim an der Ruhr

---

Übungen mit dem kleinen Kasten
Einzelübungen

9 ▸ Daumendruck
(Arme, Unterarm innen, Unterarm außen)

2 Kästen werden hochkant hingestellt, die Lederflächen zeigen zueinander nach innen. Der Übende stellt sich zwischen die Kästen und greift in die Eingriffe. Mit den auf die Lederkante aufgesetzten Daumen sollen die Kästen nach außen gedrückt werden, was auf Grund des Gewichtes der Kästen und des kurzen Hebels des Daumens nicht gelingen kann. Es handelt sich hier um eine statische Kräftigungsübung.

10 ▸ Gewichtheben
(Arme, Schulter, Nacken)

Der Kasten wird zur Brust hochgezogen. Dann wird er gestreckt über Kopf hochgestemmt, wieder zur Brust heruntergelassen, zum Oberschenkel abgesenkt und wieder zur Brust hochgezogen ...
Bei dieser Übung sollte man aufrecht stehen bleiben, um die Wirbelsäule zu schonen.

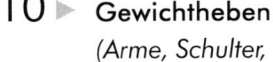
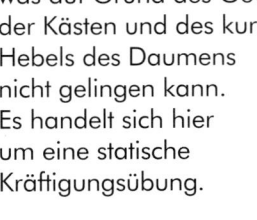
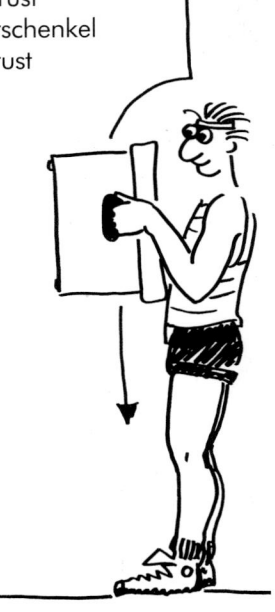

Aktiv-Kartei: Fitness-Training ohne Trott
© Verlag an der Ruhr, Postfach 10 22 51, 45422 Mülheim an der Ruhr

Übungen mit dem kleinen Kasten
Einzelübungen

11 ▶ Kolben
(Arme, Brustmusk., Rücken, Schulter)

Der Kasten wird zur Brust hochgezogen. Anschließend wird er bodenparallel nach vorne weggestreckt und wieder herangezogen. Dabei muss der Rücken gerade bleiben!

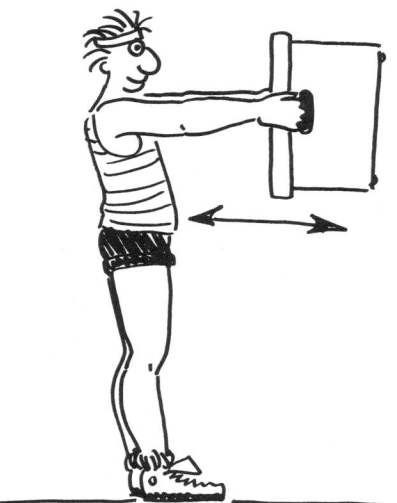

12 ▶ Erschwerte Laufgymnastik
(Gesamtkörper)

Einige Übungen der Laufgymnastik können mit dem Kasten als Fremdgewicht durchgeführt werden. Dabei kann dieses Fremdgewicht vor dem Bauch oder auch über Kopf getragen werden. Man sollte jedoch darauf achten, den Kraftstatus, das Geschlecht und das Alter der Übungspersonen zu berücksichtigen. Mögliche Übungen: anfersen, Seitsteps, Hopserlauf, rückw.-laufen, schräge Seitsteps etc.
Bei Rückenproblemen und in untrainiertem Zustand sollte diese Übung vermieden werden.

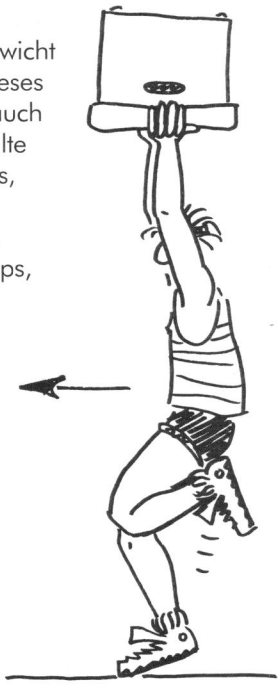

Übungen mit dem kleinen Kasten
Partnerübungen

13 ▶ Sit-ups
(Oberschenkel vorne, Bauch, schräge Bauchmusk., Hüft-Lenden-Musk.)

Person A sitzt auf dem Kasten, die Beine nach vorne gestreckt, die Knie leicht gebeugt. B fixiert die Fersen von A auf dem Boden. A macht Sit-ups. Die Hände können dabei in der Über-Kopf-Halte sein oder vor der Brust. Die Rückbeuge sollte nicht bis zur Bodenparallelen gehen!
Bei der Vorbeuge kann man noch variieren, indem man den li. Ellbogen zum re. Knie führt, anschließend den re. Ellbogen zur linken Seite.

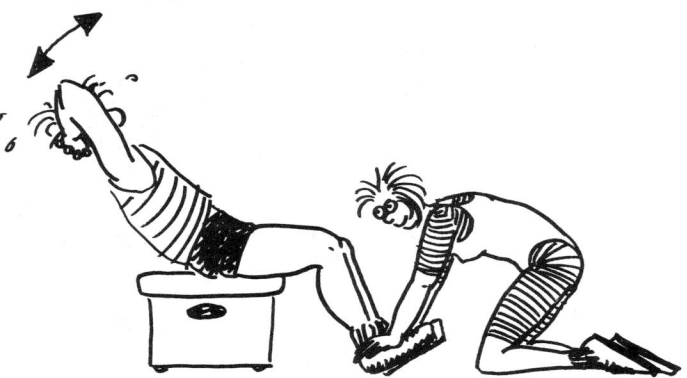

14 ▶ Drehungen in Bogenspannung
(Oberschenkel hinten, Gesäß, Rücken)

A geht in die Bauchlage, die Körpermitte liegt auf dem Kasten. B steht am Fußende und fixiert die Fußspitzen von A auf dem Boden. Dann spannt A seine gerade Rückenmuskulatur an und zieht so den Oberkörper hoch in die Bogenspannung, aber ohne ein extremes Hohlkreuz zu bilden. Die Hände sind im Nacken verschränkt. In dieser Lage wird der Körper einige Sekunden gehalten, dann wird der Oberkörper nach li. und re. gedreht. Schließlich wird die Rückenmuskulatur entspannt, der Oberkörper wieder „abgelegt" und eine kurze Erholungsphase eingelegt.

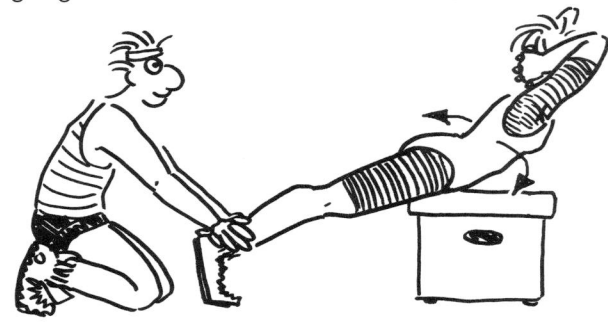

Übungen mit dem kleinen Kasten
Partnerübungen

15 ▶ Schutzschild
(Gesamtkörper, Brustmusk., Rücken, Schulter)

A wirft einige Bälle auf B. Der Abstand zwischen A und B richtet sich nach ihrer Fähigkeit zu werfen und ihrem Kraftstatus. B hält den Kasten vor der Brust und wehrt die Bälle ab.

16 ▶ Schiebewettkampf
(Gesamtkörper)

A und B tragen je einen Kasten in Brusthöhe, drücken die Lederflächen gegeneinander und versuchen dann, sich gegenseitig wegzudrücken.

Übungen mit dem kleinen Kasten
Partnerübungen

17 ▶ Wechselspiel
(Gesamtkörper)

A trägt einen Kasten und läuft, die Blickrichtung beibehaltend, großräumig um eine Matte herum. B macht während dieser Zeit kräftigende Übungen auf dieser Matte, z.B. Liegestütz, Hocksprünge, etc. Nach 20 Sek. fliegender Wechsel der Aufgaben, d.h. A geht auf die Matte und B trägt den Kasten. Die Gesamtdauer sollte ca. 3 – 5 Min. betragen.
Mit dem Kasten in Über-Kopf-Halte zu laufen, ist nur für Sportler zu empfehlen, die keinerlei Probleme mit dem Rücken und eine gut austrainierte Rückenmuskulatur haben.

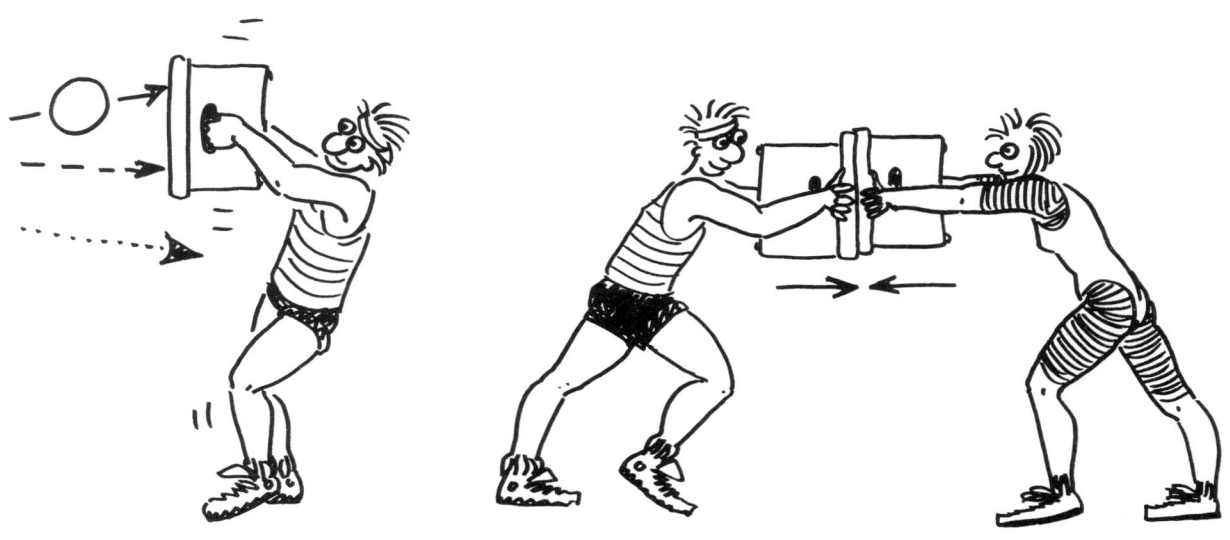

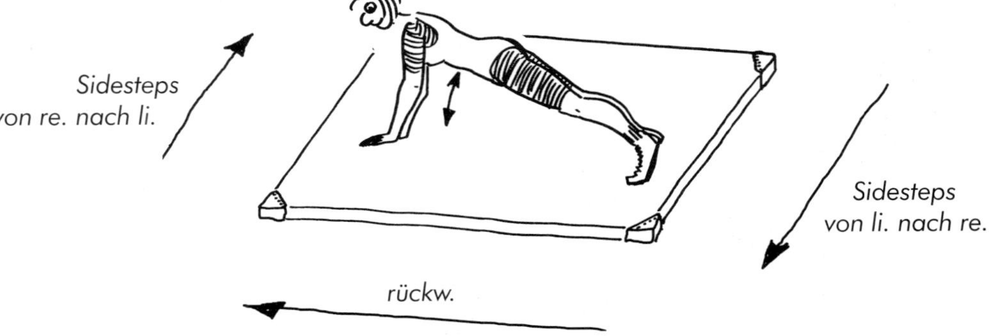

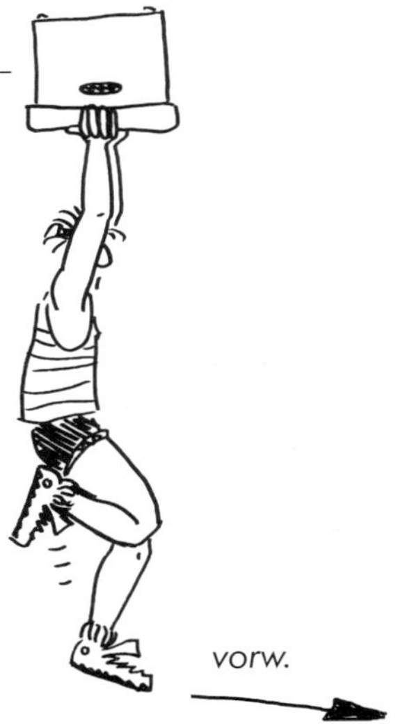

Sidesteps von re. nach li.
Sidesteps von li. nach re.
vorw.
rückw.

Übungen mit dem kleinen Kasten
Gruppenübungen

18 ▸ Seriensprünge
(Beine, Oberschenkel vorne, Wade)

Mehrere Kästen stehen in einer Reihe mit gleichen Abständen zueinander. Von jedem Kasten soll ein einbeiniger Absprung (Strecksprung) erfolgen. Der Zwischenraum soll so groß gewählt werden, dass nach der Landung noch einige Laufschritte bis zum nächsten Absprung möglich sind.
a) immer mit demselben Bein abspringen
b) re. und li. Bein alternierend benutzen
c) beliebiges Absprungbein, eben so, wie es gerade auskommt.

19 ▸ Schlusssprungserie
(Beine, Oberschenkel vorne, Wade)

Mehrere Kästen stehen in einer Reihe mit gleichen, aber kurzen Abständen (ca. 1 – 2 m). Dann Schlusssprungserie auf den Kasten, zwischen die Kästen, auf den nächsten Kasten etc.

20 ▸ Slalom
(Gesamtkörper, Beine)

Mehrere Kästen stehen in einer Reihe mit gleichen Abständen. Man benutzt sie wie Fahnenstangen zum Slalomlauf, Slalomdribbling etc. Je enger die Kästen stehen, um so mehr wird die Gewandtheit geschult.

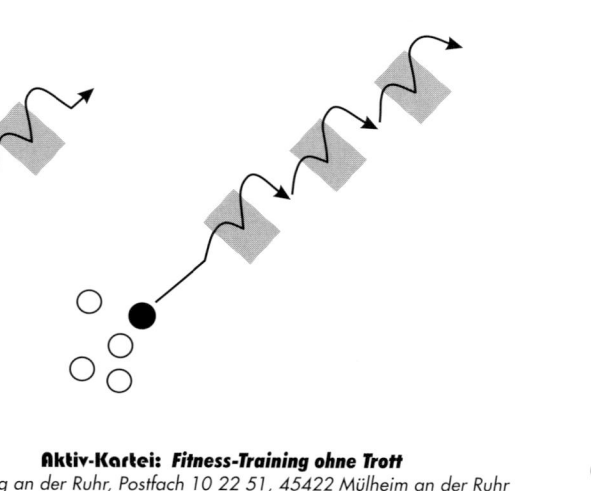
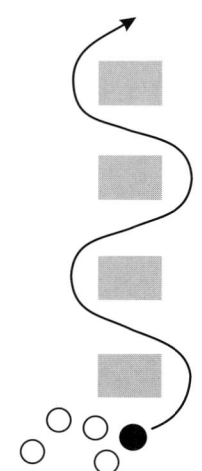

Aktiv-Kartei: Fitness-Training ohne Trott
© Verlag an der Ruhr, Postfach 10 22 51, 45422 Mülheim an der Ruhr

---

Übungen mit dem kleinen Kasten
Gruppenübungen

21 ▸ Innerer Sternlauf
(Gesamtkörper, Beine)

Mit 4 Kästen wird ein Feld, z.B. ein Badmintonfeld, abgegrenzt. Ein weiterer Kasten kommt genau ins Zentrum. Man läuft vom ersten Kasten zum Mittelkasten und wieder zurück, dann zum 2. Kasten. Vom 2. Kasten zum Mittelkasten und wieder zurück, dann zum 3. Kasten etc. Wichtig ist, dass man sich innerhalb dieser Kästen bewegt und sie zum Anschlagen benutzt. Dieses ständige Abstoppen/Antreten verbessert die Schnellkraft/Antrittsschnelligkeit.

22 ▸ Wettspiel Kastenball
(Gesamtkörper)

2 Mannschaften spielen gegeneinander, aber nicht auf Tore, sondern auf umgedrehte Kästen, die auf ihren Lederflächen stehen. Jeder Kasten steht auf 2 Matten. Diese dürfen nicht betreten werden. Ein Ball, der von oben in einen Kasten geworfen wird, zählt einen Punkt. Diese Übung ist für angehende Handballer sowie Basketballer gleichermaßen geeignet, jedoch sollte das Reglement entsprechend ausgelegt werden.

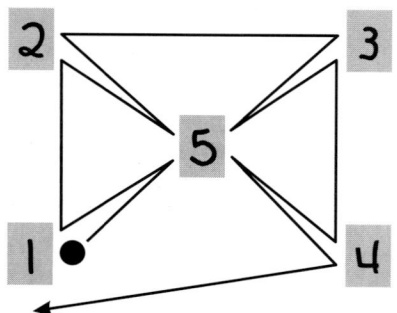
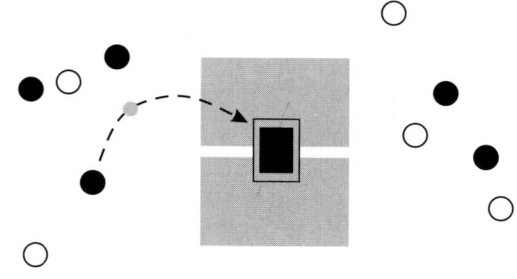

Aktiv-Kartei: Fitness-Training ohne Trott
© Verlag an der Ruhr, Postfach 10 22 51, 45422 Mülheim an der Ruhr

Übungen mit dem Langkasten

Der Langkasten ist 150 cm breit, 50 cm tief und 110 cm hoch.
Er besteht aus 5 – 6 ineinander verschachtelten Elementen.
Das unterste Element besitzt eine Vorrichtung,
womit der Langkasten gefahren werden kann.
Das oberste ist ledergepolstert.
Dieses Gerät findet als reines Turngerät ebenso Verwendung wie in Circuits etc.
Darüber hinaus kann man es in seine Einzelteile zerlegen
und in vielfältiger Weise zweckentfremden.

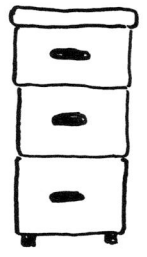
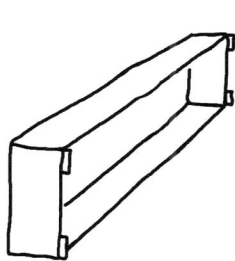
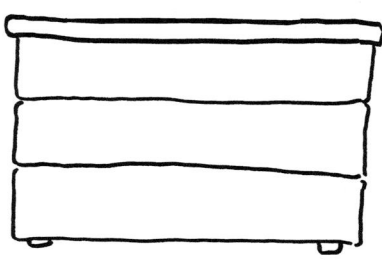

Übungen mit dem Langkasten
MUSKEL-TABELLE

Übung \ Muskelgruppe	Gesamtkörper	Beine	Oberschenkel	Obersch. vorne	Obersch. hinten	Obersch. außen	Adduktoren	Unterschenkel	Schienb. außen	Wade	Arme	Oberarm vorne	Oberarm hinten	Unterarm innen	Unterarm außen	Bauchmusk.	schräge Bauchm.	Brustmusk.	Hüfte	Hüft-Lenden-M.	Gesäß	Rumpf	seitl. Rumpfmusk.	Rücken	Schulter	Nacken	Wirbelsäule
1				K									K			K				K							
2				K						K			K			K				K							
3				K						K			K			K				K					K		
4	K	K			K								K								K						
5	K		K										K														
6		K	K																	K							
7			K							K										K							
8	K																										
9		K																									
10		K	K							K					K												
11	K																										
12	K																										
13	K																										
14																											

D = Dehnung   K = Kräftigung

Übungen mit dem Langkasten
Langkasten

Die Übungen 1 - 4 sollten mit Reutherbrettern (Federsprungbrettern) durchgeführt werden.

1 ▸ Hindernis überwinden

(Oberschenkel vorne, Oberarm hinten, Bauch, Hüft-Lenden-Musk.)

Der Langkasten steht quer zur Anlaufrichtung. Anlaufen, mit einarmigem Stütz auf den Kasten setzen. Dann die Beine auf die andere Seite bringen und Abgang.

2 ▸ Aufhocken

(Oberschenkel vorne, Oberarm hinten, Wade, Bauch, Hüft-Lenden-Musk.)

Der Langkasten steht quer zur Anlaufrichtung. Anlauf – beidbeiniger Absprung, beidarmiger Stütz, auf den Kasten hocken und Abgang (z.B. als Hocksprung).

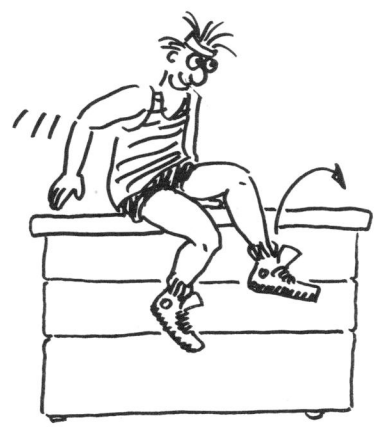
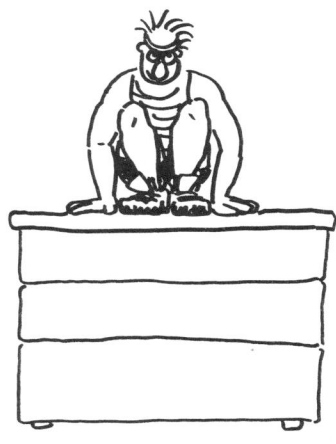

Aktiv-Kartei: *Fitness-Training ohne Trott*
© Verlag an der Ruhr, Postfach 10 22 51, 45422 Mülheim an der Ruhr

Übungen mit dem Langkasten
Langkasten

Die Übungen 1 - 4 sollten mit Reutherbrettern (Federsprungbrettern) durchgeführt werden.

3 ▸ Hocksprung

(Oberschenkel vorne, Wade, Oberarm hinten, Bauch, Hüft-Lenden-Musk., Schulter)

Der Langkasten steht quer zur Anlaufrichtung. Anlauf, beidbeiniger Absprung und beidarmiger Stütz, Beine anhocken und so über den Kasten springen, dass die Füße den Kasten nicht berühren. Landung im Stand auf der anderen Seite.

4 ▸ Pferdsprung

(Gesamtkörper, Beine, Oberarm hinten, Oberschenkel hinten, Gesäß)

Der Langkasten steht längs zur Anlaufrichtung. Anlaufen – weit mit den Händen vorgreifen – beidarmiger Stütz, grätschen oder hocken, ohne mit den Beinen den Kasten zu berühren und Landung im Stand.

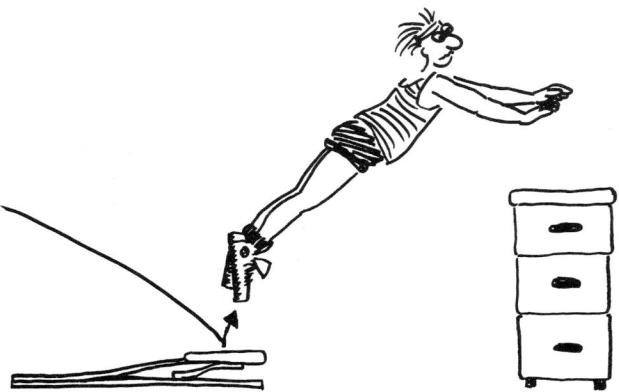
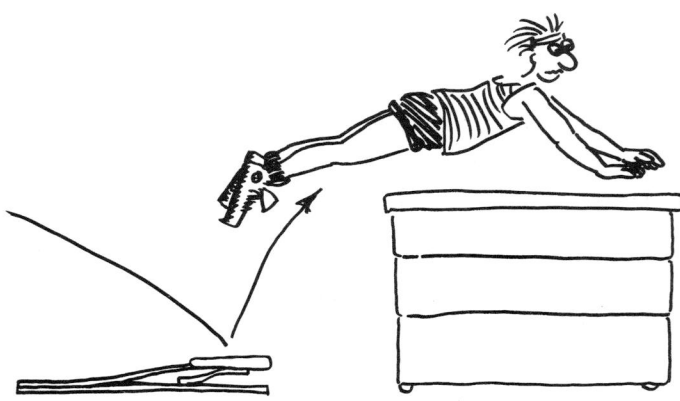

Aktiv-Kartei: *Fitness-Training ohne Trott*
© Verlag an der Ruhr, Postfach 10 22 51, 45422 Mülheim an der Ruhr

Übungen mit dem Langkasten

Langkasten

5 ▶ Sprungserie
(Gesamtkörper, Oberschenkel vorne, Oberarm hinten)

Mehrere Langkästen werden parallel zueinander und quer zur Anlaufrichtung aufgestellt. Alle Kästen haben dieselbe Höhe. Anlaufen und Sprungserie mit Aufhocken. Der Abstand der Geräte zueinander ist so zu wählen, dass die Landeposition nach dem einen Kasten gleichzeitig die Absprungposition für den nächsten Kasten darstellt.

6 ▶ Steigerungssprünge
(Beine, Oberschenkel vorne, Hüft-Lenden-Musk.)

Mehrere Kästen werden parallel zueinander und quer zur Anlaufrichtung aufgestellt. Dabei ist der erste Kasten niedrig, der zweite Kasten etwas höher, der dritte Kasten ist noch höher etc. Der Abstand der Geräte zueinander ist so zu wählen, dass die Landeposition nach dem einen Kasten gleichzeitig die Absprungposition für den nächsten Kasten ist. Sprungserie mit beidbeinigem Absprung und Hocke auf dem Langkasten, ohne dass die Arme daran beteiligt sind.

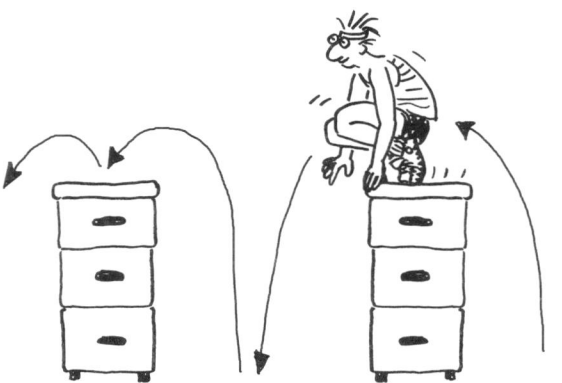
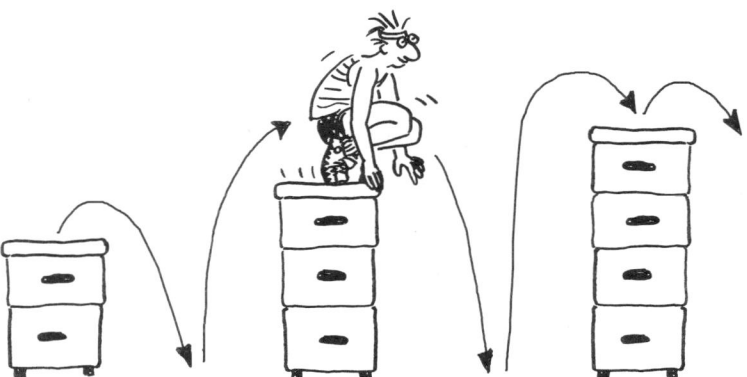

Übungen mit dem Langkasten

Kastenteile

7 ▶ Sprunglauf
(Oberschenkel vorne, Wade, Hüft-Lenden-Musk.)

Einzelne Kastenelemente werden mit der Längsseite in Serie auf den Boden gestellt. Die Kastenteile werden als Hindernisse benutzt und im Sprunglauf überwunden. Der Abstand der Kastenteile muss so gewählt werden, dass zwischen zwei Hindernissen nur ein Bodenkontakt stattfindet.

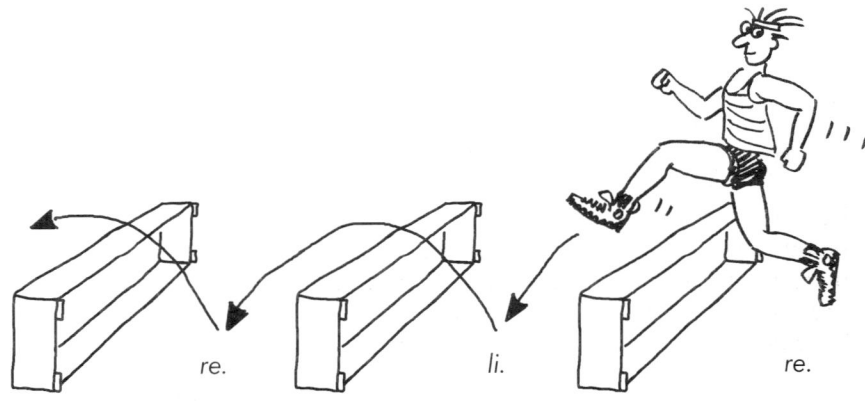

re.   li.   re.

8 ▶ 'Drüber/'drunter
(Gesamtkörper)

Die Kastenelemente werden mit den Längsseiten in Serie auf den Boden gestellt. Das erste Elemente wird übersprungen, durch das zweite kriecht man hindurch, das dritte wird übersprungen etc.

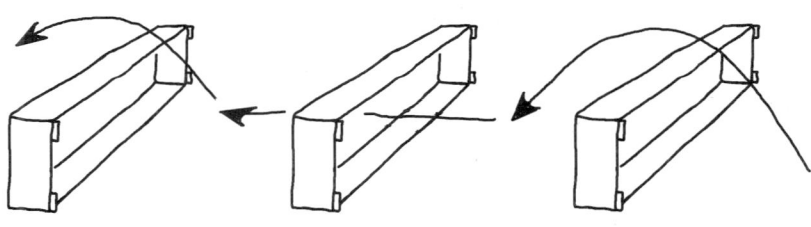

Übungen mit dem Langkasten
Kastenteile

9 ▸ Hindernisparcours
(Beine)

Die Kastenelemente werden in Serie aufgestellt, die Abstände sind unterschiedlich groß.
Diese Hindernisse werden beim Überlaufen mit rechts bzw. links übersprungen, so wie es gerade auskommt.

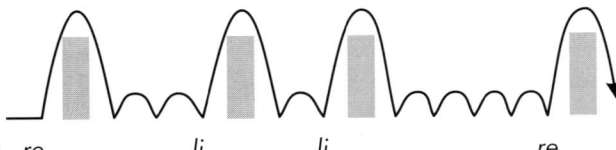

re.   li.   li.   re.

10 ▸ Hinkeln
(Beine, Oberschenkel vorne, Wade, Bauch)

Die Kastenelemente werden in Serie aufgestellt, die Abstände sind unterschiedlich groß. Auf dieser Bahn werden die Hindernisse hinkelnd überwunden.
Wichtig: Die Übung darf nur Sportlern angeboten werden, die dieser Belastung gewachsen sind!

11 ▸ Slalom
(Gesamtkörper)

Die Kastenelemente werden mit gleichen Abständen zueinander auf den Boden gestellt. Anschließend werden die Hindernisse als Fahnenstangen benutzt und der Parcours im Slalom abgelaufen.
In Verbindung mit Ballsportarten wie Fußball, Handball und Basketball kann man diese Übung auch mit Ball als Slalomdribbling durchführen. Ebenso gut könnte man vor jedem Kastenelement stoppen, eine Finte ansetzen und dann im Wechsel nach li./re. umlaufen.

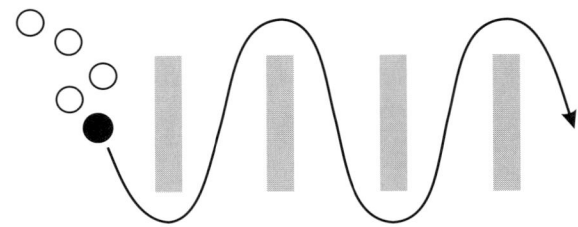

Übungen mit dem Langkasten
Kastenteile

12 ▸ Kastenmann-Staffel
(Gesamtkörper)

Man bildet mehrere Mannschaften zum Staffelwettkampf. Jede Mannschaft erhält ein Kastenelement, das mit den Haltezapfen auf dem Boden steht. Der erste Läufer jeder Mannschaft steigt in die Mitte seines Kastenteiles und hebt es mit beiden Händen von außen gegriffen hoch. Auf Signal laufen diese Kastenmänner zu einem Wendemal und wieder zurück. Dort wird das Kastenteil an den zweiten Läufer übergeben etc.

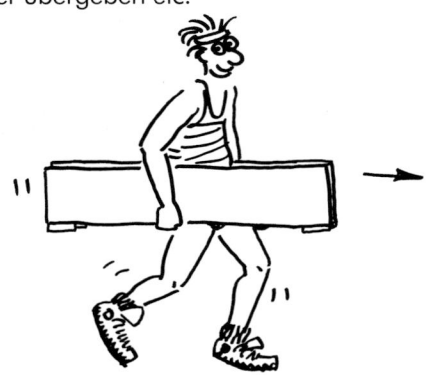

13 ▸ Schiebewettkampf
(Gesamtkörper)

Zwei Sportler stehen sich an den Enden eines Kastenelementes gegenüber und versuchen, sich gegenseitig wegzuschieben.

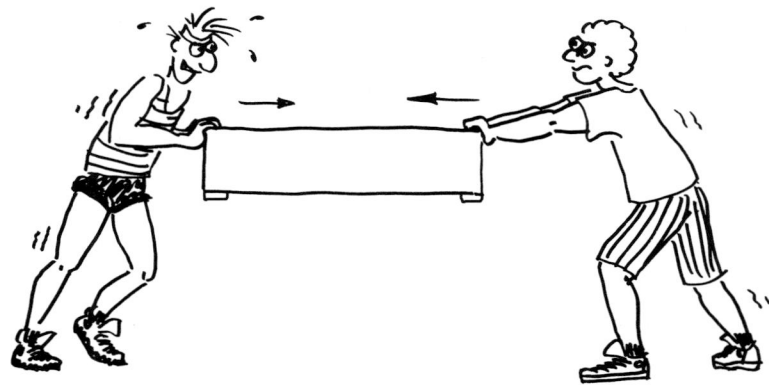

14 ▸ Torersatz

Das oberste Langkastenelement kann auch zweckentfremdet werden! So erfreut es sich z.B. großer Beliebtheit als Torersatz bei Fußball- oder Hockeyspielen.

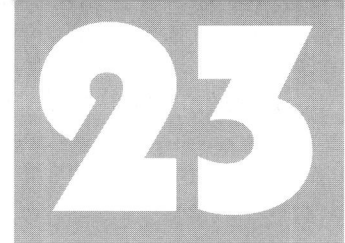

Übungen mit dem Bock

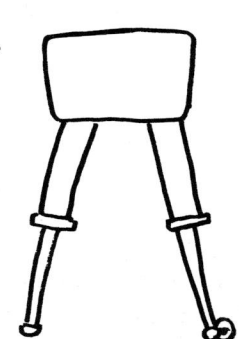

*Der Bock ist eigentlich ein Turngerät.
Er hat vier Beine, von denen zwei mit Rollen besetzt sind,
sodass man ihn zum Transport nicht tragen muss.
Alle Beine sind höhenverstellbar.
Höheneinstellungen zwischen 90 cm und 170 cm sind möglich.
Ein Bein ist stufenlos höhenverstellbar – für absolut sicheren Stand.
Der „Oberkörper" des Bockes ist lederbezogen und unterpolstert.
Die Einsatzmöglichkeiten dieses Gerätes
außerhalb des Turnbereiches sind relativ begrenzt.
Der Vollständigkeit halber sollen hier jedoch
die wenigen Möglichkeiten seines Einsatzes bei der Erwärmung
und der konditionellen Förderung erwähnt werden.
Bei manchen Übungen sollte der zusätzliche Einsatz
eines Reutherbrettes erwogen werden.
Bei Sprüngen muss der Anlauf stets von der Rollenseite her erfolgen.*

Übungen mit dem Bock

MUSKEL-TABELLE

Übung	Gesamtkörper	Beine	Oberschenkel	Obersch. vorne	Obersch. hinten	Obersch. außen	Adduktoren	Unterschenkel	Schienb. außen	Wade	Arme	Oberarm vorne	Oberarm hinten	Unterarm innen	Unterarm außen	Bauchmusk.	schräge Bauchm.	Brustmusk.	Hüfte	Hüft-Lenden-M.	Gesäß	Rumpf	seitl. Rumpfmusk.	Rücken	Schulter	Nacken	Wirbelsäule
1			K				D			K		K													K		
2			K							K		K				K				K							
3			K							K		K															
4	K																										
5	K																										
6			K							K	K														K		

D = Dehnung   K = Kräftigung

Übungen mit dem Bock

1 ▶ Grätschsprung
(Oberschenkel vorne, Wade, Oberarm hinten, Adduktoren, Schulter)

Der Grätschsprung ist die Bewegungsform, die uns als Bockspringen geläufig ist: Anlauf, beidbeiniger Absprung, Doppelarmstütz, mit gegrätschten Beinen über den Bock, auf der anderen Seite beidbeinige Landung im Stand.

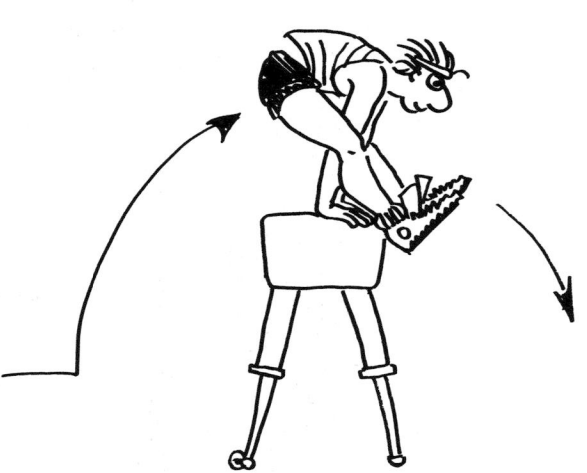

2 ▶ Hocksprung
(Oberschenkel vorne, Wade, Oberarm hinten, Bauch, Hüft-Lenden-Musk.)

Der Hocksprung unterscheidet sich vom Grätschsprung lediglich durch die Flugphase über dem Bock: hier werden die Beine nicht gegrätscht, sondern unter dem Körper angehockt.

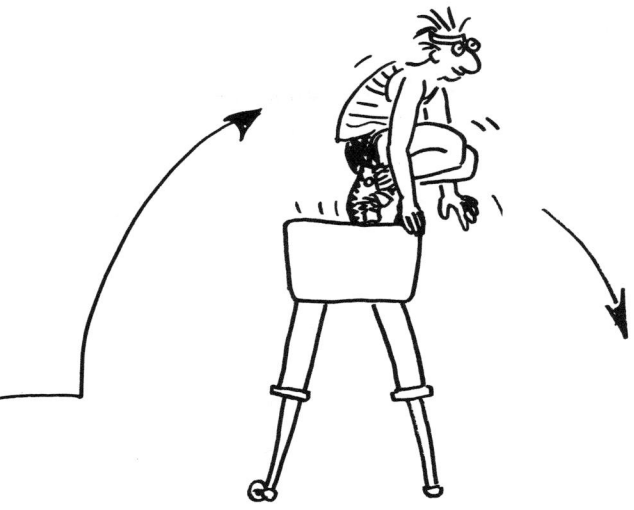

Übungen mit dem Bock

3 ▶ Sprungserie
(Oberschenkel vorne, Wade, Oberarm hinten)

Bei der Sprungserie werden mehrere Böcke hintereinander in Serie gestellt. Diese können
a) alle dieselbe Höhe haben oder
b) alle unterschiedliche Höhe haben.
   Dabei sollte die Höhe jedoch vom ersten bis zum letzten Gerät kontinuierlich zunehmen.
Bei beiden Übungsvarianten sollte der Zwischenraum zwischen zwei Böcken so dimensioniert sein, dass die Landeposition nach dem ersten Sprung gleichzeitig auch die Absprungposition für den nächsten Bock sein kann.

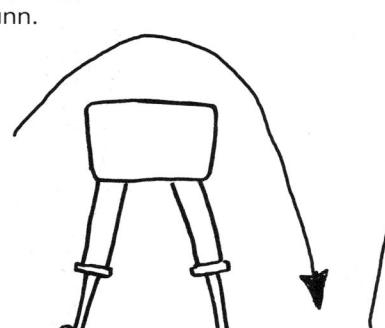
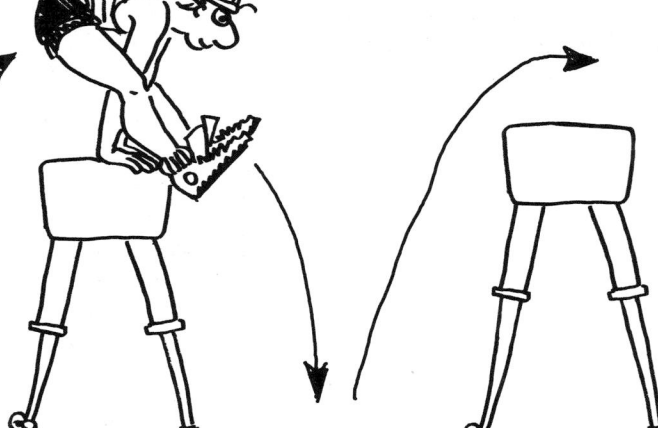

Übungen mit dem Bock

4 ▶ 'Drunter/'drüber
(Gesamtkörper)

Bei dieser Übung muss man über den Bock springen, wie in den Übungen 1 oder 2 beschrieben. Anschließend muss man unter den Bock in entgegengesetzter Richtung herkriechen. Bei kleineren Kindern bzw. schlecht ausgebildeten Personen sollte man auf ein direktes Überwinden des Bockes verzichten und stattdessen folgende Anweisung geben:
Setz dich auf den Bock und rutsche dann auf der anderen Seite herunter.

5 ▶ Bocktransport
(Gesamtkörper)

Man hebt den Bock an den rollenlosen Füßen hoch, bis er auf den Rollen der anderen Füße steht. So kann er durch die Halle gezogen und geschoben werden.
a) der Bock wird vorwärts geschoben
b) der Bock wird vorwärts gezogen
c) der Bock wird rückwärts gezogen

So kann man auch in Konkurrenz mit anderen Gruppen eine Staffel durchführen. Man sollte diese Übung jedoch nur solchen Sportlern anbieten, deren Kraftstatus dies erlaubt. Außerdem sollte man darauf achten, dass der Rücken der Übenden gerade bleibt.

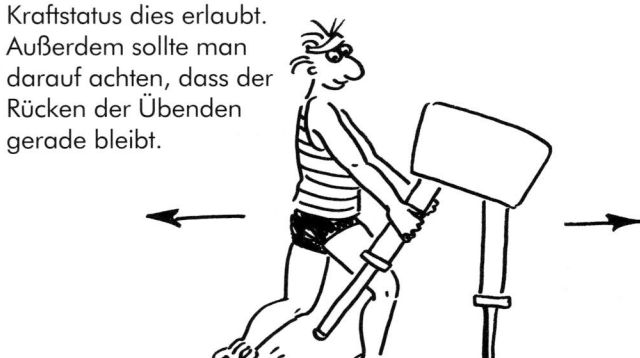

Aktiv-Kartei: *Fitness-Training ohne Trott*
© Verlag an der Ruhr, Postfach 10 22 51, 45422 Mülheim an der Ruhr

Übungen mit dem Bock

6 ▶ Uhrpendel
(Oberschenkel vorne, Oberarm vorne, Oberarm hinten, Rücken)

Das Uhrpendel ist eine Partnerübung. Dabei wird der Bock auf den Kopf gestellt und zunächst in der Balance gehalten. Person A steht auf der einen Seite des Bockes, Person B auf der anderen Seite. Partner A zieht die Beine des Bockes auf seiner Seite zu sich und gibt ihnen dann einen schwungartigen Impuls nach oben. Partner B fängt diesen Schwung mit der anderen Beinreihe des Bockes ab und gibt dann seinerseits einen Schwung nach oben. So pendelt der Bock wie ein umgedrehtes Uhrpendel hin und her.
a) Schwung aus den Armen holen
b) Schwung aus den Beinen holen
c) Schwung aus dem Gesamtkörper holen

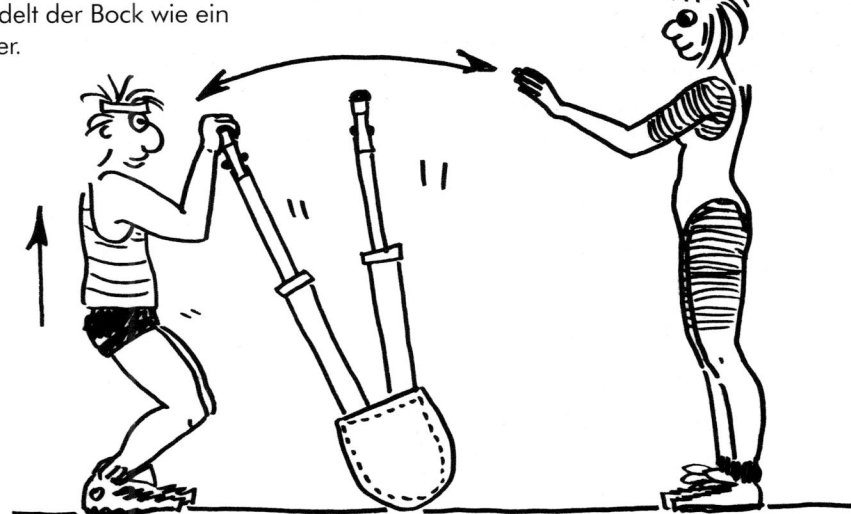

Aktiv-Kartei: *Fitness-Training ohne Trott*
© Verlag an der Ruhr, Postfach 10 22 51, 45422 Mülheim an der Ruhr

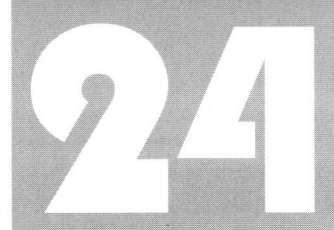

Übungen mit dem Luftballon

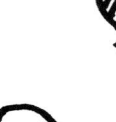
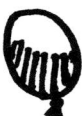

*Luftballons sind leicht zu transportieren,
besitzen verlangsamte Flugeigenschaften und sind absolut gefahrlos.
Sie sind daher das ideale Spiel- und Sportgerät für Jung und Alt.
Dieses „Sportgerät" kann mit etwas Fantasie
auch im Erwachsenensport eingesetzt werden
und dann sogar bei der Erwärmung und Konditionsschulung
gute Dienste leisten.*

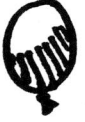
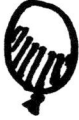

Aktiv-Kartei: *Fitness-Training ohne Trott*
© Verlag an der Ruhr, Postfach 10 22 51, 45422 Mülheim an der Ruhr

---

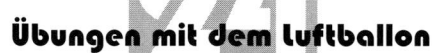

Übungen mit dem Luftballon
MUSKEL-TABELLE

Übung \ Muskelgruppe	Gesamtkörper	Beine	Oberschenkel	Obersch. vorne	Obersch. hinten	Obersch. außen	Adduktoren	Unterschenkel	Schienb. außen	Wade	Arme	Oberarm vorne	Oberarm hinten	Unterarm innen	Unterarm außen	Bauchmusk.	schräge Bauchm.	Brustmusk.	Hüfte	Hüft-Lenden-M.	Gesäß	Rumpf	seitl. Rumpfmusk.	Rücken	Schulter	Nacken	Wirbelsäule
1											K														K		
2													K													K	
3																									K	K	
4	K																										
5	K																										
6	K	K								K																	
7	K																										
8							K			K															K		
9										K																	
10				K		K	K																				
11	K									K															K		
12	K																										
13	K																										

D = Dehnung   K = Kräftigung

24 Übungen mit dem Luftballon
Einzelübungen

1 ▶ Hochschlagen
(Oberarm vorne, Schulter)

Der Luftballon wird von unten nach oben senkrecht hochgeschlagen.
a) mit dem Handteller
b) mit dem Handrücken
c) a) und b) mit li. und re.
d) a), b), c) im Stand und im Lauf

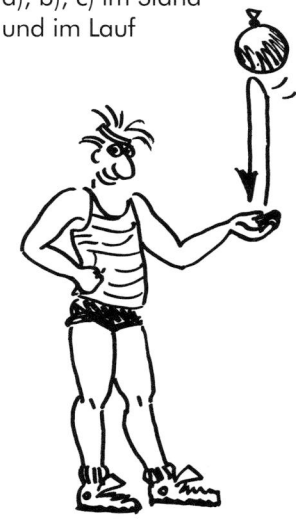

2 ▶ Aufschlag
(Arme, Schulter)

Der Luftballon wird (ähnlich wie beim Tennis-Aufschlag) über Kopf nach vorn-oben geschlagen bzw. geschmettert und so vorangetrieben. Diese Übung kann auch als Staffelwettkampf durchgeführt werden.

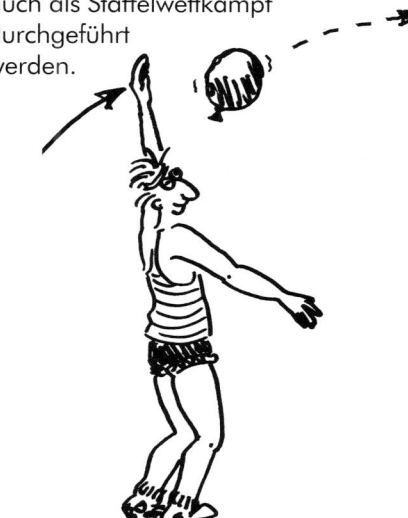

3 ▶ Kopfballspiel
(Rücken, Nacken)

Der Luftballon wird kräftig hochgeköpft, dann Bauchlage, aufstehen, der L. wird wieder hochgeköpft, dann Rückenlage, aufstehen, der L. wird erneut hochgeköpft ... Diese Übung verlangt vom Übenden größtmögliches Tempo in der Übungsausführung.

---

24 Übungen mit dem Luftballon
Einzelübungen

4 ▶ Luftballon hochhalten
(Gesamtkörper)

Der Luftballon soll über einen festgelegten Zeitraum (z.B. 2 Min.) hochgehalten werden, ohne dass er den Boden berührt. Dabei darf er mit allen Körperteilen gespielt werden. Diese Übung kann im Stand und im Lauf durchgeführt werden. Darüber hinaus kann man dieser Übung erschwerende Einschränkungen zuweisen:
a) der L. darf nur mit den unteren Extremitäten gespielt werden,
b) der L. darf nur mit den oberen Extremitäten gespielt werden,
c) der L. darf nur geköpft werden,
d) der L. muss li./re. im Wechsel gespielt werden,
e) der L. darf nur in der Diagonalen benutzt werden, d.h. li. Fuß und re. Hand ... oder umgekehrt.

Der Erfindung weiterer Erschwernisse sind hier keine Grenzen gesetzt.

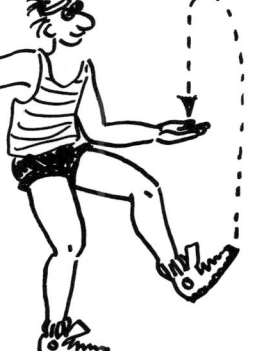

5 ▶ „Freizeitgestaltung"
(Gesamtkörper)

Der Luftballon wird li., re., oder li./re. alternierend hochgeschlagen. Zwischen 2 Schlägen werden Übungen durchgeführt, die der Förderung der allgemeinen Konditionsschulung dienen.
a) hinsetzen/aufstehen
b) Lauf zur Wand (3 – 4 m) und wieder zurück
c) 1 – 2 Liegestütz
d) Hampelmänner in situationsgerechter Anzahl
e) verschiedene Sprungvarianten

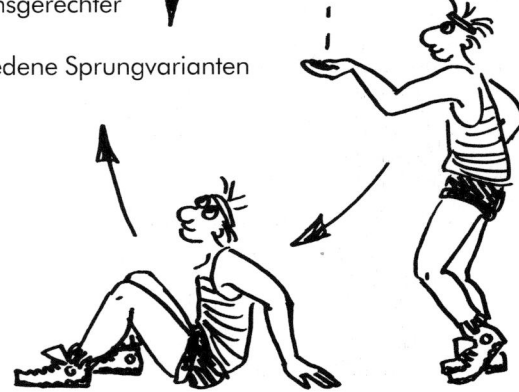

24 Übungen mit dem Luftballon
Partnerübungen

6 ▶ Ballontausch
(Gesamtkörper, Arme, Beine)

Die Übenden stehen sich im Abstand von ca. 4 – 5 m gegenüber und halten ihren Luftballon vorsichtig schlagend hoch. Auf ein vereinbartes Signal hin schlagen beide ihren L. kräftig hoch und versuchen, zum Luftballon des Partners zu laufen und diesen aufzufangen, bevor er den Boden berührt.

7 ▶ Doppelpass
(Gesamtkörper)

2 Sportler haben einen Luftballon und schlagen/schießen/köpfen ihn sich gegenseitig zu. Jeder darf das Spielgerät nur einmal pro Aktion berühren.

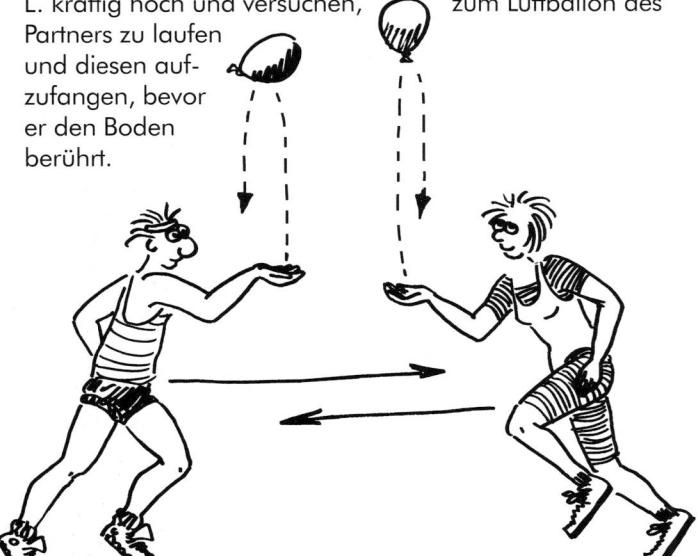
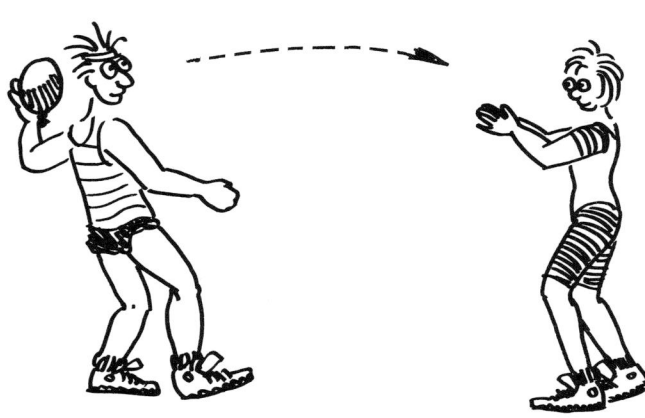

---

24 Übungen mit dem Luftballon
Partnerübungen

8 ▶ Eingeklemmter Luftballon
(Adduktoren, Rücken, Wade)

Zwei Übende klemmen den Luftballon in Brusthöhe zwischen sich ein und machen synchrone Sidesteps. Auf diese Weise zu tanzen ist von Gesellschaftsspielen her bekannt.

9 ▶ Wechselspiel
(Arme)

Zwei Übende haben zwei Luftballons. Sie stehen relativ nah beieinander und befolgen folgende Aufgabenstellung:
a) der erste Luftballon wird im Doppelpass ständig zwischen A und B hin- und hergespielt,
b) der zweite Luftballon wird senkrecht hochgeschlagen, und zwar abwechselnd von A und B. Diese Übung schult das Reaktionsvermögen und die Koordination.

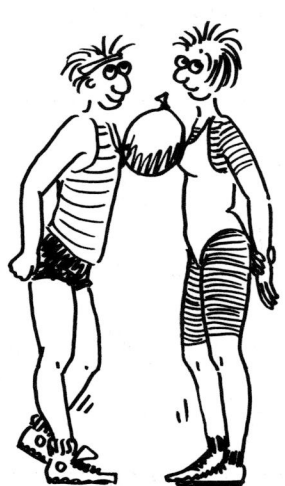

Übungen mit dem Luftballon

Partnerübungen

10 ▶ Schlusssprünge
(Oberschenkel vorne, Adduktoren, Wade)

Der Luftballon wird zwischen den Knien eingeklemmt. Dann Schlusssprünge vorwärts, um eine Wendemarke herum und zurück. Dort wird der L. an den Partner weitergegeben, der dann dieselbe Übung absolviert.

11 ▶ Treibball
(Gesamtkörper, Arme, Schulter)

A und B stehen wenige Meter auseinander und schlagen sich den Luftballon mit größtmöglicher Kraft zu. So versuchen beide, den Gegner nach hinten zu treiben.

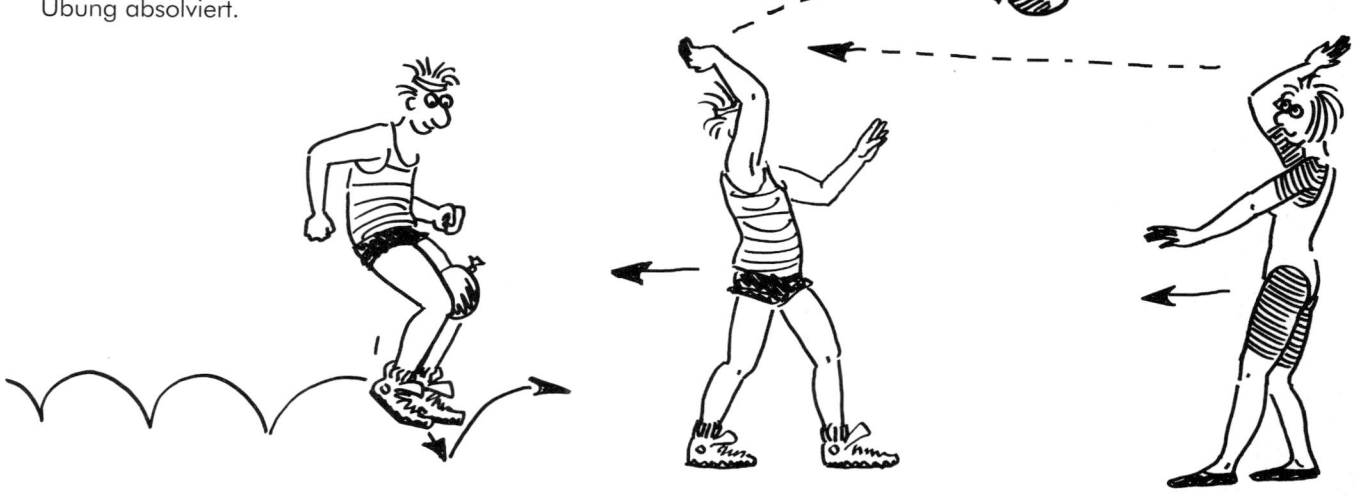

Übungen mit dem Luftballon

Gruppenübungen

12 ▶ Staffellauf
(Gesamtkörper)

Mehrere Mannschaften machen einen Staffellauf. Dabei soll der Luftballon schlagend/schießend nach vorne getrieben werden. Er dient dann als „Staffelstab" für die nächste Person. Vorsichtshalber sollten einige Luftballons aufgeblasen in Reserve liegen.

13 ▶ Luftballon-Mannschaftsspiel
(Gesamtkörper)

Zwei Mannschaften spielen gegeneinander auf zwei Tore. An der Wand aufrecht hingestellte Weichbodenmatten dienen als Tore. Ziel ist es, den Luftballon in das gegnerische Tor zu schlagen. Der L. darf nur geschlagen bzw. geschossen, nicht aber gefangen und getragen werden. Auf Grund der verzögerten Flugeigenschaften dieses „Freizeit-Gerätes" sollten die Mannschaften aus nicht allzu vielen Personen bestehen! (3 : 3 wäre optimal).

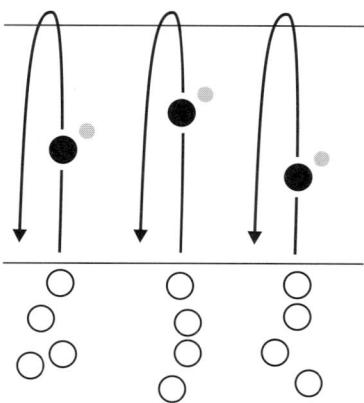
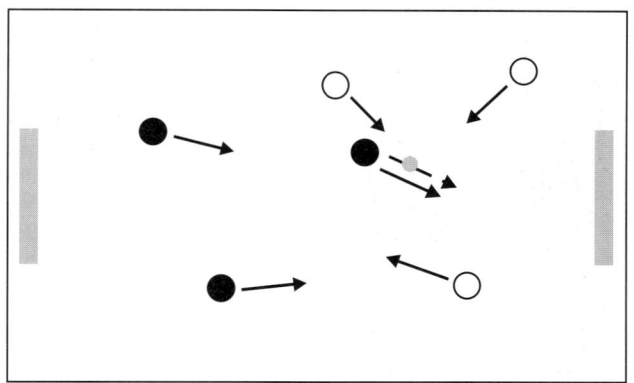

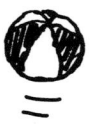
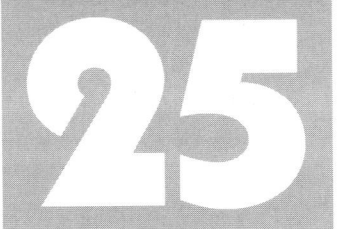

Übungen mit alternativen Sportgeräten

Unter alternativen Sportgeräten verstehen wir Kleingeräte, die eher Bestandteil aktiver Freizeitgestaltung als des Vereinssports sind. Alle genannten Geräte sind inzwischen in fast jedem Spielwaren- und/oder Sportgeschäft erhältlich.

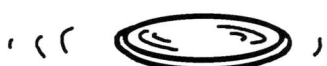

Aktiv-Kartei: *Fitness-Training ohne Trott*
© Verlag an der Ruhr, Postfach 10 22 51, 45422 Mülheim an der Ruhr

---

Übungen mit alternativen Sportgeräten
MUSKEL-TABELLE

Übung	Gesamtkörper	Beine	Oberschenkel	Obersch. vorne	Obersch. hinten	Obersch. außen	Adduktoren	Unterschenkel	Schienb. außen	Wade	Arme	Oberarm vorne	Oberarm hinten	Unterarm innen	Unterarm außen	Bauchmusk.	schräge Bauchm.	Brustmusk.	Hüfte	Hüft-Lenden-M.	Gesäß	Rumpf	seitl. Rumpfmusk.	Rücken	Schulter	Nacken	Wirbelsäule
1											K	K													K		
2											K														K		
3		K												K						K							
4																									K	K	
5	K																										
6												K	K														
7											K	K	K												K		
8											K	K	K												K		
9											K	K	K												K		
10	K																										
11											K	K	K												K		
12	K																										
13											K	K	K												K		
14	K																										
15										K															K		
16										K															K		
17	K																										
18	K																										
19	K																										
20		K		K						K									K								
21		K																									

D = Dehnung   K = Kräftigung

Aktiv-Kartei: *Fitness-Training ohne Trott*
© Verlag an der Ruhr, Postfach 10 22 51, 45422 Mülheim an der Ruhr

Übungen mit alternativen Sportgeräten
Japan-Papierball

Der Japan-Papierball hat eine pergamentartige Außenhülle und ist sehr leicht.
Sein Durchmesser beträgt ca. 12 cm.
Er kann auf einfache Weise mit dem Mund oder einem Strohhalm wieder aufgeblasen werden.

Die Übungen 1 – 5 können sowohl im Stand als auch in der Bewegung durchgeführt werden.

1 ▸ Hochball
(Arme, Oberarm vorne, Schulter)

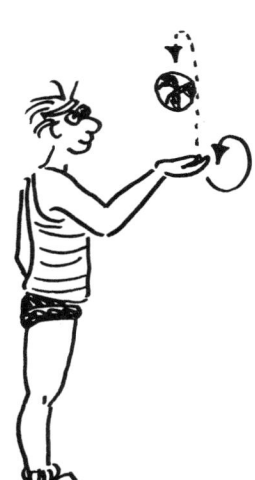

Der Japan-Papierball wird leicht nach oben geschlagen.
a) mit dem Handteller
b) mit dem Handrücken
c) mit Handteller/ Handrücken alternierend
d) Übung a) - c) nur re.
e) Übung a) - c) nur li.
f) Übung a) - c) li./re. alternierend

2 ▸ Armkombinationen
(Arme, Schulter)

Der Japan-Papierball wird mit der Hand und einem anderen Teil desselben Armes im Wechsel hochgeschlagen.
a) Hand – Ellbogen
b) Hand – Schulter
c) a) + b) mit li. + re.

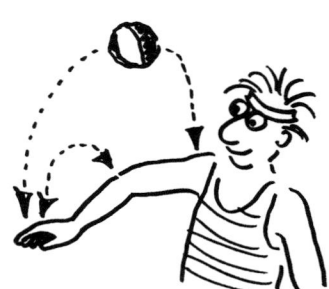

Aktiv-Kartei: Fitness-Training ohne Trott
© Verlag an der Ruhr, Postfach 10 22 51, 45422 Mülheim an der Ruhr

---

Übungen mit alternativen Sportgeräten
Japan-Papierball

Die Übungen 1 - 5 können sowohl im Stand, als auch in der Bewegung durchgeführt werden.

3 ▸ Fußballtraining
(Beine, Bauch, Hüft-Lenden-Musk.)

Der Japan-Papierball wird mit den Füßen hochgehalten.
a) re. Fuß
b) li. Fuß
c) re./li. Fuß im Wechsel
d) Kombination Fuß - Oberschenkel

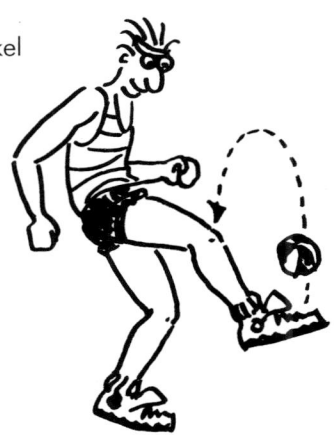

4 ▸ Kopfball
(Rücken, Nacken)

Der Japan-Papierball wird mit dem Kopf bzw. mit Hand-Kopf-Kombinationen hochgehalten.
a) nur mit der Stirn
b) li./re. Hand und Stirn im Wechsel
c) balancieren, d.h. dass der Ball nicht sofort hochgeschlagen wird, sondern dass man versucht, ihn mit Kopf und Hand so abzufangen, dass er jeweils einen kurzen Moment dort ruht.

Aktiv-Kartei: Fitness-Training ohne Trott
© Verlag an der Ruhr, Postfach 10 22 51, 45422 Mülheim an der Ruhr

Übungen mit alternativen Sportgeräten
Japan-Papierball

Die Übungen 1 – 5 können sowohl im Stand als auch in der Bewegung durchgeführt werden.

5 ▶ Freie Kombination
(Gesamtkörper)

Der Japan-Papierball wird über einen bestimmten Zeitraum, z.B. 1 Min., hochgehalten. Dabei kann er mit allen Körperteilen gespielt werden.

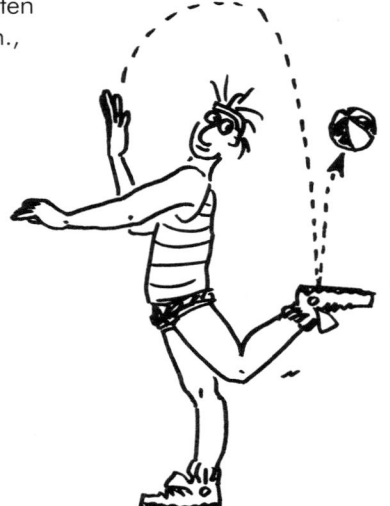

6 ▶ Handdrehen
(Unterarm innen, Unterarm außen)

Der Japan-Papierball ruht auf dem Handteller. Dann die Hand so drehen, dass er auf dem Handrücken zu liegen kommt ... und umgekehrt.

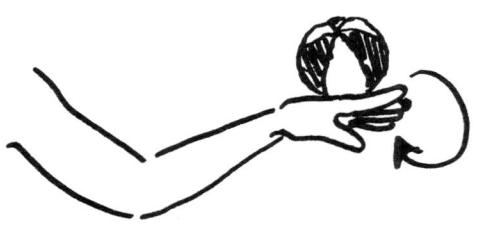

Aktiv-Kartei: *Fitness-Training ohne Trott*
© Verlag an der Ruhr, Postfach 10 22 51, 45422 Mülheim an der Ruhr

---

Übungen mit alternativen Sportgeräten
Frisbeescheibe

Die Frisbeescheibe ist eine Plastikscheibe mit umgekrempeltem Rand.
Sie wird mit starker Rotation geworfen.
Unter der Scheibe bildet sich ein Luftpolster, das die Scheibe trägt.
Es gibt sie in mehreren Größen. Je kleiner die Scheibe ist,
um so schneller kippt sie seitlich ab und verliert somit ihre guten Flugeigenschaften.
Das Gewicht beträgt zwischen 85 und 166 g.
Durch die Rotation, die über das Handgelenk auf die Frisbeescheibe übertragen werden muss,
ist in allen Übungen die Unterarmmuskulatur in besonderem Maße gefordert.

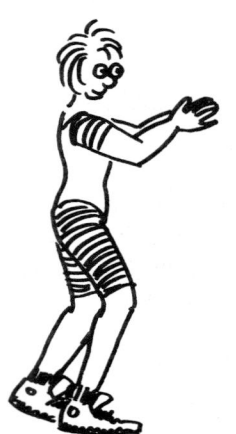
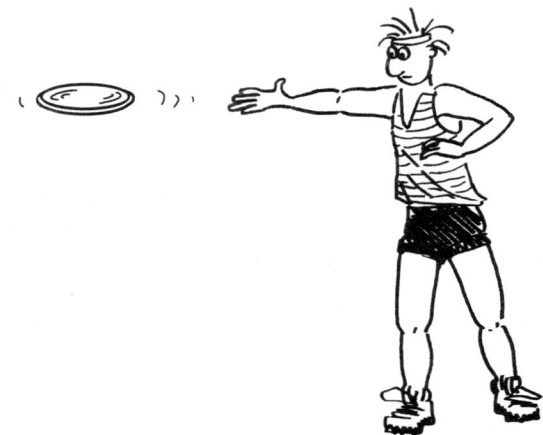

7 ▶ Doppelpass
(Oberarm hinten, Unterarm innen, Unterarm außen, Schulter)

Die Frisbeescheibe wird partnerweise zugespielt. Dabei können sowohl feste Positionen angespielt werden als auch Pässe in den Lauf erfolgen.

Aktiv-Kartei: *Fitness-Training ohne Trott*
© Verlag an der Ruhr, Postfach 10 22 51, 45422 Mülheim an der Ruhr

Übungen mit alternativen Sportgeräten
Frisbeescheibe

8 ▶ Synchronpassen
(Oberarm hinten, Unterarm innen, Unterarm außen, Schulter)

Die Partner A und B haben je eine Frisbeescheibe und passen sie sich gleichzeitig zu.

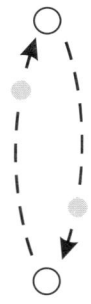

9 ▶ Freies Zuspiel
(Oberarm hinten, Unterarm innen, Unterarm außen, Schulter)

Einige Spieler bilden einen großen Kreis und spielen sich die Frisbeescheibe in beliebiger Reihenfolge zu. Diese Übung kann intensiviert werden, indem man die Anzahl der Scheiben erhöht. So kann man mit dieser Übung dann die Reaktion schulen.

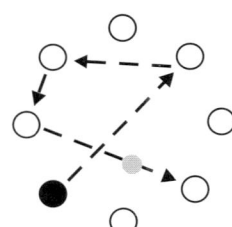

10 ▶ Passweg nachlaufen
(Gesamtkörper)

Alle Spieler sind frei in der Halle verteilt. A spielt die Scheibe zu einem beliebigen B und läuft dann auf dessen Position. B passt zu C und läuft auf dessen Position, etc. Den Laufwegen kann man noch erschwerenden und konditionsfördernden Charakter zuweisen:

a) hinkeln li./re.,
b) Entengang,
c) Kängurus,
d) Spinnegang,
e) Hampelmann in der Vorwärtsbewegung,
f) als Sprint,
g) Sprunglauf,
h) rückw.-Lauf,
i) Kniehebelauf,
j) anfersen.

Auch bei dieser Übung kann die Intensität durch Erhöhung der Anzahl der Frisbeescheiben gesteigert werden.

Übungen mit alternativen Sportgeräten
Frisbeescheibe

11 ▶ Zielwerfen
(Oberarm hinten, Unterarm innen, Unterarm außen, Schulter)

Man stellt eine künstliche Wand aus mehreren Hohlkörpern (z.B. umgedrehte Kästen) zusammen, wobei jedem Hohlkörper eine Punktzahl zugewiesen wird.
Dann gilt es, mit einer bestimmten Anzahl an Würfen, aus einer bestimmten Entfernung, möglichst viele Punkte zu erzielen.

a) Zinnsoldaten   b) Mauerwerk   c) Schießscharten   d) Hubschrauberlandeplatz

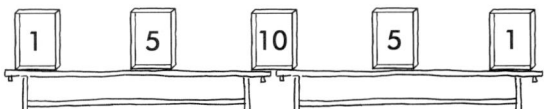

e) Einflugschneise
Diese Übung kann auch partnerweise im Endlos-Wettkampf durchgeführt werden, indem Person A auf der einen Seite des Aufbaus steht, Person B auf der anderen Seite. Die Mindestabstände auf beiden Seiten sollten allerdings markiert sein.

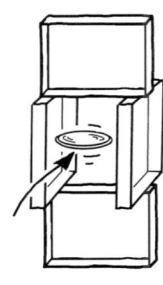

f) Mannschafts-Zielwerfen
Zwei Mannschaften stehen sich hinter den Grundlinien eines Volleyball-Spielfeldes gegenüber. Jeder Spieler hat eine Frisbeescheibe. In der Mitte steht eine Bank, auf der sich einige Keulen befinden. Aufgabe ist es, diese Keulen abzuwerfen. Das Feld darf betreten werden, um die Scheiben zu holen. Werfen muss man aber hinter der Grundlinie. Sieger ist, wer nach dem Abschuss der letzten Keule die meisten Keulen in die gegnerische Hälfte geschossen hat.

Übungen mit alternativen Sportgeräten
Frisbeescheibe

12 ▶ Mannschaftswettkampf
(Gesamtkörper)

Zwei Mannschaften spielen gegeneinander auf zwei Tore. Als Tore werden Weichbodenmatten an die Wand gestellt. Die Frisbeescheibe darf innerhalb einer Mannschaft beliebig zugespielt werden. Wer die Scheibe fängt, darf nicht weiterlaufen, sondern muss die Scheibe im Stand weiterspielen (Sternschritt erlaubt). Ziel ist es, die Frisbeescheibe vor das gegnerische Tor zu werfen.

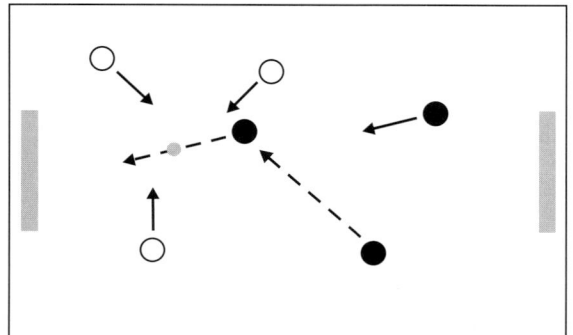

13 ▶ Eisstockschießen
(Oberarm hinten, Unterarm innen, Unterarm außen, Schulter)

Zwei Mannschaften A und B spielen gegeneinander. Jeder Spieler hat eine Frisbeescheibe. In ca. 20 m Abstand zur Abwurfmarke wird ein kleiner schwerer Gegenstand auf den Boden gelegt. Ziel ist es, möglichst nah an diesen Gegenstand (z.B. kl. Holzklotz) heranzuwerfen. Die Spieler der Mannschaften A und B werfen abwechselnd. Es ist erlaubt, andere Frisbeescheiben „wegzutitschen". Gewonnen hat diejenige Mannschaft, die den Spieler stellt, dessen Frisbeescheibe am nächsten an dem Holzklotz liegt. Den nächsten Durchgang beginnt die Siegermannschaft, damit die Verlierermannschaft den Vorteil des letzten Wurfs hat.

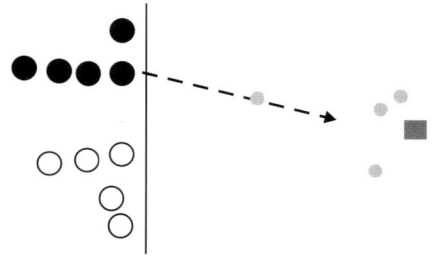

Übungen mit alternativen Sportgeräten
Indiaca

Indiacas sind „große Federbälle". Es gibt zwei Ausführungen: die eine ist für den Freizeitsport konzipiert, die andere für den Wettkampf.
Das Freizeitindiaca besteht aus einem großen Schaumgummikopf und drei großen Federn. Es wiegt ca 30 g.
Das Wettkampfindiaca besitzt einen kleineren Kopf.
Dafür kann man sein Gewicht durch Einlegen von Pfennigstücken individuell variieren (von 45 – 65 g).
Die Federn für dieses Indiaca sind einzeln nachkaufbar.
Das Indiaca kann mit der Hand oder den dazugehörigen Plastikschlägern gespielt werden.

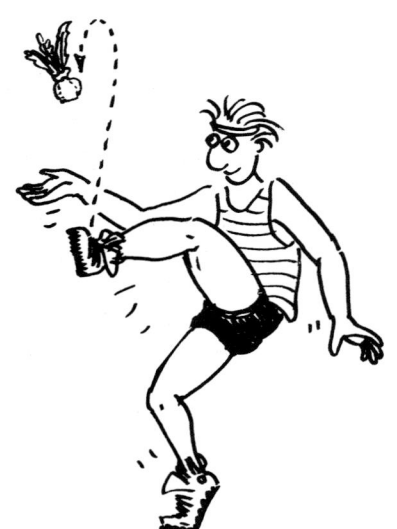

14 ▶ Jonglieren
(Gesamtkörper)

Das Indiaca wird über einen bestimmten Zeitraum hochgehalten, ohne dass sie zu Boden fällt. Es darf dabei mit allen Körperteilen gespielt werden.

Übungen mit alternativen Sportgeräten
Indiaca

15 ▶ Doppelpass
(Arme, Schulter)

Partnerweises Zuspiel mit einem oder zwei (synchron) Indiacas. Darüber hinaus können diese Pässe als harte Pässe, als „Bogenlampen", mit re. oder mit li. gespielt werden etc.

16 ▶ Kreisformation
(Arme, Schulter)

Aufstellung mehrerer Spieler (5 – 6) in Kreisformation. Das Indiaca wird beliebig zugespielt. Diese Übung erhält noch konditionsfördernden Charakter, wenn man, unmittelbar nachdem man das Indiaca weitergeschlagen hat, eine Übung machen muss. So z.B.:
a) 1 Liegestütz,
b) 1 Hocksprung,
c) 1 Grätschristsprung,
d) 1 x hinlegen/aufstehen,
e) 1 Hock-Strecksprung,
f) 1 Drehung um die Körperlängsachse.

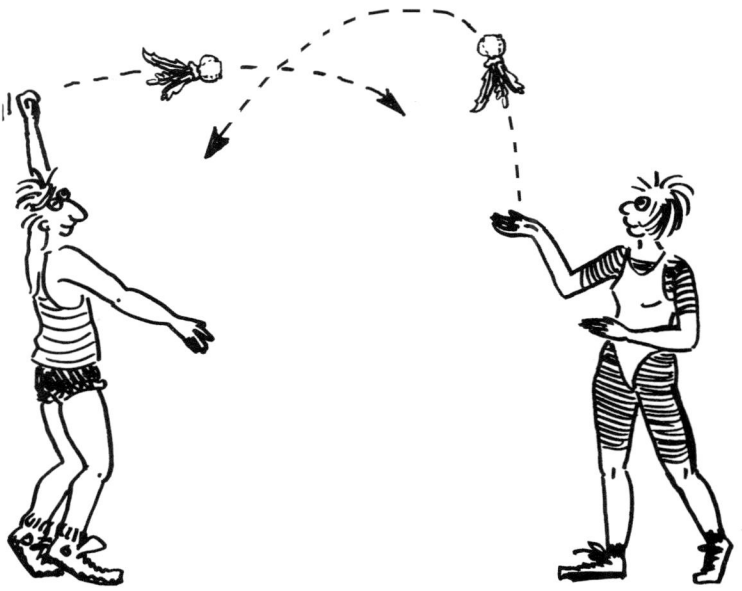

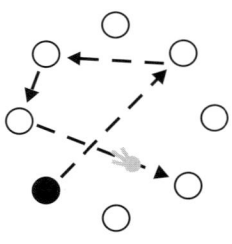

Übungen mit alternativen Sportgeräten
Indiaca

17 ▶ Treibball
(Gesamtkörper)

Zwei Spieler versuchen gegenseitig, den jeweiligen Gegner durch weite Schläge nach hinten zu treiben. Sieger ist, wer seinen Gegner über eine bestimmte Markierung getrieben hat.

18 ▶ Indiaca-Badminton
(Gesamtkörper)

Man spielt im Badmintonfeld, mit Badmintonnetz und Badmintonregeln, aber mit dem Indiaca. Wie beim Badminton sind Einzel- und Doppelspiele möglich.

19 ▶ Indiaca-Volleyball
(Gesamtkörper)

Beim Indiaca-Volleyball gelten die Volleyballregeln. Man kann jedoch in der Wahl der Spielfeldgröße variabel sein:
a) man spielt im Badmintonfeld 2 : 2 oder 3 : 3,
b) man spielt im Volleyballfeld 4 : 4, 5 : 5 oder 6 : 6.

Entscheidet man sich für das Volleyballfeld, so sollte man die 3 m-Linie zur Aufschlaglinie erklären.

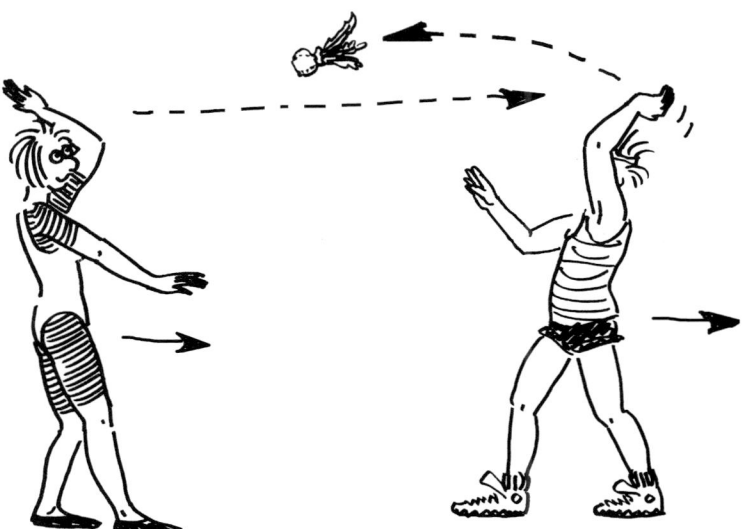

25 Übungen mit alternativen Sportgeräten
Zauberschnur

Die Zauberschnur ist ein altbekanntes Hilfsinstrument im Sportunterricht.
Es eignet sich zum Abgrenzen bestimmter Bereiche in der Luft, als Netzersatz beim Volleyball,
Badminton oder Fußballtennis als Lattenersatz beim Hochsprung sowie beim Aufbau
eines Hindernisparcours und von Erlebnis- und Abenteuerbahnen für die kleinen Sportler.
Darüber hinaus kann man der Zauberschnur mit manchen Übungen auch so eine Art „Eigenleben" verschaffen.

20 ▶ Spinnennetz
(Beine, Oberschenkel vorne, Wade, Bauch, Hüft-Lenden-Musk.)

Mit Hilfe von kleinen Kästen bzw. schweren Ständern wird ein Spinnennetz gezogen. Aufgabe ist es, sich schnell und sicher in diesem Spinnennetz zu bewegen. Dabei dürfen nie beide Füße hintereinander denselben Netzbereich betreten!
a) auf Sicherheit
b) auf Tempo
c) mit angehobener Netzhöhe – Knie hoch!
Um das Spinnennetz möglichst groß gestalten zu können und die Elastizität zu erhalten, sollten 2 – 3 Zauberschnüre aneinander gebunden werden.

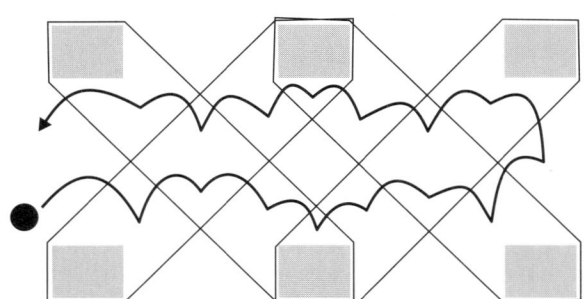

25 Übungen mit alternativen Sportgeräten
Zauberschnur

21 ▶ Gummitwist
(Beine)

Man knotet ca. 3 m Zauberschnur zu einem Ring. In diesen Ring stellen sich 2 Personen und spannen die Zauberschnur in Kniehöhe. Eine dritte Person benutzt diesen elastischen Doppelstrang zum Ausführen bestimmter Sprungelemente.
a) reinspringen/rausspringen
   (Füße zusammen oder offener Sprung)
b) auf einen Seilstrang draufspringen
   – rausspringen
c) auf einen Seilstrang draufspringen
   – in die Mitte hineinspringen
d) Grätschstand über dem Doppelstrang
   – Körperdrehung um 180° – springen und dabei Fersen unter das Gesäß bringen
   – in den Doppelstrang hinein
e) beide Füße stehen auf einem Seilzug
   – in die Mitte springen – beide Füße springen auf den anderen Seilzug – in die Mitte springen
   – etc.

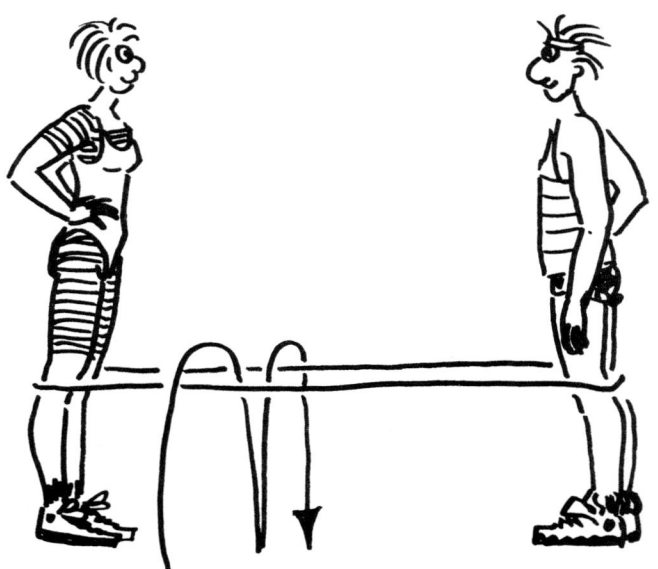

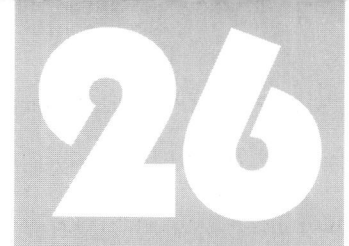

Übungen mit dem Deuserband

*Das Deuserband ist ein großer, flacher Gummiring.
Er ist 32 mm breit, 3 mm dick und hat einen Umfang von 200 cm.
Das Deuserband ist leicht, daher gut zu transportieren und vielseitig einsetzbar.
Es eignet sich zur Kräftigung bestimmter Muskeln bzw. Muskelgruppen
ebenso wie zur Rehabilitation oder einfach zur Gesunderhaltung und Fitness.
Dieses Gummiband wurde entwickelt von Erich Deuser,
einem Sportphysiotherapeuten mit internationaler Anerkennung, der u.a.
die deutsche Fußball-Nationalmannschaft jahrzehntelang auf seinem Fachgebiet betreute.
Seit einiger Zeit gibt es noch 2 Konkurrenzbänder auf dem Markt:
das Body-Lastic-Band und das Vario-Band.
Das Body-Lastic-Band ist in drei Stärken erhältlich, das Vario-Band dafür in allen Längen.
Als Antwort darauf wird das Deuserband nun zusätzlich als Deuserband-light angeboten:
Es hat dieselben Ausmaße wie sein „großer Bruder",
aber 40% verminderte Zugkraft.*

Übungen mit dem Deuserband
MUSKEL-TABELLE

Übung \ Muskelgruppe	Gesamtkörper	Beine	Oberschenkel	Obersch. vorne	Obersch. hinten	Obersch. außen	Adduktoren	Unterschenkel	Schienb. außen	Wade	Arme	Oberarm vorne	Oberarm hinten	Unterarm innen	Unterarm außen	Bauchmusk.	schräge Bauchm.	Brustmusk.	Hüfte	Hüft-Lenden-M.	Gesäß	Rumpf	seitl. Rumpfmusk.	Rücken	Schulter	Nacken	Wirbelsäule
1											K	K													K		
2											K																
3																									K	K	
4											K														K		
5													K												K		
6				K																				K			
7																								K			
8				K																							
9	K	K																									
10																K											
11											K	K													K		
12											K														K	K	
13					K																K			K			
14											K														K		
15											K	K													K		K
16													K												K		
17				K	K																						
18					K	K																					
19				K															K	K							

D = Dehnung   K = Kräftigung

Übungen mit dem Deuserband
freies Band

1 ▶ Frontzug
(Arme, Oberarm vorne, Schulter)

Kleine Schrittstellung – 1 Fuß steht auf dem Band. Dann das Band hochziehen.
a) der Handrücken zeigt nach oben
b) der Handteller zeigt nach oben
c) a) und b) einhändig und beidhändig

2 ▶ Fußstreckung
(Wade)

Strecksitz – das Deuserband wird zwischen den Händen und einem Vorderfuß gespannt. Nun die Fußspitze anziehen/wegstrecken!
a) li. Fuß
b) re. Fuß
c) beide Füße gleichzeitig

3 ▶ Schulterzucken
(Schulter, Nacken)

Schlussstand auf doppeltem Bandzug – jede Hand hält eine Schlaufe (Bandende). Nun werden beide Arme und Schultern gleichzeitig hochgezogen, wobei jedoch stets die Hände die tiefsten Punkte der Arme bleiben.

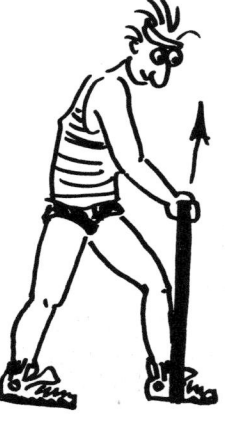
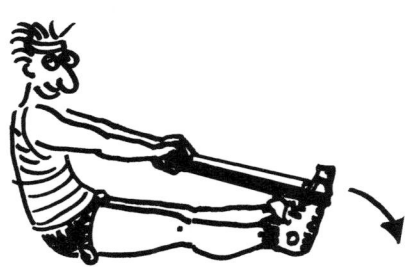
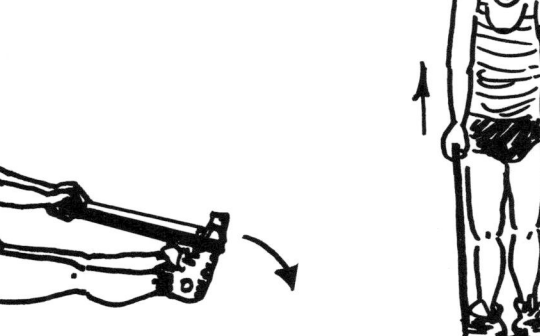

Übungen mit dem Deuserband
freies Band

4 ▶ Expander
(Arme, Schulter)

Grätschstand, Über-Kopf-Halte – beide Hände befinden sich im Band, die Handflächen zeigen nach außen. Die Arme bleiben gestreckt. Nun zieht man das Band mit gestreckten Armen nach unten.
a) nach vorne auf die Brust
b) nach hinten in den Nacken
c) alternierend nach vorne/hinten

5 ▶ Herkules
(Oberarm hinten, Schulter)

Man dreht/kreuzt das Band 1-mal und halbiert es dann. So erhält man ein gedoppeltes Band, das wie in einem Ring liegt. Grätschstand – mit hängenden Armen drücken die Hände gegen den doppelten Zug nach außen.
a) vor dem Körper
b) hinter dem Körper

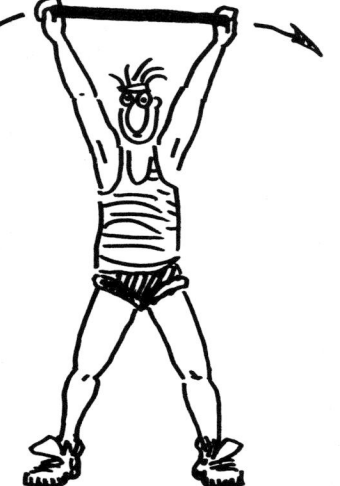
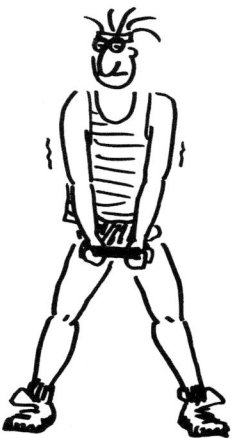

Übungen mit dem Deuserband

freies Band

6 ▶ Kniebeuge
(Oberschenkel vorne, Rücken)

Hockstellung – man stellt sich mit beiden Füßen auf das Band und legt sich das freie Ende über den Nacken. Dann gegen den Bandzug strecken und beugen. Der Rücken soll dabei gerade bleiben! Unter Umständen muss das Band dabei mit beiden Händen festgehalten werden, damit es nicht abrutscht.

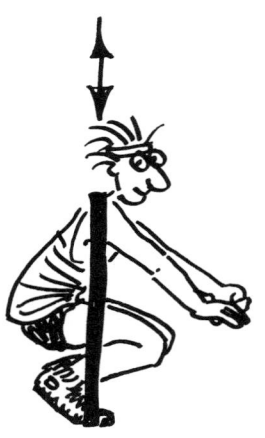

7 ▶ Verbeugung
(Rücken)

Grätschstand – beide Beine stehen auf dem Band. Oberkörper-Vorbeuge und das andere Ende nun um den Nacken legen. Dann aufrichten (gestreckter Oberkörper).

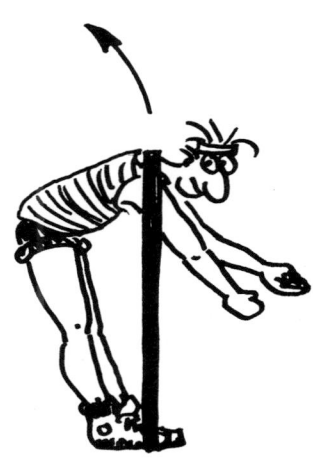

8 ▶ Einbeiniges Radfahren
(Oberschenkel vorne)

Rückenlage – beide Hände fassen in das gedoppelte Band. 1 Fuß tritt in diese Doppelbandschlaufe und fährt gegen den Widerstand dieses Bandzuges „Rad".

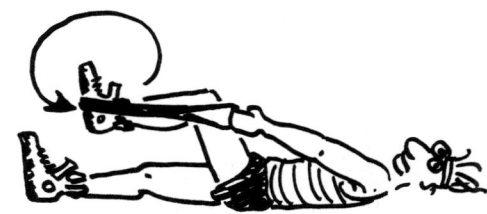

Übungen mit dem Deuserband

fixiertes Band: hüfthohe Fixierung

9 ▶ Skippings
(Gesamtkörper, Beine)

Befestigung des Deuserbandes durch eine „Schlaufe mit sich selbst" an einem Torpfosten oder einer Sprossenwand. Dann steigt man in das Band, legt es sich um die Hüfte und kann nun gegen den Seilzug:
a) traben,
b) sprinten,
c) Skippings durchführen,
d) rückw.-laufen.

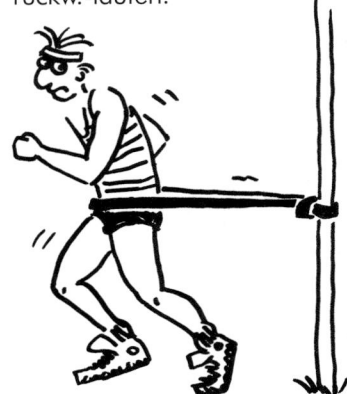

10 ▶ Hüftstreckung
(Hüfte)

Das Band wird wie in Übung 9 befestigt. Stand seitlich zur Befestigungsstelle, das Band wird um die Hüfte gelegt. Nun gegen den Zug des Bandes die Hüfte zur Seite strecken.

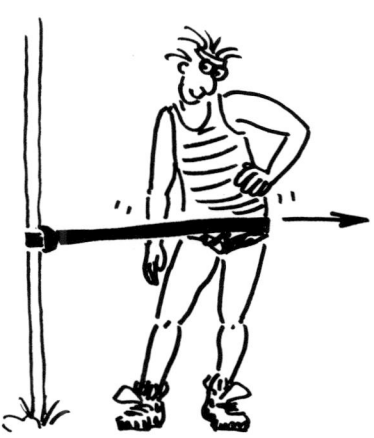

11 ▶ Wurf- und Stoßsimulation
(Arme, Bauch, Schulter)

Befestigung des Bandes wie in Übung 9. Man stellt sich mit dem Rücken zur Befestigungsstelle. Dann vollzieht man gegen den Bandzug:
a) Wurfbewegung,
b) Stoßbewegung,
c) a) und b) mit li. und re.,
d) Schockwurf (seitlich vom Körper in Hüfthöhe).

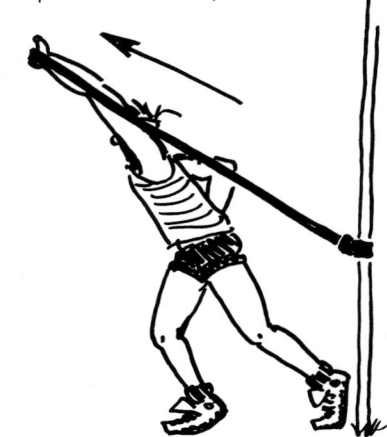

Übungen mit dem Deuserband

fixiertes Band: hüfthohe Fixierung

12 ▸ Holz hacken
(Arme, Rücken, Nacken)

Befestigung des Bandes wie in Übung 9. Blickrichtung zur Befestigungsstelle. Das Band um die Hüfte schlingen. Dann „Holz hacken". Bei dieser Übung hat man einen Zug beim Aufrichten und Zurückbeugen, einen 2. Zug beim Abbeugen und durch die Beine strecken.

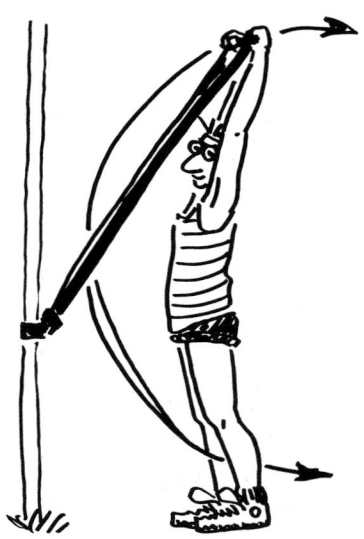

13 ▸ Beine zum Boden federn
(Oberschenkel hinten, Gesäß)

Befestigung des Bandes wie in Übung 9. Rückenlage, der Kopf zeigt zur Befestigungsstelle. Die geschlossenen und gestreckten Beine werden senkrecht zum Boden gebracht und in das freie Schlaufenende eingespannt. Dann die Beine gegen den Bandzug etwas Richtung Boden absenken.

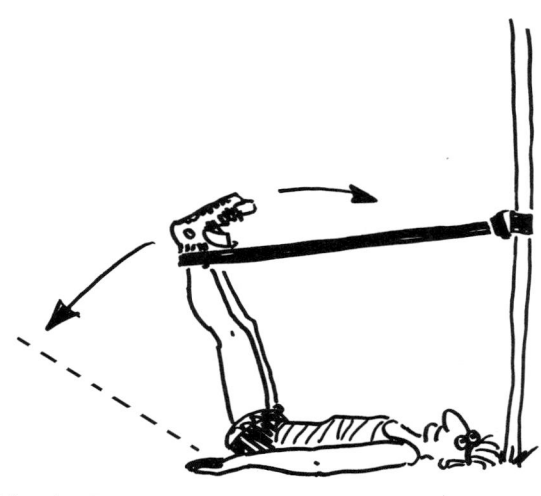

Übungen mit dem Deuserband

fixiertes Band: kniehohe Fixierung

14 ▸ Rudern
(Arme, Rücken)

Man befestigt das Band in Kniehöhe am Torpfosten bzw. der Sprossenwand. Strecksitz mit Blickrichtung zur Befestigungsstelle. Beide Hände greifen die freie Schlaufe des Bandes, dann „rudern".

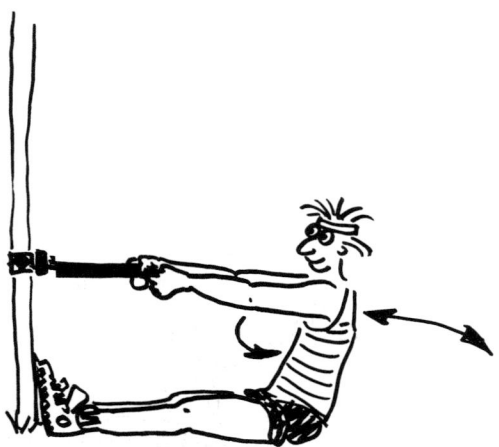

15 ▸ Bauchlagenspannung
(Arme, Bauchmusk., Schulter, Wirbelsäule)

Befestigung des Bandes wie in Übung 14. Bauchlage, die Füße zeigen zur Befestigungsstelle, die Arme sind in Über-Kopf-Halte. Der Oberkörper ist hochgezogen. Nun gegen den Bandzug die Hände nach unten zum Boden strecken und den Oberkörper dabei auf den Boden legen. Bitte vermeiden Sie so gut wie möglich, ein Hohlkreuz zu bilden.

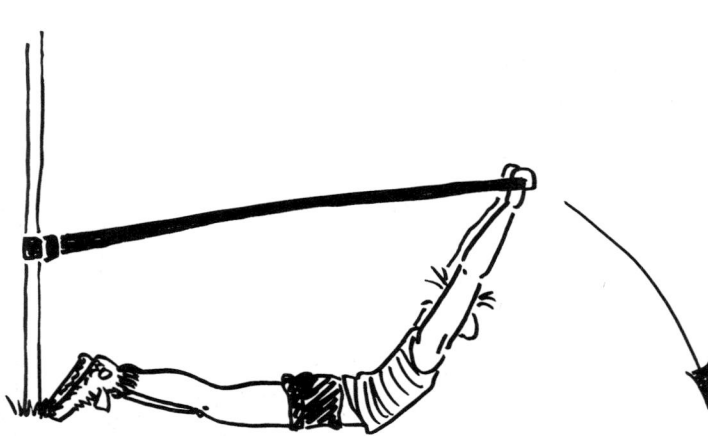

Übungen mit dem Deuserband

fixiertes Band: kniehohe / fußhohe Fixierung

16 ▶ Seitzug
(Oberarm hinten, Schulter)

Befestigung des Bandes in Kniehöhe. Grätschstand seitlich zur Befestigungsstelle, der „Arbeitsarm" ist der Befestigungsstelle abgewandt. Leichte Oberkörper-Vorbeuge. Der „Arbeitsarm" zieht das Band nach außen weg.

17 ▶ Kicken
(Oberschenkel vorne, Oberschenkel hinten)

Man befestigt das Band in Knöchelhöhe an der Sprossenwand. Dann stellt man sich seitlich zur Befestigungsstelle hin. Mit dem äußeren Bein tritt man in die freie Schlaufe des Bandes, das Körpergewicht befindet sich auf diesem Bein. Das nun freie, innere Bein drückt mit dem Fuß kickend gegen den gespannten doppelten Bandzug.
a) vorwärts
b) rückwärts

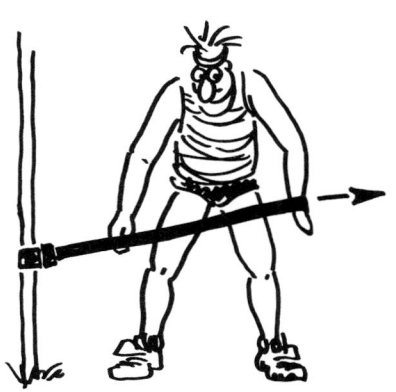
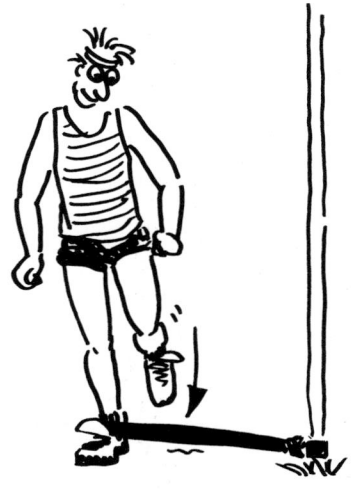

Übungen mit dem Deuserband

fixiertes Band: fußhohe Fixierung

18 ▶ Querpass
(Oberschenkel außen, Adduktoren)

Das Band wird in Knöchelhöhe an der Sprossenwand befestigt. Grätschstellung seitlich zur Befestigungsstelle. Das äußere Bein ist das Standbein und trägt das gesamte Körpergewicht, das innere Bein kommt in das freie Schlaufenende und zieht nun gegen den Bandwiderstand zum Standbein.
a) re. Bein (Innenbein)
b) li. Bein (Innenbein)
Dieselbe Übung kann dann auch mit dem Außenbein durchgeführt werden. Sie dient dann der Kräftigung der Abduktoren.

19 ▶ Anhocken
(Oberschenkel vorne, Bauch, Hüft-Lenden-Musk.)

Befestigung des Bandes in Knöchelhöhe. Rückenlage, die Füße zeigen zur Befestigungsstelle. Die Füße kommen in die Bandschlaufe, die Fußspitzen werden angezogen. Das Band ist nun leicht gestrafft. Dann Knie zur Brust anziehen und wieder nachgeben.

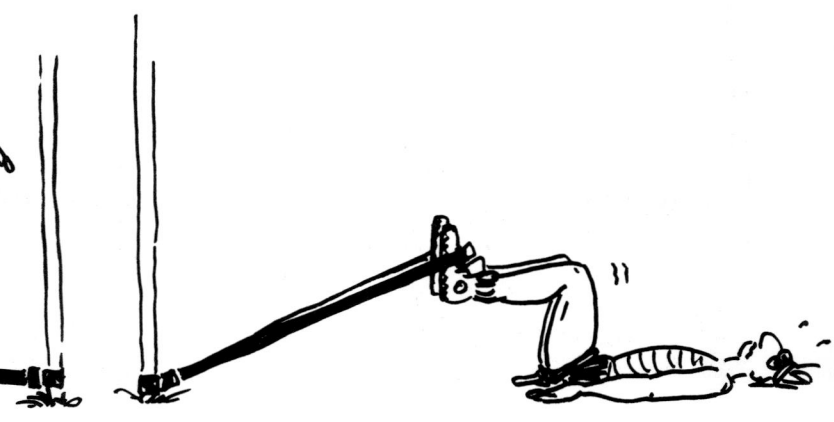

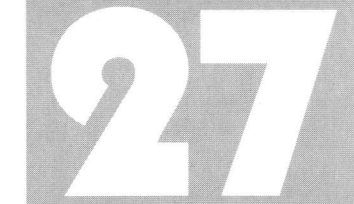
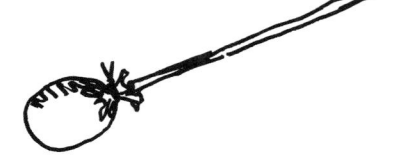

Übungen mit selbst gemachten Geräten

Unter selbst gemachten Geräten versteht man sowohl selbst gebastelte Geräte als auch zweckentfremdete Gebrauchsartikel des täglichen Lebens. Selbst gemachte Geräte bieten den Vorteil, dass sie im Vergleich zu ähnlich wirkenden käuflichen Geräten wesentlich preiswerter sind. Dadurch, dass sie sich in Privathand befinden, sind sie nahezu überall und zu jeder Zeit einsetzbar, was ihre individuelle Nutzbarkeit gegenüber in Sporthallen deponierten Geräten noch erhöht. Einige Möglichkeiten, Sportgeräte selbst herzustellen, und wie man sie nutzen kann, werden hier dargestellt. Das soll den weiteren Erfindungsreichtum aber nicht bremsen, sondern eher zu weiteren Neuschöpfungen anregen.

Übungen mit selbst gemachten Geräten
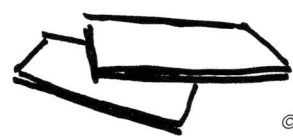

MUSKEL-TABELLE
Teil 1

Übung \ Muskelgruppe	Gesamtkörper	Beine	Oberschenkel	Obersch. vorne	Obersch. hinten	Obersch. außen	Adduktoren	Unterschenkel	Schienb. außen	Wade	Arme	Oberarm vorne	Oberarm hinten	Unterarm innen	Unterarm außen	Bauchmusk.	schräge Bauchm.	Brustmusk.	Hüfte	Hüft-Lenden-M.	Gesäß	Rumpf	seitl. Rumpfmusk.	Rücken	Schulter	Nacken	Wirbelsäule
1											K							K							K	K	
2												K															
3																									K	K	
4											K							K							K		
5											K							K									
6											K														K	K	
7										K	K																
8	K	K									K																
9													K			K								K			
10											K										K					K	
11	K																										
12	K																										
13											K																
14	K																										
15											K																
16	K																										
17	K																										
18	K	K																									
19	K																										
20	K	K									K																
21	K			K												K			K				K				
22	K	K														K											
23		K		K																							
24											K													K			

D = Dehnung   K = Kräftigung

Übungen mit selbst gemachten Geräten

MUSKEL-TABELLE
Teil 2

Übung \ Muskelgruppe	Gesamtkörper	Beine	Oberschenkel	Obersch. vorne	Obersch. hinten	Obersch. außen	Adduktoren	Unterschenkel	Schienb. außen	Wade	Arme	Oberarm vorne	Oberarm hinten	Unterarm innen	Unterarm außen	Bauchmusk.	schräge Bauchm.	Brustmusk.	Hüfte	Hüft-Lenden-M.	Gesäß	Rumpf	seitl. Rumpfmusk.	Rücken	Schulter	Nacken	Wirbelsäule
25											K														K		
26	K																										
27											K											K					
28	K	K																									
29	K																										
30	K																										
31	K																										
32	K										K																
33	K																										
34	K																										
35	K																										
36											K							K							K		
37				K														K		K							
38					K																K						
39											K	K													K		
40											K	K						K									
41											K	K													K	K	
42	K													K													
43	K																										
44											K	K															
45	K										K																

D = Dehnung   K = Kräftigung

Aktiv-Kartei: *Fitness-Training ohne Trott*
© Verlag an der Ruhr, Postfach 10 22 51, 45422 Mülheim an der Ruhr

---

Übungen mit selbst gemachten Geräten

Stoßdämpfer

Man besorge sich einen alten Auto-Stoßdämpfer, reinige ihn und lackiere ihn zum Schluss.
Dieses Gerät kann auseinander gezogen und zusammengedrückt werden.

1 ▶ Zusammendrücken/auseinander ziehen
(Arme, Brustmusk., Rücken, Nacken)

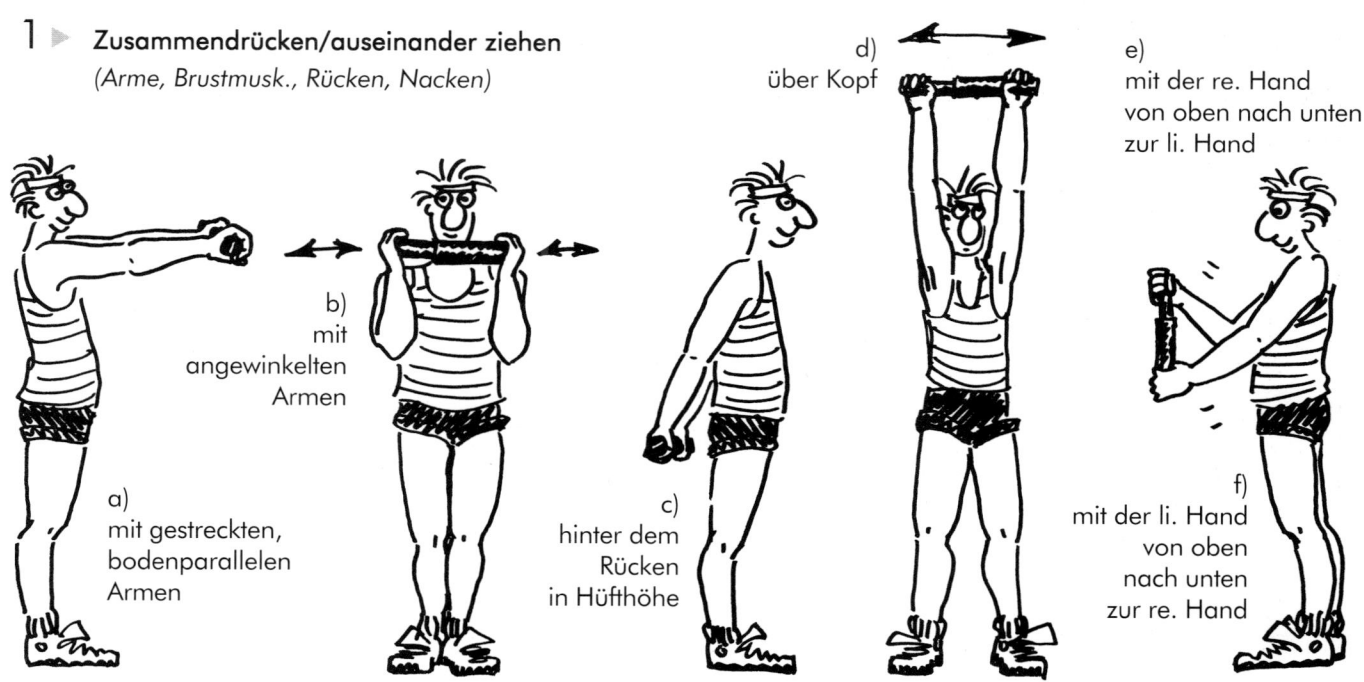

a) mit gestreckten, bodenparallelen Armen
b) mit angewinkelten Armen
c) hinter dem Rücken in Hüfthöhe
d) über Kopf
e) mit der re. Hand von oben nach unten zur li. Hand
f) mit der li. Hand von oben nach unten zur re. Hand

Aktiv-Kartei: *Fitness-Training ohne Trott*
© Verlag an der Ruhr, Postfach 10 22 51, 45422 Mülheim an der Ruhr

Übungen mit selbst gemachten Geräten
Plastikflaschen

Als Plastikflaschen eignen sich besonders große Flaschen der Reinigungsmittelhersteller. Hervorragende Eigenschaften besitzen z.B. die 5 l Weichspülerflaschen mit ihrem „Haltegriff". Diese Flaschen werden mit feinem Sand gefüllt und anschließend wieder gut verschlossen. Man kann sie auch mit Wasser füllen, was den Vorteil birgt, dass man sie nach Gebrauch entleeren und somit gut transportieren kann. Außerdem kennt man dann das genaue Zufüllgewicht (5 kg). Auf der anderen Seite könnte es zu kleinen Undichtigkeiten kommen, was in Sporthallen dann einen nicht unerheblichen Gefahrenpunkt darstellen würde.

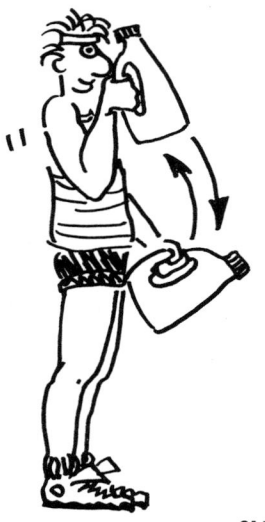

2 ▶ Armbeuger
(Oberarm vorne)

Grätschstand – hängende Arme, in jeder Hand befindet sich ein Flaschengewicht. Die Arme werden li./re. im Wechsel zur Brust hochgezogen und wieder herabgelassen.

Aktiv-Kartei: *Fitness-Training ohne Trott*
© Verlag an der Ruhr, Postfach 10 22 51, 45422 Mülheim an der Ruhr

---

Übungen mit selbst gemachten Geräten
Plastikflaschen

3 ▶ Oberkörper-Hampelmann
(Schulter, Nacken)

Die Arme werden gestreckt seitlich hochgezogen und wieder abgelassen. Somit gleicht diese Übung bzgl. des Oberkörpers dem, was uns vom Hampelmann her geläufig ist.

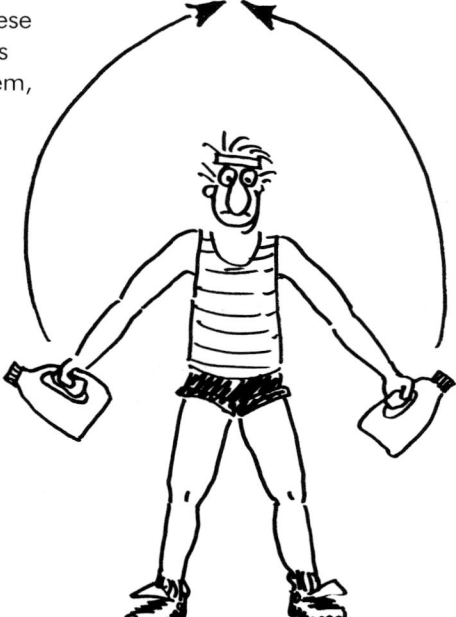

4 ▶ Arme zusammenführen
(Arme, Brustmusk., Schulter)

Die Arme werden in der Seithalte bodenparallel gehalten. Dann werden sie langsam nach vorne zusammengeführt und anschließend wieder zur Seithalte zurückgeführt.

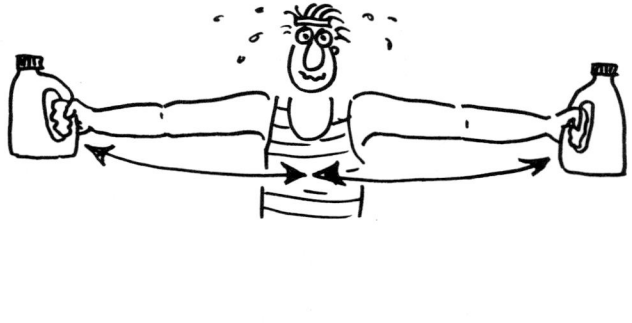

Aktiv-Kartei: *Fitness-Training ohne Trott*
© Verlag an der Ruhr, Postfach 10 22 51, 45422 Mülheim an der Ruhr

Übungen mit selbst gemachten Geräten
Plastikflaschen

5 ▶ Liegender Einwurf
(Arme, Brustmusk.)

Rückenlage auf einer Bank, der Kopf liegt am Bankende
– die Füße stehen li. und re. von der Bank auf dem Boden.
Die Arme werden über Kopf so weit wie möglich nach hinten
geführt und dann gestreckt hochgezogen.

6 ▶ Vogelflug
(Arme, Rücken, Schulter)

Bauchlage auf einer Bank – die Hände
(und die Gewichte) liegen auf dem Boden.
Dann werden die gestreckten Arme mit
den Gewichten seitlich hochgehoben,
bis sie bodenparallel sind.

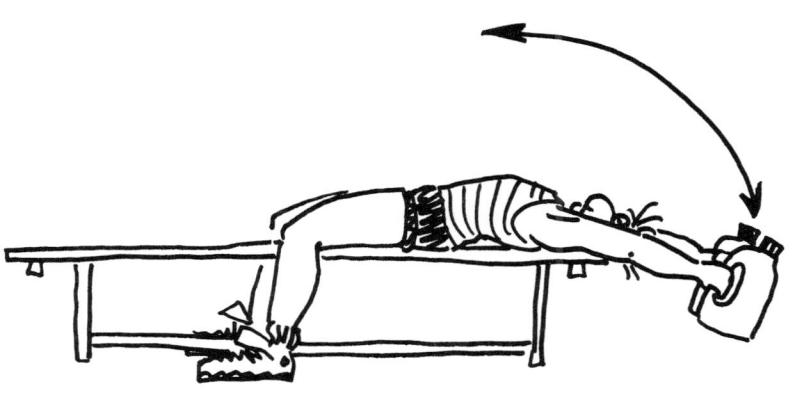
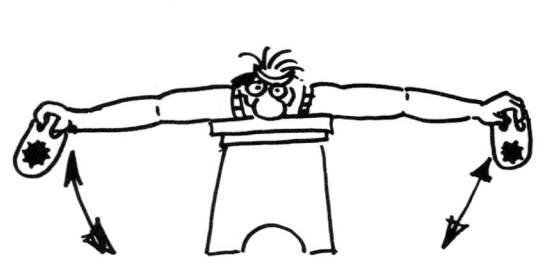

Übungen mit selbst gemachten Geräten
Handroller

Man nehme ein Standgewicht mit großer Öse
und befestige daran einen Rolladengurt von 2 m Länge.
Am anderen Ende befestige man ein 30 – 40 cm langes Stück eines Besenstieles.
Nun kann man den Rolladengurt auf den Besenstiel aufwickeln
und so das Gewicht nach oben transportieren.

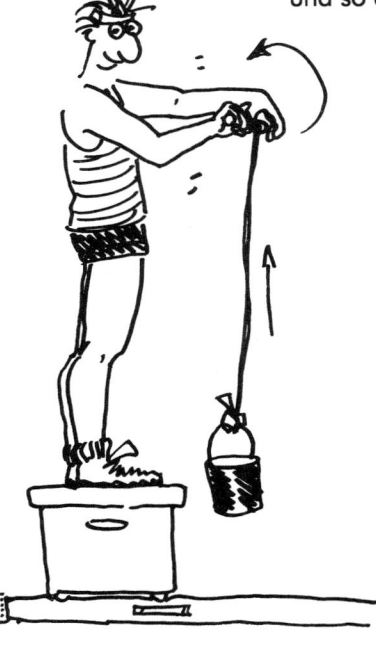

7 ▶ Handroller aufwickeln
*(Unterarme, Unterarm-Innenseite,
Unterarm-Außenseite)*

Achtung: Man sollte den Hallenboden
durch Unterlegen einer Matte schützen.
Wenn man dann noch einen kl. Kasten auf die Matte stellt,
auf den sich der Übende stellen soll, erzielt man zusätzlich
einen längeren Arbeitsweg.
a) zur Handrückenseite aufwickeln
b) zur Handtellerseite aufwickeln

Übungen mit selbst gemachten Geräten
Fahrradschlauch

Der Fahrradschlauch ist eine preiswerte Möglichkeit, ein Deuserband zu ersetzen. Da die meisten Übungen, die mit dem Fahrradschlauch durchgeführt werden können, bereits im Kapitel „Deuserband" abgehandelt wurden, werden sie hier nicht erneut dargestellt.
Wichtig: Das Ventil stellt einen Gefahrenpunkt dar!
Es muss entfernt werden, das Loch sollte geflickt oder verknotet werden!

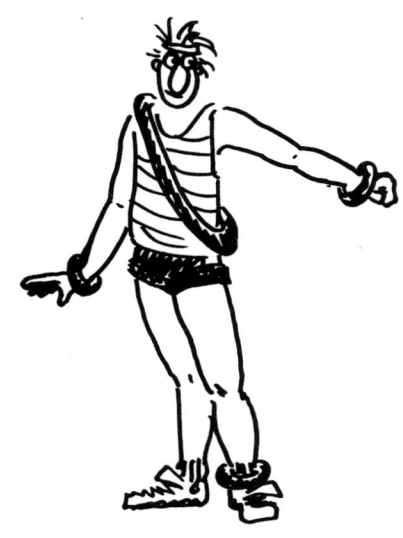

8 ▶ Fremdgewicht
(Gesamtkörper, Arme, Beine)

Der Fahrradschlauch wird mit feinem Sand gefüllt und dient dann als Fremdgewicht ... vergleichbar mit einer Gewichtsweste. Ebenso kann er in stark gekürzter Form ein Zusatzgewicht für Hand- und Fußgelenke darstellen.

Übungen mit selbst gemachten Geräten
Fahrradschlauch

9 ▶ Personenfletsche
(Bauch, Brustmusk., Schulter)

Person A hält die Arme gestreckt über Kopf und spannt zwischen den Händen einen Fahrradschlauch. Person B steht hinter A, legt einen kleinen Plastikball oder einen geknickten Bierdeckel in den Gummizug, spannt und schießt dann ab.
Diese Personenfletsche kann auch mit 3 Personen aufgebaut werden. Dann wird der Fahrradschlauch zwischen den Personen A und B gespannt; Person C spannt und schießt ab.
Wenn dieser Doppelzug für die Übungsgruppe zu stark spannt, so kann der Schlauch auch durchgeschnitten werden; die Enden sollten geknotet werden. Somit halbiert sich die Spannung des Gummizuges.

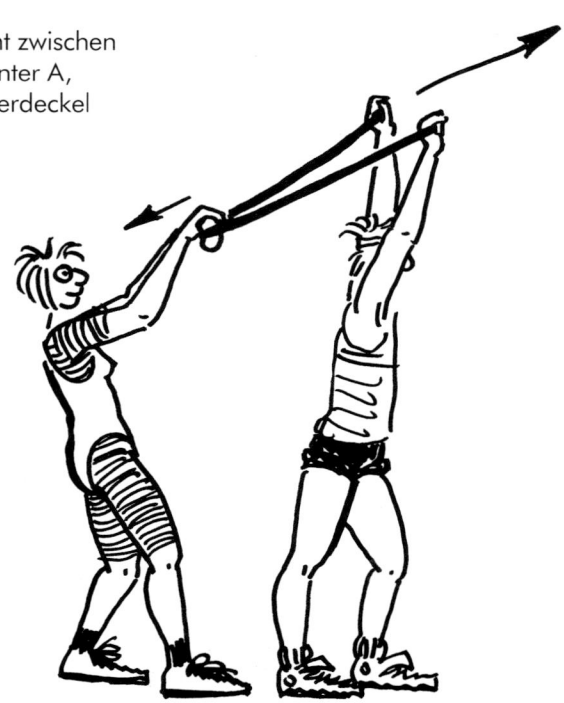

Übungen mit selbst gemachten Geräten

Reissäckchen

Reissäckchen sind kleine selbst genähte Stoffbeutel mit den Ausmaßen 10 x 15 cm.
Sie können mit trockenen Reiskörnern sowie mit getrockneten Erbsen oder Linsen gefüllt
und dann zugenäht werden. Dieses Gerät ist so von jedermann einfach und preiswert herzustellen.
Die Einsatzmöglichkeiten im Erwachsenensport sind begrenzt,
für Kindergartenkinder und Kinder im Grundschulalter stellt es jedoch eine nette Abwechslung dar.
Darüber hinaus kann es Bestandteil fächerübergreifenden Unterrichtes sein:
D.h. es wird im Kunstunterricht/Textilgestaltung von den Schülern hergestellt, im Sach- bzw. Geographieunterricht
bespricht man den Reisanbau und im Sportunterricht benutzt man das Produkt als Sportgerät.

10 ▶ Werfen und fangen
(Arme, Rumpf, Nacken)

Das Reissäckchen wird ca. ½ - 1 m hochgeworfen und dann wieder aufgefangen.
a) werfen re. – fangen re.
b) werfen li. – fangen li.
c) werfen re. – fangen li.
d) werfen li. – fangen re.
e) werfen re./li. mit dem Handrücken
   – fangen re./li. mit dem Handteller
f) werfen re./li. mit dem Handteller
   – fangen re./li. mit dem Handrücken
g) hinter dem Rücken über Kopf
   nach vorne werfen.

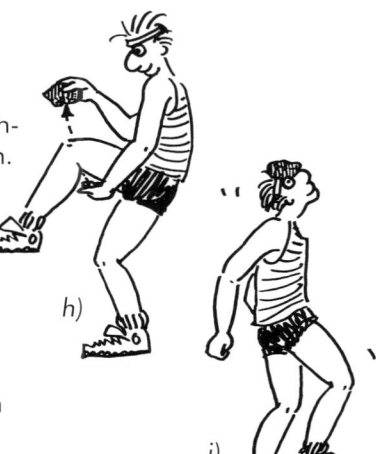

h) von außen nach innen unter dem
   re./li. Knie durch nach oben werfen
i) das Reissäckchen auf der Stirn oder
   dem Kopf balancieren und gehen.
   Dabei können einige Übungen gemacht
   werden, wie z.B. vorw./rückw. gehen,
   in die Hocke gehen – aufstehen – weitergehen,
   um die eigene Achse drehen etc.
j) alle Variationsmöglichkeiten
   des partnerweise Zupassens

Dem Erfindungsreichtum weiterer kleiner
Übungen sind hier keine Grenzen gesetzt.
So kann man z.B. die unteren Extremitäten
mit in diese Übungen einbeziehen, etc.

Übungen mit selbst gemachten Geräten

Fahrradmantel

Fahrradmäntel können als Zielobjekte benutzt werden.
Sie können als solche auf den Boden gelegt werden oder auch an die Wand gehängt werden.

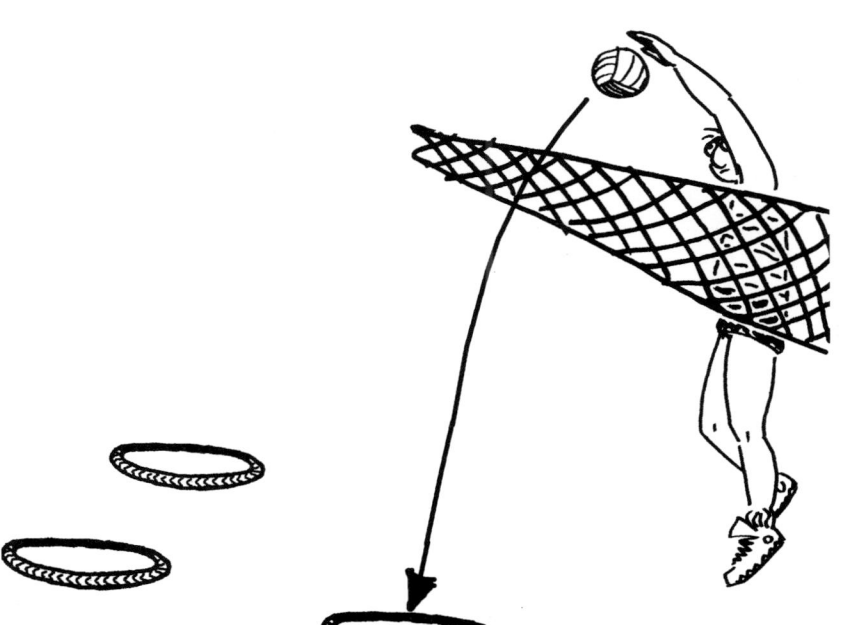

11 ▶ Volleyball
(Gesamtkörper)

Der Fahrradmantel
kann als zu treffendes
Ziel beim Aufschlag- und
Schmettertraining auf
den Boden gelegt
werden.

27 Übungen mit selbst gemachten Geräten
Fahrradmantel

12 ▶ Handball und Fußball
(Gesamtkörper)

Der Fahrradmantel kann in einen Torwinkel gebunden werden und als Wurf- und Schussziel dienen.

13 ▶ Darten
(Arme)

Unabhängig von den althergebrachten großen Sportspielen sind Fahrradmäntel in allerlei Spielformen einsetzbar. So kann man z.B. mehrere Mäntel unterschiedlicher Größe ineinander verschachteln und so eine Art Dart-Wurfscheibe nachbasteln. Diese kann man dann zu Zielwurfspielen mit einem Ball verwenden. Dabei kommt dem inneren Ring die höchste Punktzahl zu, dem äußeren die niedrigste, z.B. 10 – 5 – 1 Punkt(e).

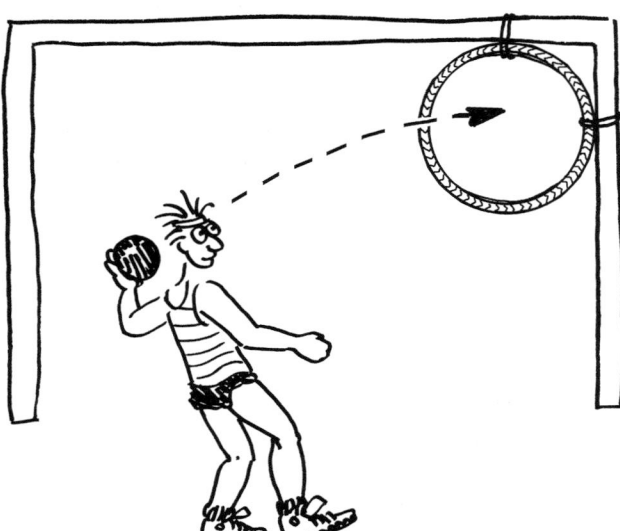
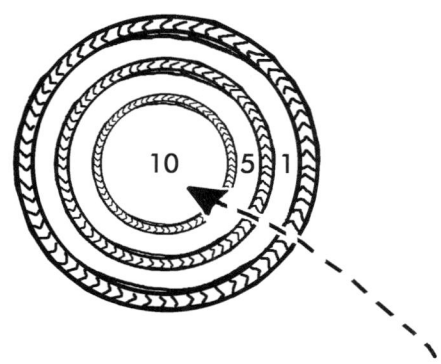

Aktiv-Kartei: *Fitness-Training ohne Trott*
© Verlag an der Ruhr, Postfach 10 22 51, 45422 Mülheim an der Ruhr

---

27 Übungen mit selbst gemachten Geräten
Alte Eimer

Alte Plastikeimer können ganz oder zum Teil – je nach Gewichtswunsch – mit Gips ausgegossen werden und dann in vielfältiger Weise als Fremdgewicht dienen. Weiterhin können sie Ziel- und Markierungspunkte darstellen.

14 ▶ Eimerstaffel
(Gesamtkörper)

Man bildet 2 Gruppen zum Staffelwettkampf.
Als Staffelstab dienen Eimer, die zum Teil mit Gips ausgegossen wurden. Der Startläufer trägt diese beiden Eimer zu einer Wendemarkierung und wieder zurück. Dort gibt er die Eimer an die nächste Person weiter. Damit keine schiefe Körperhaltung entsteht, ist es empfehlenswert, jeweils mit 2 Eimern gleichzeitig zu arbeiten.

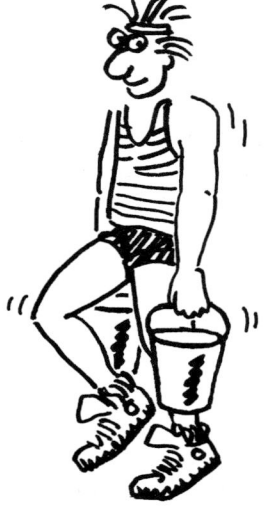
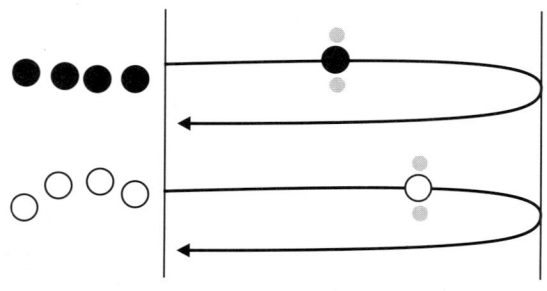

Aktiv-Kartei: *Fitness-Training ohne Trott*
© Verlag an der Ruhr, Postfach 10 22 51, 45422 Mülheim an der Ruhr

Übungen mit selbst gemachten Geräten
Alte Eimer

15 ▶ Zielwerfen
(Arme)

2 Mannschaften bilden einen großen Kreis um mehrere speziell angeordnete Eimer. Dabei kann den Eimern je eine bestimmte Punktzahl zugeordnet werden. Von der Mannschaft A hat jeder Spieler 3 – 5 rote Plastikbälle, von der Mannschaft B hat jeder Spieler 3 – 5 blaue Plastikbälle. Die Spieler der beiden Mannschaften stehen abwechselnd nebeneinander. Ziel ist es, diese Bälle von oben in die aufgestellten Eimer zu werfen. Gewonnen hat die Mannschaft, die am Ende die meisten Punkte erzielt hat. Die Bälle, die dabei verwendet werden, sollten ungefähr die Größe eines Tennisballes haben.

16 ▶ Markierungspunkte
(Gesamtkörper)

Eimer können auch als Markierungspunkte und Zielpunkte dienen. So z.B. als Ersatz für Fahnenstangen beim Slalomlauf, als Wendemarkierungen beim Wendelauf, als Torersatz beim Straßenfußball oder, auf ein Mäuerchen gestellt, als Ersatz für einen Basketballkorb. Dann sollte dieser Eimer jedoch nicht ausgegossen sein und nur mit leichten Bällen beworfen weden, damit keine Gefährdungen bestehen.

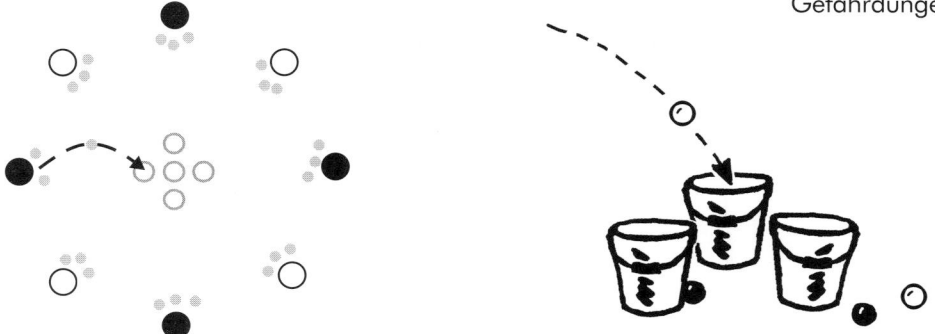

Übungen mit selbst gemachten Geräten
Sonnenschirmständer

Es gibt Sonnenschirmständer aus Plastik, die mit Wasser gefüllt werden müssen, damit sie das nötige Gegengewicht zum Sonnenschirm haben. Diese können mit leichten Materialien gefüllt werden. Man hat dann einen „Plastikteller mit Stiel".

17 ▶ Eisstockschießen
(Gesamtkörper)

Diesen Stiel kann man auf die passende Länge absägen. Mit diesem Gerät kann man dann in der Halle Eisstockschießen nachspielen.

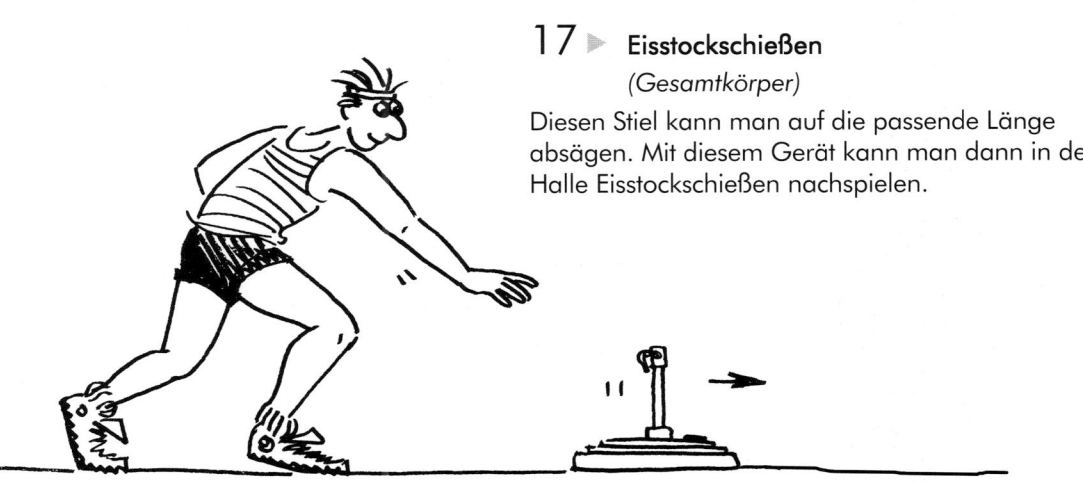

Übungen mit selbst gemachten Geräten
Gummiband

Man nimmt ein ganz normales Hosen-Gummiband und schneidet ca. 5 m von der Rolle ab.
Die freien Enden verknotet man und erhält so einen elastischen Ring.

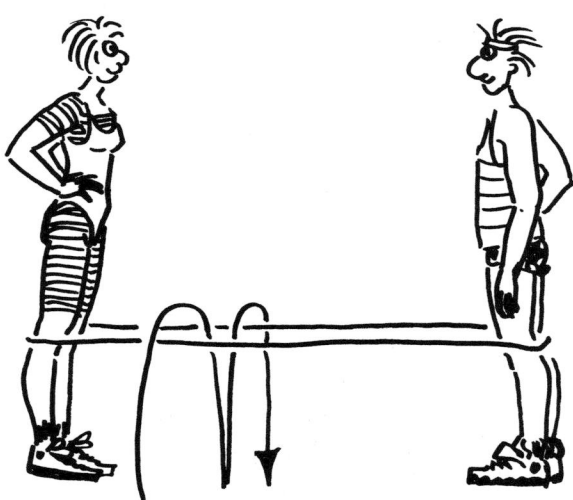

18 ▶ Gummitwist
(Gesamtkörper, Beine)

2 Personen stellen sich in diesen elastischen Ring, spannen ihn etwas und ziehen ihn in ihre Kniekehlen. Die Knie sind dabei leicht geöffnet, sodass die beiden Züge des Bandes nicht so nah beieinander sind. Eine dritte Person springt ein und macht dabei vorher festgelegte Übungen.

a) 'reinspringen/'rausspringen
b) mit beiden Füßen auf den ersten Strang springen, dann auf den zweiten Strang springen, dann raus
c) der eine Fuß springt auf den einen Strang, der andere auf den anderen Strang, dann hochspringen und eine 180°-Drehung dabei ausführen; die Landung erfolgt dann auf den jeweils anderen Strängen
d) Grätschstand über dem Doppelstrang – Körperdrehung um 180° – hochspringen und dabei die Füße unter das Gesäß bringen – Landung in der Mitte zwischen den beiden Strängen.

Aktiv-Kartei: Fitness-Training ohne Trott
© Verlag an der Ruhr, Postfach 10 22 51, 45422 Mülheim an der Ruhr

---

Übungen mit selbst gemachten Geräten
Teppichfliesen

Wenn man vielseitig einsetzbare Teppichfliesen haben möchte, dann muss man darauf achten,
dass sie sowohl eine rutschende als auch eine rutschfeste Seite haben.
Die rutschende Seite besteht aus Velours oder Textilschlingen,
die rutschfeste Seite hat eine gummierte Auflagefläche.

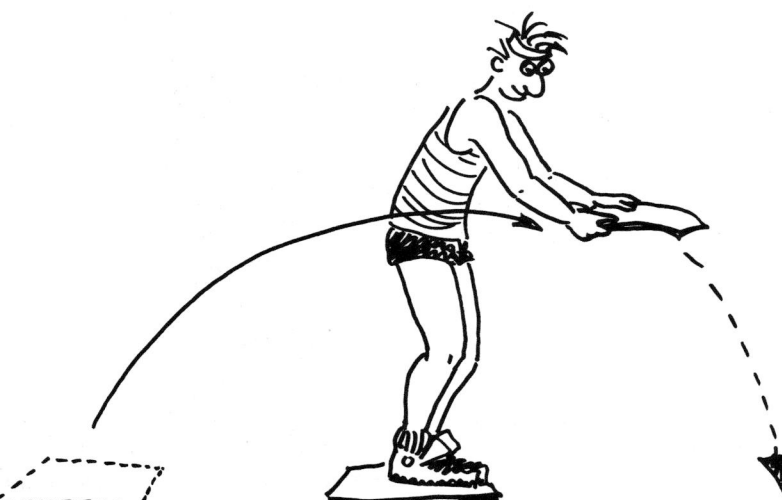

19 ▶ Von Stein zu Stein
(Gesamtkörper)

Bei der Übung „Von Stein zu Stein" hat jeder Übende 2 Teppichfliesen. Auf der einen steht er, die andere wird von hinten weggenommen und nach vorne gelegt. Auf einer solchen Teppichfliese darf man stehen, als wäre es ein Stein in einem kalten Gebirgsbach. Aufgabe ist es, den hinteren „Stein" wegzunehmen und nach vorne zu legen, dann auf diesen „Stein" zu gehen, den hinteren wegzunehmen und nach vorne zu legen etc.

Aktiv-Kartei: Fitness-Training ohne Trott
© Verlag an der Ruhr, Postfach 10 22 51, 45422 Mülheim an der Ruhr

Übungen mit selbst gemachten Geräten
Teppichfliesen

20 ▶ Auf allen Vieren
(Gesamtkörper, Arme, Beine)

Bei dieser Übung hat jeder Übende 4 Teppichfliesen: 2 für die beiden Hände, 2 für die beiden Füße. Aufgabe ist, Hände und Füße auf die Teppichfliesen zu setzen und sich in dieser Position so vorwärts zu bewegen, dass die Extremitäten stets Kontakt zu ihnen halten.

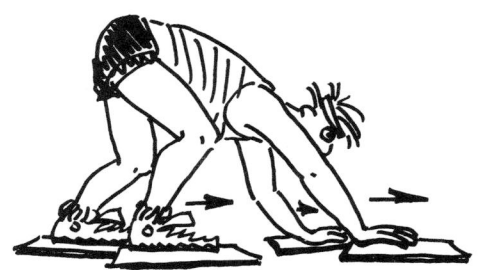

21 ▶ Raupe
(Gesamtkörper, Oberschenkel vorne, Bauch, Hüft-Lenden-Musk., Rücken)

Bei der Raupe sind die Hände auf einer Teppichfliese, die Füße auf einer anderen Teppichfliese. Aufgabe ist es, die „Handfliese" vorzuschieben und dann die „Fußfliese" nachzuziehen. Auf diese Weise ergibt sich eine Bewegung, die der einer Raupe ähnelt. Eine Variation dieser Übung ist, die Hände auf die eine Teppichfliese zu legen, die Knie auf die andere.

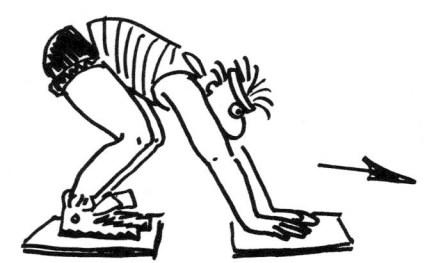

Übungen mit selbst gemachten Geräten
Teppichfliesen

22 ▶ Rutschhinkeln
(Gesamtkörper, Beine, Bauch)

Beim Rutschhinkeln steht eine Person mit beiden Beinen auf einer Teppichfliese. Diese Person muss nun versuchen, dem gesamten Körper derart einen Impuls zu geben, dass einerseits die Füße auf der Teppichfliese bleiben, andererseits aber auch eine Bewegung des Gesamtkörpers im Raum stattfindet. Diese Übung ist auch einbeinig re./li. durchführbar.

23 ▶ Hinkeln
(Beine, Oberschenkel vorne)

Beim Hinkeln werden einige Teppichfliesen in bestimmter Reihenfolge mit der rutschfesten Seite nach unten auf den Boden gelegt. In ähnlicher Weise „malen" kleine Kinder ihre Hinkel-kästchen mit einem Stock auf den Boden. Dann hinkelt man von Kästchen zu Kästchen bzw. von Teppichfliese zu Teppichfliese. Kommt man fehlerfrei durch, so markiert man die erste Fliese, kommt man danach wieder fehlerfrei durch, so markiert man die zweite Fliese, etc. Wenn man alle Fliesen markiert hat, ist das Spiel beendet. Wer zuerst alle markiert hat, der hat gewonnen.

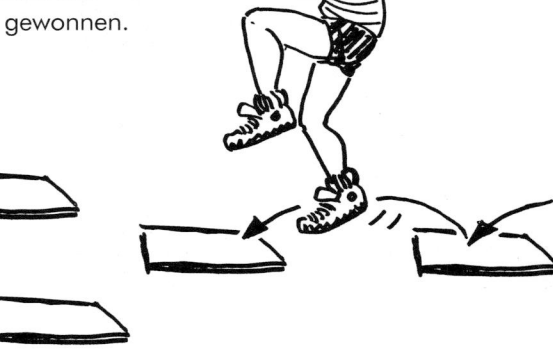

27 Übungen mit selbst gemachten Geräten
Bierdeckel

Bierdeckel kann man in jedem Getränkeshop mit ein paar guten Worten kostenlos erstehen. Sie können rund, quadratisch oder mehreckig sein, was sich auf ihre Verwendbarkeit und ihre Flugeigenschaften jedoch nicht sonderlich auswirkt.

24 ▶ Bierdeckel-Treiben
(Arme, Schulter)

Zwei Spieler A und B stehen sich gegenüber. Sie haben gemeinsam einen Bierdeckel. Jeder muss versuchen, diesen Bierdeckel so weit wie möglich in das gegnerische Feld zu zwirbeln. Dort wo der Deckel landet, darf er aufgenommen und zurückgespielt werden. Wer den Gegner zuerst über eine vorher vereinbarte Linie getrieben hat, der hat gewonnen.

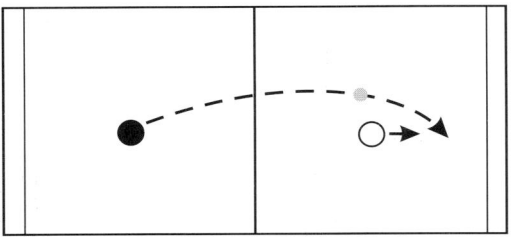

25 ▶ Zielzwirbeln
(Arme, Schulter)

2 Mannschaften A und B stehen sich gegenüber. In der Mitte zwischen ihnen befindet sich eine Turnbank. Auf dieser Turnbank stehen Keulen. Jeder Spieler hat 10 Bierdeckel. Ziel ist es, diese Pappdeckel derart zu zwirbeln, dass die Keulen umfallen. Die Mannschaft, die in einem bestimmten Zeitabschnitt die meisten Keulen umgezwirbelt hat, hat gewonnen. Statt der Keulen kann man auch selbst gebastelte Papierhütchen oder andere Dinge verwenden, die leicht sind und schnell umfallen.

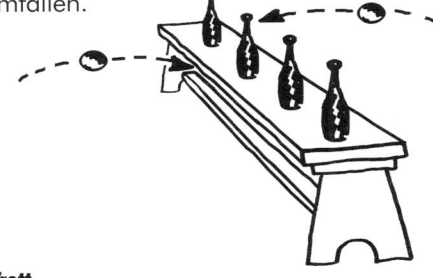

27 Übungen mit selbst gemachten Geräten
Bierdeckel

26 ▶ Bierdeckel-Parcours
(Gesamtkörper)

Der Bierdeckel-Parcours besteht aus verschiedenen Stationen. An jeder Station ist eine vorher festgelegte Anzahl von Übungen zu absolvieren. Aufgabe ist es, diesen Parcours in möglichst kurzer Zeit zu beenden.
Ein Beispiel:
a) mit li./re. von Bierdeckel zu Bierdeckel hinkeln (die Deckel sind numeriert),
b) 10 Zielwürfe auf einen schräg an der Wand hochgestellten Reifen,
c) 10 Sidehops über Bierdeckelstreifen,
d) 5 x Bierdeckel bis zur Hallendecke hochzwirbeln und wieder auffangen,
e) Entengang/Spinnegang im Slalom unter Bierdeckel-Hängebrücke (zum Bau dieser Brücke benötigt man 2 Bierdeckel, die in der Mitte ein Loch haben, sodass man sie auf Fahnenstangen stecken kann. Des weiteren müssen sie am Rand ein Loch haben, sodass man dort je ein Ende eines (Gummi-)bandes befestigen kann. Auf diese Weise entsteht, zwischen 2 Fahnenstangen gespannt, der Eindruck einer Hängebrücke.),
f) über Bierdeckel-Steg balancieren,
g) 3 Bahnen „Bierdeckel-Weitwurf". Vor jedem Wurf muss mindestens 1 Liegestütz durchgeführt werden.

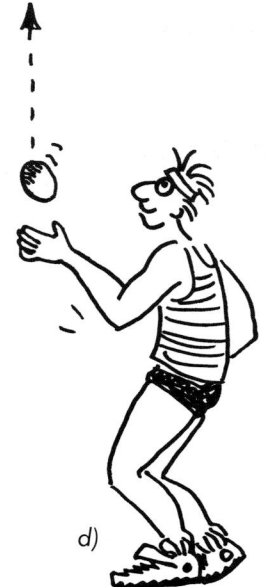

Übungen mit selbst gemachten Geräten

Kunststoffrohr

Unter „Kunststoffrohr" verstehen wir hier Elektrokabel-Führungsrohre.
Es gibt sie in verschiedenen Durchmessern, ihr Preis pro Meter ist gering.

27 ▶ Speerwerfen
(Arme, Rumpf)

Man nimmt ein 2 m langes Rohr und umwickelt es auf der ganzen Länge mit Isolierband oder Kreppband. Vorne beschwert man es, indem man es mit einigen Stoffresten umwickelt und so eine „weiche Speerspitze" formt. Mit diesem selbst gebastelten Speer kann man dann Speerwerfen machen, und zwar als
a) Weitwurf oder
b) Zielwerfen
   ... etc.
Das Zielwerfen kann z.B. auf eine selbst gefertigte Dartscheibe durchgeführt werden, die aus mehreren unterschiedlich großen Fahrradmänteln besteht.

28 ▶ Hochsprung
(Gesamtkörper, Beine)

Man steckt 2 – 3 Kabelführungen à 2 m ineinander, fixiert die Anschlussstellen mit Isolierband und ummantelt diese lange Stange schließlich mit einer weichen und geschlossenen Heizrohr-Isolierummantelung. Nun kann man sie als Hochsprungstange für Ängstliche verwenden. Man kann auch eine komplette Anlage nachbauen indem man 2 Besenstiele mit etwas Gips oder Zement in 2 Eimer eingießt.
An den Besenstielen bringt man in genormten Abständen Halterungen an. Diese können z.B. Holzwinkel sein. Auf diese Holzwinkel wird dann die selbst gebastelte Hochsprungstange gelegt.

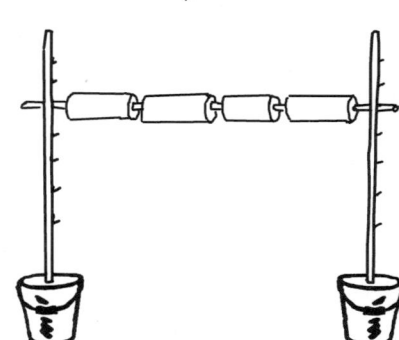

Übungen mit selbst gemachten Geräten

Elektro-Tor

Zum Bau eines Elektro-Tores benötigt man einiges Fachwissen auf dem Gebiet der Elektrotechnik
oder einen guten Bekannten, der dieses Fachwissen hat.
Das Elektro-Tor ist eine kleine elektrische Schalttafel von ca. 20 x 30 cm.
Auf dieser Schalttafel befinden sich 6 Schalter:
vier in den Winkeln, der fünfte im Zentrum und der sechste in der Mitte am Boden (TW-Beinschuss).
Diese Schalttafel ist über ca. 10 m lange Kabel mit einer ebenso großen Lichttafel verbunden.
In dieser Lichttafel befinden sich – analog zur Schalttafel – sechs kleine Leuchten.
Diese Lichttafel wird mit einer Klemmzwingen-Vorrichtung
auf dem Querpfosten eines Tores (Handballtores) befestigt.
Betätigt man den Schalter oben links, so leuchtet auf der Lichttafel das Lämpchen oben links auf.
Drückt man den Schalter oben rechts, so erlischt das Licht oben links
und das Licht oben rechts leuchtet auf etc.

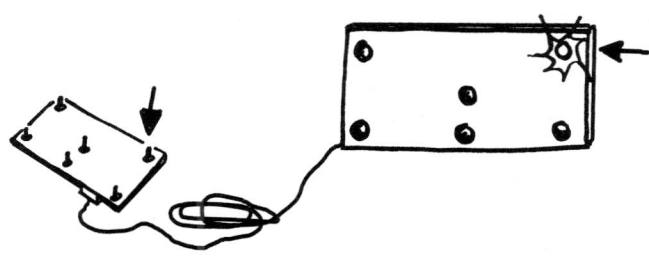

Übungen mit selbst gemachten Geräten
Elektro-Tor

29 ▶ Torwarttraining
(Gesamtkörper)

Die Lichter auf der Lichttafel sollen Torwürfe bzw. Torschüsse simulieren, auf die der zu trainierende Torwart reagieren soll (fiktives Torwartverhalten).
Der Trainingsablauf könnte z.B. folgendermaßen aussehen:
a) 1 Min fiktives Halten
b) 1 Min auslaufen
c) 2 Min Gymnastik/Stretching

d) 45 Sek. fiktives Halten
e) 45 Sek. Hopserlauf
f) 90 Sek. Gymnastik

g) 30 Sek. fiktives Halten
h) 30 Sek. Rolle vw. in den Hürdensitz re./li.
i) 60 Sek. Gymnastik

j) 15 Sek. fiktives Halten
k) 15 Sek. Doppelpassspiel mit einem Partner
l) 30 Sek. Gymnastik

Für diesen Trainingspart benötigt man ca. 11 Min. ohne Aufbau.
Weiterhin kann man diese Apparatur dazu verwenden, einen verzögerten Sprungwurf zu trainieren. Dann würde das aufleuchtende Lämpchen signalisieren, wohin geworfen werden soll. Der Trainer betätigt den entsprechenden Schalter allerdings erst dann, wenn der betreffende Spieler abspringt.

Aktiv-Kartei: Fitness-Training ohne Trott
© Verlag an der Ruhr, Postfach 10 22 51, 45422 Mülheim an der Ruhr

---

Übungen mit selbst gemachten Geräten
Besenstiel

Die hier verwendeten Besenstiele bestehen aus Holz.
Wie man sie bearbeiten und zweckentfremden kann, ist in einigen Beispielen nachfolgend beschrieben.

30 ▶ Polo
(Gesamtkörper)

2 Mannschaften A und B spielen gegeneinander auf 2 Tore.
In jeder Mannschaft bildet man Paare, bei denen der eine das Pferd, der andere der Reiter ist. Als Schlagstock dient ein Besenstiel, der mit mit einer Heizrohr-Isolierverkleidung versehen wurde. Als Spielball dient ein mittelgroßer Plastikball. Wenn das „Pferd" erschöpft ist, können Pferd und Reiter ihre Funktionen wechseln. Gewonnen hat die Mannschaft, die in einer bestimmten Zeiteinheit (z.B. 5 Min.) die meisten Tore erzielt hat.

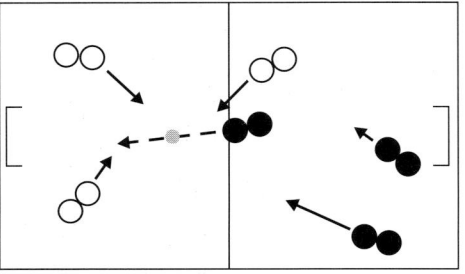

31 ▶ Hockey
(Gesamtkörper)

2 Mannschaften A und B spielen Besenstiel-Hockey gegeneinander. Als Hockeyschläger dienen ummantelte Besenstiele, als Ball dient ein mittelgroßer Plastikball. Gespielt wird nach Hallenhockey-Regeln.

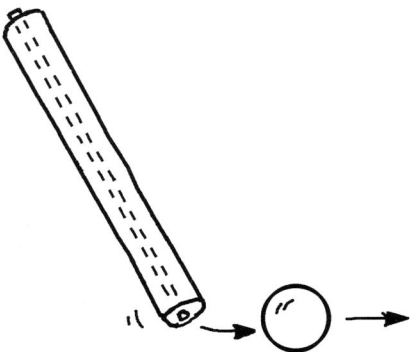

Aktiv-Kartei: Fitness-Training ohne Trott
© Verlag an der Ruhr, Postfach 10 22 51, 45422 Mülheim an der Ruhr

27 Übungen mit selbst gemachten Geräten
Besenstiel

32 ▸ Ivanhoe
(Gesamtkörper, Arme)

Zum „Ivanhoe-Spiel" benötigt man 2 Dinge:
a) einen Besenstiel, der an seinem vorderen Ende mit Stoffresten umwickelt wurde und
b) eine Punkteleiste.
Diese Punkteleiste besteht aus einer 2 m langen Dachlatte.
Auf ihr werden einige Möbelscharniere befestigt, die um 90° wegklappen können.
An jedem Möbelscharnier ist wiederum ein kleines Stück Dachlatte befestigt.
Je nach Länge der daran befestigten Holzleisten kann man mehr oder weniger Punkte erzielen, wenn man sie abkippt.
Aufgabenstellung:
Person A von Mannschaft 1 spielt das Pferd.
Er muss Person B (Ivanhoe) von Mannschaft 2 tragen.
Person B trägt in einer Hand die Besenstiel-Lanze.
Person A läuft mit Person B an der Punkteleiste vorbei, Person B muss versuchen, möglichst viele Möbelscharniere umzukippen. Im zweiten Durchgang findet ein Rollentausch unter den Partnern statt. Derjenige dieses gegnerischen Paares, der die meisten Punkte erzielt hat, hat gewonnen!

32a ▸ Wilder Westen
(Arme)

Auf diese Punkteleiste kann man auch mit Bällen, Frisbeescheiben, selbst gebastelten Speeren, etc. werfen.

---

27 Übungen mit selbst gemachten Geräten
Besenstiel

33 ▸ Baseball-Brennball
(Gesamtkörper)

2 Mannschaften A und B spielen Brennball gegeneinander. Einzige Ausnahme ist, dass der Ball nicht geworfen, sondern weggeschlagen wird. Als Schlaggerät benutzt man mehrere halbierte Besenstiele, die mit Isolierband oder Kreppband zusammengebunden und ummantelt werden. Die jeweils nächste Person wirft dem „Schlagspieler" den Ball zu.

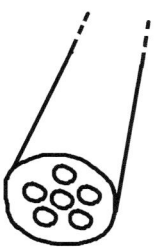

34 ▸ Stopp den Ball
(Gesamtkörper)

Beim Spiel „Stopp den Ball" wird ein Spielfeld in 3 Zonen aufgeteilt. In der Zone 1 befinden sich 2 Werfer der Mannschaft A, in der Zone 3 befinden sich alle Fänger der Mannschaft A. In der Mittelzone befinden sich die Gegner, also Mannschaft B. Jeder Spieler der Mannschaft B hat einen Besenstiel in der Hand, an dessen anderem Ende ein Frühstücksbrett befestigt wurde (geleimt, verschraubt und Isolierband-ummantelt). Die Aufgabe der Mannschaft A besteht darin, dass die beiden Werfer von A einige Tennisbälle durch das gegnerische Gebiet hindurch zu ihren Fängern werfen. Die Aufgabe der Mannschaft B besteht darin, diese Bälle mit den Holzbrettchen abzufangen. Jeder Ball, der vom Werfer- zum Fängerfeld kommt, zählt einen Punkt für Mannschaft A. Jeder Ball, der von einem Fänger gefangen wurde, ohne dass der Ball den Boden berührte, zählt 5 Punkte für Mannschaft A. Jeder Ball, der von Mannschaft B aufgehalten wurde, zählt 3 Punkte für Mannschaft B. Nach 100 Würfen tauschen die Mannschaften ihre Funktionen. Die Punktzahlen aus den beiden Funktionen werden aufaddiert. Sieger ist, wer die meisten Punkte erzielt hat.

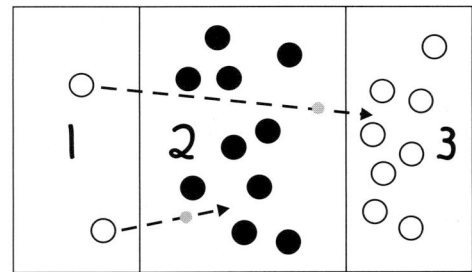

27 Übungen mit selbst gemachten Geräten

Heizrohr-Isolierverkleidungen

Die Heizrohr-Isolierverkleidungen bestehen aus einem sehr weichen, schaumstoffähnlichen Material. Man kann sie zum Verkleiden von Hochsprungstangen ebenso verwenden wie zum Verkleiden von Hürden-Oberteilen.
Auf diese Weise kann man ängstlichen Personen etwas die Angst vor diesen Stangen nehmen.
Diese Ummantelungen kosten ca. 4 DM pro Meter und sind in jedem Baumarkt erhältlich.

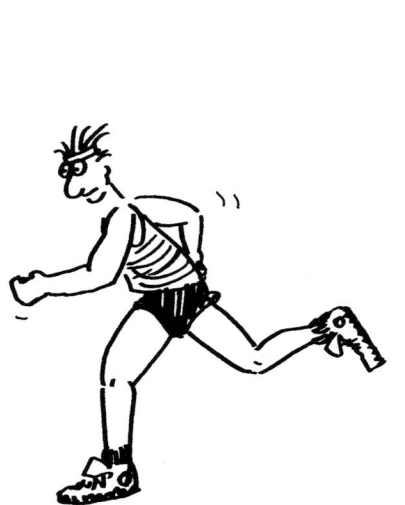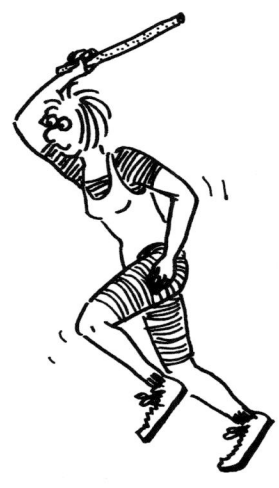

35 ▶ Fangen
(Gesamtkörper)

Der Fänger hat ein 1m langes Schaumstoffrohr. Damit ist es ihm erlaubt, seine Gegner abzuschlagen. Es ist im Grunde nichts weiteres als das übliche Fangen-Spiel, birgt aber auf Grund des „Schlagstockes" einen größeren Reiz.

---

27 Übungen mit selbst gemachten Geräten

Abschleppseil

Es gibt Abschleppseile, die befinden sich in einer kleinen „Kabeltrommel" und sind abrollbar.
Sie haben stets das Bestreben, sich wieder in diese Trommel hinein aufzurollen.
Gegen diese Zugkraft gilt es, zu arbeiten.

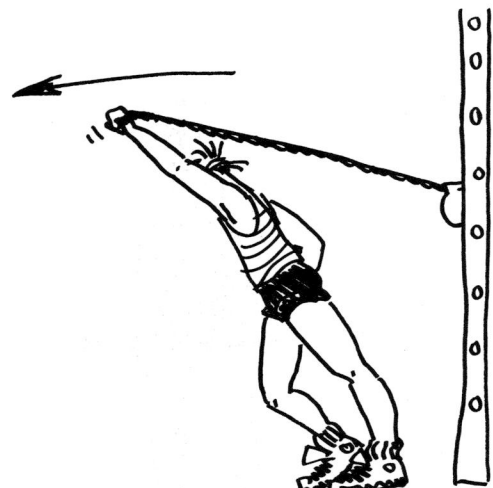

36 ▶ Wurfsimulation
(Bauch, Arme, Schulter)

Die Trommel wird an einer Sprossenwand in Schulterhöhe befestigt. Der Übende steht mit dem Rücken zur Sprossenwand und führt gegen den Zug des Aufrollmechanismus Wurfbewegungen aus.

27 Übungen mit selbst gemachten Geräten
Abschleppseil

37 ▶ Schuss-Simulation
(Oberschenkel vorne, Bauch, Hüft-Lenden-Musk.)

Die Trommel wird in Wadenhöhe an einer Sprossenwand befestigt. Der Übende steht mit dem Rücken zur Befestigungsstelle und führt gegen den Zug des Aufrollmechanismus Schussbewegungen aus.

38 ▶ Hackentrick
(Oberschenkel hinten, Gesäß)

Aufbau wie in Übung 37, aber der Übende steht nun mit dem Gesicht zur Befestigungsstelle und schießt nach hinten.

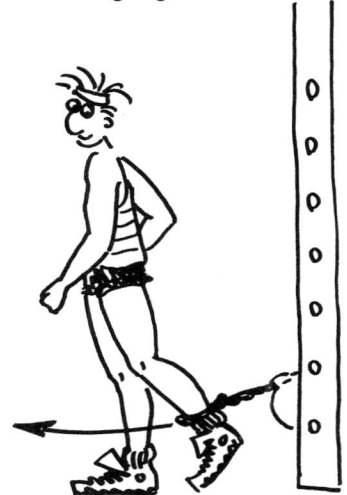
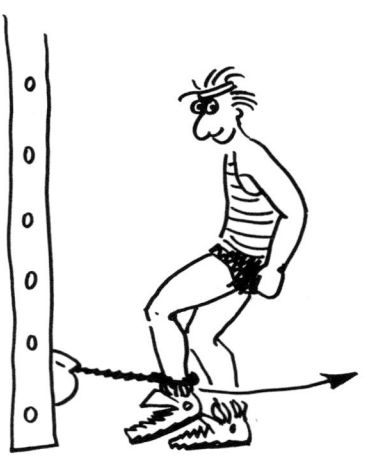

27 Übungen mit selbst gemachten Geräten
Abschleppseil

39 ▶ Seitzug außen
(Arme, Oberarm hinten, Schulter)

Die Trommel des Abschleppseiles wird in Hüfthöhe an einer Sprossenwand befestigt. Der Übende steht seitlich zu diesem Aufbau und zieht mit der Außenhand nach außen weg.

40 ▶ Seitzug innen
(Arme, Oberarm vorne, Brust)

Aufbau wie in Übung 39, aber der Übende zieht nun mit der Innenhand nach außen weg.

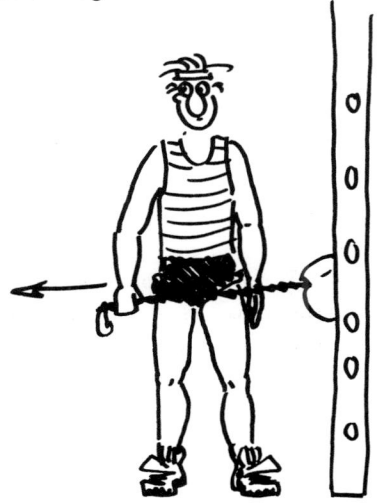
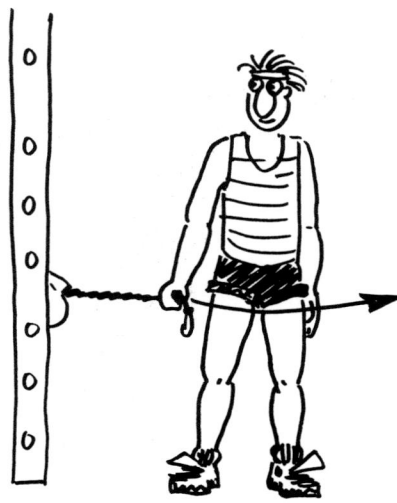

Übungen mit selbst gemachten Geräten
Abschleppseil

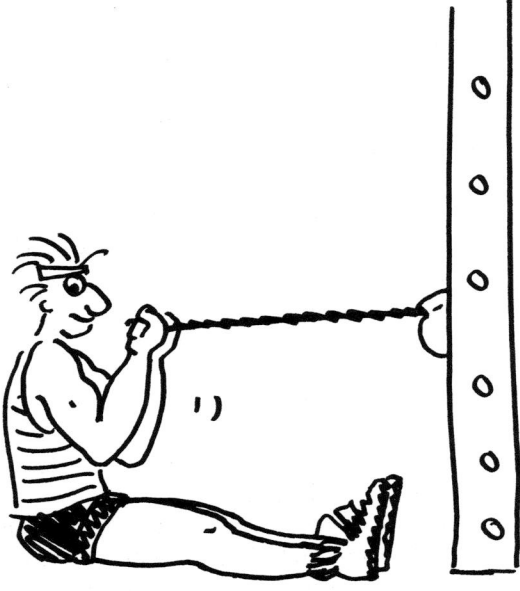

41 ▶ Doppelzug
(Arme, Oberarm vorne, Schulter, Rücken)

Die Trommel wird in Kniehöhe an einer Sprossenwand befestigt. Der Übende befindet sich im Strecksitz mit Blickrichtung zur Sprossenwand. Beidarmiges Ziehen zur Brust.
Dieses Seil kann in ähnlicher Weise benutzt werden wie das Deuserband. Daher werden hier nicht alle weiteren Übungsmöglichkeiten aufgelistet.

Übungen mit selbst gemachten Geräten
Plastik-Aschenbecher

Es gibt runde Plastik-Aschenbecher, deren Seitenwände senkrecht zum Boden stehen.
Diese kann man mit Gips oder Zement ausgießen.
Sie besitzen dann recht gute Rutsch-Eigenschaften.

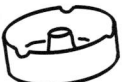

42 ▶ Schiebespiel
(Gesamtkörper, Oberarm hinten)

2 Mannschaften A und B stehen sich hinter 2 Grundlinien gegenüber. Die Spieler knien auf dem Boden, die gesamte Grundlinie gilt als Tor. Jeder Spieler hat einen Aschenbecher. In der Mitte zwischen A und B werden einige Tennisbälle bzw. Tischtennisbälle hingelegt. Aufgabe ist nun, die Aschenbecher so über den Boden rutschen zu lassen, dass sie die Tennisbälle treffen und hinter die gegnerische Grundlinie befördern. Sieger ist die Mannschaft, die die meisten Tore erzielt hat.
Als Ersatz für diese Aschenbecher kann man auch Plastik-Untersetzer für Blumentöpfe nehmen. Diese sind zwar wesentlich flacher, dafür aber auch wesentlich billiger (weniger als 1 DM).

Übungen mit selbst gemachten Geräten
Ballnetz

Ballnetze sind Netze, in denen man mehrere Bälle transportieren kann.
Ihre Öffnung kann mit einem Seil zugezurrt werden.

43 ▶ Ballpendel
(Gesamtkörper)

Das Ballpendel eignet sich zum Training von Torhütern, bes. Handballtorhütern. Er wird mit einem Ball ausstaffiert und derart in ein Tor gehängt, dass der Ball ca. 25 – 30 cm über dem Boden in einem unteren Eck schwebt. Dieser Ball muss nach jeder Aktion im Hürdensitz von hinten nach vorne (heraus-)geschlagen werden.
a) Wurf nach re., Hürdensitz zum Ballpendel li.
b) Wurf nach li., Hürdensitz zum Ballpendel re.
c) Lauf um das Tor, Hocke innen vom li. Pfosten, Hürdensitz zum Ballpendel re.
d) Lauf um das Tor, Hocke innen vom re. Pfosten, Hürdensitz zum Ballpendel li.
e) Wurfserien frontal auf das Tor; Abstand ca. 9 m. Wenn ein Spieler den Ballpendel trifft, so muss der Torhüter 10 Liegestütze o. Ä. machen.

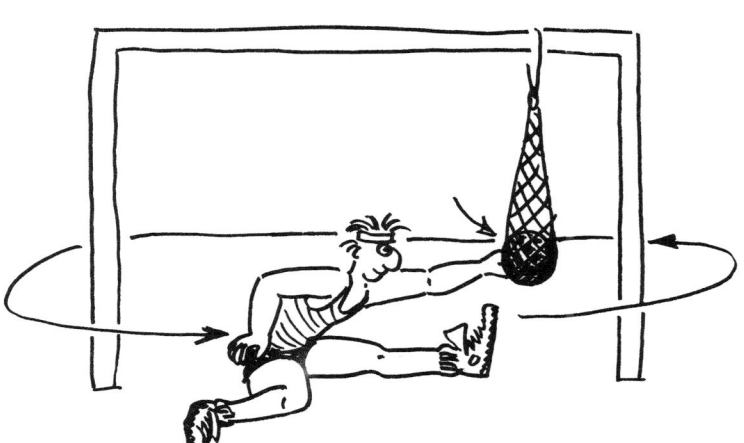

Übungen mit selbst gemachten Geräten
Ballnetz

44 ▶ Doppelpendel
(Arme, Oberarm vorne)

Beim Doppelpendel werden li. und re. je ein Ballpendel im Tor befestigt.
Dabei befinden sich die Bälle in Brusthöhe.
Der Torhüter hat die Aufgabe, mit den Unterarmen den Ball li. und re. abwechselnd und mit gleicher Kraft von hinten nach vorne zu schlagen.
Diese Übung schult das Einschleifen von Bewegungsmustern und das Reaktionsvermögen.

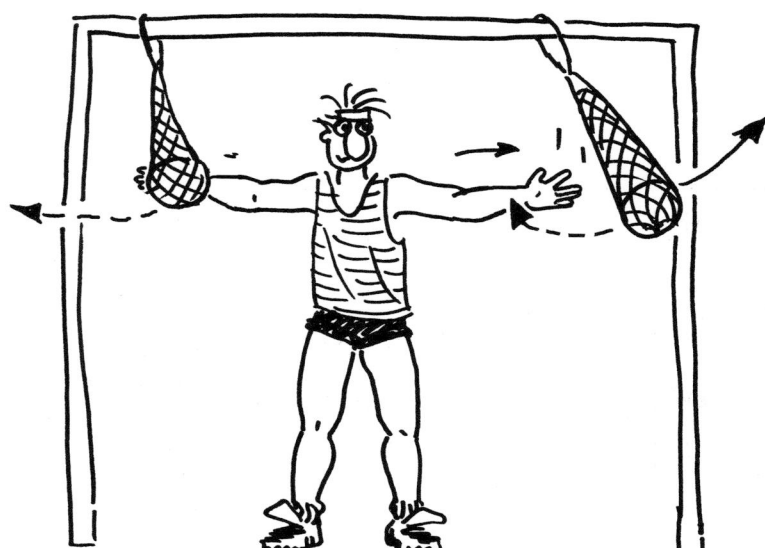

Übungen mit selbst gemachten Geräten
Ballnetz

45 ▶ Trapezpendel

(Gesamtkörper, Arme)

Der Aufbau eines Trapezpendels
sieht folgendermaßen aus:
Man nehme einen Besenstiel und befestige ihn mit
Isolierband oder Kreppband an zwei Turnringen.
In der Mitte befestige man ein Ballpendel (mit 1 Ball).
Dann ziehe man diesen Aufbau wieder hoch, bis der Ball
im Ballpendel ca. 4 – 5 m über dem Boden schwebt.
2 Mannschaften A und B stehen sich hinter 2 Markierungs-
linien gegenüber. Beide Markierungslinien haben denselben
Abstand zum Ballpendel. Jeder Spieler hat einen Ball.
Dann machen die Spieler Zielwerfen auf diesen Ball.
Nach dem ersten Treffer erschwert sich dieses Vorhaben
dadurch, dass der Ball in Bewegung gekommen ist.
Die Mannschaft, die in einem bestimmten Zeitraum
die meisten Treffer erzielt hat, hat gewonnen.

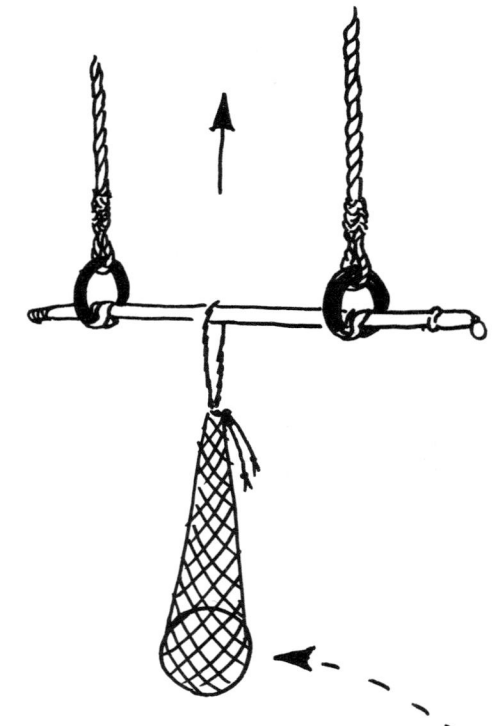

Übungen mit selbst gemachten Geräten
Allgemeines

Sicher gibt es noch viele andere Möglichkeiten,
sich Sportgeräte selbst zu basteln und Spiele dazu zu erfinden.

Ebenso gibt es viele Gebrauchsartikel,
die im Bereiche des Freizeitsportes eingesetzt werden können:
so kann man z.B. mit einfachen Frühstücksbrettchen aus Holz
ein Juxturnier Tischtennis durchführen etc.

Viel Vergnügen!

KURZ-PROGRAMME

A

sportartspezifische Programme für Freizeitsportarten

1) Fußball
2) Basketball
3) Volleyball
4) Rückschlagspiele (Federball, Badminton, Tennis)
5) Jogging
6) Schwimmen
7) Ski fahren
8) Rad fahren

B

Programme für Sie und Ihn

1) Problemzonenbekämpfung für Sie und Ihn
2) Kleine Rückenschule
3) Seniorinnen und Senioren
4) Circuit für alle

C

Programme für unterwegs

1) Die Urlaubsreise – auf der Autobahn-Raststätte
2) Die Klassenfahrt – Übungssammlung

A
sportartspezifische Programme für Freizeitsportarten

1) Fußball

Stretching
a) Bein durchdrücken ▸ *Stretching, Übung 8*
b) Fuß zum Gesäß ▸ *Stretching, Übung 9*
c) Kopf zum Knie ▸ *Stretching, Übung 1*
d) Weite Schrittstellung ▸ *Stretching, Übung 7*
e) Seitbeuge ▸ *Stretching, Übung 21*
f) Adduktoren-Dehnung ▸ *Stretching, Übung 19*
g) Gesäßmuskel-Dehnung ▸ *Stretching, Übung 25*
h) Kopf zu den Füßen ▸ *Stretching, Übung 32*
i) Bauchlage ▸ *Stretching, Übung 35*

Erwärmungslauf
Erwärmungslauf
▸ *Übungen im Gelände, Übung 35*
Dieser Erwärmungslauf ist eine Kombination aus Wendelauf und Standgymnastik.
Die Übungen der Standgymnastik, die sich hier anbieten, sind:
a) Hochzehengang (auf der Stelle)
 ▸ *Gymnastik: Dehnung Nr. 4*
b) Windmühle
 ▸ *Gymnastik: Dehnung, Übung 6*
c) Oberkörper drehen
 ▸ *Gymnastik: Dehnung, Übung 17*
d) Fußdehnung
 ▸ *Gymnastik: Dehnung, Übung 38*
e) Knie hoch
 ▸ *Gymnastik: Dehnung, Übung 41*
f) Schwebesitz
 ▸ *Gymnastik: Kräftigung, Übung 1*
g) Kreishüpfen
 ▸ *Gymnastik: Kräftigung, Übung 13*
h) Aufrichten
 ▸ *Gymnastik: Kräftigung, Übung 16*
i) Oberschenkel ausschlagen
 ▸ *Gymnastik: Lockerung, Übung 4*

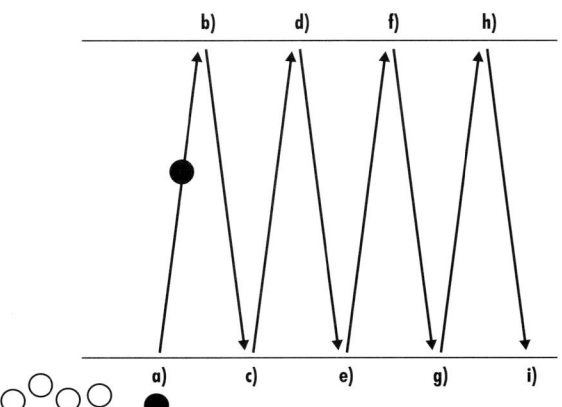

Übungskombination
(Schnelligkeit und Technik)
Diese Übungskombination besteht aus:
a) Spurts aus verschiedenen Startpositionen,
b) einem erholsamen lockeren Hopserlauf und
c) einigen einfachen Technikübungen mit dem Fußball.

Diese 3 Belastungen finden im Wechsel statt:
a) Spurts aus verschiedenen Startpositionen
 ▸ *Übungen im Gelände, Übung 37*
b) Rückweg: lockerer Hopserlauf
 ▸ *Laufgymnastik, Übung 8a*
c) 30 Sek. den Fußball jonglieren (hochhalten):
 • li./re. Fuß alternierend,
 • Fuß/Knie (Oberschenkel) alternierend,
 • mit dem Kopf,
 • Fuß/Kopf alternierend,
 • beliebig hochhalten
  (alle Körperteile sind erlaubt),
 • partnerweise zuspielen,
  ohne dass der Ball auf den Boden kommt,
 • partnerweise Kopfball-Zuspiel.

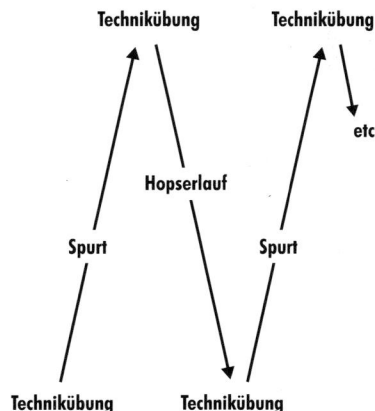

Zum Heißlaufen
Kommandolauf auf Fingerzeig
▸ *Übungen für große Gruppen, Übung 27*

Spielform
Von Wand zu Wand
▸ *Übungen für große Gruppen, Übung 6*

Fußballspiel

2) Basketball

Stretching

a) Oberkörper abhängen lassen
  ▸ *Stretching, Übung 2*
b) Arm hinter Kopf ▸ *Stretching, Übung 11*
c) Hände falten ▸ *Stretching, Übung 13*
d) Rückensäge ▸ *Stretching, Übung 16*
e) Katze ▸ *Stretching, Übung 22*
f) Seitbeuge ▸ *Stretching, Übung 21*
g) Knie zum Boden ▸ *Stretching, Übung 31*
h) Einseitige Rückbeuge ▸ *Stretching, Übung 27*
i) Schlafstellung ▸ *Stretching, Übung 37*

Erwärmungslauf

Diagonalenlauf
▸ *Übungen für große Gruppen, Übung 21*

Bei diesem Diagonalenlauf hat jeder Spieler einen Basketball. Dieser wird mit re./li. auf den 3 Bahnen geprellt. Auf der Diagonalen werden Übungen aus dem Bereich der Laufgymnastik durchgeführt. Hier bieten sich folgende Übungen an:

a) Seitwärtslauf
  ▸ *Laufgymnastik, Übung 4*
b) Seitgalopp
  ▸ *Laufgymnastik, Übung 3*
c) Lauf mit Drehungen
  ▸ *Laufgymnastik, Übung 10*
d) Sprunglauf
  ▸ *Laufgymnastik, Übung 15*
e) Strecksprung
  ▸ *Laufgymnastik, Übung 32*
f) Hampelmann in der Seitwärtsbewegung
  ▸ *Laufgymnastik, Übung 13 b*
g) Armkreisen re. + li.
  ▸ *Laufgymnastik, Übung 6 a + b*
h) Lauf mit Gegenkreisen
  ▸ *Laufgymnastik, Übung 7*
i) Hopserlauf mit Parallelarmschwung
  ▸ *Laufgymnastik, Übung 8 c*

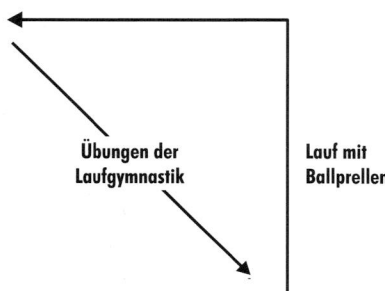

Partnerübungen

Bei diesen Partnerübungen hat jeder Spieler einen Basketball!

a) Schattenprellen
  ▸ *Gymnastikball, Übung 21*

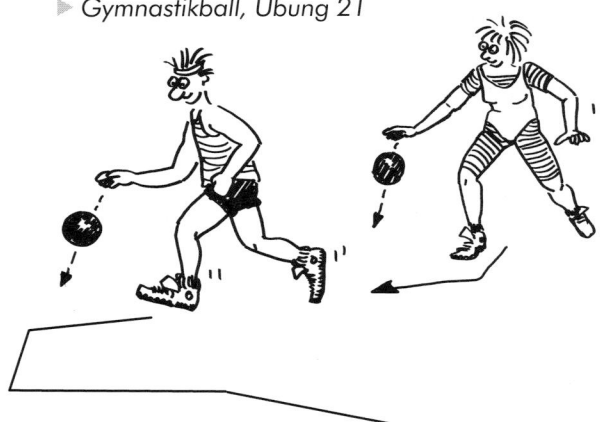

b) Spiegelprellen
  ▸ *Gymnastikball, Übung 22*

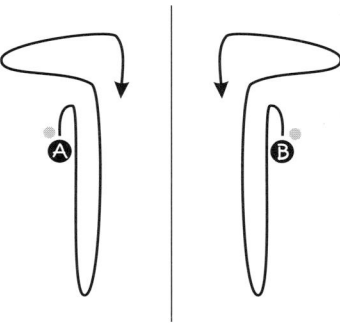

c) Prellen/abwehren
  ▸ *Gymnastikball, Übung 27*

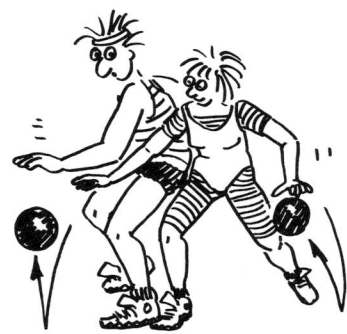

Spielform

Parteiballspiel
▸ *Übungen für große Gruppen, Übung 4*

Basketballspiel

3) Volleyball

Stretching

a) Unterarmdehnung ▸ *Stretching, Übung 14*
b) Rückensäge ▸ *Stretching, Übung 16*
c) Arm nach hinten drücken
 ▸ *Stretching, Übung 17*
d) Fingerpresse ▸ *Stretching, Übung 15*
e) Fingerkneten ▸ *Dehnung, Übung 15*
f) Wand wegschieben ▸ *Stretching, Übung 6*
g) Kopf zu den Knien ▸ *Stretching, Übung 4*
h) Gesäßmusk.-Dehnung ▸ *Stretching, Übung 25*
i) Knie zum Boden ▸ *Stretching, Übung 31*
j) Einseitige Rückbeuge ▸ *Stretching, Übung 27*

Erwärmung

Nachmach-Erwärmung
▸ *Übungen für große Gruppen, Übung 23*

Bei dieser Nachmach-Erwärmung werden Übungen aus dem Bereich der Laufgymnastik gemacht. Dabei bieten sich folgende Übungen an:

a) Lauf mit Armkreisen re./li.
 ▸ *Laufgymnastik, Übung 6*
b) Lauf mit Armgegenkreisen
 ▸ *Laufgymnastik, Übung 7*
c) Anfersen ▸ *Laufgymnastik, Übung 1*
d) Rückwärtslauf ▸ *Laufgymnastik, Übung 5*
e) Seitwärtslauf ▸ *Laufgymnastik, Übung 4*
f) Lauf mit Drehungen
 ▸ *Laufgymnastik, Übung 10*
g) Hopserlauf mit Parallelarmschwung
 ▸ *Laufgymnastik, Übung 8c*
h) Hampelmann ▸ *Laufgymnastik, Übung 13 a-c*
i) kurze Antritte ▸ *Laufgymnastik, Übung 23*

Erwärmung mit Ballgewöhnung
Im Anschluss bieten sich folgende Übungen zur Erwärmung und Ballgewöhnung an:

a) Volleyball pritschend hochhalten (1 Min.)
 – auf der Stelle
b) Volleyball baggernd hochhalten (1 Min.)
 – auf der Stelle
c) Volleyball in der Vorwärtsbewegung pritschend und baggernd hochhalten (40 m)
d) Schmetterserie zur Wand; die Bewegungsausführung entspricht dem Schmetterschlag, die Schlagkraft ist jedoch reduziert. (20 x)
e) Dauerpassspiel: der Volleyball wird partnerweise zugespielt; dabei ist es erlaubt, den Ball zu pritschen, zu baggern oder auch einarmig zu spielen.
f) Aufgabe und Aufgabenabwehr: Person A spielt eine Aufgabe, Person B nimmt den Ball im Bagger an, spielt ihn senkrecht hoch und pritscht ihn dann zurück. Nach 20 Aufgaben erfolgt ein Funktionswechsel der Personen.

Spielform

Spiel 3 : 3 oder 4 : 4 miteinander. Aufgabe dieser Spielform ist es, den Volleyball innerhalb der eigenen Mannschaft 2 – 3 mal zu spielen und dann so zur gegnerischen Mannschaft zu spielen, dass der Ball dort mühelos angenommen und weitergespielt werden kann. Ideal wäre:

a) Ballannahme und auf die Spielerposition „3" (Spieler in der Mitte am Netz) spielen,
b) die „3" stellt den Ball in Netznähe zum li. oder re. Angriffsspieler,
c) dieser Angriffsspieler spielt den Ball in den gegnerischen Rückraum.

Volleyballspiel

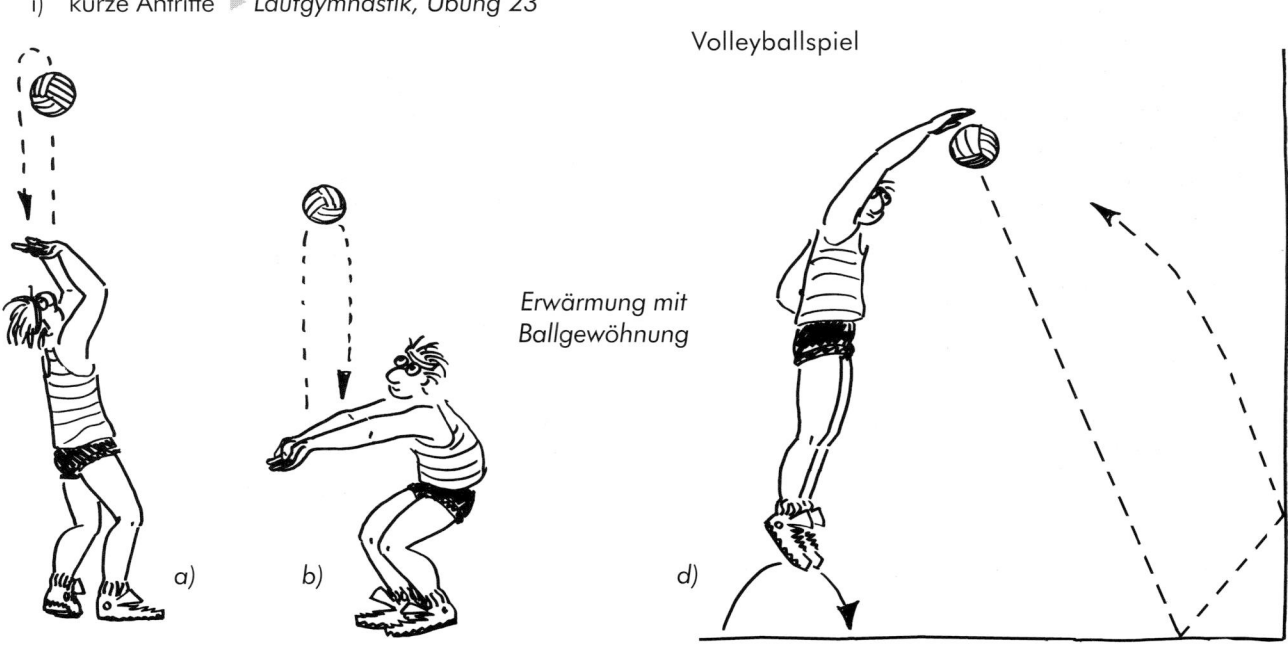

Erwärmung mit Ballgewöhnung

4) Rückschlagspiele (Badminton, Federball, Tennis)

Stretching

a) Unterarm-Innenseiten-Dehnung
▸ *Stretching, Übung 24*

b) Unterarm-Außenseiten-Dehnung
▸ *Stretching, Übung 12*

c) Kniestand-Vorbeuge
▸ *Stretching, Übung 20*

d) Kopf zu den Knien
▸ *Stretching, Übung 4*

e) Weite Schrittstellung
▸ *Stretching, Übung 7*

f) Statische Bogenspannung
▸ *Stretching, Übung 23*

g) Arm hinter Kopf
▸ *Stretching, Übung 11*

h) Arm nach hinten drücken
▸ *Stretching, Übung 17*

i) Knie zum Boden
▸ *Stretching, Übung 31*

j) Gesäßmuskulatur-Dehnung
▸ *Stretching, Übung 25*

k) Seitbeuge
▸ *Stretching, Übung 21*

Erwärmung

Sternlauf ▸ *Übungen für große Gruppen, Übung 25*

Dieser Sternlauf wird in mehreren Durchgängen mit unterschiedlichen Geschwindigkeiten gelaufen. Zwischen den einzelnen Durchgängen werden je zwei Übungen aus dem Bereich der Gymnastik durchgeführt. Die Abfolge sieht dann folgendermaßen aus:

a) Sternlauf 1 – Jogging-Tempo

Hampelmann
▸ *Gymnastik: Kräftigung, Übung 23*

Schlusssprünge mit Parallelarmschwung
▸ *Gymnastik: Kräftigung, Übung 27 a + b*

b) Sternlauf 2 – Dauerlauf-Tempo

Arme nach vorne federn
▸ *Gymnastik: Dehnung, Übung 3*

Arme nach hinten federn
▸ *Gymnastik: Dehnung, Übung 2*

c) Sternlauf 3 – Tempolauf

Windmühle
▸ *Gymnastik: Dehnung, Übung 6*

Ellbogenfassung
▸ *Gymnastik: Dehnung, Übung 9*

d) Sternlauf 4 – Spurt

Bauchlagendrehung
▸ *Gymnastik: Dehnung, Übung 29*

Rückendrehung
▸ *Gymnastik: Dehnung, Übung 30*

Sternlauf

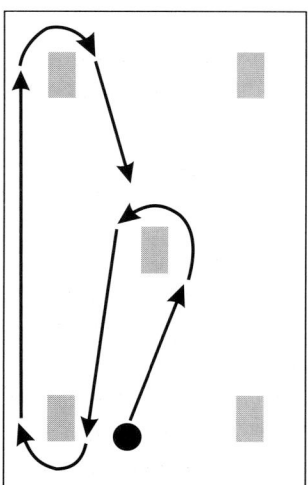

Partnerübungen mit dem Sportgerät

Bei diesen Partnerübungen befinden sich die Spieler in ihrem Spielfeld und spielen sich den Ball gegenseitig zu. Dabei sollen die einzelnen technischen Varianten der entsprechenden Sportart durchgespielt werden. Dieses Durchspielen sollte so gestaltet werden, dass Person A den Ball serviert und Person B den Ball in entsprechender Weise zurückschlägt. Die Wiederholungszahl sollte 20 nicht unterschreiten. Dann findet ein Funktionswechsel der Partner statt!

Zum Heißlaufen

„Jagt euch"! Diese Spielform stellt folgende Anforderungen an die Spieler: Beide Spieler sollen versuchen, die volle Spielfeldlänge und Spielfeldbreite auszunutzen. Dabei sollte jedoch immer so gespielt werden, dass der Gegenspieler stets die Chance hat, den Ball noch erreichen zu können.

Spiel

5) Lauftraining

Stretching

a) Weite Schrittstellung
   ▶ *Stretching, Übung 7*
b) Fuß zum Gesäß
   ▶ *Stretching, Übung 9*
c) Kniestand-Vorbeuge
   ▶ *Stretching, Übung 20*
d) Statische Bogenspannung
   ▶ *Stretching, Übung 23*
e) Gesäßmusk.-Dehnung
   ▶ *Stretching, Übung 25*
f) Knie zum Boden
   ▶ *Stretching, Übung 31*
g) Kopf zu den Füßen
   ▶ *Stretching, Übung 32*
h) Hürdensitz-Vorbeuge
   ▶ *Stretching, Übung 33*
i) Fußspitzen rotieren
   ▶ *Stretching, Übung 29*
j) Oberschenkel ausschlagen
   ▶ *Lockerung, Übung 4*

Erwärmung
Dreieckslauf
▶ *Übungen für große Gruppen, Übung 26*

Dieser Dreieckslauf kann auch alleine durchgeführt werden. Dann müsste jedoch der Läufer eine Uhr tragen, auf die er schauen kann, um so gleichmäßiges Lauftempo zu schulen. Nach ca. 5 Min. kann der Lauf abgebrochen werden.

Geschwindigkeitssteigerungen
Steigerungsläufe
▶ *Laufgymnastik, Übung 22*

Diese Steigerungsläufe sollten über eine Strecke von ca. 100 m durchgeführt werden. Die letzten 20 – 25 m sollten mit Maximalgeschwindigkeit gelaufen werden. Der Rückweg sollte der Erholung dienen und je nach Trainingszustand
a) gegangen werden,
b) im Hopserlauf stattfinden oder
c) in lockerem Trab absolviert werden.

Übungsform mit Wettkampfcharakter
Endlos-Staffel
▶ *Übungen im Gelände, Übung 38*

Waldlauf
In diesen Waldlauf können die unterschiedlichsten Übungen integriert werden! (Einige dieser Übungen können auch alleine durchgeführt werden).
Hier einige Vorschläge:

a) Überholspurts
   ▶ *Übungen im Gelände, Übung 17*
b) Lauf-Atem-Koordination
   ▶ *Übungen im Gelände, Übung 21*
c) Pendellauf in Dreiergruppen
   ▶ *Übungen in Dreiergruppen, Übung 8*
d) Treppe
   ▶ *Übungen im Gelände, Übung 14 a, b, c, d, f, g, h*
e) Ausnutzung von Steigungen zu Rückwärtsläufen, Sprungläufen etc.
f) Trimm-Dich-Parcours mitmachen
g) Partnerübungen durchführen, die der Vorwärtsbewegung dienen können. So z.B.
   ▶ *Partnerübungen, Übung 16, 17, 18, 20, 21, 23, und 25.*
h) Übungen mit einem Sportgerät.
   Diese Sportgeräte müssen jedoch leicht zu transportieren sein. Aus diesem Grunde eignen sich hier Übungen mit dem Springseil, Übungen mit dem Deuserband und Übungen mit dem Luftballon.
i) Benutzung von Baumstümpfen
   ▶ *Übungen im Gelände, Übung 22, 23, 24 und 25.*
j) Benutzung schwerer Steine
   ▶ *Übungen im Gelände, Übung 26, 27, 28, 29 und 30.*
k) Benutzung von Ästen
   ▶ *Übungen im Gelände, Übung 31 und 32 a - g.*
l) Benutzung einer Schranke, die den Waldweg für Autos absperrt.
   ▶ *Übungen im Gelände, Übung 41, 42 und 43.*
m) Übungen in Dreiergruppen, die der Vorwärtsbewegung dienen können.
   Hier wären besonders zu nennen:
   ▶ *Übungen in Dreiergruppen, Übung 1, 2, 4, 5, 7 und 10.*

6) Schwimmen

Erwärmung

1) Ausgiebiges Duschen mit warmem Wasser.
2) Wasserjogging: Beim Wasserjogging benötigt man eine Wassertiefe, bei der man, wenn man steht, noch so eben Luft bekommen kann. Um die Oberarme streift man Schwimmflügel oder ähnliche Auftriebskörper. Dann macht man Laufbewegungen (Armeinsatz nicht vergessen). Die Füße kommen dabei nicht auf den Boden, das Tempo der Vorwärtsbewegung ist sehr langsam. Dauer ca. 3 Min.
3) Gymnastik:
   a) Paralleles Armkreisen
      ▶ *Gymnastik: Beweglichmachung, Übung 3*
   b) Hüftkreisen
      ▶ *Gymnastik: Beweglichmachung, Übung 6*
   c) Arm nach hinten drücken
      ▶ *Stretching, Übung 17*
   d) Unterarm-Innenseiten-Dehnung
      ▶ *Stretching, Übung 24*
   e) Winkelgreifen
      ▶ *Gymnastik: Dehnung, Übung 12*
   f) Einseitige Rückbeuge ▶ *Stretching, Übung 27*
   g) Einseitige Bankstellung
      ▶ *Gymnastik: Dehnung, Übung 33*
   h) Grätschsitz ▶ *Dehnung, Übung 22*
   i) Knie zum Boden ▶ *Stretching, Übung 31*
   j) Liegestützlauf ▶ *Stretching, Übung 3*
   k) Obere Extremitäten lockern
      ▶ *Gymnastik: Lockerung, Übung 1*
   l) Kerze ▶ *Gymnastik: Lockerung, Übung 6*
   m) Unterschenkel auslockern
      ▶ *Gymnastik: Lockerung, Übung 5*

Einschwimmen

1. Bahn – Brustschwimmen
2. Bahn – Kraulschwimmen
3. Bahn – Rückenschwimmen
4. Bahn – Brustschwimmen, aber nur mit den Armen – zwischen den Oberschenkeln/Knien wird ein Schwimmbrett aus Styropor) festgeklemmt
5. Bahn – Brustschwimmen, aber nur mit den Beinen – die Hände halten sich an einem Schwimmbrett fest
6. Bahn – Kraulschwimmen, aber nur mit den Armen (Schwimmbrett)
7. Bahn – Kraulschwimmen, aber nur mit den Beinen (Schwimmbrett)
8. – 10. Bahn – lockeres Schwimmen in beliebiger Stilart ohne Schwimmbrett

Wettkampfmäßiges Schwimmen gegen Konkurrenten

Man bildet gegnerische Paare, die ein vergleichbares Leistungsvermögen haben. Das erste Paar steht am Beckenrand in Startposition. Die anderen Paare stehen dahinter. Die Aufgabe: Nach dem Startsignal Startsprung, eine Bahn wettkampfmäßiges Schwimmen in einer vorher vereinbarten Stilart, dann herauskommen und den Rückweg langsam gehen. Anschließend hinten an der Schlange vor der Startposition wieder anstellen. Das nächste Paar wird mit ca. 10 m Abstand auf das vordere Paar gestartet.

Ausscheidungswettkampf

Beim Ausscheidungswettkampf wird in gleicher Weise gearbeitet wie beim „wettkampfmäßigen Schwimmen gegen Konkurrenten" (s.o.). Derjenige jedoch, der das Rennen verliert, scheidet aus. So bleibt am Ende nur noch ein Paar übrig, das dann den Gesamtsieger ausschwimmt. Je nach Gruppengröße können auch 3 Personen übrig bleiben, dann müssen diese drei Personen den Endkampf bestreiten. Die ideale Gruppenzahl ist 16.

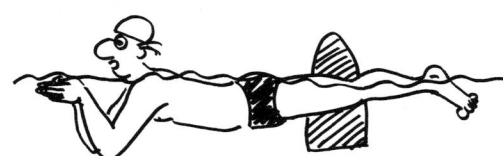

Einschwimmen: 4. Bahn

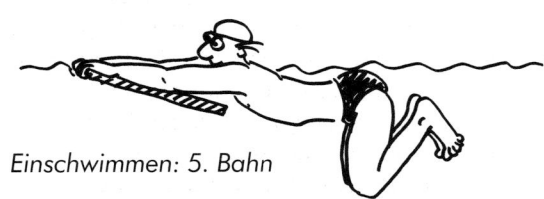

Einschwimmen: 5. Bahn

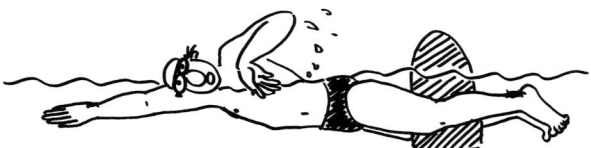

Einschwimmen: 6. Bahn

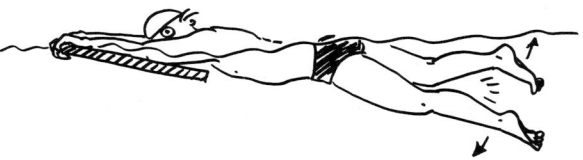

Einschwimmen: 7. Bahn

7) Ski fahren

Viele Menschen fahren alljährlich in Skiurlaub. Leider sind nur wenige körperlich darauf vorbereitet. So kommt es immer wieder zu Verletzungen, von denen ein Großteil bei besserer körperlicher Fitness hätte vermieden werden können. Darum sei hier ein Trainingsplan vorgestellt, der helfen soll, diese konditionellen Defizite zu beheben. Mit diesem Trainingsprogramm sollte man jedoch mindestens 6 Wochen vor Urlaubsantritt beginnen und es muss mindestens 2 x pro Woche durchgeführt werden. Ski heil!

Erwärmung
1) 3 Min.-Lauf. Dieser Lauf kann im Joggingtempo gelaufen werden.
2) Gymnastik
   a) Kopf zu den Knien ▸ *Stretching, Übung 4*
   b) Weite Schrittstellung ▸ *Stretching, Übung 7*
   c) Fuß zum Gesäß ▸ *Stretching, Übung 9*
   d) Fingerpresse ▸ *Stretching, Übung 15*
   e) Unterarmdehnung ▸ *Stretching, Übung 14*
   f) Hocke ▸ *Stretching, Übung 5*
   g) Adduktoren-Dehnung ▸ *Stretching, Übung 19*
   h) Hüftdrehung ▸ *Gymnastik: Dehnung, Übung 45*
   i) Drehsprünge
      ▸ *Gymnastik: Dehnung, Übung 36*
   j) Seitspagat ▸ *Gymnastik: Dehnung, Übung 28*

Übungen mit dem Springseil
Alle Übungen mit dem Springseil sollen 30 Sek. lang durchgehalten werden! Zwischen zwei Übungen wird eine Übung aus dem Bereich der Lockerung gemacht.
1) Beidbeiniges Hüpfen mit Zwischenhop
   ▸ *Springseil, Übung 1*
   a) Unterschenkel lockern
      ▸ *Gymnastik: Lockerung, Übung 5*
2) Lauf im Zweier-Rhythmus ▸ *Springseil, Übung 13*
   b) Standlockerung ▸ *Gymnastik: Lockerung, Übung 2*
3) Sprunglauf ▸ *Springseil, Übung 16*
   c) Oberschenkellockerung
      ▸ *Gymnastik: Lockerung, Übung 3*
4) Schulterdreher ▸ *Springseil, Übung 27*
   d) Obere Extremität lockern
      ▸ *Gymnastik: Lockerung, Übung 1*
5) Standsprünge ▸ *Springseil, Übung 28 a + b*
   e) Oberschenkel ausschlagen
      ▸ *Gymnastik: Lockerung, Übung 4*
6) Steigernde Sidehops ▸ *Springseil, Übung 29*
   f) Kerze ▸ *Gymnastik: Lockerung, Übung 6*

Normaler Circuit
Normaler Circuit
▸ *Übungen für große Gruppen, Übung 8*
Dieses Zirkeltraining ist so zu organisieren, dass die Übungszeit je nach Könnensstand 20 – 30 Sek. beträgt und die Pause zwischen zwei Stationen um ca. 10 Sek. länger ist, als die Übungszeit. Die Stationen könnten z.B. folgendermaßen aussehen:
   a) Wechselhüpfen ▸ *kleiner Kasten, Übung 1*
   b) Treppe ▸ *kleiner Kasten, Übung 2*
   c) Liegestütz ▸ *kleiner Kasten, Übung 4*
   d) Liegestütz rücklings ▸ *kleiner Kasten, Übung 6*
   e) Seil auf Weichboden
      ▸ *Weichbodenmatte, Übung 1*
   f) Wendelauf ▸ *Weichbodenmatte, Übung 2*
   g) Steigerungssprünge ▸ *Langkasten, Übung 6*
   h) Sit-ups ▸ *Bank, Übung 6*
   i) Hockwenden ▸ *Bank, Übung 3*
   j) Ball vor Wand ▸ *Medizinball, Übung 29*

Sollte jemand einen Circuit in eigener Regie durchführen wollen, also keine Turnhallen-Geräte zur Verfügung stehen, muss improvisiert werden. Folgende Übungen bieten sich an:
   a) Schlusssprünge vorwärts/rückwärts
      ▸ *Springseil, Übung 28 b*
   b) Steigernde Sidehops ▸ *Springseil, Übung 29*
   c) Kängurus ▸ *Laufgymnastik, Übung 40*
   d) Sit-ups (auf einem Hocker) ▸ *Bank, Übung 6*
   e) Ballontausch ▸ *Luftballon, Übung 6*
   f) Kniebeuge ▸ *Deuserband, Übung 6*
   g) Einbeiniges Radfahren ▸ *Deuserband, Übung 8*
   h) Froschhüpfen ▸ *Laufgymnastik, Übung 34*
   i) Treppenlauf
      ▸ *Übungen im Gelände, Übung 14 a + f*

Waldlauf
Die Dauer des Waldlaufes ist mit mindestens 20 Min. vorgegeben! Wie man ihn jedoch gestaltet, das hängt vom jeweiligen Leistungsstand der betreffenden Personen ab. So kann man z.B. ständige Wechsel zwischen Jogging und Gehen machen, manche Abschnitte walken (schnelles Gehen – ohne die Hüftdrehungen der Geher zu machen), statt zu joggen etc.

8) Rad fahren

Seit einiger Zeit boomt die Fahrradindustrie. Das Mountainbike hat seinen Siegeszug angetreten und auch die Wanderfahrten werden immer beliebter. Doch ob man ein Mountainbike fährt, ein Tourenrad oder ein Rennrad ... und wie man es auch immer benutzt, sei es zur reinen Fortbewegung oder als wettkampfmäßiges Sportgerät, man sollte das Fahrrad halbwegs beherrschen können. Das geht natürlich nur dann, wenn man körperlich und geistig in der entsprechenden Verfassung ist. „Geistig" bedeutet, z.B. keinen Alkohol getrunken zu haben und die Verkehrsregeln und Verkehrszeichen zu kennen. Zur körperlichen Fitness möge das beiliegende Trainingsprogramm beitragen!
Allzeit gute Fahrt!

Stretching
  a) Fuß zum Gesäß ▶ *Stretching, Übung 9*
  b) Bein durchdrücken ▶ *Stretching, Übung 8*
  c) Kniestand-Vorbeuge ▶ *Stretching, Übung 20*
  d) Katze ▶ *Stretching, Übung 22*
  e) Unterarm-Innenseiten-Dehnung
     ▶ *Stretching, Übung 24*
  f) Einseitige Rückbeuge ▶ *Stretching, Übung 27*
  g) Knie zum Boden ▶ *Stretching, Übung 31*
  h) Kopf zu den Füßen ▶ *Stretching, Übung 32*
  i) Bauchlage ▶ *Stretching, Übung 35*
  j) Gesäßmuskel-Dehnung
     ▶ *Stretching, Übung 25*

Erwärmung
Zur Gesamtkörper-Erwärmung können einige Übungen aus dem Bereich der Laufgymnastik gemacht werden:
  a) Anfersen ▶ *Laufgymnastik, Übung 1*
  b) Kniehebelauf ▶ *Laufgymnastik, Übung 2*
  c) Seitgalopp ▶ *Laufgymnastik, Übung 3*
  d) Steigernder Hopserlauf
     ▶ *Laufgymnastik, Übung 8 b*
  e) Knie hochschnellen ▶ *Laufgymnastik, Übung 9*
  f) Sprunglauf ▶ *Laufgymnastik, Übung 15*
  g) Steigerungslauf ▶ *Laufgymnastik, Übung 22*
  h) kurze Antritte ▶ *Laufgymnastik, Übung 23*
  i) Bein hoch ▶ *Laufgymnastik, Übung 41*
  j) Hochzehengang ▶ *Laufgymnastik, Übung 45*

Übungen mit dem Fahrrad

Die Übungen mit dem Fahrrad hängen natürlich von den örtlichen Gegebenheiten ab. So macht es z.B. wenig Sinn, auf einer stark befahrenen Straße in Schlangenlinien zu fahren, um Slalom zu üben! Doch sicherlich hat fast jeder eine wenig frequentierte Sackgasse oder einen Park in seiner Nähe, wo dann die folgenden Übungen gefahrlos für sich und die Mitmenschen durchgeführt werden können:
  a) Lockeres Einfahren und Gerätgewöhnung: Eine Runde um den Häuserblock fahren.
  b) Über eine Strecke von ca. 50 m so langsam fahren, wie eben möglich.
  c) Aus der Fahrt mit Normalgeschwindigkeit heraus plötzliche Antritte machen und beschleunigen.
  d) Slalom fahren – hier muss man die Gegebenheiten ausnutzen; so können z.B. andersfarbige Pflasterungen als Fahnenstangen-Ersatz dienen etc.
  e) Linienfahren – als Linien können z.B. die Fugen zwischen zwei Pflasterreihen dienen.
  f) Rad schultern – hier wird das Fahrrad getragen wie streckenweise beim Querfeldeinrennen.

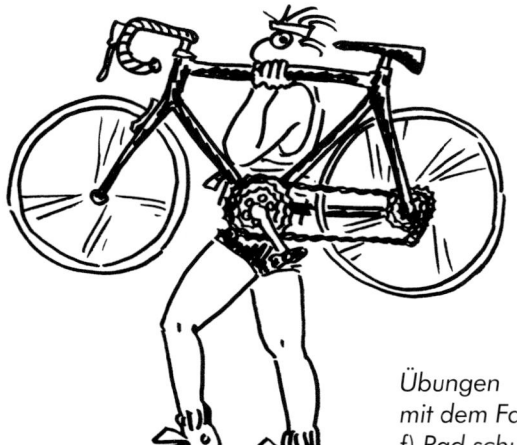

Übungen mit dem Fahrrad: f) Rad schultern

B
Programme für Sie und Ihn

1) Problemzonenbekämpfung für Sie und Ihn

Bewegungsarme Lebensweise, zu fettes und zu viel Essen, ggf. noch zu ungünstigen Zeiten etc. beschleunigen das Wachstum von Problemzonen. Daher sind es oft beide Partner, die darunter zu leiden haben. Aus diesem Grunde bemüht sich dieses Trainingsprogramm um eine gemeinsame Bekämpfung dieses Wohlstandsspecks an Oberschenkeln, Bauch und Gesäß, damit Sie und Er bald wieder eine „gute Figur" machen.

Erwärmung
1) 5 Min.-Lauf. Dieser Lauf kann im Joggingtempo gelaufen werden. Wer es nicht schafft, diese 5 Minuten durchzuhalten, darf auch kleine Gehpausen einlegen.
2) Gymnastik
   a) Fuß zum Gesäß ▶ *Stretching, Übung 9*
   b) Gesäßmuskel-Dehnung
      ▶ *Stretching, Übung 25*
   c) Unterschenkel zur Brust
      ▶ *Stretching, Übung 28*
   d) Knie zur Brust ▶ *Stretching, Übung 38*
   e) Statische Bogenspannung
      ▶ *Stretching, Übung 23*
   f) Kniestand-Vorbeuge ▶ *Stretching, Übung 20*
   g) Bauchlagendrehung
      ▶ *Gymnastik: Dehnung, Übung 29*
   h) Windmühle ▶ *Gymnastik: Dehnung, Übung 6*
   i) Cancan ▶ *Aerobic, Übung 2*
3) Lockerung
   a) Partnerhilfe ▶ *Gymnastik: Lockerung, Übung 8*
   b) Rumpflockerung
      ▶ *Gymnastik: Lockerung, Übung 9*
   c) Rumpflockerung rückw.
      ▶ *Gymnastik: Lockerung, Übung 10*
4) 5 Min. Federball spielen

Partnerübungen
a) Zeitlupen-Marionette
   ▶ *Partnerübungen, Übung 3*
b) Beine zum Boden federn
   ▶ *Partnerübungen, Übung 1*
c) Beine auseinander-/zusammendrücken
   ▶ *Partnerübungen, Übung 2*
d) Blasebalg ▶ *Partnerübungen, Übung 9*
e) Kreishüpfen ▶ *Partnerübungen, Übung 22*
f) Synchronarbeit ▶ *Partnerübungen, Übung 14*
g) Voltigieren ▶ *Partnerübungen, Übung 15*
h) Körperdreieck ▶ *Partnerübungen, Übung 31*
i) Kreisverkehr ▶ *Partnerübungen, Übung 12*
j) Sit-ups ▶ *Partnerübungen, Übung 13*

Spielerisches

Je nach den örtlichen Gegebenheiten und dem persönlichen Besitz kann nun einige Minuten lang Badminton oder Indiaca gespielt werden bzw. eine Frisbeescheibe zugeworfen werden.

Ausdauer

Wer jetzt noch Zeit und Lust hat, der kann nun noch einen Waldlauf machen oder Walken. Unter Walken versteht man schnelles Gehen mit starkem Armeinsatz. Auf die Hüftdrehungen der Geher sollte man jedoch verzichten. Man sollte so schnell gehen, dass es einen anstrengt. Dann stärkt es Herz und Kreislauf. Das wirkt sich positiv auf den Cholesterinspiegel und damit auch auf die Arterienverkalkung aus. Darüber hinaus stärkt es die Bein- und Gesäßmuskulatur. Empfehlenswert sind Strecken zwischen 1 ½ und 3 km bzw. Gehzeiten von 10 – 30 Min. je nach Leistungsstand.

Begleitende Maßnahmen

Weitere sportliche Aktivitäten wie Radfahren, Schwimmen, Aerobic, Tanz, etc. fördern natürlich zusätzlich die allgemeine Fitness und einen erhöhten (Kalorien-)Grundverbrauch. Ebenso wird zu einer Kalorienreduzierung durch Umstellung des bisherigen Speiseplanes geraten. Darüber hinaus kann der Besuch einer Sauna mit seinen positiven Begleiterscheinungen ebenfalls eine Hilfestellung darstellen. Auch Springseil-Übungen sind gerade für die Beine sehr empfehlenswert.

Viel Erfolg und viel Vergnügen!

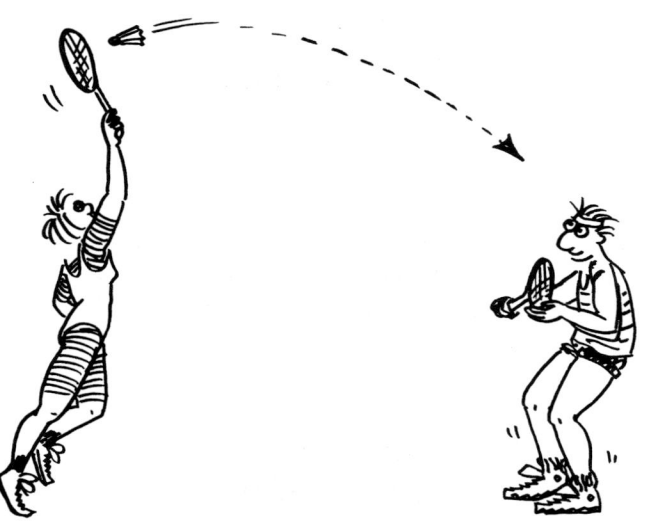

2) Kleine Rückenschule

Die Wirbelsäule besteht aus 33 Wirbeln und hat die Form eines doppelten S. Da 9 von ihnen zum Kreuz- und Steißbein zusammengewachsen sind, verbleiben 24 Wirbel, die 23 gelenkige Verbindungen miteinander eingehen. Zwischen 2 benachbarten Wirbeln liegt je eine Zwischenwirbelscheibe. Gehalten werden die Gelenke durch Bänder und Muskeln. Dieser Teil ist also sehr beweglich.
Nun sind es aber auch große Muskeln und Muskelgruppen des Rückens, des Bauches und der Hüfte, die an der Statik dieses Systems ziehen und zerren und es aus seinem Gleichgewicht bringen können. Bedingt durch falsches Training oder ungünstig wirkender Alltagsbelastungen kann es zu Überbeanspruchungen und Verkrampfungen auf der einen Seite sowie Unterforderungen und Verschlaffungen auf der anderen Seite kommen. Bedingt durch solche Muskelungleichgewichte kann es z.B. zu einem Hohlkreuz kommen, das dann bei langem Stehen große Schmerzen bereiten kann. Da Muskeln jedoch trainierbar sind, kann man diesem Muskelungleichgewicht durch gezieltes Training entgegenwirken. Dabei werden verkrampfte und somit verkürzte Muskeln und Muskelgruppen gedehnt, erschlaffte und verlängerte dagegen gekräftigt. Wie so häufig ist es jedoch wichtig, diese Übungen regelmäßig und über einen längeren Zeitraum durchzuführen!

Übungen

1) Knie hoch
Rückenlage – die Knie sind angewinkelt, die Fersen sind auf dem Boden. Dann das li. Bein anheben und mit der re. Hand gegen dessen Knie drücken. Der Kopf wird dabei leicht gehoben. Anschließend re. Bein und li. Hand.

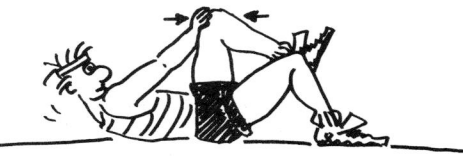

2) Beckenheber
Rückenlage – die Füße sind schulterbreit geöffnet, die Knie angewinkelt. Die Arme befinden sich in Über-Kopf-Haltung. Dann wird das Gesäß langsam gehoben, einige Zeit gehalten und dann wieder langsam gesenkt.

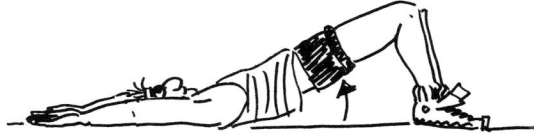

3) Zusammenrollen
Rückenlage – mit den Händen die Knie zur Brust ziehen. In dieser Position dann einige Sekunden verharren.

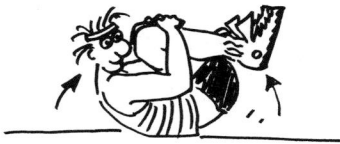

4) Beinheber
Rückenlage – ein Bein heben und mit beiden Händen das Knie des angehobenen Beines etwas zu sich ziehen. Dann dieses Knie langsam strecken/durchdrücken.

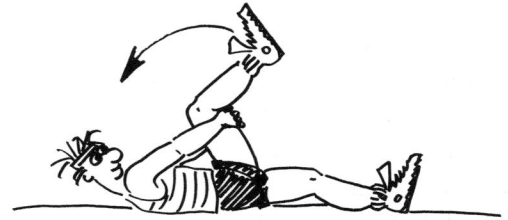

5) Geknieter Spreizschritt
Weite Schrittstellung – dann das Knie des hinteren Beines auf den Boden setzen. Beide Hände stützen sich auf dem vorderen Knie ab. Das Becken bleibt frontal. Nun wird die Hüfte langsam nach unten geschoben.

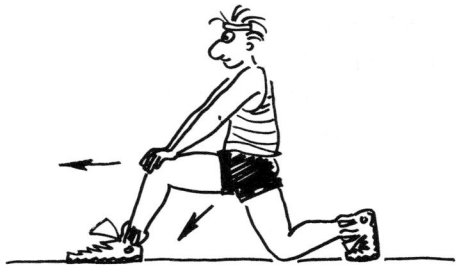

6) Kleines Aufrichten
Rückenlage – die Beine sind angewinkelt, die Hände liegen neben dem Kopf. Dann den Oberkörper und den Kopf etwas aufrichten und in dieser Position einige Zeit halten.

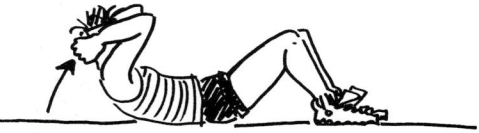

Aktiv-Kartei: *Fitness-Training ohne Trott*
© Verlag an der Ruhr, Postfach 10 22 51, 45422 Mülheim an der Ruhr

2) Kleine Rückenschule

7) Gedrehtes Aufrichten
Rückenlage – wie Übung 6, aber während des Aufrichtens wird der Oberkörper etwas nach links bzw. rechts gedreht.

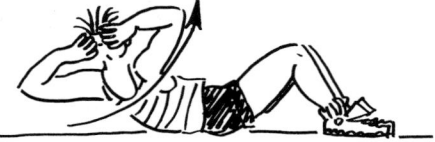

8) Über-Kopf-Halte
Der Oberkörper liegt bäuchlings auf einem zweiteiligen Langkasten, der Blick ist nach unten gerichtet. Die Arme sind in Über-Kopf-Halte ohne ein Hohlkreuz zu machen, die Hände fassen einen Medizinball. Nun den Medizinball mit gestreckten Armen etwas anheben und halten. Im Heimtraining kann der Langkasten durch mehrere hintereinander gestellte Stühle oder Hocker ersetzt werden.

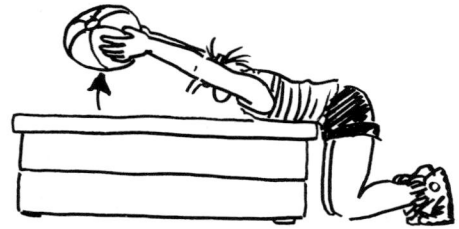

9) Katzenbuckel
Bankstellung – dann abwechselnd a) und b):
a) Kopf auf die Brust und den Rücken hochdrücken,
b) Kopf etwas heben und die Brust herunterdrücken. (Der Kopf soll dabei nicht in den Nacken zurückgebeugt werden.)
In den Positionen a) und b) soll jeweils einige Sekunden verharrt werden.

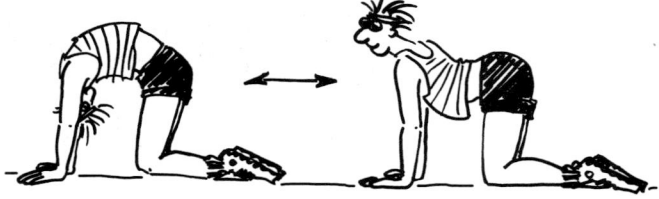

10) Fuß zum Gesäß
▶ Stretching, Übung 9

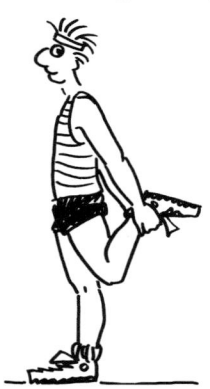

Begleitendes Verhalten
Begleitende Maßnahmen zur Gesunderhaltung des Rückens bzw. dessen Verbesserung sind:
- Schwere Lasten sollen mit geradem Rücken aus den Beinen heraus hochgedrückt werden.
- Die Sitzpositionen müssen optimal eingestellt werden. Das gilt für den Bürostuhl ebenso wie für den Autositz. Auch die Rahmengröße des Fahrrades sowie die Abstände zwischen Sitz und Pedalen bzw. Sitz und Lenker sollten auf die jeweiligen Körpermaße eingestellt werden.
- Bei sitzender Beschäftigung sollte man häufiger zwischendurch aufstehen und sich etwas bewegen, damit es nicht zu Verspannungen kommt.
- Auch für die Nacht sollte gesorgt sein:
  a) eine bandscheibengerechte Matratze und
  b) ein nicht allzu dickes Kopfkissen.
- Schwimmen gehen!
  Da hierbei das Körpergewicht getragen wird, liegt man waagerecht und gestreckt im Wasser, entlastet also die Wirbelsäule und kräftigt dennoch Herz/Kreislauf und die Muskulatur.

Alles Gute!

3) Seniorinnen und Senioren!

Viele ältere Menschen leben in dem Glauben, sie wären zu alt für sportliche Aktivitäten. Dass das nicht stimmt, versucht dieses Fitnessprogramm für Seniorinnen und Senioren zu beweisen.

Erwärmung
1) Gehen auf der Stelle – 1 Min.
   Bei diesem Gehen auf der Stelle wird mit den Beinen robust aufgetreten. Die Arme werden ebenfalls kraftvoll mitbewegt. Dabei befindet sich der Oberkörper in einer leichten Vorbeuge.
2) Kopf-Gymnastik
   Die Übungen a – d sollen langsam ausgeführt werden; die Bewegungen sollen kontrolliert durchgeführt werden.

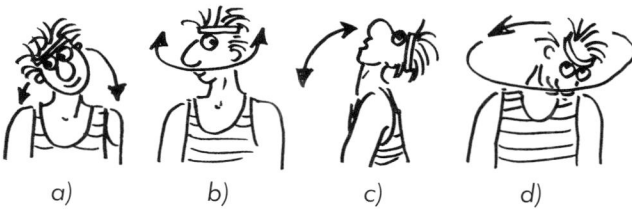

a) b) c) d)

   a) Ohr zur Schulter. Der Kopf wird seitwärts nach rechts und links geneigt. Die Ohren werden zu den Schultern geführt, nicht umgekehrt.
   b) Kopf drehen. Der Kopf wird im Uhrzeigersinn bzw. entgegengesetzt gedreht.
   c) Nicken. Der Kopf macht Nickbewegungen. Man blickt einmal nach unten auf den Boden, dann zur Decke.
   d) Kopfrollen. Der Kopf wird im Kreis gerollt. Dabei sollen die Schultern hängen gelassen werden.
3) Gehen auf der Stelle – 1 Min.
   Bei diesem Gehen auf der Stelle werden die Oberschenkel bis zur Waagerechten hochgehoben.

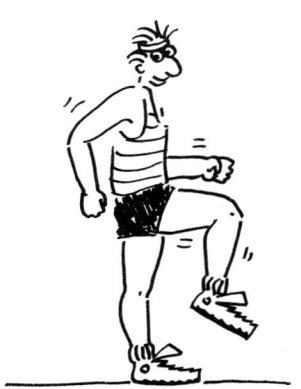

Übungen mit dem Stuhl

a) Sitz-Vorbeuge
   (Rücken)
   Sitz auf einem Stuhl, den Oberkörper vorbeugen und versuchen, mit den Fingerspitzen den Boden neben den Füßen zu berühren.

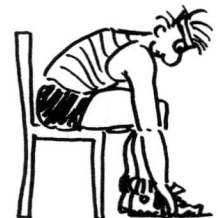

b) Armkreisen
   (Schulter)
   Sitz auf dem Stuhl. Dann abwechselnd links und rechts Armkreisen. Dies kann im Dreierwechsel oder Fünferwechsel geschehen. Die Hand des Armes, der gerade nichts zu tun hat, wird auf dem Oberschenkel derselben Seite abgelegt.

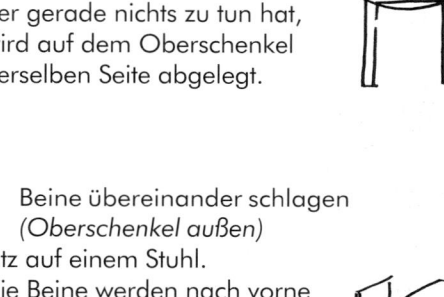

c) Beine übereinander schlagen
   (Oberschenkel außen)
   Sitz auf einem Stuhl. Die Beine werden nach vorne ausgestreckt. Das rechte Bein kreuzt über das linke Bein. Die linke Hand ergreift den rechten Fuß und zieht ihn zum linken Stuhlbein. Danach umgekehrt.

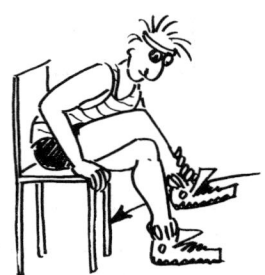

d) Halber Schwebesitz
   (Oberschenkel vorne)
   Sitz auf dem Stuhl, die Hände stützen sich an der Sitzflächen-Außenkante ab. Ein Bein wird gestreckt und dann langsam gehoben und gesenkt. Nach je 5 x findet ein Beinwechsel statt.

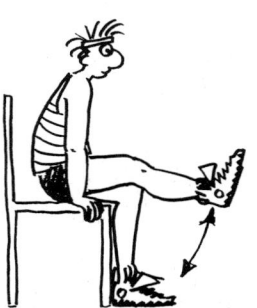

3) Seniorinnen und Senioren!

e) Einatmen/ausatmen
   (Rücken)
Sitz auf einem Stuhl, die Hände stützen sich an der äußeren Sitzkante ab. Dann werden 1. und 2. abwechselnd durchgeführt:
1. Strecken des Rückens, den Kopf leicht zurücknehmen und einatmen.
2. Beugen des Rückens, den Kopf auf die Brust nehmen und ausatmen.

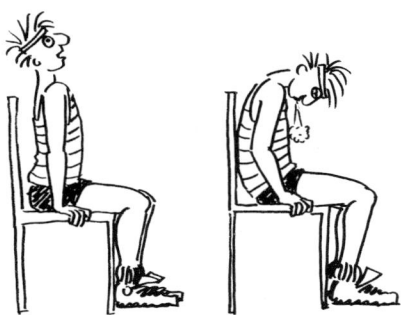

f) Stützsitz
   (Unterarm-Innenseite)
Normaler Sitz mit leichter Oberkörper-Vorbeuge. Die Handflächen werden über außen nach hinten gedreht und links bzw. rechts neben den Oberschenkeln auf den Sitz gelegt. Dann wird der Oberkörper leicht nach hinten gelehnt. Die Arme bleiben dabei gestreckt.

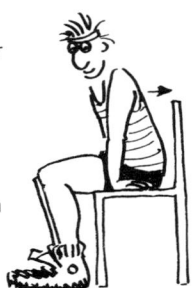

g) Kniebeuge
   (Oberschenkel vorne)
Man steht hinter dem Stuhl und hält sich an der Lehne fest. Dann werden Kniebeugen durchgeführt.

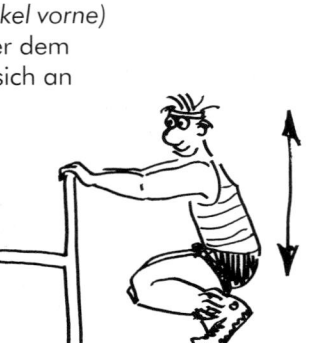

h) Hochzehenstand
   (Wade)
Man steht hinter dem Stuhl und hält sich an der Lehne fest. Dann drückt man den Körper langsam hoch auf die Zehenspitzen, hält diese Position einige Sekunden und senkt dann ebenso langsam wieder ab.

i) Knie zum Stuhlrücken
   (Oberschenkel vorne, Wade, Hüft-Lenden-Muskel)
Man steht ca. 20 – 30 cm vor der Sitzfläche des Stuhles, stellt einen Fuß auf diese Sitzfläche und hält sich an der Lehne fest. Dann führt man das Knie des gebeugten Beines zur Rückenlehne und schiebt dabei das Becken etwas vor. Anschließend versucht man, die Ferse des Standbeines auf den Boden zu drücken.

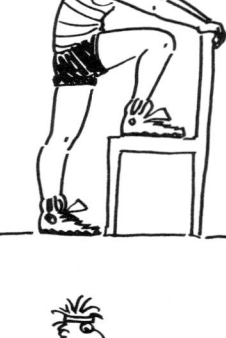

j) Schwebesitz
   (Arme)
Normaler Sitz auf dem Stuhl, die Hände stützen sich auf der Sitzfläche ab. Nun versucht man, den Oberkörper ohne Hilfe der Beine etwas hochzudrücken.

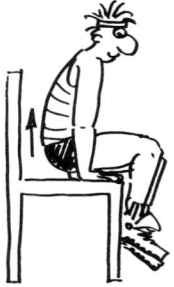

Tanz

Zum Abschluss dieses Trainingsprogrammes darf noch getanzt werden. Hier bieten sich Partnertänze ebenso an wie Volkstänze in der Gruppe. Hauptsache ist, man bewegt sich und hat Spaß daran!

Viel Vergnügen!

4) Circuit für alle

Dieser „Circuit für alle" ist ein doppelter Circuit. Er besteht aus zwei ineinander verschachtelten Kreisen. In dem Innenkreis werden Dehnübungen aus dem Bereich des Stretchings gemacht. Zwischen den einzelnen Dehnübungen finden Übungen zur Gesamtkörpererwärmung statt. Auf dem Außenkreis werden Kräftigungsübungen durchgeführt. Es kommt dabei nicht darauf an, viele Punkte zu machen, vielmehr sollten die Übungen langsam ausgeführt werden! Die Dehnübungen und Kräftigungsübungen beziehen sich stets auf dieselbe Muskelgruppe. Vor jeder Übungsstation (innen wie außen) liegt ein Blatt, auf dem die jeweilige Übung sprachlich und optisch dargestellt wird. Untermalt werden kann das Ganze mit Musik. Sie sollte in ihrem Tempo dem Charakter der Übung angepasst sein. Z.B.:

Innenkreis: Dehncircuit
Dehnübung – 15 Sek. (Beruhigungsmusik)
5 Sek. musikalische Pause
Erwärmung – 20 Sek. (Rock `n' Roll)
5 Sek. musikalische Pause
etc.

Außenkreis: Kräftigungscircuit
Kräftigungsübung – 30 Sek.
(klassische Musik mit *Power*, z.B. Wagner)
5 Sek. musikalische Pause
etc.

Die musikalischen Pausen von je 5 Sek. dienen dem Gerätewechsel zur nächsten Station. Es ist von Vorteil, diesen Ablauf zu Hause auf einer Kassette abgemischt zu haben! Dann braucht man sich nicht mehr um die Musik zu kümmern und hat Zeit, den Übenden Hilfestellungen und Korrekturen zu geben. Solch ein Circuit könnte z.B. folgendermaßen aussehen:

Vorerwärmung
3 Min.- Lauf mit Übungen aus dem Bereich der Laufgymnastik

Dehncircuit
D = Dehnübung
E = Erwärmung

D 1) Liegestütz mit hohem Gesäß
▸ *Stretching, Übung 34*

E 1) Walken mit kräftigem Armeinsatz

D 2) Fußrückendehnung
▸ *Stretching, Übung 18*

E 2) Lauf auf der Stelle

D 3) Brust- und Bizepsdehnung
▸ *Stretching, Übung 10*

E 3) Hampelmann

D 4) Arm nach hinten drücken
▸ *Stretching, Übung 17*

E 4) Seilchen-Simulation
(ohne Springseil springen)

D 5) Dreieck:
Kniestand-Rückbeuge
– die Hände stützen sich auf dem Boden neben bzw. hinter den Füßen ab, dann langsam die Hüfte nach vorne strecken.

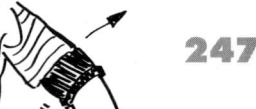

E 5) Walken

D 6) Kopf zu den Füßen ziehen
▸ *Stretching, Übung 32*

E 6) Walk-Hampelmann:
Schrittstellung – li. Bein vorne, re. Bein hinten. Die Schrittstellung wird springend gewechselt, die erhobenen Arme vorw./rückw. entsprechend diagonal mitbewegt.

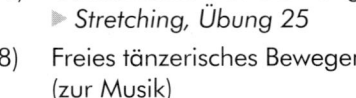

D 7) Katze
▸ *Stretching, Übung 22*

E 7) Lauf auf der Stelle mit Anfersen
▸ *Laufgymnastik, Übung 1*

D 8) Gesäßmuskulatur-Dehnung
▸ *Stretching, Übung 25*

E 8) Freies tänzerisches Bewegen
(zur Musik)

4) Circuit für alle

D 9) Fuß zum Gesäß
  ▶ *Stretching, Übung 9b*

E 9) Drehsprünge
  ▶ *Gymnastik: Dehnung, Übung 36*

D 10) Kniestand-Vorbeuge
  ▶ *Stretching, Übung 20*

E 10) Walken mit starkem Kniehebe
(wie beim Kniehebelauf)

D 11) Unterarm-Innenseiten-Dehnung
  ▶ *Stretching, Übung 24*

E 11) Torwart-Hampelmann
  ▶ *Gymnastik: Kräftigung, Übung 24*

D 12) Unterarm-Außenseiten-Dehnung
  ▶ *Stretching, Übung 12*

E 12) Schlusssprünge vorw./rückw. und Seithops

D 13) Schlafstellung ▶ *Stretching, Übung 37*

E 13) Jogging auf der Stelle

D 14) Sitz-Windmühle:
Sitz auf dem Boden,
die Knie sind gebeugt
– dann den linken
Ellbogen außen am
rechten Knie vorbei-
ziehen und
umgekehrt.

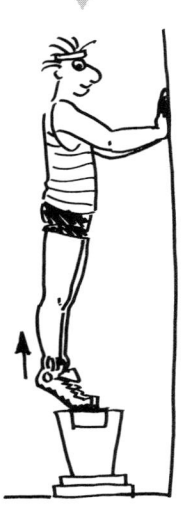

E 14) Hopserlauf
auf der Stelle

Kräftigungscircuit
K = Kräftigung

K 1) Fersenheber:
Fußballenstand auf
umgedrehter Bank
– dann die Fersen
hochdrücken, einige
Zeit halten, dann
wieder absenken.

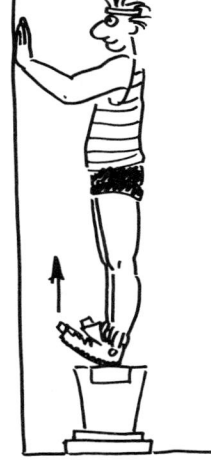

K 2) Fußspitzenheber:
Fersenstand auf
umgedrehter Bank
– dann die Fußspitzen
hochziehen, einige
Zeit halten, dann
wieder absenken.

K 3) Armbeuger:
Stand auf einem
Deuserband
– die Hände greifen
das Band, die Hand-
flächen zeigen nach
oben. Dann werden
die Hände zum Hals
geführt. Mit Kurzhanteln
ist diese Übung li./re.
alternierend durchführ-
bar.

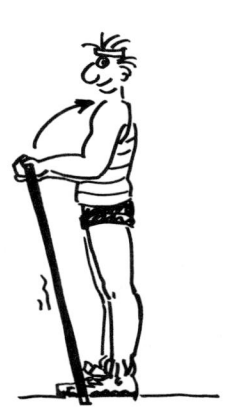

K 4) Damenliegestütz
  ▶ *Gymnastik: Kräftigung, Übung 3*

K 5) Kopfheber
  ▶ *Gymnastik: Kräftigung, Übung 15b*

K 6) Medizinball hoch:
Bauchlage bis zur Hüfte auf einem zwei-
teiligen Langkasten – die Hände halten einen
Medizinball fest, der vor dem Kopf liegt.
Dann Medizinball anheben, halten, wieder
absenken. Der Kopf wird dabei nicht in den
Nacken genommen!

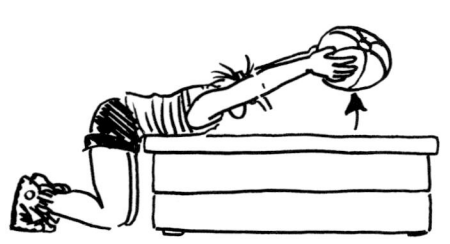

4) Circuit für alle

K 7) **Zugpferd:**
Zwei Deuserbänder werden in Brusthöhe an einer Sprossenwand befestigt. Stand mit dem Rücken zur Sprossenwand – die linke Hand greift die Schlaufe des li. Deuserbandes, die rechte Hand greift die Schlaufe des re. Deuserbandes. Dann werden beide Arme gleichzeitig seitlich nach vorne gezogen und zusammengeführt.

K 8) **Beinheber:**
Bauchlage bis zur Hüfte auf einem Langkasten – Oberkörper/Oberschenkel und Oberschenkel/Unterschenkel bilden je 90°-Winkel. Dann im Wechsel das linke bzw. rechte Bein gestreckt bis zur Waagerechten nach hinten-oben führen.

K 9) **Treppe**
▶ *kl. Kasten, Übung 2*

K 10) **Kicken**
▶ *Deuserband, Übung 17b*

K 11) **Fingerhanteln zusammendrücken**
(Ersatz: Tennisball kneten)

K 12) **Handroller**
▶ *Übungen mit selbst gemachten Geräten, Übung 7*

K 13) **Innenpass**
▶ *Deuserband, Übung 18*

K 14) **Schräger Kopfheber:**
Rückenlage auf einer Matte – die Knie sind angewinkelt, die Hände liegen neben dem Kopf. Dann Kopf und Oberkörper leicht anheben und dabei im Uhrzeigersinn bzw. entgegengesetzt leicht drehen. Die jeweilige Position wird einige Zeit gehalten, dann wieder absenken und zur anderen Seite drehen.

Dehncircuit
Nach einer Kräftigung sollte die Muskulatur auch wieder gedehnt werden. Es wäre also von Vorteil, den Innenkreis ein zweites Mal zu durchlaufen. Nun können allerdings die Übungen zur Erwärmung weggelassen werden. Entsprechend müsste die musikalische Untermalung angepasst werden.

Organisatorisches
Die reine Übungszeit für diesen Zirkel beträgt ca. 30 Minuten. Mit Aufbau, Abbau und einigen Erklärungen muss man eine Zeitstunde veranschlagen. Es ist hilfreich, wenn die Übungsgruppe die einzelnen Übungen vorher schon einmal kennen gelernt hat. Dann nämlich erübrigt sich das Lesen des Textes auf den Übungsblättern und es genügt ein Blick auf die Zeichnung!

Die Übungen im Circuit beziehen sich auf folgende Muskeln bzw. Muskelgruppen:

D 1 / K 1:	Wade
D 2 / K 2:	vordere Schienbein-Außenseite
D 3 / K 3:	Oberarm vorne
D 4 / K 4:	Oberarm hinten
D 5 / K 5:	gerade Bauchmuskulatur
D 6 / K 6:	gerade Rückenmuskulatur
D 7 / K 7:	Brustmuskulatur
D 8 / K 8:	Gesäßmuskulatur
D 9 / K 9:	Oberschenkel vorne
D 10 / K 10:	Oberschenkel hinten
D 11 / K 11:	Unterarm innen
D 12 / K 12:	Unterarm außen
D 13 / K 13:	Adduktoren
D 14 / K 14:	schräge Bauchmuskulatur

Programme für unterwegs

1) Die Urlaubsreise – auf der Autobahnraststätte

Was passiert bei längeren Autofahrten, z.B. wenn man mit dem Auto in Urlaub fährt?

- Die Gelenke steifen durch das langandauernde Sitzen ein.
- Rücken- und Nackenpartien verkrampfen durch monotone Haltung, falsche Sitzposition oder schlechte Sitzstellung.
- Durch die Anstrengung der langen Konzentrationsphase in Kombination mit körperlicher Unbewegtheit ermüdet man, der Kreislauf sackt ab.

Es ist sinnvoll, all diesen Begleiterscheinungen frühzeitig vorzubeugen und nicht erst dann entgegenzuwirken, wenn sie bereits eingetreten sind. Man sollte daher alle Tankstopps sowie Getränke- und WC-Stopps auch dazu nutzen, vorbeugende Kurzprogramme zur Erhaltung des Wohlbefindens durchzuführen. Die hier aufgelisteten Übungen bemühen sich, Übungen zur Beweglichkeit, Dehn- und Kräftigungsübungen sinnvoll zu kombinieren. Darüber hinaus sollen kleine Spielchen den Kreislauf anregen und das *Relaxen* fördern.

Übungen

a) Hüftkreisen
    ▶ *Gymnastik: Beweglichmachung, Übung 6*
b) Rumpfdrehen
    ▶ *Gymnastik: Dehnung, Übung 18*
c) Oberkörper abhängen lassen
    ▶ *Stretching, Übung 2*
d) Kopfrollen
    ▶ *Gymnastik: Beweglichmachung, Übung 1*
e) Schulterkreisen
    ▶ *Gymnastik: Beweglichmachung, Übung 2*
f) Kofferraum-Vorbeuge:
    li. bzw. re. Fuß auf die Kofferraumhaube legen, oberes Bein gestreckt halten und dann Oberkörper-Vorbeuge. Wer keinen Kofferraum hat oder nicht gelenkig genug ist, kann als Ersatz die Stoßstange benutzen.

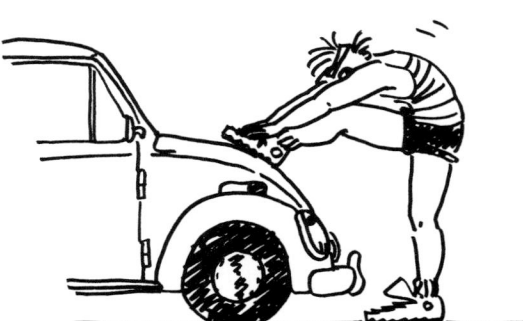

g) Kniebeugen:
    ▶ *Gymnastik: Kräftigung, Übung 17*
    An der Kofferraumhaube festhalten und dann einige Kniebeugen durchführen.

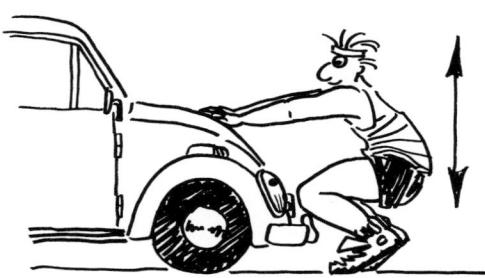

h) Abfedern
    ▶ *Sprossenwand, Übung 8*
    Man stellt sich im Abstand von ca. 1 m vor eine Autotüre. Dann lässt man sich mit gestrecktem Körper nach vorne fallen, stützt sich mit den Händen am oberen Türholm ab und drückt sich dann sofort wieder mit den Armen ab ... in die Ausgangsposition.

i) Ein kleines Spiel mit den anderen Familienmitgliedern: Hier eignen sich z.B. einige Minuten Federball spielen, eine Frisbeescheibe zuwerfen, einen Fußball zupassen, ... je nach örtlichen Gegebenheiten, persönlichen Vorlieben oder vorhandenem Spielgerät.

j) Abschließend sollte man etwas auf- und abgehen und dabei einige Male kräftig ein- und ausatmen. Bei diesem besonders starken Ein- und Ausatmen ist die Sauerstoffaufnahme größer als bei normaler Atmung.

Um Ermüdungserscheinungen hinauszuzögern, kann man einige begleitende Maßnahmen ergreifen:

- Der Innenraum darf nicht zu warm sein.
- Man sollte für ständige Frischluftzufuhr sorgen.
- Als Getränke eignen sich Mineralwasser, leichte Fruchtsäfte, Kaffee und schwarzer Tee (dieser darf allerdings nur kurz gezogen haben, damit keine Gerbstoffe freigesetzt werden). Alkoholische Getränke verbieten sich von selbst.
- Musik mit mitreißenden Rhythmen hören ... ggf. auch etwas lauter als üblich.
- Die Füße sollten nicht zu warm „eingepackt" sein.

Gute Fahrt!

2) Die Klassenfahrt

Es ist problematisch, Schullandheimaufenthalte aus der Ferne zu planen, weil dabei viele unterschiedliche Faktoren eine Rolle spielen. Das Alter der Schüler und Schülerinnen ist ebenso von Bedeutung wie die Geschlechterzusammensetzung, die Schulform, besondere Vorlieben der Gruppe, das Wetter, etc. Aus diesem Grund wird hier kein festes Programm vorgeschlagen, sondern kleine Spiele aufgelistet, von denen der Pädagoge diejenigen heraussuchen kann, die seiner Meinung nach zu seiner Klasse passen. Diese Spiele werden in zwei Gruppen aufgeteilt:

- Spiele im Freien und
- Spiele im Gebäude.

Spiele im Freien

a) Staffelläufe
   ▶ *Übungen für große Gruppen, Übung 32*
   Als Staffelstab kann z.B. ein Holzlöffel oder ein glatter Stock dienen.

b) Alle gegen alle:
   Alle SchülerInnen stehen in einem vorher vereinbarten Areal. Ein Ball wird in die Mitte geworfen. Wer den Ball erkämpft, muss versuchen, einen Mitspieler abzuwerfen. Gelingt ihm dies, so scheidet der Abgeworfene aus. Wirft er jedoch daneben, so scheidet er selbst aus und der Ball ist frei für den nächsten Spieler, der ihn dann erkämpft. Sieger ist, wer zuletzt übrig bleibt.

c) Reiterkämpfe
   ▶ *Übungen für große Gruppen, Übung 15*

d) Mannschafts-Treibball:
   Zwei Mannschaften A und B stehen hinter zwei gegenüberliegenden Linien. (Je nach Alter sollte der Abstand ca. 20 – 50 m betragen). Der erste Spieler von Mannschaft A wirft einen Ball so weit er kann in Richtung Mannschaft B. Wird der Ball von einem Spieler der Mannschaft B gefangen, so darf der erste Spieler von Mannschaft B von dort aus in Richtung Mannschaft A werfen. Wird der Ball nicht gefangen, so muss von dort aus geworfen werden, wo der Ball den Boden berührte. Auf diese Weise versucht man, den Gegner nach hinten wegzutreiben.

e) Völkerball

f) Rallye:
   Die Rallye muss von dem Spielleiter gut vorbereitet werden und sich an den örtlichen Gegebenheiten orientieren. Aufgabe ist es, von einer Station A zu einer Station B zu gelangen und unterwegs an verschiedenen Zwischenstationen Sonderaufgaben zu erfüllen. Man startet die Schüler in kleinen Gruppen. Jede Gruppe hat einen Zettel und einen Schreiber. Eine derartige Rallye könnte z.B. folgendermaßen aussehen:

   Start: Haupteingang Schullandheim

   LehrerIn: „Lauft zum Herbergsvater, fragt ihn nach dem Vornamen seiner Frau und schreibt diesen Namen auf euren Zettel. Dann fragt ihn nach der nächsten Station!"

   Herbergsvater: „Meine Frau heißt Anni. Die nächste Station ist die große Trauerweide in unserem Garten. An ihrem Stamm ist ein Zettel befestigt, der hilft euch weiter".

   Auf dem Zettel steht: Wenn ihr der Sonne entgegenlauft, so kommt ihr nach ca. 5 Min. Gehzeit an einen Fluss. Dort lauft ihr mit der Strömung den Weg entlang. Am 15. Baum am Wegesrand auf der rechten Seite hängt ein Zettel, der euch weiterhilft. – Fragt einen Spaziergänger nach dem Namen des Flusses und schreibt ihn auf euren Zettel.

   Passant: „Dies ist die Ruhr".

   Auf dem Zettel steht: Wenn ihr die Richtung, aus der ihr gekommen seid, weiterlauft, so kommt ihr nach ca. 200 m an einen Seitenweg, der nach rechts abzweigt. An dessen Anfang steht eine Parkbank. Schreibt den Namen, der in das Holz dieser Bank eingeritzt ist, auf euren Zettel. Dann geht 5 Schritte hinter die Bank! Dort liegt ein großer, flacher Stein; unter diesem Stein liegt ein kleiner Zettel, der euch weiterhilft.

   Auf der Parkbank steht: Anita.

   Auf dem Zettel unter dem Stein steht: Wenn ihr diesen Weg weitergeht, so kommt ihr zu der „Kleinen Budengasse". Dort stehen nur drei Häuser.
   1) Schreibt alle Namen auf, die auf den Briefkästen des ersten Hauses stehen.
   2) Zählt die Fenster der Vorderfront des zweiten Hauses und schreibt diese Zahl auf.
   3) Im dritten Haus ist ein Lebensmittelgeschäft. Davor auf der Straße steht ein Obst- und Gemüsestand. Nennt der Verkäuferin dieses Standes den Namen eures Lehrers und sie wird euch weiterhelfen. (Diese Helferin muss natürlich eingeweiht sein!)

2) Die Klassenfahrt

1. Haus: Auf den Briefkästen steht:
Meier, Müller, Schulze, Schneider, Richter.
2. Haus: Es sind 29 Fenster.
Verkäuferin: „Wenn ihr die nächste Straße, das ist die Martin-Luther-Straße, nach rechts einbiegt, so kommt ihr nach ca. 50 m zu einem Spielplatz. Dahinter steht eine alte Kirche. Fragt Passanten nach dem Namen dieser Kirche und schreibt ihn auf euren Zettel. Dann sucht den Papierkorb vor dem Haupteingang, der hilft euch weiter!" Ggf. kann man der Verkäuferin auch einige gleich lautende Zettel geben, auf denen diese Informationen niedergeschrieben sind. Sie müsste dann nur diese Zettel herausgeben.
Passant: „Das ist die Christuskirche".
An dem Papierkorb vor dem Haupteingang ist ein Zettel befestigt. Darauf steht:
Hinter der Kirche ist ein schmaler Weg (Josefsweg). Am Ende des Weges steht ein Schild, das auf ein Gebäude weist, das ihr kennt. Folgt der Richtungsweisung dieses Schildes!
Auf dem Schild steht: Jugendherberge.

Für jede richtige Antwort kann es z.B. einen Zeitabzug von 15 Sekunden geben oder Süßigkeiten oder ... ! Sieger ist die Gruppe, die die geringste Zeit benötigt hat.
(Wichtig ist, dass die Gruppe zusammenbleibt. Deshalb ist der Letzte der Gruppe für die Zeitnahme ausschlaggebend!)

g) Schnitzeljagd:
Eine Kleingruppe bekommt einige Stücke Kreide und einige Papierschnipsel. Diese Gruppe soll einen vorher mit dem Lehrer vereinbarten Punkt anlaufen und mit Hilfe der Kreide und der Schnipsel den Weg markieren. Der Lehrer startet die Klasse in Kleingruppen. Gewonnen hat die Gruppe, die als erste vollständig am Ziel angekommen ist.
Statt der Papierschnitzel kann man auch einen Karton mit Sägespänen ausgeben. Diese Sägespäne kann man sich in jeder Schreinerei besorgen. Nass gemacht bleiben sie auch bei windigem Wetter gut liegen.

Spiele im Gebäude

a) Autorennen:
Man befestigt einen Bindfaden an einem Bleistift. Am anderen Ende des Bindfadens wird ein kleines Spielzeugauto befestigt. Die Fahrzeuge müssen durch Aufwickeln des Fadens auf den Bleistift (drehen!) so schnell wie möglich herangezogen werden. Natürlich müssen alle Bindfäden gleich lang und alle Bleistifte gleich dick sein.

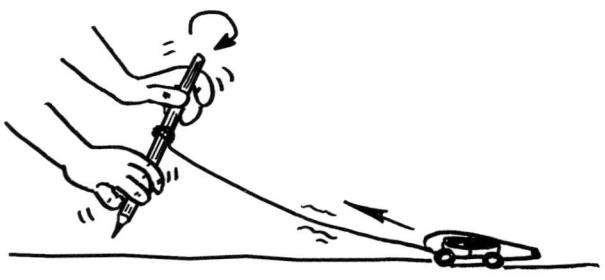

b) Teppichfliesenstaffel:
4 Teppichfliesen: Die ersten SchülerInnen einer Staffel sind auf allen Vieren. Sie haben unter jeder Extremität eine Fliese. Nun müssen sie sich auf allen Vieren vorwärts bewegen (rutschen), die Fliesen müssen dabei unter den Händen und Füßen bleiben! Im Ziel werden diese Teppichfliesen dem nächsten Läufer überlassen.
2 Teppichfliesen: Aufgabe wie oben, aber die beiden Hände sind auf der einen Fliese, die beiden Füße auf der anderen. Die Bewegungsart, die sich daraus ergibt, ähnelt der einer Raupe.

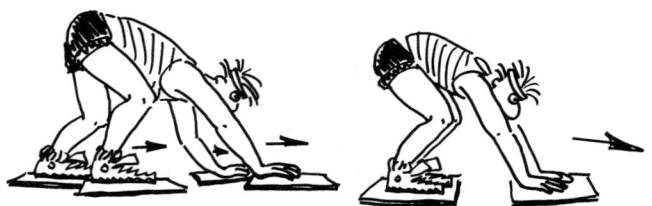

2) Die Klassenfahrt

c) Schiebewettkampf:
In einem Kreis, der zuvor mit Kreide auf den Boden gemalt wurde, befinden sich zwei „Kämpfer". Sie sind auf Händen und Knien gestützt und müssen versuchen, sich gegenseitig mit dem Gesäß aus dem Kreis herauszuschieben.

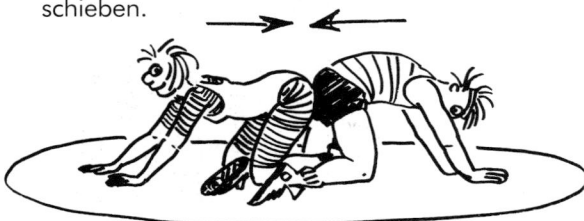

d) Eierlaufen:
Auch das Eierlaufen (mit Tischtennisball als Ei-Ersatz) ist ein Staffellauf. Der Tischtennisball und der Löffel müssen dann an den Nächsten weitergegeben werden.

e) Sackhüpfen:
Als „Sack" kann ein alter, ausgedienter Kopfkissenbezug dienen. Als Staffellauf durchgeführt, muss der Sack wie ein Staffelstab an den nächsten Läufer weitergegeben werden.

f) Gardinenringstaffel:
Zwei Mannschaften A und B stehen sich gegenüber, jede Mannschaft steht auf einer Linie. Jeder Spieler hat einen Strohhalm (oder ein kleines Stöckchen) im Mund. Der Lehrer steckt den ersten Spielern einer Mannschaft je einen Gardinenring auf den Strohhalm und gibt das Startsignal. Dann muss dieser Gardinenring von Person zu Person mit dem Mund weitergegeben werden.
Variation: Eine Streichholzschachtelhülle wird von Nase zu Nase weitergegeben.

g) Putzlappenspiel:
Zwei Stühle oder Tische dienen als Tore. Zwei Mannschaften A und B spielen gegeneinander auf diese Tore. Die jeweils ersten Spieler einer jeden Mannschaft haben einen Besen bzw. einen Schrubber in der Hand und stehen jeweils neben ihren Toren. Dann wirft der Lehrer einen Putzlappen in die Mitte, das Spiel ist eröffnet. Aufgabe ist es, diesen Putzlappen im Kampf 1 : 1 in das gegnerische Tor zu schieben. Wenn ein Tor gefallen ist, sind die nächsten beiden Spieler einer jeden Mannschaft an der Reihe. Das Spiel wird immer auf dieselbe Weise eröffnet. Gewonnen hat die Mannschaft, die nach einem Durchgang die meisten Tore erzielt hat. Von daher wären Mannschaften mit ungeradzahliger Mitgliederzahl von Vorteil. Dann gibt es kein Unentschieden.

h) Reise nach Jerusalem:
Man stellt einen Stuhl weniger als aktive Teilnehmer vorhanden sind kreisförmig auf. Dann spielt man eine Musik und die Teilnehmer laufen im Kreis um die Stühle herum. Wenn die Musik stoppt (das macht am besten der/die LehrerIn), sollen sich alle auf einen Stuhl setzen. Die Person, die keinen Sitzplatz gefunden hat, scheidet aus. Vor dem nächsten Durchgang wird also wieder ein Stuhl entfernt. Sieger ist, wer als Letzter übrig bleibt.

i) Luftballontanz:
Man befestigt jedem Tanzpaar 2 Luftballons mit Tauen an den Fußgelenken, einen für Sie und einen für Ihn. Dann wird Musik aufgelegt und es darf getanzt werden. Aufgabe ist es, während des Tanzens andere erreichbare Luftballons kaputtzutreten. Das Paar, dem beide Luftballons zertreten wurden, scheidet aus. Gewonnen hat das Paar, das zuletzt noch mindestens einen Luftballon hat.

j) Von Stein zu Stein:
„Von Stein zu Stein" ist ein Staffelwettkampf. Als Steine können Teppichfliesen oder alte Zeitungen dienen. Die Startläufer haben zwei Steine. Aufgabe ist es, einen Stein auf den Boden zu legen und sich darauf zu stellen. Dann muss der zweite Stein nach vorne gelegt werden und man stellt sich dann darauf. Anschließend nimmt man den hinteren Stein wieder weg und legt ihn nach vorne, stellt sich darauf, etc. (Man darf die Steine nicht verlassen!)

In den meisten Schullandheimen oder Jugendherbergen sind Tischtennisplatten, Kickergeräte, manchmal sogar Basketballkörbe oder Fußballtore vorhanden. Man sollte sich vor Antritt einer Klassenfahrt also genau informieren, welche Freizeitangebote vorhanden sind, damit man das notwendige Material mitnehmen kann.

Spiel – Sport – Spaß

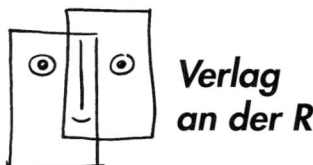

Verlag an der Ruhr

Karteien für die Freiarbeit, Unterrichtsmaterialien für lebendiges Lernen und Üben, Projekte zu aktuellenThemen inkl. Kopierrecht

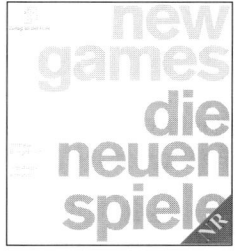

☐ New Games
Die neuen Spiele
Andrew Fluegelman, Shoshana Tembeck

Mehr als 60 Spiele mit Gewinnern, aber ohne Sieger werden in diesem Band mit lustigen Beschreibungen und vielen Fotos vorgestellt.
192 S., 20,7 x 22,6 cm, Pb.,
230 Fotos
Best.-Nr. 2001
35,- DM/sFr/256,- öS

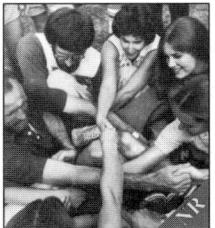

☐ New Games
Die neuen Spiele
Band 2
Andrew Fluegelman

60 neue Spiele für jedes Alter gegen den Schul-Frust, gegen Aggression und Gewalt und für ein konstruktives Ausleben der eigenen Energien, für ein spielerisches Kräftemessen und ein lustvolles Miteinander-Umgehen. Spiele für Gruppen und Familien und für den ganzen Tag, Rezepte für ein Spielfest und dafür, wie man Spiele leitet.
192 S., 20,7 x 22,6 cm, Pb.,
250 Fotos
Best.-Nr. 2000
35,- DM/sFr/256,- öS

☐ New Games
Fallschirmspiele
Dale LeFevre, Todd Strong

Fallschirme sind nicht nur gut zum Fliegen. Sie eignen sich auch ideal für Spiele am Boden. Das Buch bietet 60 neue Spielideen, z.B.: Spiele für Kinder und Erwachsene, für Müde und Muntere, für Behinderte und Nichtbehinderte, für drinnen und draußen.
118 S., 15,5 x 22 cm, Pb., viele Fotos
Best.-Nr. 2125
24,80 DM/sFr/181,- öS

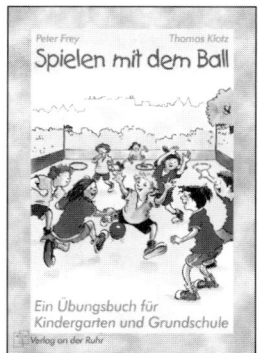

Neu!

☐ Spielen mit dem Ball
Ein Übungsbuch für Kindergarten und Grundschule
Peter Frey, Thomas Klotz

Die Kindheit hat sich verändert. Die meisten Kinder wissen nicht mehr, wie es ist, einfach aus dem Haus zu gehen, draußen andere Kinder zu treffen und draufloszuspielen – ohne Verabredung und Termindruck. Entsprechend verkümmert ist oft die Spielfähigkeit. Um sie zu entwickeln sind Ballspiele besonders gut geeignet, weil sie vielseitige Fertigkeiten fördern. Die hier beschriebenen und anschaulich illustrierten Spielformen und -übungen sind genau darauf ausgerichtet. Sie vermitteln und verbessern sowohl Techniken wie Fangen, Prellen, Dribbeln und Werfen als auch taktische und koordinative Fähigkeiten und trainieren die Kondition.
Besonderer Wert wird auf die Erziehung zu Selbstständigkeit und Fairness gelegt. Zusätzlich finden Sie Planungs- und Materialvorschläge für Spiel- und Sportfeste sowie einen Turnierplaner.
(erscheint April 1997)
Kiga/GS, ca. 128 S.,
16 x 23 cm, Pb.
Best.-Nr. 2310
ca. 24,80 DM/sFr/181,- öS

☐ Das kleine Buch der neuen Spiele
Dale LeFevre

Wie Energie von mir ausgeht, so kommt sie zurück. Mit dieser Grundhaltung bereist Dale LeFevre die ganze Welt und bringt mit seinen „Neuen Spielen" Katholiken und Protestanten in Irland, Palästinenser und Juden in Israel, Schwarze und Weiße, Alte und Junge in aller Welt zusammen.
Über 30 Spiele mit vielen Tipps und Hinweisen für SpielleiterInnen.
132 S., A5, Pb., viele Fotos
Best.-Nr. 2004
16,80 DM/sFr/123,- öS

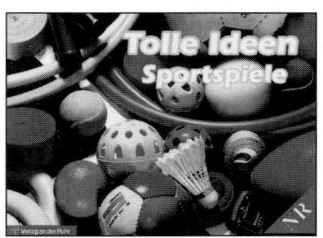

☐ Tolle Ideen
Sportspiele
Pauline Wetton

Über 110 Spielvorschläge für Sportstunden, die Kindern Spaß machen. Die Aktivitäten sind nach Altersstufen von 5 bis 11 Jahre geordnet, dazu zahlreiche Ideen für kurze Spiele von 5 und 10 Minuten Dauer, spezielle Kapitel zum Training einfacher Fertigkeiten und Trainingseinheiten für verschiedene Ballsportarten. Im Anhang finden Sie Listen für die Auswertung.
5–11 J., 128 S., A4-quer, Pb.
Best.-Nr. 2011
24,80 DM/sFr/181,- öS

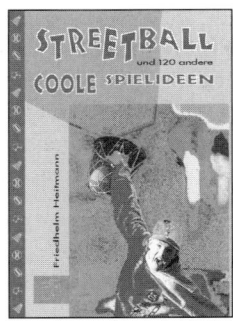

☐ Streetball
und 120 andere coole Spielideen
Friedhelm Heitmann

Hip, spontan, verspielt und bunt, ohne den Wettkampfgedanken vollständig aufzugeben: Hier werden nicht nur die Regeln der neuesten Trend-Sportarten (z.B. Ultimate) aufgeführt, nicht nur alte Bekannte (z.B. Fußball) mit ganz neuen Einfällen wieder zum Leben erweckt, sondern auch alte Unbekannte (u.a. Tchouk) vorgestellt.
Im Anhang finden SpielleiterInnen und SportlehrerInnen zusätzlich komplette Turnierplaner.
120 S., 16 x 23 cm, Pb.
Best.-Nr. 2178
19,80 DM/sFr/145,- öS

Bewegen und Entspannen

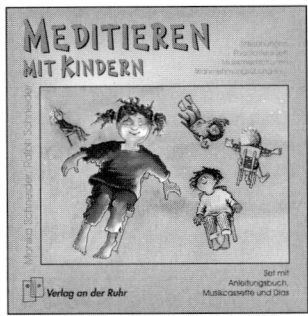

❏ Meditieren mit Kindern
Stilleübungen, Phantasiereisen, Musikmeditationen, Wahrnehmungsübungen
Monika Schneider (Idee/Texte), Ralph Schneider (Musik/Dias), Dorothee Wolters (Illustr.)

Mit den praxiserprobten Übungen, die durch Musik und Dias den stimmungsvollen Rahmen bekommen, können Sie Meditation zu einem festen Bestandteil Ihrer alltäglichen Arbeit machen. Für die schulische und außerschulische pädagogische Arbeit.
6–12 J., Set in stabiler Pappbox, Anleitungsbuch mit 88 S., zahlr. Illustr., Musikkassette und 5 Dias
Best.-Nr. 2179
42,- DM/sFr/307,- öS

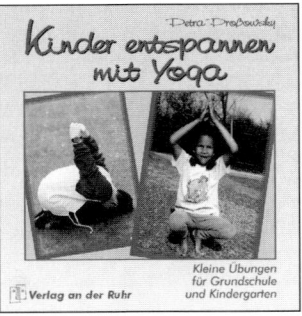

❏ Kinder entspannen mit Yoga
Kleine Übungen für Grundschule und Kindergarten
Petra Proßowsky

Abschalten, die eigenen Kräfte bündeln: Die Übungen erschließen den Kindern spielerisch die Körperstellungen des Yoga. Abgerundet wird die Sammlung durch Übungen zu Atmung und Körperwahrnehmung, durch meditative Spiele und einen Rückenspaziergang.
Mit Übungen für gestresste LehrerInnen und ErzieherInnen.
Kiga/GS, 128 S., 21 x 22 cm, Pb.
Best.-Nr. 2290
29,80 DM/sFr/218,- öS

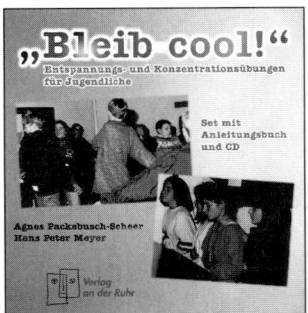

❏ „Bleib cool!"
Entspannungs- und Konzentrationsübungen für Jugendliche
Agnes Packebusch-Scheer (Texte), Hans Peter Meyer (Musik)

Die Übungen können ohne besondere Vorbereitungen sofort umgesetzt werden. Alle Bewegungen werden ausführlich erläutert. Komplettiert wird die CD durch ein längeres Stück, das Musik und gesprochene Bewegungsanleitungen integriert.
(erscheint Juni 1997)
Ab 12 J., Set in stabiler Pappbox, illustr. Begleitbuch (ca. 48 S.) + Compactdisc
Best.-Nr. 2328
ca. 38,- DM/sFr/277,- öS

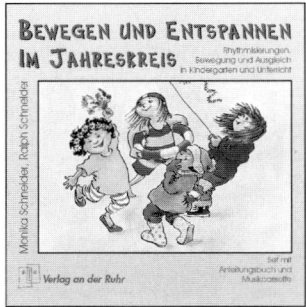

❏ Bewegen und Entspannen nach Musik
Rhythmisierungen, Bewegung und Ausgleich in Kindergarten und Unterricht
Monika Schneider (Idee/Texte), Ralph Schneider (Musik/Geräusche), Dorothee Wolters (Illustr.)

15 erprobte und phantasievolle 5-Minuten-Geschichten. Rhythmische Musik illustriert die einzelnen Themen und leitet die Bewegungsabläufe.
Kiga/GS, Set in stabiler Pappbox, Anleitungsbuch mit 56 S., zahlreiche Illustrationen und Musikkassette
Best.-Nr. 2150
38,- DM/sFr/277,- öS

❏ Bewegen und Entspannen im Jahreskreis
Monika Schneider (Idee/Texte), Ralph Schneider (Musik/Geräusche), Dorothee Wolters (Illustr.)

Kinder und ihre BetreuerInnen werden zu einer phantasievollen Reise durch Frühling, Sommer, Herbst und Winter eingeladen. 15 Jahreskreisgeschichten werden von rhythmischer Musik illustriert und leiten die Bewegungsabläufe. Die Spiele sind einfach und sorgen wirkungsvoll für gute Laune und Ausgleich in der Kindergruppe. Geeignet für Kiga, Grundschule und zu Hause.
Kiga/GS, Set in stabiler Pappbox, Anleitungsbuch mit 68 S., zahlr. Illustrationen und Musikkassette
Best.-Nr. 2244
38,- DM/sFr/277,- öS

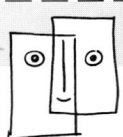

Verlag an der Ruhr

Postfach 10 22 51, D-45422 Mülheim an der Ruhr
Alexanderstraße 54, D-45472 Mülheim an der Ruhr
Tel.: 02 08/4 95 04 40, Fax: 02 08/4 95 04 95, e-mail: info@verlagruhr.de

Dies ist nur ein kleiner Auszug aus unserem Katalog. Dort finden Sie Unterrichtshilfen für alle Fächer von Kiga bis Sek II. Fordern Sie unseren kostenlosen Gesamtkatalog an.

❏ Bitte senden Sie mir Ihren Katalog.
❏ Hiermit bestelle ich die angekreuzten Titel.

Zum Bestellwert kommen 6,45 DM Verpackungs- und Versandkosten zzgl. MwSt.
Der Mindestbestellwert beträgt 20,- DM.

Name:
Straße:
PLZ   Ort
Datum   Unterschrift